Doris Ostermann

Gesundheitscoaching

Integrative Modelle in Psychotherapie, Supervision und Beratung

Herausgegeben von
Prof. Dr. mult. Hilarion G. Petzold, Antonia Lammel und Prof. Dr. Anton Leitner

Psychotherapie, Beratung und Supervision sind Formen moderner, „biopsychosozialer" Hilfeleistung, aber auch ressourcen- und potentialorientierter Entwicklungsförderung in komplexen und oft risikoreichen Lebenswelten. Letztere erfordern heute interdisziplinäre Ansätze und integrative Modelle, die Schulendenken überschreiten und neues Wissen in das Feld der Praxis transportieren. Die rasanten Fortschritte in der Psychologie und den klinischen Sozial- und Neurowissenschaften zeigen, dass der Polylog – der Austausch zwischen den Diszipinen und zwischen Praktikern, Theoretikern, Forschern und Klienten bzw. Patienten – gefördert werden muss. Nur so wird effektive, nachhaltige und menschengerechte Hilfe und eine exzellente Professionalität möglich. Die Reihe sieht sich diesen Zielsetzungen und dem „neuen Integrationsparadigma" in Psychotherapie, Beratung und Supervision verpflichtet.

Doris Ostermann

Gesundheits-
coaching

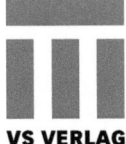

Bibliografische Information der Deutschen Nationalbibliothek
Die Deutsche Nationalbibliothek verzeichnet diese Publikation in der
Deutschen Nationalbibliografie; detaillierte bibliografische Daten sind im Internet über
http://dnb.d-nb.de abrufbar.

1. Auflage 2010

Alle Rechte vorbehalten
© VS Verlag für Sozialwissenschaften | Springer Fachmedien Wiesbaden GmbH 2010

Lektorat: Kea S. Brahms

VS Verlag für Sozialwissenschaften ist eine Marke von Springer Fachmedien.
Springer Fachmedien ist Teil der Fachverlagsgruppe Springer Science+Business Media.
www.vs-verlag.de

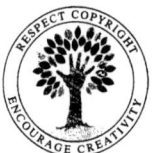

Das Werk einschließlich aller seiner Teile ist urheberrechtlich geschützt. Jede Verwertung außerhalb der engen Grenzen des Urheberrechtsgesetzes ist ohne Zustimmung des Verlags unzulässig und strafbar. Das gilt insbesondere für Vervielfältigungen, Übersetzungen, Mikroverfilmungen und die Einspeicherung und Verarbeitung in elektronischen Systemen.

Die Wiedergabe von Gebrauchsnamen, Handelsnamen, Warenbezeichnungen usw. in diesem Werk berechtigt auch ohne besondere Kennzeichnung nicht zu der Annahme, dass solche Namen im Sinne der Warenzeichen- und Markenschutz-Gesetzgebung als frei zu betrachten wären und daher von jedermann benutzt werden dürften.

Umschlaggestaltung: KünkelLopka Medienentwicklung, Heidelberg
Gedruckt auf säurefreiem und chlorfrei gebleichtem Papier

ISBN 978-3-531-16694-0

Inhalt

Geleitwort ... 9

Einleitung ... 27

1 Was ist Gesundheitscoaching? ... 33
1.1 Konzepte zum Gesundheitscoaching ... 37
1.1.1 Gesundheitscoaching nach dem Integrativen Ansatz ... 38
1.1.2 „Kompetenznetzwerk Gesundheitscoaching" ... 41
1.1.3 Gesundheitscoaching-online ... 44
1.2 Gesundheitscoaching im „Betrieblichen Gesundheitsmanagement" ... 47
1.3 Gesundheitscoaching aus der Expertenperspektive ... 52
1.3.1 Durchführung von Experteninterviews ... 53
1.3.2 Ergebnisse der Experteninterviews ... 55
1.4 Thesen zum Gesundheitscoaching ... 59
1.5 Eine erste Begriffsbestimmung ... 81

2 Was ist Gesundheit? ... 83
2.1 Verständnis von Gesundheit ... 84
2.1.1 Kulturabhängiges Verständnis von Gesundheit ... 91
2.1.2 Geschlechtsabhängiges Verständnis von Gesundheit ... 93
2.2 Gesundheitsmodelle ... 96
2.2.1 Das medizinisch-wissenschaftliche Modell ... 96
2.2.2 Das Salutogenesekonzept ... 98
2.2.3 Das Biopsychosoziale Modell ... 100
2.2.4 Das Gesundheitsverständnis im Integrativen Ansatz ... 106
2.3 Einflussfaktoren auf die Gesundheit ... 113
2.3.1 Protektive Faktoren ... 114

2.3.2	Ressourcenkonzepte	123
2.3.3	Gesundheit als „mentale Repräsentation"	129
2.4	Aspekte von Gesundheit	136
2.4.1	Sport und Bewegung	137
2.4.2	Entspannung	142
2.4.3	Ernährung	144
2.4.4	Umwelt/Ökopsychosomatik	146
2.4.5	Arbeit	149
2.4.6	Lebenskunst und Sinn	162
2.5	Erfassung und Messung von Gesundheit	172
2.6	Schlussfolgerung	175
3	**Was ist Coaching?**	**177**
3.1	Begriff und Definition	177
3.2	Formen des Coachings	179
3.3	Coaching im Integrativen Ansatz	180
3.4	Ziele und Inhalte von Coaching	182
3.5	Kernkompetenzen des Coaches	185
3.6	Methoden und Strategien	187
3.7	Haltung im Coaching	191
3.8	Ethische Aspekte	193
3.9	Qualitätsüberprüfung und Evaluation	195
4	**Integratives Gesundheitscoaching**	**197**
4.1	Thesen für ein Integratives Gesundheitscoaching	198
5	**Gesundheitscoaching in der Praxis**	**223**
5.1	Der Prozess des Gesundheitscoachings	224
5.1.1	Die Kontraktarbeit	224
5.1.2	Verständnisklärung – was ist Gesundheit, Coaching, Gesundheitscoaching?	226

5.1.3 Orientierung auf dem „Gesundheitsmarkt" 228
5.1.4 Die Ressourcen des Klienten 230
5.1.5 Maßgeschneiderte Beziehungsgestaltung 232
5.1.6 Das Anliegen des Klienten 233
5.2 Die Methodik im Gesundheitscoaching 237
5.2.1 Zum methodischen Vorgehen in der Praxis 237
5.2.2 Theoretische Fundierung der Methodik 239
5.2.3 Mediengestützte Techniken 242
5.3 Themenschwerpunkte im Gesundheitscoaching 255
5.3.1 Das Thema „Werte" und „Sinnfindung" im Gesundheitscoaching 255
5.3.2 Das Thema „Lebensstil" im Gesundheitscoaching 269
5.3.3 Das Thema „Persönlichkeit" im Gesundheitscoaching 272
5.3.4 Das Thema „Arbeit" im Gesundheitscoaching 278
5.3.5 Das Thema „Ressourcen" und „Potentiale" im Gesundheitscoaching 287
5.3.6 Das Thema „Ziele" im Gesundheitscoaching 296
5.3.7 Das Thema „Wille" im Gesundheitscoaching 299

5.4 Schlussbemerkung 306

Nachwort 309

Literaturverzeichnis 311

Zusatzmaterialien (z.B. Interviewtranskripte) unter www.vs-verlag.de – Online-PLUS zu Doris Ostermann, Gesundheitscoaching.

Zum Geleit
Gesundheit, Frische, Leistungsfähigkeit –
Potentialentwicklung in der Lebensspanne durch
„Integratives Gesundheitscoaching"

Hilarion G. Petzold

Dieses Buch behandelt ein wesentliches und aktuelles Thema: *„Gesundheitscoaching"*, denn Gesundheit ist nicht ungefährdet – heute in einer von Stress und Überlastung gekennzeichneten Lebenswelt in besonderer Weise. Der Text, dessen Entstehen ich begleiten konnte, stellt das *„Integrative Modell"* einer modernen Gesundheitsberatung und -förderung in Theorie und Praxis vor. Die Autorin, *Doris Ostermann*, erläutert die integrativen Konzepte zu einem differenzierten Verständnis von Gesundheit und Krankheit, Wohlbefinden und Leistungsfähigkeit und beschreibt vor diesem Hintergrund sein vielfältiges Arsenal an effizienten Strategien und Methoden, die in Coachingprozessen Anwendung finden können. Ein Geleitwort zu diesem Buch zu schreiben, hat mich zu einigen erläuternden und bestimmte Ideen und Modelle heraushebenden Überlegungen zu den vorgestellten Theorien und Interventionsformen angeregt, die hier in einer konsistenten, praxisnahen Form unter Berücksichtigung des komplexen Feldes des Gesundheitswesens und des Gesundheitsmarktes dargestellt worden sind. Für die Praxis des „Integrativen Ansatzes" in Beratung, Coaching und Therapie ist charakteristisch, dass sie ihre Qualität durch eine kontinuierliche, forschungsgestützte Entwicklung ihrer theoretischen und methodischen Grundlagen gewinnt, die wieder und wieder vertiefend reflektiert werden. In diesem Sinne ist auch dieser Text geschrieben worden.

Gesundheit wird zu Recht als ein hohes Gut bezeichnet, von vielen Menschen als das höchste. Das zeigt sich, wenn plötzlich gesundheitliche Schäden auftreten, Vitalitätsverluste sich bemerkbar machen, die Dinge nicht mehr „so laufen wie bisher". Dann – und oft erst dann – werden Fragen gestellt: Was ist geschehen? Warum denn jetzt? Ich habe doch stets auf meine Gesundheit geachtet, es ging doch gut, was lief denn schief?" Erkundigt man sich dann nach dem persönlichen Verständnis von „Gesundheit", nach der „subjektiven Theorie" der Fragenden zu einem „gesunden Lebensstil", dann stellt man oft fest, dass Gesundheit meistens als ein rein somatisches Phänomen gesehen wird, als Qualität eines vitalen, leistungsfähigen Körpers, die es durch präventive Maßnahmen, ausgerichtet an der modernen Medizin und Anti-aging-biology (*Bamberger* 2006; *Lee, Reinagel Miller* 2005; *Schmitt, Homm* 2008) zu erhalten gilt. Gesundheit im Lebensprozess hat sicherlich und in ganz wesentlicher Weise eine somatisch-physiologische Dimension (*Gavrilov, Gavrilowa* 1990), und doch gilt es, für ein optimales „Gesundheitscoaching" in den komplexen lebensweltlichen Kontexten moderner Technologiegesellschaften ein umfassenderes Verständnis von Gesundheit zu gewinnen als nur auf einen „medizinalisierten" Gesundheitsbegriff zu fokussieren (*Holliday* 2009). Im „Integrativen Ansatz" der Beratung, Therapie und Kreativitätsförderung wurde deshalb in Ausrichtung an moderner gesundheitswissenschaftlicher Forschung auf psychologischer, physiologischer aber auch philosophischer und soziologischer Grundlage – so breit muss man beim Thema Gesundheit ansetzen – ein „*erweiterter Gesundheitsbegriff*" entwickelt (*Petzold* 1993a/2003a, 447ff; vgl. dieses Buch 2.2.4). In der Integrativen Therapie, Beratung und im Integrativen Gesundheitscoaching gehen wir von folgender Position aus.

> „**Gesundheit** und **Krankheit** werden als ein Spektrum möglicher Verfassungen des Menschen als „Körper-Seele-Geist-Subjekt" betrachtet, als ein Möglichkeitsraum der Person in ihren Lebensprozessen, in ihren Lebenslagen, d. h. ihrem sozioökonomischen bzw. soziokulturellen Kontext/Kontinuum. In diesem ‚potential space' muss sie sich regulieren und die Dynamik von Gesundheits-Krankheits-Prozessen gestalten, eine lebenslange Aufgabe, an der ein Mensch scheitern oder sich in kreativer Weise entfalten kann" (Petzold 1975h).

Mit einer solchen Sicht werden Gesundheit und Krankheit, Salutogenese und Pathogenese nicht als Gegensätze aufgebaut, sondern als zwei Möglichkeiten der menschlichen Existenz gesehen, als zwei Betrachtungsweisen menschlicher Entwicklung, die miteinander konnektiviert und – so es möglich ist – integriert werden müssen, wofür es verschiedene Ansätze geben kann (*Hafen* 2007; *Petzold, Schuch* 1991). Gesundheit kann damit nicht nur als Ziel von „Prävention" gesehen werden, sondern ist auch als eine „Entwicklungsaufgabe" in der „Lebensspanne" (*Baltes* 1987; *Havighurst* 1948; *Petzold* 2008i), als eine Aufgabe der Selbstkultur zu verstehen, die es im persönlichen „Chronotopos", im Raumzeitgefüge der gegebenen Lebenssituation zu gestalten gilt (*Bakhtin* 2008). Der hier vertretene „*lifespan developmental approach*", welcher für den Integrativen Ansatz, der ihn in Beratung, Coaching und Therapie eingeführt hat,, so charakteristisch ist (*Petzold* 1999b, *Sieper* 2007b), sieht die Lebensbewältigung und Lebensgestaltung als eine genuine Aufgabe eines jeden Menschen. „Denn wie das Material des Zimmermanns das Holz, des Bildhauers das Erz, so ist das Leben jedes einzelnen Menschen das Material seiner eigenen Lebenskunst [περὶ βίον τέχνης]" (*Epiktet*, Diatriben 1, 15), die man über das Leben hin entwickelt. „Man muss ein Leben lang lernen, wie man das Leben gestalten soll. […] Ich zeige durch mein Beispiel, dass man auch im Alter noch zu lernen hat" (*Seneca*. Ep. 76, 1-4).

Für diese Aufgabe können Menschen durchaus Hilfen in Anspruch nehmen, die über die naturwüchsigen Hilfesysteme im Familien- und Freundeskreis hinausgehen. Besonders, wenn sie belastet oder geschwächt sind, soll ein Mensch „*die Hilfe eines anderen in Anspruch nehmen*" – „Schäme dich nicht, dir helfen zu lassen" – so *Marc Aurel* (VII, 7). Er kann sich Lehrer, Mentoren, Begleiter, Meister suchen, die eben nicht die Funktion von Therapeuten haben, sondern die von Lebensberatern und „*Experten für eine gesunde und bereichernde Lebensführung*". *Marc Aurel* (2001), Kaiser und Philosoph, hat in seinen „Selbstbetrachtungen" – ein für Coaches und Coachees höchst lesenswerter Text (*Hadot* 1997) – die Bedeutung der Philosophie als Leitlinie für eine weise und in einem umfassenden Sinne „gesunde", der Natur entsprechende Lebensführung verdeutlicht. Die Philosophen der Antike hatten oft die Aufgabe wahrgenommen, zur „rechten Lebensführung" anzuleiten, wie man es bei *Sokrates, Zeno, Epikur, Seneca, Musonius, Epiktet* und vielen anderen in ihrer Praxis als „Weisheitslehrer und Seelenführer" sehen kann. *Pierre Hadot* (1969, 1992, 2001) hat uns mit seinen bedeutenden Arbeiten die antike Tradition erschlossen. Diese Philosophen waren keineswegs abgehobene Akademiker sondern als „Experten für eine weise Lebensführung" gleichsam als „Coaches" tätig, als Begleiter in Entwicklungsprozessen, deren Lehren auch noch für die Gegenwart wesentlich sind (*Becker* 1998; *Hobert* 1992; *Long* 2002), ja auch für „die Zukunft kann aus guten Gründen eine wachsende Beachtung stoischen Gedankenguts angenommen werden: Die Vorstellung von der grundsätzlichen Gleichwertigkeit aller Menschen, der ausgeprägte Kosmopolitismus der Stoa, die Warnung vor der Weltverfallenheit, vor allem die Sicht von der Welt als einem Gesamtorganismus – solche Gedanken könnten in den nächsten Jahren zunehmend wichtiger werden und möglicherweise zum Gespräch mit der Stoa anregen" *Weinkauf* (2001, 38).

Heute wird an diese Beratungsformen durch die „philosophische Beratung" angeknüpft, die *Foucault* (2007), *Hadot* (1995), *Marinoff* (2001), *Petzold* (Kühn, Petzold 1992), *Sautet* (1997), *Schmidt* (1999, 2004) bekannt gemacht haben. Wir haben diese Praxis als „klinische Philosophie" in den Bereich der Psychotherapie eingeführt (*Petzold* 1971, 1991a), allerdings mit dem klaren Hinweis, dass es sich bei solcher Beratung und Therapeutik um die Unterstützung „genuin menschlicher Prozesse des Umgangs mit dem Leben und um Praxen mitmenschlicher Lebenshilfe handelt, die keineswegs von der Psychotherapie monopolisiert werden sollten, jedoch von ihr genutzt werden können" (ders. 1971). *Albert Ellis* (1973, 1996; et al. 2004) hat in seiner rational-emotiven Therapie auf die Stoa Bezug genommen und wir haben das „Integrative Coaching" bewusst in diese Tradition der philosophischen Begleitung und Lebensberatung von Menschen gestellt (*Petzold* 2002g), um sie bei ihren Entwicklungsaufgaben, in der Auseinandersetzung mit Fragen der Werte und der persönlichen Ethik, in der Entfaltung ihrer Potentiale und beim Umgang mit Krisen oder in der Bewältigung von Krankheit und Leid zu unterstützen (*Petzold* 2002g) – ein breites Spektrum von Beratungsanlässen und -aufgaben, das nicht „klinifiziert" werden sollte, und das immer wieder auch an ethische Fragen heranführt, die bei den Themen von Gesundheit in Krankheit nie ausgespart werden können und für die die moderne Coachingliteratur kaum etwas zu bieten hat. Hier kann die Ethik der Stoa wichtige Impulse geben (*Forschner* 1995; *Stephens* 2007), die natürlich durch moderne Ethikdiskurse zu einer verantwortlichen und melioristischen Wertebasis und zur Gewissensarbeit ergänzt werden müssen (*Mahler* 2009; *Moser, Petzold* 2003/2007; *Petzold* 2009d, f).

In einer solchen Sicht und vor einem solchen Hintergrund werden Gesundheit und Krankheit zu einer allgemeinmenschlichen Realität, zu einem Teil des Lebens und damit zu einem anthropologischen Faktum. Deshalb sollte man Krankheit auch nicht als etwas grundsätzlich Abnormes, Abartiges auffassen, sondern sie als Herausforderung ansehen, mit ihr umzugehen, entweder um wieder in vollen Sinne gesund zu werden (*restitutio in sano*) oder doch das Maß an Gesundheit wieder zu erlangen, dass möglich ist und das die Chance eröffnet, wieder zu einer „Integrität" zu finden (*restitutio ad integrum*). Denn „Gesundheit ist kein Gut an sich, Krankheit kein Übel an sich. Nur die richtige oder schlechte Verwendung der Gesundheit macht aus ihr entweder ein Gut oder ein Übel" (*Epiktet*, Lehrgespräche 3, 20, 4).

Da Gesundheit differentiell, auf verschiedenen Niveaus und in verschiedenen Formen gesehen werden kann, kann sie auch in unterschiedlicher Weise realisiert werden. Es gibt Menschen, die durch einen Unfall versehrt oder durch eine Krankheit massiv beeinträchtigt sind und die dennoch über eine hohe „Integrität" (*Sieper* 2009) und geistig-seelische Gesundheit verfügen, ja in einer besonderen Weise als „heil" anzusehen sind – gesünder als manch ein kraftstrotzender Hartgesottener mit optimalen Laborwerten.

Gesundheit ist prinzipiell „at risk". Wir sind zerbrechliche Wesen, und deshalb kann Gesundheit niemals im Sinne eines naiven Hedonismus verstanden werden, wie er von breiten Kreisen der Wellness- und Fitness-Bewegung und ihren kommerziellen Anbietern vertreten wird (*Hertel* 2003; *Strunz* 2001, 2005).

Machbare, ewige Gesundheit und Jugend, das ist eine Illusion, die nur allzu leicht von grausamen Realitäten konfrontiert werden kann. „Niemanden hat das Schicksal so emporgehoben, dass es sich ihm nicht ebenso oft in seiner bedrohlichen Gestalt gezeigt hätte wie in seiner Gunst. Traue nicht dieser Windstille: ein Augenblick genügt, um das Meer aufzuwühlen. An demselben Tag, wo die Schiffe noch um die Wette fuhren, wurden sie von den Wellen verschlungen" (*Seneca*, ep. ad Lucilius 4, 7).

Mit *Georges Canguilhem* (1974) muss man betonen, dass die Krankheiten des Menschen nicht nur Grenzen seines physischen Vermögens sind, sondern zugleich auch die „Dramen seiner Geschichte". *Canguilhem*s Erkenntnis, dass Krankheit – allein mit den Augen der Medizin betrachtet – eine Abwertung des Pathologischen impliziert, die zu einer „vitalen Abwertung" (und natürlich auch Selbstabwertung) gerät, verlangt eine Sicht, die die menschliche *Würde* und *Integrität* nicht nur von der Gesundheit des Subjekts abhängig macht. Wenn er in „La Connaissance de la vie" schreibt: „Das menschliche Leben kann einen biologischen, einen sozialen, einen existentiellen Sinn haben" (*Canguilhem* 1992, 155), so ist daraus abzuleiten, dass Gesundheit – auch wo sie auf dem biologischen Niveau beschädigt, ja verloren ist – auf einem existentiellen Niveau noch erhalten sein kann, ja vielleicht vertieft werden konnte. Das ist jedenfalls die Position der Integrativen Therapie , die in der Arbeit mit Schwerkranken und Sterbenden gewonnen wurde (*Petzold* 1980a, 1984c, 2003j). *Canguilhem* (2004), Arzt, Philosoph und Wissenschaftshistoriker, hat eine Auffassung von Gesundheit entwickelt, in der sich diese als Apriori des Vermögens erweist, gefährliche Situationen zu meistern. Sie wird in diesem Sinne auch als ein Konstituens der Gesundheit gesehen. Auf jeden Fall fordert sie den Menschen, der die Prekarität seiner Gesundheit nicht verleugnet, einerseits auf mit diesem kostbaren Schatz sorgsam umzugehen, und andererseits die Möglichkeit des Erkrankens und Sterbens in den Blick zu nehmen, wie es die Stoa als einen Kernpunkt ihrer philosophischen Lebenspraxis vertritt (*Pohlenz* 1970; *Long* 2002; *Weinkauf* 2001). Auch *Canguilhem* betont, dass es von dem Moment an, da man lebt, normal ist, krank zu werden, dass Gesundheit und Heilung in die Grenzen und das Vermögen biologischer Regulationen eingeschrieben sind, und damit auch die Möglichkeit an der Krankheit zu leiden, an der Krankheit zu wachsen und natürlich an ihr zu sterben. Daher sei nur die Furcht vor dem Tod zu fürchten, nicht der Tod selbst – so *Epiktet* (Handbüchlein 5, Lehrgespräche 2,1,13). Die Stoa lehrte schon, dass der Tod als eine „ganz normale" Auswirkung des Naturgesetzes vom ewigen Werden und Vergehen anzusehen sei (*Benz* 1929). Ein Leben gemäß dieser Natur, „*secundum naturam vivere*" (*Seneca*, De otio IV, 2), sei kein Übel oder Unglück, sondern zähle vielmehr zu den „adiáphora", zu den unbeeinflussbaren Dingen, denen man mit Gelassenheit begegnen müsse. „Wir sagen, das höchste Gut sei, gemäß der Natur zu leben: die Natur hat uns zu beidem geschaffen, zur Betrachtung der Welt und zum Handeln" (ebenda, vgl. Hadot 1969, Maurach 2004), Handeln als sittlich-moralisches Tun verstanden. „Es kommt nicht darauf an, über die notwendigen Eigenschaften eines guten Mannes dich zu besprechen – vielmehr ein solcher zu sein" (Marc Aurel X, 16). Das prägte die Einstellung der Stoa zu Gesundheit, Krankheit, Sterben und Tod (Seneca, de brevitate vitae, vgl. Benz 1929). Diese Weisheit insbesondere der jüngeren Stoa (Epiktet, Marc Aurel, Seneca) hat bei allen zeitgebundenen Aspekten durchaus etwas für unsere modernen Lebensformen zu bieten (Sørensen 1984; Veyne 1993), nicht zuletzt, weil sie auch praktische Übungen und Handlungsanleitungen bietet (Hadot 1991, 1995; Irvine 2008; Mac Suibhne 2009; Petzold 2004l). Und um eine E i n s t e l l u n g zu diesen Lebensthemen muss sich der Mensch, der sich z. B. mit dem Thema seiner Gesundheit oder der seiner ihm nahe stehenden Menschen auseinandersetzt, bemühen. Und deshalb muss das auch in Rahmen von Gesundheitsberatung bzw. Health Coaching ein Thema sein, das nicht ausgespart werden sollte. Gesundheit ist – Canguilhem (2004) zeigt das überzeugend – in der Tat „eine Frage der Philosophie", die damit in Medizin, Beratung, Therapie hineinwirkt. Seine berühmte These, dass Leben nicht primär als Prozess der „Selbsterhaltung", sondern als vitale Dynamik der „Selbstüberschreitung" zu verstehen ist, begründet damit auch eine neue Sicht von Gesundheit und Krankheit: Beides sind Möglichkeiten der Selbstüberschreitung. Sein Schüler, Michel Foucault (1998), hat diese Idee der „transgression" von seiner frühen „Vorrede zur Überschreitung" (ders. 1963) bis zu seinen späten Arbeiten zur „Ästhetik der Existenz" (ders. 2007) in besonderer Weise entwickelt und in seiner Lebensführung zu realisieren versucht (Eribon 1989, 1994). „Interessant ist in der Préface de la transgression die zentrale Rolle der existentiellen Erfahrung, die in und mit der Überschreitung einhergeht" (Brinkmann 2004) und die sich auch als ein Phänomen im Gesundheitscoaching findet, wenn es Menschen gelingt, ihr Leben zu verändern.

Gesundheit ist damit nicht als das Erhalten eines *status quo* zu sehen, sondern als eine Aufgabe der Entwicklung und Überschreitung, eine Idee, die der Integrative Ansatz *Nietzsche* und *Foucault* verdankt (*Petzold, Orth, Sieper* 2000a). Und natürlich ist ein solches Überschreiten im Sinne des Voranschreitens, der Progression, nicht immer zu realisieren. Krankheit wirft Menschen immer wieder in schwerer Weise nieder, irgendwann in endgültiger Weise. Und dann ist es gut, wenn man nicht allein und verlassen ist, sondern „Zugehörige" da sind, Menschen die eintreten und beispringen, weil sie dem Kranken in irgendeiner Form verbunden sind, durch Verwandtschaft oder Freundschaft oder sei es nur auf der basalen Ebene, dass der Andere, der Kranke, auch ein Mensch ist. Hier erweist sich, dass Gesundheit eine soziale Dimension hat, weil das Leben fundamental ein vergesellschaftetes ist und daher ein sozial verantwortetes sein muss. „Es kann niemand ethisch verantwortungsvoll leben, der nur an sich denkt und alles seinem persönlichen Vorteil unterstellt. Du musst für den anderen leben, wenn du für dich selbst leben willst. Wenn diese Verbindung gewissenhaft und als heiliges Gut gepflegt wird – die uns als Menschen den Menschen gesellt und die zeigt, dass es ein gemeinsames Menschrecht gibt –, so trägt sie besonders dazu bei, den genannten Bund, also die Freundschaft, zu fördern" (*Seneca*, Ep. 48, 3). Wie alleine und verlassen Menschen in Krankheit und Elend sind, kann als Gradmesser für die Humanität einer Gesellschaft gesehen werden und als Ausweis ihrer eigenen Gesundheit oder Gestörtheit und Krankheit, deren Auswirkungen letztlich jeden treffen können und aus diesem Grunde auch von jedem Engagement verlangen, der eine hinlängliche Sicherheit für sich haben will.

Paul Ricœur (2007) hat in einem für diese Thematik wichtigen Text – *Canguilhem*s Überlegungen weiterführend – gezeigt, dass der Unterschied zwischen den Gesunden und den Kranken, zu einer Quelle des *Respekts* für beide werden kann, wenn Krankheit als etwas anderes gesehen werden kann als ein bloßer „Defekt, ein Mangel, kurzum, eine negative Größe", sondern als „eine andere Art des Auf-der-Welt-Seins. In diesem Sinne hat der Patient eine Würde und verdient Respekt" (ebenda 269). Das sieht *Ricœur* als eine im „eigentlichen Sinne ethische Botschaft", die aber für den Gesunden – so seine Deutung – eine wesentliche Chance für sein Leben bietet dadurch, dass er am Behinderten, Kranken „jenes Potential an Geselligkeit und Zuneigung, jene Fähigkeiten zum Zusammenleben und Mitleiden wahrzunehmen [vermag, sc.], die mit dem Kranksein explizit verbunden sind. Ja, es ist den Gesunden zu wünschen, dass sie diesen Deutungsvorschlag der Krankheit beherzigen und dass er ihnen helfen möge, ihre eigene Hinfälligkeit, ihre eigene Verletzbarkeit, ihre eigene Sterblichkeit zu ertragen" (ebenda).

In einer *anthropologischen Perspektive* betrachtet, steht Gesundheit damit als Qualität der *Zugehörigkeit* und *Lebendigkeit* gegen Krankheit als ein Zustand der Stigmatisierung mit dem Risiko, ausgeschlossen und verstoßen zu werden, so dass Krankheit durch *Entfremdung* und *Verdinglichung* verschärft wird, wenn sie nicht gar durch Ausgrenzung bis zur Verletzung und Verelendung oder durch unterlassene Hilfeleistung ausgelöst wurde. Derartige Krankheiten als Folge von „man made desaster" (*Petzold, Wolf* et al. 2000) oder als Entfremdungsphänomene sind dann nicht als Folgen natürlicher, organismischer Vulnerabilität zu sehen, sondern als gesellschaftlich zumindest mitverursachte Folgen belastender Lebensumstände.

In *klinischer Perspektive* ist Krankheit durch negative Stimulierung, überlastenden Stress, kritische Lebensereignisse bedingt (*Petzold, Schuch* 1991), für die sich immer wieder auch „Ursachen hinter den Ursachen" finden lassen, die aus „multiplen Entfremdungsphänomen" herrühren (*Petzold* 1987d, 1994c). Solchen „*pathogenen*" Wirkfaktoren stellt ein modernes, sozialkritisch reflektiertes „klinisches Gesundheitskonzept" positive Stimulierung, protektive, „*salutogene*" Wirkfaktoren, unterstützende Ressourcen und Maßnahmen psychosozialer Hilfeleistungen (*Petzold* 1997p) entgegen, d. h. es wird versucht, gesundheitsfördernde Erfahrungen zur Verfügung zu stellen, die eine verantwortliche Gesellschaft für ihre Bürger zu gewährleisten bemüht ist und an denen mitzuwirken, verantwortliche Bürger aufgerufen sind. Gesundheit und Krankheit werden also nicht nur in individualisierenden Dimensionen betrachtet. Die sozialepidemiologische Forschung zeigt überzeugend, dass belastende gesellschaftliche Verhältnisse, Mangel, Elend, Verletzung der Würde o. ä. ein hohes pathogenes Potential haben (*Hurrelmann* 2006; *Richter* 2007; *Richter, Hurrelman* 2006) mit möglichen Aus- und Nachwirkungen über die gesamte Lebensspanne bis ins hohe Alter (*Borchert* 2008; *Herbich, Tesch-Römer* 2007; *Künemund, Schroeter* 2008) aufgrund der prinzipiellen Vulnerabilität des Menschen bei Überlastungen durch psychosozialen Stress (*McEwen, Lasley* 2002). Aufgrund seiner Neuroplastizität, seiner Bewältigungsfähigkeiten (*coping*), seiner explorativen Neugier und seiner poietischen Gestaltungsmöglichkeiten (*creating*) – das alles sind Qualitäten von Gesundheit – können Menschen auch bis ins hohe Alter mit Negativeinflüssen fertig werden, angeschlagene Gesundheit wieder gewinnen oder mit Einbussen leben lernen, besonders, wenn sie durch Coaching, Beratung, Therapie Unterstützung erhalten (*Petzold* 2008i). Gesundheitscoaching und Maßnahmen der Gesundheitsförderung gewinnen gerade in einer Gesellschaft mit wachsender Hochaltrigkeit an Bedeutung (*Hollmann* et al. 2010). Und auch hier wird es wichtig werden, dass Chancengleichheit gewährleistet wird und die Dienstleistung des „Gesundheitscoachings" in breiter Weise älteren und hochbetagten Menschen zur Verfügung steht.

Es sind aber nicht nur soziale Ungleichheiten, die zu Buche schlagen (*Bauer* et al 2008; *Burzan* 2004; *Mackenbach* 2007) und deshalb in Beratungs- bzw. Coachingprozessen berücksichtigt werden müssen, es sind auch Genderperspektiven und Familienkonstellationen in den Blick zu nehmen (*Abdul-Hussain* 2008; *Petzold* 2009d, h). Sie kommen nämlich bei Fragen der Gesundheit und des Wohlergehens spezifisch zum Tragen, etwa das Faktum, dass Frauen oft Benachteiligungen erfahren und Arbeits- und Familienleben schwieriger regulieren und in eine Balance bringen können als Männer, was natürlich auch zu seelischen Belastungen und gesundheitlichen Konsequenzen führen kann (*Babitsch* 2005; *Eichhorst, Thode* 2007; *Jurczyk* 2005, vgl. die OECD-Berichte Babies und Bosse 2007). Gesundheitspsychologische Untersuchungen fanden überdies heraus, dass unausgeglichene *Work-Life-Balance* vielfältige Probleme aufwirft: für die persönliche Gesundheit (*Hämming* 2008; *Hämming, Bauer* 2009; *Matuska, Christiansen* 2009), die Arbeitszufriedenheit und das emotionale Wohlbefinden, für die Leistungsfähigkeit und -bereitschaft, für Commitment und Loyalität (*Bunting* 2004; *Kuhl, Sommer* 2004, 153ff; *Schneider* 2007). Auf jeden Fall müssen diese Zusammenhänge in Coachingprozessen berücksichtigt werden – auch und gerade in der Arbeit mit Führungskräften, denn sie haben ja MitarbeiterInnen zu führen und in betrieblicher Fürsorgepflicht als Vorgesetzte zu begleiten. Deshalb ist es gut, wenn sie durch eigenes Gesundheitscoaching für diese Themen und Fragestellungen im Sinne einer persönlichen, selbsterfahrungsbezogenen, professionellen „Weiterbildung" (*Petzold, Orth, Sieper* 2006) sensibilisiert sind.

Diese hier nur kurz aufgezeigten vielfältigen Themenbereiche erfordern komplexe Modelle und Konzepte zu den Themen Gesundheit, Leistungsfähigkeit, Stress, Belastungen, Arbeits- und Lebenszufriedenheit. Sie verlangen differentielle und integrative Strategien für effizientes und problemangemessenes Coaching. Das breit greifende theoretische Konzept des „Integrativen Ansatzes", wie es in diesem Buch dargestellt wird, und seine ausgereifte interventive Praxeologie und Methodik ermöglichen, sich mit den Themen der eigenen biopsychosozialen Gesundheit, seinem subjektiven Wohlbefinden, mit seiner Kreativität und mit seinen Sozialbeziehungen in einer neuen, faszinierenden Weise auseinanderzusetzen, denn das alles gehört in den Bereich des „erweiterten Gesundheitskonzeptes", das in seiner sozialen Dimension auch die gesundheitliche Situation von MitarbeiterInnen, Faktoren ihrer Belastung und Möglichkeiten ihrer Entlastung zur Optimierung ihrer „Performanz" in den Blick nimmt. Der Gesundheitscoach kann hier durchaus von seinen Coachees als „Consultant" für Fragen der Gesundheitsförderung in deren Verantwortungsbereichen beigezogen werden, denn Gesundheit ist Basis von Leistungsfähigkeit und Innovationslust. Das Erleben einer umsichtigen Sorgfalt von Seiten des Unternehmens fördert *affektives Commitment*, den emotionalen Bezug zum Unternehmen (*Mowday, Porter, Steers* 1982), Unternehmenstreue (*continuance commitment*) und Identifikation mit den Unternehmenszielen (*normative commitment*), Faktoren, die für die „Gesundheit des Unternehmens" durchaus bedeutsam sind (*Allen, Meyer* 1990). Auch das Thema der Krankenstände und der Kosten für die Betriebskrankenkassen muss in diesem Zusammenhang erwähnt werden. Hier ist Gesundheitscoaching als eine neue Möglichkeit betrieblicher Dienstleistung für MitarbeiterInnen für einen besseren Umgang mit ihrer Gesundheit zu sehen, die „sich rechnet" und die auch Vorgesetzten ein besseres Verständnis für die Bedingungen von Gesundheit vermittelt, so dass Belastungen durch „*bossy behavior*" vermieden werden, denn Führungsverhalten nach der Manager-Devise der fünfziger Jahre „I don't have ulcers, I give them", also ein „work place bullying" (*Witheridge* 2008), erhöht Krankenstände, reduziert Motivation (*Hafen* et al. 1996; *Lapidus* et al. 1997; *Nyberg* 2008) und zerstört Vertrauensverhältnisse, die so wichtig sind, weil sie „soziale Komplexität" puffern (*Luhmann* 1978), Stress reduzieren. Gegen die gesundheitsschädigenden destruktiven Konflikte am Arbeitsplatz (*Cooper, Hote* 2000; *Hoel, Giga* 2006) müssen vertrauensbildende Maßnahmen „konstruktiver Affiliation", d. h. guter Beziehungsgestaltung durch „fundierte Kollegialität" (*Petzold* 2007a) gesetzt werden, so dass man in Atmosphären der „Konvivialität", in „gastlichen Räumen" miteinander arbeiten kann. Das zu erreichen und zu gewährleisten ist auch eine wichtige Aufgabe des Managements, bei dem es durch Gesundheitscoaching unterstützt werden kann. Vertrauen schaffen und vertrauen können, bedingen sich wechselseitig und die „Neurobiologie des Vertrauens" (*Zak* 2008; *Kosfeld* et al. 2005) und die „Vertrauensforschung", die heute in verschiedenen Disziplinen betrieben wird (*Bachmann, Zaheer* 2006; *Marková, Gillespie* 2007; *Miszal* 1996), zeigen, wie wesentlich die Qualität des Vertrauens in interpersonalen Beziehungen ist und wie unverzichtbar eine „policy of trust" (*Petzold* 2008i) in allen Bereichen menschlichen Zusammenlebens und natürlich auch im Arbeitskontext ist, denn sie vermag gute „Affiliationen" und „konviviale Räume" zu schaffen.

Die Coaching-Situationen selbst basieren auf Vertrauen, gründen in einem affilialen, vertrauensvollen, kokreativen Klima, das Sicherheit und Konvivialität schafft. Sie können deshalb als „Modellsituationen" für gesundheitsfördernde, kreative Leistungen und Innovation stimulierende Formen des Umgangs und der Zusammenarbeit wirksam werden.

„Integratives Gesundheitscoaching" kann in seiner praktischen Umsetzung die fundamentalen „positiven Lebensqualitäten der '*Vitalität, Frische, Leistungsfähigkeit*' und ein Lebensgefühl der *Sicherheit*, der *Integrität* und des *Selbstwerts* fördern, die in der persönlichen und zwischenmenschlichen Arbeit an der Triade '*Health, Wellness, Fitness*' gewonnen werden können als Auseinandersetzung mit möglichen Risiken und der Prekarität menschlicher Gesundheit und der Verwirklichung persönlicher 'Lebenskunst' als achtsame Sorge um sich und die relevanten Anderen (*Petzold* 1999q; *Schmid* 1999). Solche besonnene Auseinandersetzung mit Gesundheit und Krankheit vermag Menschen *Zufriedenheit, Wohlbefinden, Sinn, Glück – salus* in der umfassenden Bedeutung des lateinischen Wortes[1] – zu bescheren" (*Petzold* et al. 2009). Das alles greift weiter als ein modischer Wellness-Lifestyle (*Freidl* 2004) und ist anders orientiert als die Ansätze der „Holistic Health" Bewegung, die auf dem Boden der Pionierarbeit von *Halbert L. Dunn* (1961, vgl. *Ardell* 2000) durch Aktivisten wie *Donald B. Ardell* (1986), *Elizabeth Neilson* (1988), *John Travis* (*Travis, Ryan* 1988/2004, *Travis, Callander* 1990) eine gesundheitskulturelle Bewegung auf den Plan gerufen hat, die eine beachtliche Verbreitung gewinnen konnte. Man findet hier indes zuweilen Positionen mit einer ideologischen Qualität, die kritischer Diskussion bedürfen. Der Integrative Ansatz ist hier in seinem Konzept des „Wohlergehens", der „wellness", deutlich gesundheitspsychologisch (*Lippke* 2002) ausgerichtet und mit Bezug auf philosophische Perspektiven zu „Gesundheit und Wohlergehen" an *Seneca, Epiktet, Nietzsche, Foucault* (*Schmid* 1999; *Petzold* 2004l). Hinzu kommen, wie schon ausgeführt wurde, die Ideen von *Georges Canguilhem* (1904-1995, vgl. *Lecourt* 2008; *Horton* 1995), *Michel Foucault* (1926 – 1984) und *Paul Ricœur* (1913-2005, *Dosse* 1997; *Matern* 2008; *Petzold* 2005p). Diese Männer, Referenztheoretiker des Integrativen Ansatzes, zählen zu den einflussreichsten Philosophen und Wissenschaftshistorikern Frankreichs, und ihre komplexe Sicht von Gesundheit und Krankheit hat unsere Überlegungen in dieser Thematik nachhaltig beeinflusst.

Vor dem hier kurz umrissenen konzeptuellen Rahmen ist das Gesundheitsverständnis zu sehen, das in diesem Buch vertreten wird und von dem her versucht wird, den modernen, breit greifenden Ansatz integrativen „**Health Coachings**" zu erschließen.

Doris Ostermann geht von dem „integrativen Verständnis" von Gesundheit aus, wie es von mir und meinen MitarbeiterInnen im Rahmen der Integrativen Therapie, Beratung, Kreativitätsförderung und in ständigem Kontakt mit der aktuellen Forschung in der Psychologie, in den Neuro- und Sozialwissenschaften entwickelt worden ist. Dieser Ansatz hat inzwischen auch in den Bereich des Coachings von Managern, Sportlern und Künstlern – Menschen die in „high performance" Situationen stehen – und in Unternehmen, die auf eine „Kultur des Vertrauens und der Gesundheit" setzen, Eingang gefunden (*Petzold* 2008f). Die Autorin hat es unternommen, die wissenschaftlich breit fundierten Basiskonzepte und die reiche und innovative Methodologie des Integrativen Ansatzes in kom-

---

1 salus, utis f, 1. Wohlbefinden, Gesundheit von Leib u. Seele; Genesung; 2. Wohlbefinden, Glück, Heil, auch als Kosewort; 3. Rettung, persönliche Sicherheit; 4. meton. Retter; 5. Glückwunsch, Segenswunsch, Gruß; 6. Göttin der Gesundheit und des Wohles des Staates mit Tempel auf dem Quirinal.

pakter Weise praxisnah darzustellen, ohne ein simplifizierendes „How to do it-Buch" zu schreiben mit einer „Tool-Box" im Anhang. Dafür eignet sich das komplexe Thema der menschlichen Gesundheit, wenn man es *ganzheitlich* und *differentiell* angeht, nicht. Dafür eignet sich auch das Coaching als differenzierte Beratungsmethode im Sinne einer „sophisticated practice" nicht. In der Methode des „integrativen und differentiellen Coachings" geht es um das *Handhaben und Gestalten von inter- und intrapersonalen Prozessen*: Prozessen der Persönlichkeitsentwicklung durch „Personality Coaching", zu dem Gesundheit, Kreativität, Leistungsfähigkeit, interpersonale Kompetenz gehören und das prozessuale Beziehungsgestaltung und Aufgabenbewältigung erfordert. Inzwischen hat es sich ja herumgesprochen, dass mit „Tool-Sammlungen" keine nachhaltigen Erfolge bei komplexen Coachingaufgaben erreicht werden können. Aus konzept- und begriffskritischer Sicht sollte man von dem Begriff „Tool, Werkzeug" für die Arbeit mit Menschen genauso Abstand nehmen, wie von Begriffen wie „Objekt" oder „Objektbeziehung" in der Psychoanalyse (*Leitner, Petzold* 2009). Objekte können sich nicht beziehen, und wo immer man auf Partnerschaftlichkeit, Dialogik, Integrität, Prozesse der Kooperation und Kokreativität setzt, ist die Annahme unsinnig, mit „Werkzeugen/Tools" am anderen zu arbeiten. Menschen, die Führungsaufgaben wahrnehmen, Spitzenleistungen bringen wollen, brauchen in Coachingprozessen Coaches als PartnerInnen, die feld- und fachkompetent sind und zugleich interpersonal sensibel, ausgewogen und innovationsstark, die transparent arbeiten und zu einer kokreativen Prozessgestaltung bereit und fähig sind. Damit wird den Coachees durch ihr eigenes Coaching eine Erfahrung vermittelt, die als „Modellsituation", für ihre eigene Praxis der Führungsaufgaben und des zwischenmenschlichen Umgangs dienen kann.

Bei Aufgaben „persönlicher Innovation, in denen ein Mensch *,sich selbst zum Projekt macht'* – und darum geht es in Integrativer Beratung und Therapie, im integrativen *,health coaching'* und *,personality coaching'* – muss vom Menschenbild, vom Persönlichkeitsmodell und vom Praxiskonzept her heute ein *biopsychosozialer* Ansatz vertreten werden, in dem solide empirische Psychologie, sozialwissenschaftliches Know-How, neuro- und biowissenschaftliche Erkenntnisse mit einer empathisch-intuitiven Prozessbegleitung zusammenwirken" (*Petzold* 2008f). Das macht die Besonderheit des Integrativen Ansatzes aus, und hier unterscheidet er sich von der Mehrzahl der Coaching-Ansätze und -Methoden, die bislang immer noch relativ theoriearm sind und wenig Rückbindung an Forschung und Grundlagenwissenschaften haben. Wissenschaftsorientierung bedeutet aber nicht, dass ein praxisfernes, abgehoben-akademisches Konzept oder ein naiv szientistisches Konzept vertreten wird.

Foucault hat für uns überzeugend gezeigt, dass die Erkenntnisse der Biologie, Ökonomie und Philologie den Menschen, den sie als Forschungsgegenstand untersuchen, als endliches und begrenztes Wesen ausweisen. Zugleich ist dieser endliche Mensch aber nicht nur Objekt, sondern auch Subjekt der Erkenntnis in diesen Wissenschaften, die er überhaupt erst ermöglicht hat. Das eröffnet einen „metahermeneutischen Blick" auf die Wissenschaften und den Menschen selbst und schafft die Möglichkeit, Wissenschaft und sich selbst kritisch zu hinterfragen, auf *„Ursachen hinter den Ursachen"* und auf *„Folgen nach den Folgen"* zu blicken, womit die Basis für verantwortliches Handeln gewonnen werden kann (*Petzold* 1993c, 2009d).

Auf der Grundlage dieses metakritisch reflektierten Integrativen Gesundheitsmodells eröffnet die Autorin einen Verstehens- und Verständnishorizont, mit dem man wesentliche Bereiche von Gesundheit *wahrnehmen, erfassen, verstehen* und *erklären* kann (*Petzold* 1998a, 111). Damit stützt sie sich auf ein Modell des Erkenntnisgewinns ab, das aus integrativer Sicht allen menschlichen Lernprozessen zu Grunde liegt (*Sieper, Petzold* 2002). Was Gesundheit zuträglich oder abträglich ist, muss zunächst einmal *wahrgenommen* und *erfasst* werden, dann erst kann man sich im gegebenen Lebenszusammenhang *verstehen* und sich die Ein- und Auswirkungen von Kontexten *erklären*, wodurch es möglich wird, besonnen und wirkungsvoll zu *handeln*. Gesundheit kann so in zentralen Bereichen des menschlichen Lebens gewonnen, erhalten, ja entwickelt werden, denn es ist fast immer möglich, über den *status quo* hinaus zu gehen, sich zu überschreiten, wie es unser anthropologisches Modell (*Petzold* 2003a, e) mit seinen fünf Dimensionen aufzeigt:

1. Im *Bereich des Körperlich-Somatischen* geschieht das durch Optimierung der persönlichen dynamischen Regulationsprozesse des Organismus (*Petzold* 2003a), und die beginnt mit einem Feinspürig-werden für Möglichkeiten und Grenzen des gegebenen Leistungsvermögens, denn erst dann kann ein guter Konditionsaufbau beginnen, der immer um ein „Optimum" bemüht ist, nie um ein „Maximum". Maximalleistungen haben bei biologischen Systemen keine Nachhaltigkeit (*Petzold* 1998a, 440). Oder es kann eine optimale „Anspannungs-Entspannungsfähigkeit" gewonnen werden, die sehr vielen Menschen fehlt. Es geht um ein differentielles Regulationsvermögen. Das ist die Basis für *körperliche Gesundheit* und ihre so wichtigen Qualitäten der körperlichen *Frische und Spannkraft*.
2. Im *Bereich des Seelischen* wird die Optimierung psychischer Prozesse der emotionalen Bedürfnisregulation (*Petzold* 1995g) und eine angemessene Steuerung der Motivationen und Willensprozesse erforderlich (*Petzold, Sie-*

per 2008). Emotionale Differenziertheit und Fülle des Gefühls, motivationale Vielfalt statt Einseitigkeit, flexible Willensstärke statt verbissene Fixiertheit sind Qualitäten *seelischer Gesundheit*, die nicht nur negativem Stress (*disstress*) vorbeugen, sondern *Tiefe* des Gefühls, das Erleben von seelischem Reichtum und von emotionaler *Frische* und *Seelenstärke* ermöglichen. Tritt eine Verarmung solcher Qualitäten ein, ist es um seelische Gesundheit und das Beziehungsleben nicht gut bestellt.

3. Im *Bereich des Geistigen* geht es um kognitives Geschehen, das in einem weiten Kognitionsverständnis die Fähigkeiten, Probleme zu erkennen und zu lösen, Vergangenes reflexiv auszuwerten und zu verarbeiten umfasst. Auf diesem Boden kann sich *antizipatorische Kompetenz* und *Vision* – Grundlage proaktiven und nachhaltigen Handelns – entwickeln. Die höheren kognitiven Fähigkeiten der Innovation, des ethischen und ästhetischen Wertens im Umgang mit Macht, Verantwortung, Integrität, mit der „Andersheit des Anderen" (*Levinas*) entspringen komplexen Prozessen geistiger Verarbeitung (*Mentalisierungsprozessen*). Sie stehen – wie die Konstituierung von Sinn (*Petzold, Orth* 2005) – auf der Grundlage der Partizipation am sozialen, kulturellen, wirtschaftlichen und politischen Leben (*Petzold* 2008f, 2009d). Aufgrund der hohen Neuroplastizität des Gehirns (*Jäncke* 2009) sind Prozesse der „Mentalisierung", wie wir sie im integrativen Ansatz verstehen (*Petzold* 2008f), der geistigen Entwicklung, ein Leben lang möglich. Sie gehören damit durchaus zur *geistigen Gesundheit* eines Menschen und begründen seine *geistige Frische* und *Geistesstärke*.

4. Der Mensch als ein soziales Wesen ist in seinem ganzen körperlich-seelisch-geistigen Leben auf seine Mitmenschen ausgerichtet. Deshalb muss der *Bereich des Sozialen* unbedingt in ein integratives und differentielles Gesundheitscoaching einbezogen werden. Es gibt ja auch Erkrankungen und Schädigungen des sozialen Lebens eines Menschen durch verarmte oder überfüllte oder verwahrloste soziale Netzwerke (*Hass, Petzold* 1999), in denen ein Mensch sich nicht entfalten kann. Familien-, Freundschafts- und KollegInnen-Netzwerke bedürfen der Pflege, damit sie gesund bleiben und zur sozialen Gesundheit von Menschen beitragen, nicht zuletzt durch ihre „mentalen Repräsentation" als Freunde, die man „im Sinn hat", als Beziehungen, die „einem am Herzen liegen" (*Petzold* 2007a). Die *Stärke* und Tragfähigkeit mitmenschlicher Bande und die *Frische* zwischenmenschlicher Beziehungen müssen als ein bedeutsamer Faktor *sozialer Gesundheit* und einer gesunden Persönlichkeit angesehen werden.

5. Ökologisch belastete oder denaturierte Lebens-, Wohn- und Arbeitsräume (Lärm, Hitze, ungünstige Lichtverhältnisse, naturferne Kontexte) bergen nicht nur Gesundheitsrisiken, sondern verhindern auch, dass die wohltuenden ökopsychosomatischen Effekte, die „Naturerleben" mit sich bringt, zum Tragen kommen können. Der heilsame bzw. gesundheitsfördernde Effekt von „Green Excercises" (*Petzold* et al. 2009), Aktivitäten und Erlebnisangeboten im Grünen bzw. durch Out-Door-Projekte (*Schad, Michl* 2002; *König, König* 2005), ist bekannt und sollte zum Erhalt psychophysischen Wohlbefindens, von Gesundheit und Leistungsfähigkeit in die Lebensführung integriert sein. Die *ökologische Gesundheit* der unmittelbaren Lebenskontexte spielt für die körperliche und seelisch-geistige *Frische* und *Stärke* eine weitaus größere Rolle, als man gemeinhin annimmt, wie die ökologische Psychologie und Psychophysiologie zeigen, denn die Ökologie ist nicht „draußen", wir sind in ihr eingebettet.

Dieses integrative anthropologische Modell vertritt keine hierarchische Taxis, mit dem „Geist" als höchstem Ordnungsmoment, wie wir das in seiner aristotelischen Vorlage finden (*Aristoteles* sah in seiner Trias *soma, psyche, nous* den Geist als oberstes Prinzip), sondern diese fünf aufgezeigten Dimensionen sind in unserem Konzept des „informierten Leibes" gleich geordnet, werden in der Idee des sich permanent überscheitenden „Leibsubjektes" integriert (*Petzold* 2003a, *Sieper* 2006). Damit wird ein prinzipiell offenes Menschenmodell vertreten, denn es wird unter *Foucault*schem Blick gesehen, dass der Mensch „als fragmentarische, leibliche und endliche Existenz, [...] sich in ihrem Verhältnis zur Welt und zum Anderen in Modellen und Schematisierungen immer wieder neu auslegen muss und damit die Frage nach der Bildung als Selbst- und Weltverhältnis immer wieder hervortreibt" (*Brinkmann* 2004). Er muss sich immer wieder selbst bestimmen, muss in Selbstreflexion und Selbstsorge, in Koreflexion und gemeinschaftlichem Sorgetragen seine Lebenssituation – sein Wohlergehen, sein Gesundsein und Kranksein – verantwortlich gestalten.

Deshalb geht es darum, Gesundheit in ihren differentiellen Bereichen und in ihren Qualitäten – etwa der *Stärke* und der *Frische* – aktiv und reflektiert zu pflegen, sich der Möglichkeit der Krankheit und der Verletzung von Integrität bewusst zu sein und aufgrund von beidem, den nicht kalkulierbaren pathogenen und den salutogenen Ereignismöglichkeiten, für sich Sorge zu tragen (*Foucault* 1986), achtsam zu sein und sich durchaus auch in dieser „Selbstfürsorge" durch fachlichen Rat begleiten und fördern zu lassen, wo dies sinnvoll erscheint.

Gesundheitscoaching bietet diese Möglichkeit der Unterstützung und sollte durchaus in Anspruch genommen werden, wenn die Lebensqualitäten der

„Stärke" und der „Frische" verloren gehen oder gefährdet sind – Qualitäten, die man sich bis ins hohe Alter erhalten kann, wie schon *Cicero* in seiner Schrift „de senectute" vertrat, die mit vielen modernen gerontologischen Erkenntnissen vollauf übereinstimmt (*Petzold, Müller* 2004), in Sonderheit was die Qualitäten der „*geistigen und emotionalen Stärke und Frische*" anbelangt (*Petzold* 2008f), die in den Selbstprozessen der Person und in ihren Ich-Aktivitäten Ausdruck findet. Sie zeigen sich in einem „wachen Geist", „emotionaler Lebendigkeit", einem „heiteren Gemüt". Man hat der „Frische" in Psychologie, Psychotherapie und Beratung bislang kaum Beachtung geschenkt. Im Integrativen Gesundheitscoaching stellt sie indes ein wichtiges Moment dar, geht es doch darum, die eigene Frische zu genießen, „*fresh ... exciting*", und nicht nur die „wilde Frische von Limonen" herbeizuträumen oder aus der Duftapotheke der Parfümerien zu „requirieren".

Es dürfte deutlich geworden sein, dass es um die Gesundheit der „Persönlichkeit als Ganzer" geht, deren einzelne Dimensionen – **Selbst, Ich, Identität** (*Petzold* 2001p, 2003a) – miteinander unlösbar vernetzt und verflochten sind. Die Vernachlässigung eines Bereiches kann Auswirkungen für die Gesamtgesundheit und die Integrität der Persönlichkeit haben, nicht nur im Sinne von möglichen Schädigungen, sondern auch im Verschenken von Potentialen. Für Coachingprozesse bedeutet das, dass man die menschliche Persönlichkeit verstehen muss, um angemessen beraten, begleiten, fördern zu können. *Doris Ostermann* stellt deshalb in diesem Buch für das Coaching diagnostisch und interventiv relevante Persönlichkeitsinventare der Integrativen Therapie (*Petzold, Orth* 1994) vor, die Ichfunktionen, Willenskräfte, Selbst- und Identitätsprozesse erfassen und damit Möglichkeiten bieten, sie zu aktivieren, zu unterstützen, zu entwickeln, um Gesundheit zu erhalten und zu entfalten.

Gesundheit als ein unersetzbares Gut bedarf in denaturierten, naturentfremdeten Lebenskontexten und bei den nicht „artgerechten" *life styles* des *homo sapiens sapiens* heute der präventiven Sorge, wobei gesehen werden muss, dass Prävention oftmals auch ein Zeichen für Entfremdungssituationen ist (*Petzold* 1981k), mit deren Ursachen man sich befassen muss. *Gesundheit ist darüber hinaus eine Lebensqualität, die man genießen und nutzen sollte.* Für sie gilt nämlich vollauf der neurobiologische Grundsatz: „*Use it or loose it*" (*Jäncke* 2006, 2009).

Auf dem Hintergrund eines solchen „integrativen Gesundheitsmodells" als spezifischem Wissen, das „Fachkompetenz" begründet, kann dann auch ein differentielles Modell des Gesundheitscoachings zum Einsatz kommen, das mit der erprobten Beratungsmethodologie des Integrativen Ansatzes in gediegener „Performanz", d. h. in praktischem Handeln umgesetzt werden kann. Hinter diesem Modell stehen dreißig Jahre der kontinuierlichen, forschungsgestützten Beratungs-

und Supervisionspraxis im Non-Profit- und Profitsektor (*Rahm* 1979; *Petzold* 1998a, 2005g), die mit dem Aufkommen der Coaching-Methodologie Anfang der neunziger Jahre unmittelbar ins Coaching-Feld übertragen und beforscht wurde (*Petzold* 1994a, 2002g). Dabei kamen uns die Erfahrungen mit dem Coaching und der Supervision von Leistungssportlern an meiner bewegungswissenschaftlichen und sportmedizinisch ausgerichteten Abteilung an der FU-Amster-dam zu gute sowie die Coaching-Arbeit mit Managern unterschiedlichster Branchen und Führungsebenen, und es wurde deutlich: ohne eine fundierte Beratungstheorie, ohne entwicklungspsychologische und gesundheitswissenschaftliche Grundlagen, ohne eine differenzierte Vorstellung davon, was eine Persönlichkeit ist (*Petzold* 2001p, 2003a) und wie Menschen lernen, sich zu verändern (*Sieper, Petzold* 2002), ihre Entwicklungsaufgaben zu meistern und persönliche Eigenschaften zu optimieren, ist Gesundheitscoaching in solider Weise nicht möglich.

Zur gesundheitswissenschaftlichen und sozialwissenschaftlichen „Fachkompetenz" (*Amann, Wipplinger* 1998; *Renneberg, Hammelstein* 2006; *Schwarzer* 2004) muss indes auch eine gute „Feldkompetenz", das Wissen um Felder, Märkte, Branchen hinzu kommen (*Petzold* 2002g), denn die Coachees aus unterschiedlichen Bereichen, Firmenkulturen und Lebenswelten reagieren höchst unterschiedlich (natürlich auch jeweils unter gender- und diversity-spezifischer Betrachtung, *Abdul-Hussain* 2009; *Petzold* 2009d). Erst in der Synergie dieser beiden Bereiche von Feld- und Fachkompetenz kann ein fundiert ausgebildeter Coach (Berater, Supervisor, vgl. *Petzold, Lemke* 1994b; *Ebert, Oeltze, Petzold* 2009) mit einer guten „allgemeinen sozialinterventiven Kompetenz/Performanz" in Coachingprozessen zu soliden Beratungsergebnissen kommen. Es geht nämlich nicht primär um Ernährungsberatung, Konditionsaufbau, Stressabbau, wie wichtig, ja z. T. unverzichtbar dies auch ist (*Schlicht, Brand* 2007), es geht um den Erwerb eines „*komplexen Gesundheitsbewusstseins*" und um die Kultivierung eines „*gesundheitsaktiven Lebensstils*" als aktivem Gestaltungsprozess (*Seiffge-Krenke* 1998) und permanenter ästhetisierender Überschreitungen, in der „*das Selbst Künstler und Kunstwerk zugleich ist*" (*Petzold* 1999q), ein Selbst, das sich im Rahmen des je spezifischen Sinnsystems und Lebensentwurfs der Coachees, d. h. im Kontext ihrer familialen und professionellen Lebenssituation gestaltet.

Wird Gesundheitscoaching in einem solchen umfassenden Sinne verstanden, so wird deutlich, dass es zugleich ein Persönlichkeitscoaching ist, denn Gesundheit lässt sich nicht von der Gesamtpersönlichkeit ablösen und von ihr isoliert betrachten. Gesundheitsbezogene Interventionen betreffen immer das Subjekt als Ganzes, um dessen Gesundheit und Wohlergehen es geht. Ein reduktionistisches Verständnis von Gesundheit, das sich z. B. allein auf physische Fitness richtet, wird deshalb in Coachingprozessen zu nur sehr eingeschränkten Effekten kommen können und kann oft die angestrebte Fitness nicht erreichen, weil diese Veränderungen des „Lebensstils" verlangt.

„Von dir selbst hängt es ab, ein neues Leben zu beginnnen. Betrachte nur die Dinge von einer anderen Seite, als du sie bislang angesehen hast. Das nämlich heißt: ein neues Leben beginnen" (*Marc Aurel* VII, 2). Aber genau das ist nicht einfach, wenn es um „eingefleischte Gewohnheiten" geht oder wenn die Mühen des Alters zu Buche schlagen. Dann werden oft erhebliche Willensanstrengungen erforderlich (*Petzold, Sieper* 2008). Aber „mit Übung und Selbstbeherrschung kann man auch im Alter etwas von der früheren Leistungsfähigkeit bewahren" (*Cicero,* de senectute, 1998, 53). Hier werden oft die Hilfen eines Gesundheitscoaches notwendig, besonders, wenn es an das Durchhalten, die „persistiven Willensleistungen" geht (ebenda S. 53), wo Motivation und Willenskraft der Unterstützung durch den Berater, Coach, Trainer bedarf. Aber es ist nicht nur eine Frage des Alters: "Wer nämlich in sich selbst nicht die Voraussetzung dafür hat, gut und glücklich zu leben, für den ist jede Altersstufe beschwerlich." (*Cicero,* ebenda S. 23), und genau dann ist ein Gesundheitscoaching erforderlich, um negative Kognitionen und Emotionen zu verändern, „Selbstwirksamkeit" (*Flammer* 1990) und „Selbstwert" (*Keller* 2007) zu steigern.

Das Integrative Coaching, das neben den Möglichkeiten aufgaben- und projektbezogener Beratung (*Schreyögg* 1995, 2002) besondere Schwerpunkte im Bereich des „Gesundheits- und Personality-Coachings in der Lebensspanne" entwickelt hat, war stets darum bemüht, durch ein komplexes Modell ein ganzheitliches und differentielles Vorgehen zu ermöglichen, wie es den Wünschen, Bedürfnissen und Möglichkeiten der Coachees entspricht, die komplexe Persönlichkeiten sind, denen man nur mit einer interpersonalen, partnerschaftlichen *„best practice"* gerecht werden kann. Das vorliegende Buch wird einem solchen Anspruch gerecht, weil es ihm gelingt, die Komplexität dieses Modells und seine Praxis übersichtlich, kompakt und anwendungsbezogen darzustellen. Ich hoffe, dass es der persönlichen Gesundheit vieler Menschen und ihrem Umgang mit Belastungen und Chancen in ihren Selbstgestaltungsprozessen zu Gute kommt.[2]

Univ.-Prof. Dr. mult. Hilarion G. Petzold
Europäische Akademie für Psychosoziale Gesundheit, Hückeswagen
Donau-Universität Krems, Department für Psychosoziale Medizin
und Psychotherapie

---

[2] Literatur im Gesamtverzeichnis.

Einleitung

Gesundheitsreform, Gesundheitsbewusstsein, expandierende Gesundheitskosten, Veränderungen im Gesundheitssystem – Gesundheit ist heute in aller Munde. Rund um das Thema Gesundheit wird informiert, diskutiert, kritisiert und aufgeklärt. Neue Angebote wie z.B. Gesundheitskurse, spezielle Trainings und andere Methoden und „Mittelchen" versprechen, die Gesundheit zu erhalten und zu optimieren. Bestehende „frühere" Gesundheitskonzepte werden in Frage gestellt und es wird mit alternativen, innovativen Konzepten geworben. Dabei finden sich immer weniger Berichte über die herkömmlichen, klassischen Krankheiten und sogenannte „moderne Erkrankungen" rücken in den Fokus.

So wächst in allen hoch entwickelten westlichen Industrienationen „der Anteil der Bevölkerung mit sozialen Belastungen, psychischen Leiden und körperlichen Krankheiten. Offensichtlich sind die sozialen, wirtschaftlichen und ökologischen Lebensbedingungen für viele Menschen nicht „gesund" zu bewältigen" (*Hurrelmann* 2000, 7). Es wird vielfach über die „krankmachenden" Bedingungen am Arbeitsplatz berichtet: „Arbeit oft zu anstrengend – Zwei von fünf Arbeitnehmern in der Europäischen Union empfinden einer Studie zufolge ihren Job als zu anstrengend und zu belastend" (*NOZ 2007*)[3], „Immer mehr psychische Kranke – Zukunftsangst, Überforderung und Leistungsdruck schlagen den Arbeitnehmern in Deutschland immer stärker auf die Psyche" (*NOZ 2005*), „Jeder dritte Deutsche steht unter Dauerstress" und „Stressfaktor Nummer eins ist der Job" (*NOZ 2009*).

Arbeit macht also krank!?

Der Strukturwandel der Arbeit hat die Arbeitssituation vieler Beschäftigter drastisch verändert: Die psychischen Belastungen und der tägliche Arbeitsstress haben durch die Intensivierung der Arbeit – immer weniger Personen müssen

---

3   In dieser Arbeit wird an einigen Stellen auf Medien hingewiesen und aus Zeitungen und Zeitschriften zitiert. Es ist der Autorin klar, dass die gemachten Aussagen und Ausführungen nicht unbedingt wissenschaftlich fundiert sind. Medien nehmen aber u.a. Einfluss auf das Gesundheitsverständnis von Einzelnen der Bevölkerung und Medien repräsentieren gesellschaftliche Meinungen. Daher findet diese Perspektive Berücksichtigung.

immer mehr leisten – stark zugenommen. Die Arbeitsaufgaben sind für den Einzelnen vielfältiger und komplexer geworden, der Leistungs- und Zeitdruck hat zugenommen. Gesellschaftliche Vernetzung, Automatisierung und Globalisierung haben den Zugang zu Wissen und Bildung enorm erweitert, gleichzeitig aber auch die diesbezüglichen Zugangsvoraussetzungen für Menschen, die aktiv am Wirtschafts- und Gesellschaftsleben teilnehmen wollen, drastisch erhöht. Aus der Berufsausbildung fürs Leben ist lebenslanges Lernen geworden.

Stress und Belastung steigern das Bedürfnis der Menschen nach Gesundheit und Wohlbefinden, nach lang andauernder geistiger und körperlicher Fitness. Gesundheit, Schönheit und Jugendlichkeit sind für die Menschen von zunehmender Wichtigkeit. Hieraus ergeben sich neue Betätigungsfelder für Menschen, die auf diese Bedürfnisse (professionell oder weniger professionell) eingehen und auf dem „Gesundheitsmarkt" neue Produkte, Ideen, Trends, Moden und Möglichkeiten zur Verfügung stellen.

Diese Entwicklung birgt Möglichkeiten, aber auch Gefahren. Die Vielfältigkeit dieses Gesundheitsmarktes ist „spannend" und innovativ, erschwert aber auch die Entscheidung für das „richtige" Angebot, denn es gibt bislang keine Orientierungskriterien für diesen unüberschaubaren Markt. Früher war der Arzt für den Körper und das Wiederherstellen von Gesundheit und der Pfarrer für das Seelenheil zuständig. Heute bieten verschiedenste (Berufs-)Gruppen aus dem gesundheitlichen, esoterischen wie auch industriellen Sektor jeweils „sichere" Methoden an, wie Gesundheit erhalten oder wiederhergestellt werden kann. Die Herausforderung für seriöse Anbieter liegt daher in der Entwicklung disziplinübergreifender, effektiver Forschungs- und Interventionsstrategien, die nicht nur plausibel erscheinen, sondern ihre Wirksamkeit im multidimensionalen Bereich auch tatsächlich beweisen. Dabei ist die Kooperation unterschiedlichster Professionen gefordert. Dies ergibt sich zwangsläufig aus der Multidimensionalität des Bereiches „Gesundheit".

Aber nicht nur der Lebensbereich „Arbeit" hat einen Strukturwandel erfahren. Die Lebenserwartung in diesem Jahrhundert ist deutlich gestiegen und das Krankheitsspektrum, unter dem Menschen heute leiden, hat sich grundlegend gewandelt. Standen früher Infektionskrankheiten im Vordergrund, so sind es heute, zumindestens in der westlichen Welt, die sogenannten Zivilisationskrankheiten, bei welchen die Betroffenen durch ihr eigenes Verhalten wesentlich zu ihrer Erkrankung bzw. Gesundung beitragen können. Ob nun deshalb „Gesundheit" als ein wichtiges Thema in gesellschaftlichen Bereichen (z.B. Politik, Schule, Betriebe usw.) erkannt wurde oder ob diese Entwicklung entstand, weil durch eine gewisse „Sättigung" in den anderen Bereichen des Lebens, die Gesundheit als ein eigener und besonderer Wert im Leben wahrgenommen wurde, bleibt offen. Tatsache ist jedoch, dass das Thema Gesundheit in den letzten Jahrzehnten in den Mittelpunkt des öffentlichen Interesses gerückt ist.

Gesundheitscoaching steht im Schnittpunkt dieser Entwicklungen. Was verbirgt sich eigentlich hinter dem Begriff „Gesundheitscoaching"?

Die Gesundheit muss gecoacht werden?

Insbesondere im wirtschaftlichen Sektor ist das Coaching zu einer etablierten Methode geworden, um z.b. souveräner mit bestimmten Arbeitssituationen umzugehen. In einem Coachingprozess werden häufig Phänomene deutlich, die die Gesundheit des Klienten beeinträchtigen oder beeinträchtigen können. Vom Coach[4] werden dann besondere Kompetenzen verlangt: Zusammen mit dem Klienten muss er einen veränderten Lebens- und Arbeitsstil entwickeln, der dessen Gesundheit und so dessen Leistungsfähigkeit erhält und fördert (vgl. *Lauterbach* 2005). Aufgrund dieser Beobachtungen und der Erfahrungen aus der Praxis wurden erste konkrete Konzepte des Gesundheitscoaching entwickelt, oder aber sie entwickelten sich im Rahmen von betrieblichen Gesundheitsförderungsmaßnahmen – ohne explizit den Begriff Gesundheitscoaching zu benutzen.

Gesundheitscoaching ist also ein neu entstehender Praxis- und Forschungsbereich, der noch dabei ist, seine Aufgaben und Grenzen abzustecken.

Dieses Buch erläutert, erklärt und führt die im Gesundheitscoaching enthaltenden Begriffe zusammen und lässt so ein fundiertes Bild entstehen, was unter Gesundheitscoaching verstanden wird und was ein Gesundheitscoaching aus professioneller Sicht berücksichtigen und beinhalten muss.

Das Buch gliedert sich in fünf Teile. Im ersten Teil wird der Begriff des Gesundheitscoachings eingeführt und gängige Konzepte von Gesundheitscoaching werden vorgestellt. Dabei wird auf die Ergebnisse von Interviews mit Experten aus dem Gesundheitswesen zurückgegriffen, die befragt wurden, was sie unter dem

---

4 Zwecks sprachlich-stilistischer Vereinfachung wird im gesamten Text die männliche Form verwendet, es sind dabei jeweils beide Geschlechter gemeint. (Anmerkung: Eine weibliche Form von Coach ist nach offiziellen Angaben der WAHRIG-Sprachberatung der Wissen Media Verlags GmbH, Gütersloh/München vom Dezember 2002 noch nicht vorgesehen).
In der Arbeit wird im Zusammenhang von Beratungs- und Gesundheitscoachingsprozessen wechselnd von Coach oder Berater gesprochen. Der Beratende wird Coachee, Klient oder auch Kunde genannt. Wird der Begriff Therapeut und Patient benutzt, dann ist damit explizit das psychotherapeutische Setting gemeint.

Begriff Gesundheitscoaching verstehen und wie ihre spezifischen Erfahrungen im Gesundheitsbereich sind. 14 aus diesen Interviews gewonnene Thesen zum Gesundheitscoaching werden vorgestellt und diskutiert.

Der zweite Teil bietet einen theoretischen Hintergrund zur Klärung des Begriffs Gesundheit, dessen Aspekte, Konzepte und Modelle und liefert einen Überblick zu aktuellen Erkenntnissen aus Forschung und Praxis. Wer Gesundheit fördern, schaffen und erhalten will, muss wissen, welche Absichten er dabei verfolgt und was er als Ziel eines Gesundheitscoachings ansieht. Ist es die Förderung von Gesundheit? Ist es die Reduzierung gesundheitsschädigender Einflüsse? Ist es die Befähigung von Menschen, ein höheres Maß an Selbstbestimmung über ihre Gesundheit und ihr Leben zu erreichen? Was beeinflusst das Gesundheitsverhalten der Menschen und wie kann geholfen werden, es zu ändern? Die verschiedenen Einflussfaktoren und die Aspekte von Gesundheit werden vorgestellt und diskutiert. Auf den Zusammenhang zwischen Gesundheit und Arbeit wird ausführlicher eingegangen, da einerseits die „Betriebliche Gesundheitsförderung" ein hochaktuelles Thema ist und andererseits laut *Unger* und *Kleinschmidt* (2006) „Gesundheitsförderung im Job Gesundheitsförderung für das Leben" ist (*ebd.* 159).

Der dritte Teil befasst sich mit dem Begriff, den Methoden und den Möglichkeiten von Coaching. Es gibt eine Vielzahl von Konzepten zum Coaching, von denen der Integrative Ansatz – u. a. wegen seiner wissenschaftlichen Fundierung und besonderen Passung für den Gesundheitsbereich – besonders vorgestellt wird. Das Coachingkonzept des Integrativen Ansatzes zeichnet sich durch seine konsequente Ausrichtung an sozialwissenschaftlichen und biopsychologischen Theorien und Forschungen aus und unterscheidet ihn so von vielen anderen Coaching-Formen, die oftmals nicht in ein wissenschaftlich fundiertes Gesamtkonzept eingebunden sind und keinen Forschungsbezug haben.

Der vierte Teil knüpft an die im ersten Kapitel formulierten Thesen zum Gesundheitscoaching an und betrachtet sie unter der Perspektive des Integrativen Ansatzes. So wird die theoretische Basis für ein „Integratives Gesundheitscoaching" entworfen und anschließend dargestellt, wie seine Umsetzung in der Praxis aussieht oder aussehen kann. Der fünfte Teil zeigt also auf, wie ein Gesundheitscoach methodisch und strategisch vorgehen kann, was in seinem Handwerkskoffer brauchbar und sinnvoll ist.

Wie bei jedem Buch, jedem Artikel enthält das Geschriebene die „persönliche Färbung" der Schreiberin und stellt die Perspektive und fachliche Sichtweise vor, von dem die Autorin überzeugt ist und was ihr am „Herzen liegt". So ist es natürlich auch in dieser Arbeit: Ich bin begeistert von der Arbeit mit Ressourcen, habe in der Beratungsarbeit – ob im therapeutischen oder supervisorischen Kontext – effektive Erfahrungen mit dem Blick auf die Ressourcen und das „Gesunde" gemacht und erhielt positive Rückmeldungen von den Menschen, die ich beraten durfte. Sie sprachen viel früher und nachhaltiger von einer „Besserung" als die Menschen, bei denen ich in den Jahren zuvor – aus Unwissenheit, fehlendem Fachwissen – mehr den „klassischen" Blick hatte, nämlich auf das Problem und das „Krankmachende". Das soll nicht bedeuten, dass nicht „über das Problem" gesprochen werden soll. Das bedeutet es auf keinen Fall. Die Frage ist nur, was ich als Beraterin zum Schwerpunkt mache: Ob ich den Ratsuchenden mit seinem Leid und seinen Belastungen zuerst „Energie und Kraft" spüren lasse, indem ich den Blick mit ihm auf seine gelingenden Dinge und „guten Quellen" in seinem Leben widme oder ob ich dem „Schweren" im Leben des Ratsuchenden Raum gebe und zu ergründen versuche.

Neben der Ressourcenperspektive wird in diesem Buch auch häufiger die Sinnhaftigkeit des Lebens und dessen Stellenwert für die Gesundheit in den Fokus genommen. Meine Ausbildung in Logotherapie und Existenzanalyse, die Auseinandersetzung mit der Salutogenese prägten mich und sind für mich zu wichtigen und wertvollen Theorien geworden. Den Integrativen Ansatz von *Hilarion Petzold* habe ich in meiner Ausbildung in Sozialtherapie, in der Supervision und im Coaching intensiv kennen- und schätzen gelernt. *Petzold* und seine MitarbeiterInnen entwickelten wissenschaftlich evaluierte Konzepte und Modelle, auf die ich immer wieder Bezug nehme. „Nicht zufällig" empfehle ich ein Integratives Gesundheitscoaching; schwerpunktmäßig nutze ich in der Praxis Methoden und Strategien aus dem Integrativen Ansatz.

Während der Bearbeitung wurde mir deutlich, wie umfangreich das Thema Gesundheit ist. Gesundheit heißt nicht nur „das Fehlen von Krankheit", sondern ist unglaublich facettenreich. Gesundheit ist kein Zustand, sondern ein „biopsychosoziales", dynamisches Geschehen. So muss Gesundheit jeweils individuell und jeweils „neu in jeder Sekunde des Lebens geschaffen werden" (*Egger* 2007, 519).

Einige Konzepte, Methoden und Sichtweisen werden dem einzelnen Leser gegebenenfalls zu ausführlich sein. An anderer Stelle wiederum werden Aspekte und Theorien unvollständig vorgestellt und einige Themenkomplexe werden nur angerissen. Dadurch wird die Vielschichtigkeit und Komplexität deutlich, die sich hinter dem Begriff Gesundheitscoaching verbergen kann.

In erster Linie hoffe ich mit der vorliegenden Arbeit einen Beitrag zur Integration eines relativ neuen Praxisfeldes im Gesundheitsbereich zu leisten. Dieses Buch will einen Rahmen bereitstellen, der unerlässlich ist, damit sich Personen über ihre Ziele und erwünschten Ergebnisse im Klaren sind, wenn sie sich auf ein

Gesundheitscoaching als Coach oder als Klient einlassen. Darüber hinaus wünsche ich mir, dass es zu einer Diskussion mit den im Gesundheitsbereich tätigen Menschen führt und sie angeregt werden, sich immer wieder neu mit dem Thema Gesundheit auseinanderzusetzen und entsprechend der Veränderungen in der Um- und Mitwelt Einstellungsänderungen und Perspektivenwechsel zuzulassen. Denn: Nur wer sich verändert, bleibt sich treu.

Dankbarkeit (übrings eine Gesundheitsressource) möchte ich vielen Menschen aussprechen, die mich auf meinem Weg unterstützen und bestärken – insbesondere danke ich meinen Eltern. Für die Erstellung dieses Buches sage ich Reinhard und vor allem meinem Mann Stephan: Danke!

1 Was ist Gesundheitscoaching?

Gesundheit ist von vitalem Interesse. „Wie geht's?", fragen wir, wenn wir einander begegnen, wobei diese gewohnheitsmäßige Frage oft dem Ernst ihres Inhalts nur unvollkommen gerecht wird. „Immerhin bin ich gesund", sagt jemand, dem sonst nichts geblieben ist. Versagt die Gesundheit, so spielt kaum etwas anderes mehr eine Rolle. Die meisten Menschen sind bestrebt, die Ursachen von Krankheiten zu verstehen, um ihre Gesundheit zu verbessern und zu erhalten und um ihr Leben so lange wie möglich gesund zu leben.

Die Lebenserwartung in der Bevölkerung in Deutschland und anderen Industriestaaten ist drastisch gestiegen. Durch die Verbesserung von Ernährung, Hygiene und sozialen Lebensbedingungen, Veränderungen im Reproduktionsverhalten und Erfolge der medizinischen Diagnostik und Versorgung hat sich mit der Veränderung der Altersstruktur das Krankheitsspektrum deutlich von den akuten zu den chronischen Krankheiten verschoben.

Nach Einschätzung von *Benson* (2008) sind bis zu 90% aller Arztbesuche auf chronischen Stress zurückzuführen. Diese Zahl erscheint der Autorin zu hoch, doch häufen sich Arztbesuche aufgrund von Beschwerden, die mit den Methoden der konventionellen Medizin nur unzureichend behandelt werden können, was bei Ärzten wie Patienten zunehmend Unzufriedenheit auslöst (vgl. *Universität Duisburg-Essen* 2008). Es finden sich heute unterschiedliche Gesundheitsexperten (als Angestellte oder als Selbstständige) in Krankenhäusern, bei Krankenkassen, in Praxen, in Betrieben und sozialen Institutionen, die je nach Profession und speziellem Arbeitsfeld innerhalb des Gesundheitsbereichs Kompetenzen und Erfahrungen besitzen und Patienten entsprechend versorgen können. So müsste durch diese spezifische Vielfalt eine optimale Versorgung von Patienten „eigentlich" gewährleistet sein.

Es zeigt sich aber ein anderer Trend: Das Auftauchen alternativer oder ergänzender Heilverfahren oder das Erscheinen neuer Gesundheitsdienste suggerieren, dass die Angebote des etablierten Gesundheitssystems nicht auszureichen scheinen. Durch kontroverse und provokante Medienerstattung zu Themen „rund um die Gesundheit" – so stellt *Blech* (2003) „Die Krankheitserfinder" vor, berichtet, „wie wir zu Patienten gemacht werden" und zitiert *Aldous Huxley*, wonach die Medizien so weit fortgeschritten ist, „dass niemand mehr gesund ist" (*ebd.* 57) – werden die Menschen verunsichert und die Skepsis gegenüber den bestehenden medizinischen Heilverfahren wächst. Auch das Problem der häufigen Überweisungen zu Spezialisten verdient der Erwähnung. Der Hausarzt scheint „entmachtet" und der Patient verliert im Dschungel der Zuständigkeiten einen Ansprechpartner, der den Überblick behält und sich für den Patienten einsetzt. *Lown* (2004) zitiert dazu *Dostojewski*:

> „Und heutzutag haben Sie die Angewohnheit, einen zu einem Spezialisten zu schicken: ‚Ich kann lediglich Ihr Problem diagnostizieren, aber wenn Sie diesen oder jenen Spezialisten aufsuchen, so wird er wissen, wie es beseitigt werden kann' Ich sage Ihnen, der gute alte Doktor, der Sie noch von jeder Krankheit befreien konnte, ist vollkommen von der Bidlfläche verschwunden, und Sie finden heutzutage nur noch Spezialisten, und diese bieten ihre Dienste sogar in Zeitungen an" (ebd. 392).

In dem Maße, in dem sich laut *Wilm* (2003) zeigte, dass die kurative Medizin trotz weiterer Entwicklung hochdifferenzierter technischer Methoden, trotz Expansion, zunehmender Spezialisierung und steigender Kosten allein nicht in der Lage ist, hier die altersspezifischen Morbiditäts- und Sterblichkeitszahlen zu senken, stieg das Interesse an der präventiven und rehabilitativen Medizin.

> „Das Unbehagen vieler Patienten und mancher Ärzte an einer technisch dominierten Medizin trägt bei der Suche nach Orientierung in unserer Zeit dazu bei, „Ganzheit" im Bereich so genannter „natürlicher" Methoden, bei der Alternativ- und Komplementärmedizin oder im noch immer boomenden bunten Feld der Esoterik bis hin zu magisch-religiösen Praktiken zu vermuten und in Anspruch zu nehmen" (ebd. 43).

Diesen Trend bestätigt *Zauner-Dungl* (2008), Leiterin des Zentrums für Chinesische Medizin und Komplementärmedizin, Donau-Universität Krems, für Österreich. Rund 80% der Österreicher sind schon einmal mit alternativen Heilmethoden in Berührung gekommen. Sie sieht darin keine „Modeerscheinung", sondern ein neues Gesundheitsbewusstsein: Menschen wollen zunehmend selbstständig handeln und etwas Eigenbestimmtes tun. Skeptiker der Komplementärmedizin überrascht sie mit den vier Hauptfaktoren der menschlichen Gesundheit: Lediglich zu 10% hängt diese von medizinischen Leistungen ab. Den größten Einfluss übt demgegenüber der Lebensstil aus (37%), darauf folgen Genetik (29%) und Umwelt (24%). Die Erfolgsrate der Komplementärmedizin ist hoch: Je nach Qualifikation der behandelnden Ärzte liegt sie laut *Zauner-Dungl* (2008) zwischen 70 und 80% (*ebd.* 42f). In Deutschland fehle nach *Dobos* (2008), Chefarzt der Abtei-

1.1 Konzepte zum Gesundheitscoaching

lung Naturheilkunde und Integrative Medizin an den Kliniken Essen-Mitte/ Lehrstuhlinhaber der Universität Duisburg-Essen, die Lobby, um Methoden jenseits des Üblichen zu etablieren. Für ihn ist es aber eine Frage der Zeit, bis sie sich durchsetzen (*ebd.* in: *Weber*, 80).

Gesundheitscoaching ist eine dieser Möglichkeiten „jenseits des Üblichen": Was verbirgt sich denn nun hinter dem Begriff Gesundheitscoaching?

Da sowohl der Begriff „Gesundheit" als auch der Begriff „Coaching" nicht klar definiert sind, wie im zweiten und dritten Teil deutlich wird, liegt nahe, dass das Gesundheitscoaching ebenfalls eine gewisse definitorische Unschärfe aufweist. Gesundheitscoaching ist – ganz allgemein gesprochen – eine Maßnahme, ein Angebot oder eine Methode, bei der auf das Format des Coachings zurückgegriffen wird, um die Gesundheit des Klienten zu erhalten oder wiederherzustellen. Dass der Begriff des Gesundheitscoachings noch recht unscharf ist, zeigen auch die Ergebnisse einer von der Autorin durchgeführten Expertenbefragung (Details siehe 1.3.2). Auf die Frage „Was verstehen Sie unter Gesundheitscoaching?", gaben die Experten, allesamt im Gesundheitsbereich tätig, folgende Antworten, die dem Leser als Orientierung dienen mögen:

- „Ich verstehe darunter, dass man sich mit einem Coach über seine eigene Gesundheit auseinandersetzt. Zumeist wird ja schnell gesagt, dass man gesund ist, gerade wenn man keine Erkrankung hat. Aber Gesund-sein bedeutet ja auch, sich gesund fühlen und sich wohlfühlen. Manchmal fühlt man sich krank ohne aber wirklich krank zu sein. Das heißt, es geht auch um die psychischen Faktoren, es geht um Stress, Sinn, Entspannungsfähigkeit und natürlich auch um Bewegung und Ernährung. Gesundheitscoaching heißt aber auch, dass der Coach konkrete Anregungen gibt, wie man „gesünder" leben könnte. Der Beratende wird begleitet und erhält Unterstützung bei der Umsetzung."
- „Ein Begleiten bei gesundheitlichen Aktivitäten und Prozessen."
- „Begleitung, Unterstützung und Optimieren, Training, Lernen, Einüben, Kontrollieren von Veränderungsschritten, zu hören, wie der Arbeitsstil der entsprechenden Person ist, also die Reflexion über die eigene Gesundheit zu unterstützen."
- „Beim Gesundheitscoaching geht es darum, dem Menschen mit meinem Medium Bewegung, zu vermitteln, wie es ist, gesund zu bleiben und zu werden. Die Bereiche Ernährung und Entspannung fließen dabei mit ein. Mein Schwerpunkt ist die Bewegung. Als Coach bin ich jemand, der Menschen berät."

- „Gesundheitscoaching ist für mich ein Coaching, was sich mit den Facetten und Dimensionen von Gesundheit des Klienten – und die sind vielfältig – auseinandersetzt. Hier spielt der berufliche Kontext sicher eine große Rolle, da gerade immer mehr Menschen mit der derzeitigen Arbeitswelt Schwierigkeiten haben. Ich erlebe gerade hier in der Klinik viele strukturelle Veränderungen. Nicht jeder Mitarbeiter kann damit umgehen. Rationalisierungen lösen Druck aus, führen zu Konflikten und zeigt sich unter anderem in verschiedenen Phänomenen: Burn-out, Mobbing, belastender Stress. Nicht selten führt das zu weiteren Problemen im privaten und familiären Bereich. Ebenso spielen natürlich diese eine Rolle im Gesundheitscoaching. Wenn jemand privat belastet ist, kann er oder sie nicht so leistungsfähig am Arbeitsplatz sein – zumindestens nicht, wenn die Belastungen längerfristig sind. Wenn eine Mitarbeiterin z.B. neben ihrer Tätigkeit hier im Krankenhaus noch ihre Mutter zu betreuen und zu pflegen hat, kann das auf Dauer ungünstige Auswirkungen auf ihre Gesundheit haben. In diesem Zusammenhang verstehe ich das Gesundheitscoaching als eine Maßnahme, bei der vorbeugend eingegriffen wird. Gesundheitscoaching verstehe ich also als eine präventive Maßnahme, die sich aus den Gegebenheiten der Lebenssituation des Klienten ergibt und inhaltlich auch bestimmt wird."
- „Wenn ich eine Einzelperson coache, dann verstehe ich darunter, dass die eigene Lebensführung dahingegen anzuschauen ist, was ist gesundheitsstörend und natürlich auch gesundheitsfördernd und dann miteinander herauszustellen, was schon an gesundheitsfördernden Dingen da ist. Die dann besser zu implementieren und zu schauen, wo sind Ressourcen vorhanden, die noch mobilisiert werden können und wo sind möglicherweise Ressourcen, die von außen noch besser genutzt werden können und dieses nach Möglichkeit in den jeweiligen Arbeitsalltag der Person zu integrieren. Spezielle Programme durchzuführen ist meiner Erfahrung nach schwer, da die meisten Personen, die sich zu diesem Thema coachen lassen, sowieso schon einen überfüllten Arbeitsalltag haben. Zusammengefasst: Gesundheitscoaching ist, einen Klienten dahingehend zu befähigen, dass er mit seiner Gesundheit in einer Weise umgeht, um möglichst lange leistungsfähig und in Freude sein Leben führen zu können".
- „Gesundheitscoaching ist eine externe fachliche Begleitung in den Handlungsfeldern Bewegung, Ernährung, Stress, Entspannung und Sucht mit dem Anspruch, eine Person zur Veränderung im Verhalten zu bewegen. Das Coaching eröffnet konkrete Handlungsmöglichkeiten und reflektiert mit der Person das Vorgehen. Außerdem werden Strategien für ein gesundheitsbe-

wusstes Verhalten entwickelt. Die aktive Begleitung durch den Coach soll zu einem Einstieg in einen Veränderungsprozess motivieren und sollte längerfristig – damit meine ich etwa 6 Monate und idealerweise 1 Jahr – angelegt sein, um nachhaltig zu wirken (...) Die Person soll sozusagen auf den Weg zu mehr Gesundheit gebracht werden und dabei begleitet werden".

- „Ich verstehe darunter eine Begleitung von Personen, um dafür zu sorgen, dass sie in ihrem Berufsalltag weiterhin gesund leben und/oder durch ihre Arbeit nicht krank werden".
- „Beim Gesundheitscoaching handelt es sich um ein Verfahren, das in Amerika entwickelt wurde. Coaching allgemein bezieht sich auf die Begleitung eines persönlichen Veränderungsprozesses. In diesem Prozess geht es darum, persönliche Ziele zu formulieren, Entwicklungsschritte und Methoden festzusetzen, Etappenziele zu protokollieren sowie kurzfristige und langfristige Ziele abzugleichen. Innerhalb des Prozesses werden die Ziele und die nächsten Schritte an die jeweilige Situation und an die bisherigen Erfolge und Misserfolge angepasst. Beim Gesundheitscoaching richtet sich der Prozess darauf, persönliche Gesundheitsziele zu erreichen. (...) Coaching heißt ja Kutscher, da kommt der Begriff ja her. Gesundheitscoaching heißt also, man bekommt einen persönlichen Begleiter an die Hand, der einen auf dem Weg zur Gesundheit unterstützt (...) Es gibt verschiedenste Angebote, die sich Gesundheitscoaching nennen, das ist bei allen Begriffen so, die nicht geschützt sind. Da muss man mit rechnen und sich jahrelang darum bemühen, sich von Richtungen, die einem nicht gefallen, abzugrenzen".

1.1 Konzepte zum Gesundheitscoaching

Was Gesundheitscoaching ist, wozu es dient und wie es umgesetzt werden kann, gewinnt Gestalt in den verschiedenen zum Gesundheitscoaching existierenden Konzepten, von denen im Folgenden drei vorgestellt werden sollen: ComPetto – ein Gesundheitscoaching-Konzept nach dem Integrativen Ansatz, das „Kompetenznetzwerk Gesundheitscoaching" und das „Gesundheits-coaching-online". Die vorgestellten (Ausbildungs-)Konzepte sind sehr heterogen und unterscheiden sich sowohl fachlich als auch von den Rahmenbedingungen her, unterstreichen damit aber die im Gesundheitscoaching bestehende Vielfalt. Gemeinsam ist allen Konzepten, dass das Gesundheitscoaching eine Ergänzung zu den vorhandenen Gesundheitsdiensten darstellt, wobei es jedoch kein einheitliches Bild und Verständnis von Gesundheitscoaching gibt.

1.1.1 Gesundheitscoaching nach dem Integrativen Ansatz

Das „Integrative Gesundheitscoaching" wurde an der Europäischen Akademie für psychosoziale Gesundheit (EAG) von Prof. Dr. *Hilarion Petzold* konzipiert. Es verbindet Ergebnisse gesundheitspsychologischer Forschung mit der Coachingmethodologie des Integrativen Ansatzes (siehe 3.3). Die Schwerpunkte sind die lebenslaufbezogene Diagnostik des Gesundheitsverhaltens (Gesundheitspanorama), Entwicklung von Gesundheitsbewusstsein und eines gesundheitsaktiven Lebensstils, Aktivierung von Gesundheitsressourcen, Förderung von Willensentscheidungen und Begleitung von Umsetzungsschritten und Problemen bei verschiedenen Klientengruppen.

Die Erkenntnisse der Gesundheitspsychologie, ihre Modelle und Forschungsergebnisse haben für die Therapie und Beratung höchste Relevanz. Die Förderung der gesundheitsbezogenen Kognitionen, Emotionen und Willensentscheidungen (Volitionen), die Nutzung protektiver Faktoren, positiver Kontrollüberzeugungen und Selbstwirksamkeitserwartungen müssen für die Ausbildung eines „gesundheitsaktiven Lebensstils" eine Synergie bilden.

Die Aufgabe von Gesundheitscoaching ist in diesem Zusammenhang, die unterschiedlich wirksamen Attributionsstile und Kontrollüberzeugungen deutlich zu machen und deren Überprüfung zu ermöglichen. Hierfür ist eine mehrperspektivische Sichtweise notwendig. Dies betrifft sowohl Perspektiven der unterschiedlichen Ebenen (Coach, Coachee) als auch unterschiedliche theoretische Sichtweisen. Die Erfahrung zeigt, dass Beratung dort am meisten bewirken kann, wo sie Kriterien der Mehrperspektivität erfüllt, d.h. wo die unterschiedlichen Perspektiven tatsächlich eingenommen werden können.

Uffelmann und *Luigs* (2007) nutzten *Petzolds* Integratives Gesundheitscoaching und entwickelten das Konzept „ComPetto". Dieses Gesundheitscoachingkonzept „wurzelt" also im Integrativen Ansatz. Gesundheit wird ganzheitlich verstanden: Die Komponenten Körper, Geist und Seele werden in einem ökologischen und sozialen Umfeld auf der Basis von elf Gesundheitskategorien in Balance gehalten. Die elf Gesundheitskategorien sind Vitalität/Leistungsfähigkeit, Soziale Unterstützung, Ernährung, Entspannung, Wille/Motivation, Materielle Sicherheit, Bewegungsaktivität, Ästhetik, Sinn/Werte, Bewältigung und Belastung. Die Bedeutung individueller, sozialer, materieller und ökologischer Gesundheitsressourcen wird gleichermaßen betont. Gesundheit wird nicht als „Schicksal" gesehen, sondern erfordert von dem Einzelnen, sich mit Gefährdungen auseinander zu setzen und nach Möglichkeiten einer selbstbestimmten Gesundheitsvorsorge zu suchen.

Das Gesundheitscoaching-Konzept „ComPetto" hat einen hohen Praxisbezug und vereint Zielsetzungen von Gesundheit und Coaching im Verständnis des Integrativen Ansatzes (siehe 2.2.4 und 3.3). Es

- gründet auf einem systemisch-integrativen Konzept der Beratungsarbeit,
- hilft dem Coachee einen gesundheitsorientierten Lebensstil zu realisieren,
- fokussiert den Schutz und die Entwicklung von Gesundheit,
- unterstützt die Anpassung an die gesundheitsorientierte Gestaltung von Arbeitsprozessen,
- zielt auf die Life-Balance zwischen Belastung und Bewältigung, Bedrohung und Sicherheit, Konflikt und Harmonie, Spannung und Entspannung,
- ist ein Instrument der persönlichen Weiterentwicklung, der Entdeckung und Nutzung neuer Energie und Ressourcen zur Steigerung der eigenen Lebens- und Leistungsqualität,
- ermöglicht die Verwirklichung eines größtmöglichen Leistungs- und Gesundheitspotentials in Unternehmen,
- sichert durch einen gesunden Mitarbeiter das Kapital eines Unternehmens ab (vgl. *Uffelmann, Luigs* 2007).

Das Gesundheitscoaching nach dem Integrativen Ansatz soll den Mensch darin unterstützen,

- die eigene Vitalität und Leistungsfähigkeit zu steigern,
- die Entspannungsfähigkeiten zu verbessern,
- die Ernährungsgewohnheiten umzustellen,
- eine schnellere Erholung zu erzielen,
- Belastungen besser zu bewältigen,
- eine bewegungsaktive Lebensführung zu beginnen,
- den Willen zur Veränderung zu stärken,
- einen positiven Selbstbezug und gesundheitsförderliche Grundhaltungen zu entwickeln.

Ebenfalls umfasst das Konzept die betriebliche Gesundheitsförderung (siehe 1.2) und unterstützt Unternehmen,

- bei den Mitarbeitern einen gesundheitsbewussten Arbeitsstil zu erzeugen,
- ein gesundheitsorientiertes Führungsverhalten zu entwickeln,
- die Leistungs- und Belastungsfähigkeit der Mitarbeiter zu erhöhen,

- die Krankheitskosten im Unternehmen zu senken und die Produktivität zu erhöhen,
- eine höhere Wertschätzung des Unternehmens durch die Mitarbeiter zu schaffen,
- die Fluktuation und Fehlzeiten zu senken,
- die Wettbewerbsfähigkeit zu steigern.

Der Gesundheitscoach kann als freiberuflicher Berater für Einzelpersonen, für Unternehmen in der betrieblichen Gesundheitsvorsorge, für Verbände und Institutionen arbeiten oder aber er ergänzt ihre Tätigkeiten als Mediziner, Pädagogen, Therapeuten, Pflegekräfte, Berater mit einem gesundheitsorientierten Schwerpunkt.

Die Kompetenzen eines Gesundheitscoach sind nach dem Weiterbildungscurriculum von ComPetto:

- Gesundheits- und Wellnessprofile zu erstellen und Lebensstilanalysen durchzuführen,
- Methoden und Techniken des Gesundheitscoachings ziel- und prozessorientiert anzuwenden,
- Interventionsplanung, Setting, Theorieperspektiven und Evaluationen klientenorientiert zu gestalten,
- sich selbst in seiner Funktion und Rolle angemessen zu reflektieren,
- medizinisches, therapeutisches, gesundheitspsychologisches Wissen und dieses als Navigationshilfe dem Klienten/Unternehmen zur Verfügung stellen zu können,
- Unternehmen, Verbände und Institutionen in betrieblicher Gesundheitsvorsorge zu beraten,
- nach den ethischen Grundsätzen intersubjektiven Beraterhandelns eine Coaching-Beziehung zu gestalten und zu evaluieren.

Die Zulassungsvoraussetzungen für die 1,5 jährige Ausbildung sind ein abgeschlossenes Studium oder eine Berufsausbildung in einem Gesundheitsberuf sowie eine mindestens 5-jährige Berufserfahrung im Gesundheitswesen oder eine beratende, pädagogische Tätigkeit. Die Weiterbildung beinhaltet die Module Gesundheitspsychologie, Strategische Beratung – Coaching – Psychologie, Bewegung – Wellness – Fitness, Ernährung und Gesundheit, Betriebliche Gesundheitsvorsorge und medizinische Grundlagen des Gesundheitscoachings (vgl. *Uffelmann, Luigs* 2007).

1.1.2 „Kompetenznetzwerk Gesundheitscoaching"

1999 initiierte *Matthias Lauterbach* das „Kompetenznetzwerk Gesundheitscoaching" (KGC), das Fachleute aus verschiedenen Fachbereichen der Medizin und Psychologie zusammenführte. Erkenntnisse aus der Verhaltensmedizin aus der Psychoneuroimmunologie und -endokrinologie, aus der Stressforschung, der Bewegungsmedizin und Ernährungskunde, aus Forschungen zu Schlaf, Herz/Kreislauf, Schmerz, Sucht, psychischer Gesundheit, Tumorprävention, Sexualität und Reisemedizin wurden zusammengetragen und methodisch für den Transfer in die konkrete gesundheitsorientierte Arbeit im Einzelcoaching sowie zur Entwicklung gesundheitsorientierter Organisationsstrukturen aufbereitet.

Lauterbach (2005) entwickelte in mehreren Etappen für diesen Arbeitsansatz ein Konzept für das Gesundheitscoaching im Einzelsetting. Zunächst fiel in der konkreten Arbeit als Coach auf, dass Coachingkunden häufig gesundheitliche Herausforderungen zu bestehen hatten, die der sich verändernden Arbeitswelt und den damit verbundenen Risikofaktoren zugeordnet wurden. Das führte zwangsläufig zu der Frage: „Nutzt das Coaching dem Kunden für seine Gesundheit?" oder: „Kann der Kunde das Coaching (auch) für seine Gesundherhaltung nutzen?". Da in Organisationen das Coaching in der Regel im Feld der Personalentwicklung und Gesundheit im betriebsärztlichen Dienst verankert ist, kam die Frage nach der Platzierung eines Gesundheitscoaching auf und die nach dem Unterschied zu diesen beiden Arbeitsfeldern (*ebd.* 10f).

Lauterbach (2005) definiert Coaching als die 1:1 Beratung von Menschen, die ihre berufliche Situation und ihren persönlichen Umgang mit beruflichen Herausforderungen reflektieren wollen. Coaching steht in Wechselwirkungen mit dem beruflichen und sozialen Kontext des Kunden.

> „Im **Coaching** geht es um das Leben im Beruf, um (Spitzen-)Leistungen, um Belastbarkeit und Stressresistenz, um den Umgang mit Macht, mit Dissens und mit Konflikten, um Entscheidungen, um Karriere, Misserfolge und Enttäuschungen, um berufliche Höhen und Abstürze, um strategische Finessen im Umgang mit der Dynamik von Organisationen, um Zeitdruck und Überlastung, um das Auftreten des Kunden, seine Wirkung, sein Charisma, um Handlungsspielräume und Verhandlungsspielräume, um schwierige Mitarbeiter und schwierige Vorgesetzte" (*ebd.* 16) (Anforderungsprofil an Coachs und die Sicherung des Coachingprozesses, vgl. *Lauterbach* 2003).

Gesundheit versteht *Lauterbach* (2005) als „einen lebenslang bewusst zu gestaltenden Prozess" und beschreibt sie positiv aus der individuellen Perspektive: „Individuell erlebte Gesundheit ist das, was ein Mensch in Bezug auf sein Lebensziel, sein Wertesystem und seine sozialen Bezüge als erfüllend und energetisierend wahrnimmt". Ein zentraler Aspekt von Gesundheit ist die Prozesshaftigkeit, das bewusste und lebenslange Ringen um die angemessene und den jeweiligen Lebensphasen, den Aufgaben, dem Alter passende Form einer gesundheitsorientierten Lebensstils. Gesundheit ist also kein Zustand, sondern ein vielfach vernetzter Prozess, der lebenslang bewusst gestaltet werden muss. Diese Gestaltung umfasst neben den „klassischen" Feldern Bewegung, Ernährung, Entspannung sowie die Fragen nach Sinn, nach Stimmigkeit und nach den Balancen im Leben (Das Konzept der Lebensbalancen folgt der Idee, dass Menschen immer neu ihr Leben mit seinen zahlreichen Facetten balancieren müssen). Das Konzept fokussiert darauf, dass Menschen sich kontinuierlich verändern müssen, um ihre Identität zu wahren und um den jeweiligen Herausforderungen sowie den biologischen und sozialen Veränderungen gerecht zu werden (vgl. *ebd.* 25ff).

Gesundheit ist ein Coachingthema, da im Coachingprozess häufig gesundheitliche Belastungen des Klienten deutlich werden (vgl. *Lauterbach* 2005, 31ff; 61ff), die zu berücksichtigen sind, wenn z.B. über die Karrierestrategien des Kunden gesprochen wird. *Lauterbach* definiert sogenannte „Standardsituationen", in denen Gesundheit als Thema im engeren Sinne schon durch das Anliegen selbst aktiv ist und damit die Bearbeitung im Coachingprozess besonders nahe liegt – was für einen erstaunlich hohen Prozentsatz der Anliegen zutrifft, z.B.:

- bei der Bewältigung von Stress, insbesondere von chronischen Belastungs- und Stresssituationen,
- bei einschneidender Neuplanung der Karriere und der beruflichen Tätigkeiten (insbesondere beim Aufbau der Selbstständigkeit, herausfordernde Karriereschritte),
- bei Umbruchsituationen (psychophysische Einschränkungen chronischer Erkrankungen, Älter-werden im Berufsleben, Ausscheiden aus dem Berufsleben),
- bei Symptombildungen, die von dem Kunden selbst oder seinem sozialen Umfeld im Zusammenhang mit Belastung und Stress gebracht werden (Reizbarkeit, Schlafstörungen, Verstimmungen, Magen-Darm-Probleme, Tinnitus, Herzbeschwerden, Fettleibigkeit, Alkoholprobleme, Erschöpfungszustände etc.),
- bei körperlichen Erkrankungen, die auf die zukünftige Arbeitsgestaltung Auswirkungen haben (Herzinfarkt, Tumor, Schlaganfall, Bluthochdruck, Diabetes etc.).

1.1 Konzepte zum Gesundheitscoaching

Die Basis des Gesundheitscoaching von *Lauterbach* (2005) ist ein systemisches Konzept von Beratungsarbeit, das einen ganzheitlich verstandenen Gesundheitsbegriff und Modelle zur Gestaltung von Veränderungsprozessen umschließt. Daraus werden gesundheitsorientierte Angebote entwickelt und formuliert. Inhaltlich knüpft es an die „klassischen" Felder Bewegung, Ernährung, Entspannung an, greift das Thema Stress, gesundheitsorientierte Führungsstile und Arbeitsorganisation auf und schließt den Bogen beim betrieblichen Gesundheitsmanagement. Die Wechselwirkungen zwischen diesen Ebenen werden ausdrücklich als Teil des Konzepts verstanden. Die Zielgruppe der entwickelten Angebote sind sowohl Einzelne, die ihren Lebens- und Arbeitsstil verändern wollen, als auch Organisationen und Unternehmen, die einen Zugang zu der Gesundheitsthematik suchen. Das Ziel aller Aktivitäten zum Thema Gesundheit im Coaching ist die Erzeugung von Nachhaltigkeit der angestrebten Veränderungen. „Gerade Veränderungen in diesem Feld haben eine recht geringe Halbwertzeit, was von den meisten Kunden schon mehrfach frustrierend erlebt worden ist. Daraus ergibt sich die entscheidende Herausforderung für den Gesundheitscoach" (*Lauterbach* 2005, 66f).

Die Aufgaben des Gesundheitscoach sind zunächst weitgehend identisch mit dem gewohnten Spektrum: Der Coach strukturiert den Rahmen der Begleitung für den Entwicklungsprozess des Kunden (Prozesskompetenz des Coach). Er ist verantwortlich für den Einsatz geeigneter Methoden und stellt Feedback aus seiner Außenperspektive zur Verfügung. Im Gesundheitscoaching geht die Aufgabe über diesen Aspekt hinaus. Der Coach muss z.B. Informationen und Wissen über Gesundheit haben und mit dem Kunden Wege erarbeiten, wie die gesundheitsorientierten Veränderungen in die Arbeits- und Lebensprozesse integriert werden können. Die Wechselwirkungen mit den anderen Facetten des Anliegens des Kunden sind zu reflektieren.

Eine andere wichtige Aufgabe ist die Hilfestellung bei der Erschließung der von dem Coach nicht selbst erbrachten Fachdienstleistungen (z.B. Erlernen einer Entspannungsmethode, Ernährungsberatung). Der Gesundheitscoach fungiert hier als Lotse und als Prozessbegleiter, der die unterschiedlichen „Entwicklungsstränge" des Kunden koordinieren hilft. Er bietet sich als Beziehungspartner an, der Sicherheit schaffen soll, die dem Kunden die angestrebten Veränderungen erleichtern und der hilft, die Sinnhaftigkeit einer Gesundheitsorientierung tragfähig zu entwickeln (vgl. *ebd.* 67f).

Beispiele für häufig genutzte fachspezifische Dienstleistungen, für die entsprechende Experten eingeholt und in den Prozess des Gesundheitscoachings integriert werden, sind

"Gezielte ärztliche Untersuchungen zu speziellen Risikoabklärungen, Check-ups zur psychophysischen Fitness und zum körperlichen Trainingsstand mit entsprechender Ableitung von individuell zugeschnittenen Trainingsprogrammen, Personaltraining, z.B. für die passende Gestaltung von Ausdauerbewegung, Spezialisierte Fachberatungen zum Umgang mit persönlichen Gesundheitsrisiken, Fachberatungen zu Themen wie Schlaf, Stressfolgen, Ernährung etc., Vermittlung spezieller Methoden und Techniken wie z.B. Stressbewältigung, Meditation, Entspannung, Atmung, Workshops, z.B. mit Partner zur Abstimmung der gesundheitsorientierten Lebensstile" (*Lauterbach* 2005, 68f).

Lauterbach (2007) wirbt mit seiner Weiterbildung Gesundheitscoaching als ein optimales „Fitness-Studio für die persönlichen und die professionellen Kompetenzen", für das man Fachwissen zum Thema Gesundheit, Umsetzungsstrategien für den beruflichen Kontext (z.B. als Personalverantwortlicher), Tools für die professionelle Praxis und Anregungen für die persönliche Gesundheitsentwicklung benötigt. Die Weiterbildung umfasst drei zweitägige Workshops, in denen jeweils thematische Schwerpunkte gesetzt und vielfältige Methoden für die Praxis vorgestellt werden.

1.1.3 Gesundheitscoaching-online

Im Internet etabliert sich ein hohes Maß an Kommunikation. Zunehmend entdecken Menschen das Internet als niederschwelligen Zugang zur Beratung für Fragen der Lebensgestaltung, welche jederzeit direkt möglich ist und sich nicht nach üblichen Geschäftszeiten richtet. Die Beratung per E-Mail wird es zukünftig vermehrt in vielen Beratungsstellen als ergänzendes und alternatives Angebot zur Face-to-face und Telefonberatung geben. Die Beratung im Internet ist mit anderen Beratungsformen nicht vergleichbar und beinhaltet eine ganze Reihe spezifischer Eigenschaften und Wirkungen (vgl. *Weber* 2006, 173ff). So ist z.B. die digitale Kommunikation begrenzt: In der textbasierten online-Beratung fehlen Signale wie Geruch, Stimmlage, Aussehen, Mimik, Körpersprache, die selbstverständlicher Bestandteil einer Beratungssituation sind und den Beratungsverlauf mit beeinflussen. Die Abwesenheit dieser „sozialen Begleitinformationen" führt zu Vorbehalten – so wird die Internetberatung als „anonym, oberflächlich, unverbindlich" deklariert. In der öffentlichen Diskussion gehen die Einschätzungen der psychosozialen Folgen der Internet-Nutzung weit auseinander. Kritiker bemängeln, dass sich Menschen im Netz hinter fiktiven Identitäten verbergen, sich verstellen, Pseudobeziehungen eingehen, virtuelle Scheingemeinschaften bilden und es keine wirkliche Begegnung gibt.

1.1 Konzepte zum Gesundheitscoaching

Diese Einwände sind berechtigt, doch konnten derartige Befürchtungen empirisch nicht nachgewiesen werden. *Van Well* (2000) beschreibt in seiner Untersuchung, dass die Beratungskontakte im Internet emotional durchaus intensiv sein können. Befürworter sehen das Netz als ein Übungs- und Experimentierfeld und als ein ideales Medium für Menschen, die Schwierigkeiten im direkten Kontakt mit anderen Menschen haben. Laut *Van Well* (2000) verfügt ein Drittel der Internet-Beratungsklienten über geringe soziale Kompetenz. Das Internet-Medium macht es diesen Menschen möglich, nach Unterstützung zu suchen, in Kontakt zu kommen und bietet den Nutzern die Möglichkeit, emotionaler zu reagieren, offener im Austausch zu sein und besser kontrollieren zu können, was sie zum „Anderen" senden. Unbekannt bleibt, ob jemand weint, seufzt oder aber bertrunken beim Verfassen der Nachricht ist. Gerade diese Anonymität macht die Kontaktaufnahme für bestimmte Menschen leichter, da sie sich stärker geschützt fühlen (vgl. *Van Well* 2000, 14). Dabei entsteht die paradoxe Situation einer „Nähe durch Distanz". Diese Distanz hilft, gesellschaftlich tabuisierte Themen zu benennen, wie z.B. Fragen der Körperhygiene, zu Geschlechtskrankheiten, dem eigenen Umgang mit Gewalt (*Weber* 2006, 176). Das E-Mail-Schreiben ermöglicht in der virtuellen Kommunikation also ein hohes Maß an Kontrolle über Selbstdarstellung und Selbstenthüllung. Der psychosoziale Hintergrund kann völlig ausgeblendet werden. Anonymität und Pseudoanonymität (sich einen Nicknamen geben, sich für jemand anderes ausgeben) gewähren Schutz und haben einen enthemmenden Effekt, was nach *Döring* (2003) Offenheit, Ehrlichkeit, Freundlichkeit, Partizipation und Egalität verstärkt.

Knatz und *Dodier* (2003) legen ein international erprobtes Ausbildungskonzept vor, das Richtlinien und Qualitätsstandards der E-Mail-Beratung formuliert, Einblicke in typische Problemkonstellationen gibt und technisches Know-how zur digitalen Kommunikationsform vermittelt. Sie benennen als Ziel der E-Mail-Beratung die Entdeckung und Förderung der Selbsthilfemöglichkeiten von Ratsuchenden und deren Befähigung, eigene Lösungen zu entwickeln (vgl. *ebd.* 53ff).

Nach ersten Angeboten aus den USA stehen nun auch im deutschsprachigen Netz eine wachsende Zahl von Webseiten, die dem Nutzer eine **individuelle Gesundheitsberatung** und Begleitung über Wochen und Monate anbieten, zur Verfügung. Rund um das Thema Gesundheit gibt es spezielle Onlinecoachs: Coachs, die sich den Fragen der Nutzer z.B. zum Thema Entspannung und Bewegung widmen oder der Abnehm-Coach, der hilft, „per Mausklick schlanker" zu werden – „mit passgenauen Ernährungsratschlägen und persönlichem Fitnessplan" (vgl. *Simon* 2008). Viele dieser Angebote sind sicherlich mit Vorsicht zu betrachten, doch finden sich auch durchaus hilfreiche Portale.

Auf das **Gesundheitscoaching-online**, ein Angebot der Techniker-Krankenkasse (TK), wurde die Autorin im Rahmen von geführten Interviews aufmerksam (siehe 1.3.). Die Vorstellung des „TK-Gesundheitscoach" (siehe www.tk-online.de) basiert auf *Inhalten dieses Interviews* und der TK-Broschüre „Aktiv und gesund leben durch Prävention".

Das „TK-Gesundheitscoaching" ist ein Programm, das für TK-Versicherte im Internet individuell abgestimmte Gesundheits-Pläne zusammenstellt. Es beinhaltet sechs Module, aus denen der Versicherte „Rund-um-die-Uhr" je nach Bedarf auswählen kann: Es gibt den Coach zur Fitness, Ernährung und Diabetes, den Antistress-, Nichtraucher- und Walkingcoach. Es richtet sich an alle, die dauerhaft etwas für ihre Gesundheit tun wollen. Das Ziel ist die nachhaltige Förderung der Selbstfürsorge und Verantwortlichkeit für die eigene Gesundheit.

Zur Vermeidung einer Überforderung wird zunächst der Gesundheitszustand des Kunden abgefragt, denn *„nicht für alle ist ein Coaching ohne persönliche Betreuung sinnvoll"*. Gegebenenfalls werden Alternativen aufgezeigt. Der Teilnehmer des „TK-online-Gesundheitscoach" formuliert seine Ziele und erhält vom „Coach" Vorschläge zur Umsetzung in Form von Plänen. Der Teilnehmer meldet seine Arbeitsschritte oder Trainingserfolge in einem standardisierten Verfahren an den Coach zurück. Diese werden ausgewertet, zurückgemeldet und ggf. erfolgt eine Modifizierung der Pläne. Ebenfalls erhält der Teilnehmer über eine E-learning-Plattform die Möglichkeit zum ergänzenden Selbststudium sowie sinnvolle Hintergrundinformationen, wie z.B. Videos zur Trainingsdurchführung. Die Präventionsplanung erfolgt hauptsächlich *„von der Maschine" (die von einem Coach bedient wird)*, was in einigen Fällen laut der interviewten Projektleiterin nicht optimal ist. An den Antistresscoach wendet sich der Kunde z.B., um sich Entspannungsfähigkeiten anzueignen. Der Coach ist behilflich, Alltagsbelastungen zu analysieren und reduzieren. Dabei spielt es aber eine Rolle, welche Belastungen angegeben werden. So ist denkbar, dass entscheidende Stressoren bei einem Kunden unberücksichtigt bleiben.

Bei auftretenden individuellen Schwierigkeiten, z.B. in seinem sozialen Umfeld, kann der Kunde sich mit anderen „Coachs" vernetzen, z.B. mit dem Antistresscoach.

Die Projektleiterin bemerkt, dass ein Online-Gesundheitscoach nicht einen persönlichen Kontakt ersetzt – sie beschreibt das Programm als eine Ergänzung. Ein „Face to Face"- Kontakt sei nicht von allen Versicherten gewollt. Viele Kunden wollen das persönliche Gespräch und die Teilnahme an einem Gesundheitskurs bewusst nicht in Anspruch nehmen. Dieser Aspekt führte unter anderem dazu, dass die Krankenkasse das Online-Programm eingeführt hat. *„Von 6 Millio-*

nen Versicherten nutzen nur 1,9 % unsere Präventionsprogramme, also ein ganz niedriger Anteil" – so die Projektleiterin – und „auffallend wenig Männer", was sie mit deren Umgangsweise mit Krankheit und Gesundheit begründet und „der Genderaspekt findet bislang in Gesundheitsprogrammen nicht genügend Berücksichtigung" (vgl. 2.1.2.). In Gesundheitskursen finde man eine „Frauendominanz", zumeist würden diese Kurse von Frauen geleitet und in der Regel für Frauen konzipiert. Somit richte sich das Online-Angebot ausdrücklich an bestimmte Zielgruppen – nicht nur Männer – und „decke nicht alles ab". Entsprechend „ihrer Persönlichkeitsstruktur kommen einige Personen besser mit dem Internet zurecht und ziehen ein technischeres Angebot vor, in dem man sich verstecken und anonym bleiben kann" – so bestätigen sich die gemachten Angaben von Van Well (2000) und Weber (2006).

Der TK-Gesundheitscoach ist entweder Sport- oder Gesundheitswissenschaftler, Psychologe oder Ernährungsberater und hat neben der fundierten Ausbildung eine adäquate Zusatzqualifikation, die dem vom Nutzer gewählten Modul entspricht. Neben der fachlichen Kompetenz kann er sich schriftlich gut ausdrücken und verfügt über eine einfache klare Sprache. Es ist jemand, der motivieren kann, der hilft, ausdauernd zu bleiben und Blockaden zu überwinden und jemand, der dem Kunden glauben hilft, dass gewünschte Ziele zu erreichen sind.

Abschließend sei erwähnt, dass neben der Anonymität und der einfach gehaltenen Zugangsmöglichkeit für den einzelnen User das Angebot im Internet gesamtgesellschaftlich der Tatsache gerecht wird, dass der Beratungsbedarf in modernen Industriegesellschaften durch den anhaltenden Individualisierungsprozess nach wie vor als steigend betrachtet werden muss.

„Je weniger die familiären Bindungen und ein einheitliches Normen- und Wertesystem den Menschen Orientierung in den wichtigen Lebensabschnitten vermittelt, desto umfangreicher und differenzierter müssen die Beratungssysteme als ergänzendes Unterstützungssystem fungieren" (Weber 2006, 169).

1.2 Gesundheitscoaching im „Betrieblichen Gesundheitsmanagement"

Als Maßnahme taucht das Gesundheitscoaching zunehmend in Konzepten zum Betrieblichen Gesundheitsmanagement (BGM) auf (vgl. Kaul 2005, 221f).

„In unserer Wissensgesellschaft ist die Investition in Gesundheit die derzeit wichtigste Möglichkeit, noch Produktivitätsgewinne zu erzielen (...) Künftig wird die Wettbewerbsfähigkeit von Unternehmen maßgeblich davon abhängen, wie stark sie sich für die körperliche, seelische und soziale Gesundheit ihrer Mitarbeiter einsetzen" (Nefiodow 2002).

Seit 1996 haben Firmen nach dem Arbeitsschutzgesetz die Verpflichtung, sich neben dem körperlichen auch um das psychische Wohl ihrer Mitarbeiter zu kümmern und für einen mental gesunden Arbeitsplatz zu sorgen.

„Die Förderung der mentalen Gesundheit am Arbeitsplatz sollte die ganze Bandbreite der Dinge umfassen, nach denen Menschen in ihrem Leben streben; das Ziel sollte sein, sicherzustellen, dass am Arbeitsplatz das nötige Arbeitsumfeld und die erforderlichen Arbeitsbedingungen vorhanden sind, damit diese Arbeitsumwelt die Fähigkeiten des Einzelnen, wichtige Ziele auch anderer Schauplätze seines Lebens zu verwirklichen, nicht negativ beeinflusst" (*Stewart, Ward, Purvis* 2004).

Anders ausgedrückt: Arbeitnehmer sollen an ihrem Arbeitsplatz Unterstützung finden, um ihre Arbeitsaufgaben souverän zu meistern – und um nach Dienstschluss noch genug Kraft zur Verwirklichung privater Ziele und Wünsche zur Verfügung zu haben.

Unter Betrieblichem Gesundheitsmanagement (BGM) versteht man „die Entwicklung betrieblicher Rahmenbedingungen, Strukturen und Prozesse, die die gesundheitsförderliche Gestaltung von Arbeit und Organisation und die Befähigung zum gesundheitsfördernden Verhalten der Mitarbeiter zum Ziel haben" (*Badura, Hehlmann* 2003, 19f). Die wissenschaftliche Fundierung und Entwicklung des BGM entstand im Rahmen der Sozial- und Gesundheitswissenschaften. Der zentrale Gegenstand der Analyse sind die entsprechenden gesundheitsfördernden oder -schädlichen Strukturen und Prozesse eines Unternehmens, einer Verwaltung oder einer Dienstleistungseinrichtung. Zentrale Maxime ist hier: „Gesundheit fördert Arbeit."

Die traditionellen Zielwerte arbeitsmedizinischer und sicherheitstechnischer Interventionen sind Berufskrankheiten und Arbeitsunfälle. Die zentralen Zielwerte des BGM sind die bewusste Steuerung und Integration aller betrieblichen Prozesse und Integration mit dem Ziel der Erhaltung und Förderung der Gesundheit und des Wohlbefindens der Beschäftigten. Dieses umfasst die Optimierung der Arbeitsorganisation und Arbeitsumgebung ebenso wie die Förderung aktiver Teilnahme aller Beteiligten sowie die Unterstützung der Personal- und Organisationsentwicklung bei der Realisierung dieser Ziele. Dabei ist die Verankerung des Gesundheitsmanagements im Leitbild, bei den Führungsgrundsätzen und der strategischen Unternehmensentwicklung sowie die Schaffung einer entsprechenden Unternehmenskultur unabdingbar. Im Kern geht es um eine nachhaltige Kompetenzentwicklung innerhalb des Unternehmens sowie die Gestaltung einer gesundheits- und damit auch lernförderlichen Arbeitsumgebung. Die Kernprozesse des BGM sind Diagnostik, Projektplanung, -durchführung und -evaluation.

1.2 Gesundheitscoaching im „Betrieblichen Gesundheitsmanagement" 49

Die dafür erforderlichen Voraussetzungen, wie Betriebsvereinbarungen, Arbeitskreis Gesundheit/Gesundheitszirkel, Budget, Integration in betriebliche Routinen, qualifizierte Experten, betriebliche Dateninfrastruktur sind heute aber selbst in Großbetrieben oft nicht ausreichend gewährleistet (*Bandura, Walter* 2008).

In Wissenschaft und Praxis des BGM gibt es verschiedene Orientierungen: Eine pathogenetische, für die es in Organisationen zu beseitigende „Risiken" gibt, sowie eine salutogenetische, für die es in Organisationen „Gesundheitspotenziale" (Sozialkapital in Form von vertrauensvollen Beziehungen, einer mitarbeiterorientierten Unternehmenskultur und gesundheitsorientierten Führung) zu fördern gilt.

Die Vorgehensweise im BGM zeichnet sich durch folgende Merkmale aus: Betroffene zu Beteiligten zu machen, datengestützte Zielfindung, das Arbeiten mit wissenschaftlich begründeten Standards oder Leitlinien, Evaluation der Prozesse und Ergebnisse, Qualifizierung und regelmäßige Weiterbildung der Verantwortlichen (vgl. *Bandura, Walter* 2008, 81). Die Führungskräfte haben hier eine entscheidende Rolle. Sie nehmen innerhalb der Personalführung mit der Aufgabengestaltung und Arbeitsverteilung sowie mit ihrem Führungsverhalten unmittelbaren Einfluss auf das Gesundheitsgeschehen in ihrem Verantwortungsbereich. Das Schwerpunktthema im *BARMER* Gesundheitsreport 2007 lautet „Führung und Gesundheit". Darin wird z.b. auf Studien hingewiesen, die einen direkten Zusammenhang zwischen einem problematischen Führungsstil und psychischen Erkrankungen herstellen. Demzufolge wächst das relative Risiko psychischer Erkrankungen um mehr als das 2,2-fache, wenn Beschäftigte das Verhalten, beziehungsweise der Führungsstil ihrer Vorgesetzten zu sehr belastet. Auf der Basis einer Langzeitstudie über einen Zeitraum von elf Jahren kommen *Illmarinen* und *Tempel* (2002) gerade für die Arbeitsfähigkeit älterer Mitarbeiter zu folgendem Ergebnis: „Gutes Führungsverhalten und gute Arbeit von Vorgesetzten ist der einzige hoch signifikante Faktor, für den eine Verbesserung der Arbeitsfähigkeit zwischen dem 51. und 62. Lebensjahr nachgewiesen wurde" (*ebd.* 76).

Trotz seiner zentralen Bedeutung steht das Thema Mitarbeitergesundheit für die Mehrheit der Führungskräfte nicht im Vordergrund. Sie schenken ihr erst dann Aufmerksamkeit, wenn es zu Krankheitsausfällen oder auffälligen Fehlzeiten unter den Mitarbeitern kommt. Gesundheitsmanagement stellt diese Ebene deshalb vor besondere Herausforderungen.

BGM kann die Führungskräfte unterstützen, indem es dazu beiträgt, eine „Care Culture" (*Matyssek* 2003) im Unternehmen zu entwickeln. Diese richtet den Fokus auch auf das Gesundheitsverhalten und das persönliche Gesundheitsmanagement der Führungskräfte (vgl. *Wienemann* 2005, 245f). Führungskräfte sowie auch Betriebsräte sind wichtige Multiplikatoren für das Thema Gesundheit und die unmittelbaren Gestalter eines gesundheitsförderlichen Arbeitsumfeldes. Daher müssen sie von Beginn an in die Planung und Umsetzung des Gesundheitsmanagements einbezogen werden.

Für den Erfolg des BGM ist entscheidend, ob es gelingt, alle Beschäftigtengruppen aktiv zu beteiligen. Die Bereitschaft zum persönlichen Gesundheitsmanagement wächst, wenn die Arbeitenden in den betrieblichen Anstrengungen einen Gewinn sehen. Transparenz, Gestaltungsspielräume und Anerkennung steigern das Wohlbefinden, die Mitarbeiter haben seltener Unfälle, bringen ihr kreatives Potential ein und leisten mehr. Dadurch entstehen Synergieeffekte im Sinne eines bewussten Umgangs mit der eigenen Gesundheit (vgl. *Wienemann* 2005). Von daher sollten die Mitarbeiter von Beginn an die Möglichkeit erhalten, das Gesundheitsmanagement mitzugestalten. Sie sind die Experten für ihren Arbeitsplatz und wissen am besten, was gesund hält und/oder krank macht. Ein kontinuierliches Gesundheitsmarketing, das nicht nur für die Maßnahmen wirbt, sondern zur Beteiligung motiviert, ist ein zentraler Erfolgsfaktor.

Ein BGM-Praxisbeispiel:

Als Erfolgsfaktor wird das BGM z.B. bei E.ON Ruhrgas bezeichnet (*BKK* 2007). Um auf die veränderten Rahmenbedingungen auf dem Arbeitsmarkt adäquat reagieren zu können, veranlasste E.ON Ruhrgas 2005 eine organisations-ethnologische Studie mit wissenschaftlicher Begleitung (Universität Köln, Fraunhofer Institut u.a.) zur Untersuchung der Chancen und Risiken des demografischen Wandels. Unter anderem wurde das Gesundheitsmanagement als strategischer Handlungsbereich identifiziert, der mittelfristig den Erhalt der Beschäftigungsfähigkeit sicherstellen soll und kann.

Die Zielsetzung des BGM dort war/ist, die Mitarbeiter langfristig gesund und leistungsfähig zu halten. Das BGM ist eine strategische Führungsaufgabe und entsprechend Teil der Personal- und Unternehmensstrategie. Es ist langfristig angelegt und systematisch aufgebaut: Zahlreiche Maßnahmen werden zyklisch wiederholt und evaluiert, um Nachhaltigkeit zu gewährleisten.

Neben einer großen Sportgemeinschaft mit 27 Sportarten, Angeboten aus den Bereichen Rückenmobilisation, Ernährungs- und Bewegungskursen, autogenem Training und „Gesundheitsgesprächen" mit medizinischen Experten (die aus der Sicht der Autorin ein Gesundheitscoaching darstellen) wird auf den Bereich der Primärmotivation fokussiert. Dabei sind Ansatzpunkte bei diesen Maßnahmen Krankheiten, die häufig zu Arbeitsausfällen führen.

1.2 Gesundheitscoaching im „Betrieblichen Gesundheitsmanagement"   51

Neben dem Aufruf zu kostenlosen Krebsvorsorgeuntersuchungen gibt es seit 2007 ein Präventionsprogramm FIT: Sogenannte „Gesundheit-Check-ups" für die Mitarbeiter dienen zur Früherkennung insbesondere von Erkrankungen des Herz-Kreislauf-Systems, Magen- und Darmtraktes sowie orthopädischen Beschwerden. Die Kosten für die Untersuchungen werden von E.ON Ruhrgas übernommen. Eine individuelle persönliche Betreuung sowie eine eingehende ärztliche Beratung runden das „FIT-Profil" ab. Zur Effizienzsicherung wird das Programm intern durch entsprechende Controllinginstrumente begleitet.

Für den Erhalt der Beschäftigungsfähigkeit wurde die Arbeitzeitflexibilisierung möglich – eine Grundlage für die Vereinbarkeit von beruflichen und persönlichen Erfordernissen. Durch Kooperation mit einer Kindertagesstätte und dem Pilotprojekt „Telearbeit" wurden Freistellungsmöglichkeiten zur Betreuung von Angehörigen geschaffen.

Insgesamt verbesserten die genannten Maßnahmen die Wirtschaftlichkeit und erhöhten die Flexibilität der Mitarbeiter und des Unternehmens. Das Unternehmen konnte 2007 bereits zum fünften Mal in Folge einen Spitzenplatz beim Wettbewerb „Deutschlands Beste Arbeitgeber" erreichen (vgl. *BKK* 2007).

Gesundheitscoaching kann ein zentraler Bestandteil von Maßnahmen zum Betrieblichen Gesundheitsmanagement sein. Volkswagen z.B. setzt Gesundheitscoaching schon seit 1995 mit hoher Akzeptanz im Unternehmen ein.

Hinterlegt ist dessen praktische Umsetzung mit medizinischen und sozialpsychologischen Grundlagen sowie Erfahrungswissen aus dem Unternehmen. „Gesundheit" ist eingebettet in die Unternehmensphilosophie, denn „Höchstleistung, persönliche Erfolgserlebnisse und Gesundheit" gehören zusammen (*Kaul* 2005) und „Vitalität und Fitness helfen, Spitzenleistung über lange Zeit zu erbringen" (*Hartz* 1996).

Gesundheitscoaching wird bei Volkswagen als „ein ganzheitlich orientiertes Betreuungskonzept" verstanden und „beruht auf dem Grundgedanken, die Gesamtsituation der Führungskräfte und anderer besonders belasteter Gruppen im betrieblichen Gesundheitszentrum in regelmäßigen Check-Ups zu betrachten und ein individuelles Gesundheitsprofil sowie einen Gesundheitsplan zu erstellen. Bedarfsweise folgen dann medizinische Maßnahmen bzw. ein individuelles mentales und vitales Gesundheitscoaching" (*Hartz* 1996). Die Umsetzung erfolgt also ganz unterschiedlich. Mit dem Ergebnis des obligatorischen vorausgehenden medizinischen Check-up geht der Kunde in das Gesundheitscoaching. Es handelt sich zumeist um Kleingruppen-Coaching von fünf bis sechs Mitarbeitern zuzüglich der jeweiligen Partner. Alle Gesundheitscoachings konzentrieren sich auf die

Schwerpunkte Bewegung, Ernährung und Entspannung. Die praktischen und theoretischen Trainingseinheiten beziehen sich konkret auf die Arbeits- und Lebensbedingungen der Teilnehmer. Nach dem zwei- bis dreitägigen Coaching hat jeder Teilnehmer mit Unterstützung des anwesenden Mediziners und Psychologen sein persönliches Bewegungs-, Ernährungs- und Entspannungskonzept erarbeitet. Das Gesundheitscoaching zielt darauf, die Einstellungen und Überzeugungen des Teilnehmers dahingehend zu ändern, dass gesunde Lebensführung zu einem integralen Bestandteil seines Handelns wird. Der Nachweis erfolgte in einer Evaluierungsstudie – und damit hat sich auch das Gesundheitscoaching als nachhaltige und erfolgreiche Maßnahme erwiesen (vgl. *Kaul* 2005, 221f). Hinzuzufügen ist, dass eines der wesentlichen Erfolgskriterien die Teilnahme der Lebenspartner war. Teilnehmer, deren Partner nicht am Gesundheitscoaching beteiligt waren, hatten weniger überzeugende Erfolge nachzuweisen. Zwar bedeutet die Integration des Lebensgefährten in das Gesundheitsprogramm eine Zusatzinvestition, was sich aber „doppelt" – sowohl materiell als auch immateriell – für das Unternehmen auszahlt. „Die soziale Unterstützung im Privatbereich stabilisiert geändertes Verhalten, sie ermöglicht Stolz auf die eigene Gesundheit" (*Kaul* 2005, 222).

1.3 Gesundheitscoaching aus der Expertenperspektive

Um weitere Informationen über das Wesen von Gesundheitscoaching zu gewinnen, führte die Autorin im Rahmen der Mastergradierung im Studiengang „Supervision und Coaching" an der Donau-Universität Krems eine qualitative Studie durch (*Ostermann* 2008). Eine Reihe von Experten aus dem Gesundheitsbereich wurden zum Gesundheitscoaching interviewt und beschrieben Erfahrungen aus ihrem Berufsalltag, zur Gesundheitsversorgung und Standpunkte zum Gesundheitscoaching. Letztlich zielte die Befragung darauf, eine Antwort zu finden auf die Frage: „Was ist Gesundheitscoaching, wie sollte es gestaltet sein und was soll es leisten?"

Der Autorin ist bewusst, dass mit dieser Befragung nur ein begrenzter Einblick in die aktuelle Wirklichkeit im Gesundheitswesen in Deutschland gewonnen wird. Möglicherweise ist die vorgenomme Situationsbeschreibung schon wieder überholt. Ferner sind die Experten Teil des Geschehens, also selbst von den stetigen Veränderungen im Gesundheitswesen und den daraus entstehenden Belastungen (salutogenetisch ausgedrückt: Herausforderungen) nicht unberührt geblieben. Trotzalledem bietet die Befragung sowie die daraus gezogenen Schlüs-

1.3 Gesundheitscoaching aus der Expertenperspektive

se die Gelegenheit, Informationen, Standpunkte und Sichtweisen „über Gesundheit" und „das Gesundheitscoaching" zur Verfügung zu stellen, um damit einen kontroversen und hoffentlich fruchtbaren Diskurs zu initiieren.

1.3.1 Durchführung von Experteninterviews

Die Befragung ist ein wesentliches sozialwissenschaftliches Instrument zur Erhebung von Daten und eine der am häufigsten verwendeten Methoden der empirischen Sozialforschung (*Atteslander* 1995). Auf die grundlegenden Formen der Befragung, deren Nicht-/Teil-/Standardisierung (siehe *Lamnek* 1995, 36ff, 75ff) und ihre Unterscheidung soll an dieser Stelle nicht eingegangen werden (siehe *Pfaff, Bentz* 2003, 420ff).

Das *Experteninterview* ist für die Public-Health-Forschung von elementarer Bedeutung, da die Diagnose von Organisationen des Gesundheitssystems ohne Erfassung des Fach-, Dienst- und Geheimwissens der darin tätigen Experten unvollständig bleiben muss. Experteninterviews werden daher bevorzugt zur Evaluation von Interventionsmaßnahmen und medizinischen Versorgungsstrukturen und -prozessen eingesetzt (*Pfaff, Bentz* 2003, 423; *vgl. Bogner, Littig, Menz* 2002, 9).

Wegen der vermuteten guten Teilnahmebereitschaft der Befragten sowie der leichteren Durchführbarkeit wurde von der Autorin eine persönliche telefonische Befragung vorgenommen. Das Telefoninterview wird in der Umfrageforschung als Alternative zum persönlichen Interview und zur schriftlichen Befragung begriffen. Es eignet sich zur Erfassung eng begrenzter, einfacher Fragestellungen.

Entsprechend der Überzeugung des Integrativen Ansatzes erfolgt Erkenntnis und Wissensermittlung mehrperspektivisch. Dementsprechend sollte der Begriff Gesundheitscoaching aus unterschiedlichen Perspektiven des Gesundheitswesens beschrieben, reflektiert und betrachtet werden bzw. sollte die Expertenbefragung ein möglichst breites Bild mit unterschiedlichen Perspektiven ergeben. Um Themendimensionierungen durch den Experten zu ermöglichen, wurde das Interview leitfadengestützt und offen geführt.

Als Experten wurden Personen ausgewählt, die schon langjährig in einem speziellen Feld im Gesundheitsbereich arbeiten und über viel Erfahrungswissen verfügen. Folgende Perspektiven waren schließlich in den Interviews vertreten:

1. Ein Gesundheitsmanager in einem Metallverarbeitungsbetrieb (Diplom-Sportlehrer, Master-Studium Public Health),
2. eine Sachbearbeiterin einer Krankenkasse (Bereich Prävention),

3. ein Lehrtherapeut eines Ausbildungsinstituts im Gesundheitsbereich,
4. ein freiberuflich arbeitender Personal Trainer (Diplom-Sportlehrer, Trainer im Präventiven Gesundheitssport, Integrativer Bewegungstherapeut),
5. ein Sozialwissenschaftler, tätig in einer Klinik im Bereich „Betriebliche Sozialberatung und Gesundheitsförderung",
6. ein Arzt für Allgemeinmedizin in eigener Praxis,
7. eine Leiterin eines Zentrums für ambulante Rehabilitation im Rahmen von muskuloskeletalen Erkrankungen (Physiotherapeutin),
8. eine Leib- und Bewegungstherapeutin, Psychotherapie (HPG) in eigener Praxis,
9. ein Berater einer Krankenkasse für das „Betriebliche Gesundheitsmanagement" (Diplom-Sportlehrer, Studium der Angewandten Gesundheitswissenschaften, Demografieberater),
10. ein Coach/Supervisor in beruflichen Kontexten (Diplom-Sozialpädagoge, Diplom-Supervisor)
11. eine Fachreferentin einer Krankenkasse (Studium Informationswissenschaft, Pädagogik, Medizinsoziologie, Psychologie, Promotionsstudium Gesundheitsmanagement).

Bei dem Experteninterview lag kein wörtlich festgelegter Fragebogen zu Grunde, sondern es wurde ein Interviewleitfaden erstellt. Dieser ermöglichte der Interviewerin Flexibilität bei der Anwendung: Fragen konnten umformuliert werden oder in der Abfolge verändert werden, Antworten konnten durch Nachfrage präzisiert werden und neue Aspekte konnten von den Interviewten eingebracht werden. Der Grad der Standardisierung wurde gering gehalten und bewog sich lediglich auf die Hinführung zu fachrelevanten Fragestellungen. Es wurde versucht, die schon vorhandenen Kenntnisse und Erfahrungen der Experten zu eruieren.

War dem Befragten der Begriff Gesundheitscoaching nicht bekannt, wurde er angeregt, etwas mit dem Begriff zu assoziieren. Der Befragte als im Gesundheitsbereich Kundiger sollte seine Meinung trotzdem bzw. „gerade deswegen" geben.

Der Interviewleitfaden beinhaltete die folgenden Fragen:
- Was verstehen Sie unter dem Begriff Gesundheitscoaching?
- Was sind oder sollten die Inhalte von einem Gesundheitscoaching sein?
- Was ist das Ziel des Gesundheitscoaching?
- Für welchen Personenkreis ist es geeignet, bedeutsam, notwendig?
- Ist Gesundheitscoaching im Gesundheitsbereich notwendig oder reichen Ihres Erachtens schon die derzeitigen Angebote?

1.3 Gesundheitscoaching aus der Expertenperspektive

- Welche Kompetenzen benötigt ein Gesundheitscoach?
- Welche Erfahrungen machten Sie damit schon in der Praxis?

Die Telefoninterviews mit den Gesundheits-Experten mit Hilfe des Interviewleitfadens fanden nach entsprechender Terminvereinbarung im Zeitraum von August bis Dezember 2007 statt. Ein Interview dauerte durchschnittlich 30 Minuten (von 20 bis 60 Minuten). Die Telefonate wurden mitgeschnitten. Eine mündliche Datenschutzvereinbarung (die Erhebung, Verwendung oder Verwahrung von Daten setzt die informierte Zustimmung der interviewten Person voraus) wurde von den Experten eingeholt.

1.3.2 Ergebnisse der Experteninterviews

Die aufgenommenen Interviews wurden transkribiert. Die Interviewinhalte werden jeweils paraphrasiert und reduziert aufgeführt.

Ein Teil der Ergebnisse – die wörtlichen Antworten auf die Frage „Was ist Gesundheitscoaching?" – wurde bereits weiter oben zitiert, um dem Leser die verschiedenen Bedeutungen des Begriffs Gesundheitscoaching zu verdeutlichen. Im Folgenden wird auf die Darstellung wörtlicher Auszüge weitestgehend verzichtet und in zusammengefasster Form über die Antworten auf die einzelnen Fragen berichtet (weitere Ergebnisse als Online Plus unter www.vs-verlag.de):

Verständnis des Begriffs Gesundheitscoaching:
Die Herangehensweise an die Beantwortung dieser Frage war bei den Experten ganz unterschiedlich. Zwei Experten hatten den Begriff zuvor noch nicht gehört, konnten ihn aber für sich schnell mit Inhalten besetzen. Experte 6 z.B. hörte den Begriff zum ersten Mal: „ Ich kann ihn aber ableiten: Coach kenne ich aus dem Sport, gleich Trainer. So verstehe ich unter Gesundheitscoaching Personen im Gesundheitswesen und auch Ärzte, die unter anderem ihre Patienten bei der Bewältigung ihrer Krankheit begleiten und ihnen auch Verhaltensweisen mit an die Hand geben, um wieder gesund zu werden. Coach gleich Trainer und so bin ich eben Gesundheitstrainer und versuche die Leute aus ihrer Krankheit zu begleiten mit der Vorgabe entsprechender Verhaltensweisen". Experte 7 berichtete Ähnliches: „Ich kenne den Begriff so nicht, stelle mir aber die Analyse gesundheitsförderlicher und schädlicher Faktoren darunter vor. Wahrscheinlich hilft es auch zu lernen, wie man im Privatleben und im Beruf Aufgaben souverän löst, um sich gesund zu fühlen bzw. zu bleiben oder zu werden. Es hilft, dass jemand klar kommt in all seinen Lebensbereichen".

Einige Experten erläuterten zunächst separat ihr Verständnis der Begriffe „Gesundheit" und „Coaching", um dann auf den Begriff des „Gesundheitscoaching" einzugehen.

Den Begriff Gesundheit sahen alle Experten mehrdimensional. Neben der körperlichen Ebene wurden von allen Experten psychische und seelische Faktoren genannt. Inhaltlich fielen die Begriffe Entspannungsfähigkeit, Bewegung, Sucht, Balance, Ausgeglichenheit in Familie, Beruf und Freizeit, Sinn des Lebens, Lebensführung und Verhalten. Viele Experten sehen Gesundheit als einen aktiven dynamischen Prozess an. Einigkeit gab es darüber, dass Gesundheit sehr komplex und „nicht nur die Abwesenheit von Krankheit" (Experte 11) ist. Experte 9 liefert eine intiutive Definition: „Gesundheit hat für mich mit Wohlfühlen, Ausgeglichenheit, in Balance sein zu tun. Das hat natürlich mit vielen Faktoren zu tun, die auch in den Definitionen auftauchen. Ich drücke es jetzt mal so aus: Wenn in meinem Leben die Bereiche Familie, Freizeit und Beruf im Einklang und in der Balance sind, dann geht es mir gut. Und wenn man sagt, es geht mir gut, dann hat das mit Gesundheit zu tun."

Gesundheit ist also immer abhängig von dem, der sich oder andere beobachtet und eine Unterscheidung trifft zwischen dem, was er als gesund und krank bezeichnet. Diese Unterscheidung ist abhängig von dem Beobachter, seinen Werten, seiner Lebensgeschichte, seinen Einstellungen und Erfahrungen. Ein Arzt trifft andere Unterscheidungen als eine Präventionsfachkraft und ein freiberuflicher Personal Trainer macht andere Erfahrungen mit dem Thema Gesundheitsbewusstsein als ein Physiotherapeut in einer Rehabilitationseinrichtung.

Unter Coaching oder Gesundheitscoaching finden sich folgende Begriffe, die alle einen aktiven Charakter haben: Anregungen geben, Begleiten, Unterstützen, Prophylaxe betreiben, Reflexion, Ressourcen fördern, Optimieren, Kontrollieren, Einüben oder zur Veränderung bewegen.

Es gibt kein einheitliches Bild vom Begriff des Gesundheitscoachings. Es ist aber festzuhalten, dass darunter ein aktiver dynamischer Beratungs- und Begleitungsprozess über einen bestimmten Zeitraum verstanden wird, der die unterschiedlichen Dimensionen von Gesundheit berücksichtigt. Diese Unschärfe mag wohl auch damit zusammenhängen, dass es keine einheitliche Definition von Gesundheit gibt und auch „das" Coaching so nicht existiert (wie noch in Teil 2 und 3 deutlich wird). Gesundheitscoaching wird folglich von den verschiedenen Experten individuell nach Gesundheitsverständnis und Kenntnissen über Coaching interpretiert.

Inhalte von Gesundheitscoaching
Eine Analyse der Antworten offenbarte eine inhaltliche Sicht, die stark durch den eigenen Berufshintergrund geprägt ist. Die Inhalte können daher sehr vielfältig sein. Genannt wurden soziale Beratung, salutogenetische Aspekte von Gesundheit, Werte, Sinn, Konfliktberatung, Netzwerkarbeit, Vitalitätsverbesserungen, Leistungsfähigkeitserhaltung, soziale Unterstützung sowie die Berücksichtigung von gesellschaftlichen, psychophysischen und beruflichen Aspekten.

Wie oben erläutert, lässt sich nachvollziehen, dass die Inhalte von Gesundheitscoaching vielfältig sind, das es individuelle Sichtweisen gibt, was Gesundheit ausmacht, bestimmt und welche Aspekte eine Rolle spielen.

Ziel von Gesundheitscoaching
Als mögliche individuelle Ziele wurden unter anderem der Aufbau von Ressourcen, der Abbau von Schwächen, die Findung von Balance, die Verbesserung des Wohlbefindens, die Steigerung der Ausdauerfähigkeit, die Gewichtsreduktion, die Förderung der Entspannungsfähigkeit, die (Weiter)-Vermittlung zu anderen Experten, das Akzeptieren der eigenen Grenzen, die Festlegung von persönlichen Zielen, die Veränderung von Gewohnheiten und des Lebensstils angesehen. Die Förderung der Eigenverantwortung, Selbstständigkeit und Selbstbefähigung findet sich bei allen Experten. Von fast allen Experten wurde geantwortet, dass die Ziele zusammen mit dem zu Coachenden/Klienten erarbeitet werden sollten.

Personenzielgruppe für das Gesundheitscoaching
Der genannte Personenkreis für ein Gesundheitscoaching ist für erwachsene Menschen nicht einzuschränken. Es werden von den Experten bestimmte Personen genannt, die mit dem beruflichen Kontext des Experten zu tun haben oder „es dringend nötig haben". Exemplarisch genannt wurden auf der einen Seite eingeschränkte Menschen: Chronisch Kranke, Menschen in einer Lebenskrise, Menschen mit orthopädischen Problemen, mit Übergewicht, mit Bluthochdruck etc. Auf der anderen Seite wurden leistungsorientierte und vielbeschäftigte Menschen, „jeder Mann und jede Frau von jung bis alt" und Privatpersonen, die „sich etwas gönnen möchten", genannt.

Kinder und Jugendliche wurden nicht explizit genannt. Ein Experte sprach die Vorbildfunktion der Eltern an, die so z.B. ernährungsbedingte Erkrankungen bei Kindern entgegenwirken bzw. verhindern könnten. Ein anderer Experte plädierte für präventive Gesundheitsmaßnahmen im Kindergarten.

Notwendigkeit von Gesundheitscoaching im bestehenden System
Alle Experten sehen die Notwendigkeit eines Angebots von Gesundheitscoaching. Sie begründen dieses mit der Zunahme bestimmter gesellschaftlicher und individueller Gesundheitsprobleme sowie mit der Ressourcenbegrenztheit unseres Gesundheitssystems. Insbesondere werden die Ärzte erwähnt, denen es bei der Behandlung an Zeit fehlt, um eine adäquate, patientenzentrierte Beratung durchzuführen. Gewünscht wird insbesondere eine längerfristige und individuelle Begleitung.

Von einem Experten wird angesprochen, dass er bestimmte Patienten nicht unterstützen kann, weil ihm die Kompetenzen fehlen. Er verweist zwar auf entsprechende Hilfen und Dienste, die aber aus seiner Erfahrung nicht in Anspruch genommen würden. Hier sei eine bessere Vernetzung und Zusammenarbeit äußerst sinnvoll.

Kompetenzen des Gesundheitcoachs
Ein Gesundheitscoach sollte nach Meinung aller Experten medizinisches Wissen in Verbindung mit hoher sozialer Kompetenz haben. Genannt wurden grundlegende medizinische Kenntnisse in Biologie, Anatomie, Physiologie, Ernährung, Bewegung und Entspannung. Die sozialen Kompetenzen sollten insbesondere Empathie, Menschenführung, Gesprächskompetenz, Vertrauen und psychologisch-pädagogische Fähigkeiten beinhalten. Wünschenswert wären weiterhin Erfahrungen im Gesundheitsbereich. Er sollte eine Vorbildfunktion haben und bereit sein, sein Wissen an andere Experten weiter zu vermitteln.

Um diesen Anforderungen an den Gesundheitscoach gerecht zu werden, ist für die meisten Experten ein interdiziplinäres Studium eine wichtige und notwendige Voraussetzung.

Erfahrungen mit Gesundheitscoaching
Da sich einige Experten als Gesundheitscoach in ihren speziellen Bereichen verstanden, hatten sie demzufolge auch berufliche Erfahrungen vorzuweisen. Insgesamt werden diese als positiv beschrieben. Die Zusammenarbeit mit den Kunden sei sehr konstruktiv und die Resonanz der Kunden sei sehr gut. Begründet wird dieses mit einer hohen, intrinsischen Motivation der Kunden, die sich unter anderem aus der Freiwilligkeit ergebe. Ebenfalls wird das Angebot Gesundheitscoaching, für das die Kunden selber zahlen, als „etwas Gutes für sich selber" bewertet, das man sich „gönnt". Die Kunden genießen die „Zeit für sich". Die Aufträge sind unterschiedlich und vielfältig. Sie ergeben sich aus den Einstellungen und Sichtweisen, die der einzelne Kunde von Gesundheit hat.

1.4 Thesen zum Gesundheitscoaching

Alle Experten sprachen den hohen Wert der Vernetzung mit anderen Gesundheitsdiensten und -experten an. Ohne ein gutes Netzwerk sei eine professionelle Arbeit nicht denkbar, da nicht „jeder alles kann", sondern eben Expertise nur in einzelnen Fachgebieten der Gesundheit habe. Netzwerkarbeit bedeute nicht nur die Vermittlung, sondern auch die Zusammenarbeit.

Andere Experten gaben an, dass sie bisher keine Erfahrungen mit Gesundheitscoaching gemacht hätten. Ein Experte gab zu Beginn des Interviews an, den Begriff Gesundheitscoaching zuvor noch nicht gehört zu haben. Im Laufe des Interviews entwickelte er Ideen und unterbreitete Vorstellungen zu möglichen Inhalten und Zielen. Zum Ende des Interviews stellte er fest, nach seiner Definition selbst in einigen Bereichen ein Gesundheitscoach zu sein.

Zusammenfassend kann festgehalten werden, dass unter dem Begriff des Gesundheitscoachings eine Reihe unterschiedlicher Tätigkeiten subsumiert werden. Der berufliche Hintergrund spielt für die jeweilige Schwerpunktsetzung vielfach eine entscheidende Rolle.

Professionelles Vorgehen ist wichtig, was für fünf Experten insbesondere auch mit einem guten Kontakt und einer vertrauensvollen Beziehung zusammenhängt.

Ebenfalls kritisieren einige Experten auch die Haltung und Einstellung ihrer Patienten. Gesundheit werde bei einer steigenden Zahl von Patienten nicht als eine persönliche Aufgabe gesehen, sondern als Verantwortung von anderen verstanden. Die Forderung nach mehr Eigenverantwortung und Eigenständigkeit bei den Patienten wird deutlich, die aber Veränderungen auf politischer Ebene notwendig machen.

1.4 Thesen zum Gesundheitscoaching

Alle Experten sehen im Gesundheitssystem Handlungsbedarf nach neuen, innovativen Formen der Gesundheitsberatung. Sie sehen im Gesundheitscoaching die Chance eines solchen Angebots und sprachen sich dementsprechend für die Notwendigkeit einer breiteren Implementierung von Gesundheitscoaching aus.

Es ist nun zu diskutieren, warum der Gesundheitscoach für das System hilfreich wäre, wie er ausgebildet sein müsste, welche Kompetenzen er haben sollte und was das Besondere und Spezifische an einem Gesundheitscoaching sein könnte.

Eingebunden in einen theoretischen Diskurs werden im Folgenden mögliche Antworten auf diese Fragen in Form von 14 Thesen vorgestellt, wobei die Ergebnisse der Experteninterviews, die vorgestellten Konzepte sowie die noch folgenden Ausführungen zum Begriff Gesundheit (in Teil 2) und zum Coaching (in Teil 3) berücksichtigt werden.

Die Thesen bieten Möglichkeiten für einen Diskurs und geben Anregungen für die Entwicklung und Konzeptualisierung von Gesundheitscoaching. Sie weisen auf Dimensionen hin, die bei einem Gesundheitscoaching Berücksichtigung finden müssen.

These 1:
Es gibt kein einheitliches Verständnis von Gesundheitscoaching.
Im Mittelpunkt steht der Begriff Gesundheit. Unterschiedliche Menschen haben unterschiedliche Ansichten zur Gesundheit und arbeiten möglicherweise sogar mit mehreren Auffassungen gleichzeitig. So ist auch Gesundheitscoaching ein undeutlicher Begriff und umfasst Maßnahmen, die sich in ihren Zielen und Absichten sowie den damit verbundenen Rollen ihrer Akteure unterscheiden.

Da es kein einheitliches Verständnis von Gesundheit und kein einheitliches Konzept von Coaching gibt, wie in Teil 2 und 3 noch deutlich wird, kann es – über eine sehr allgemeine Arbeitsdefinition hinaus – auch kein einheitliches Verständnis von Gesundheitscoaching geben. Sowohl Klienten als auch Berater werden immer ihre individuellen Vorstellungen und Konzepte in den Coachingsprozess hineintragen und damit für unterschiedliche Ziel- und Schwerpunktsetzungen, ein „uneinheitliches" Verständnis von Gesundheitscoaching sorgen.

Die Klärung dessen, was der Gesundheitscoach selbst unter Gesundheit versteht und was der Coachee/der Klient meint, wenn sie über Gesundheit sprechen, ist deshalb der erste entscheidende Schritt in jedem Gesundheitscoaching. Nur mit einer tragfähigen und klaren Definition von Gesundheit können Coach und Klient das gemeinsame Gesundheitscoaching konzeptualisieren, Ziele definieren und auf diese hin arbeiten.

These 2:
Gesundheitscoaching ist unter anderem eine Maßnahme der Gesundheitsförderung.
Gesundheitscoaching ist für die Experten „eine Begleitung von Personen, um dafür zu sorgen, dass sie in ihrem Berufsalltag weiterhin gesund bleiben". Es soll einen „Klienten dahingehend befähigen, dass er mit seiner Gesundheit in einer Weise umgeht, um möglichst lange leistungsfähig und in Freude sein Leben führen kann" und „vermitteln, wie es ist, gesund zu bleiben und zu werden". „Es ist",

1.4 Thesen zum Gesundheitscoaching

– so die Experten – „ein Begleiten bei gesundheitlichen Aktivitäten und Prozessen" und „eine Prophylaxemöglichkeit z.b. zur Verhinderung von Burn-out". Für Experte 2 ist ein Gesundheitscoach wichtig für die Prävention und für Aufgaben im Versorgungssystem. Es umfasst Aktivitäten, um für den einzelnen Patienten das bestmögliche Ausmaß an Versorgungsleistungen zu strukturieren und ihn bei seinem gesamten Krankheits- und Gesundungsverlauf fachkundig beratend zu begleiten. Der Gesundheitscoach fungiert hier im Sinne eines „case-managers", der das Versorgungsgeschehen aus der Perspektive der objektiven und subjektiven Bedürfnisse und Wünsche des Patienten ordnet und steuert. Dem Patienten wird also ein Lotse zur Verfügung gestellt (vgl. *Hurrelmann* 2000, 186).

Neben den Aussagen von den Experten bestätigen die in 1.1 vorgestellten Konzepte die obige These. Die in Abschnitt 1.2 vorgestellten Konzepte von Gesundheitscoaching sind in Maßnahmen der Betrieblichen Gesundheitsförderung integriert.

Gesundheitscoaching wird demnach in erster Linie als eine Maßnahme verstanden, die darauf gerichtet ist, Menschen über eine gesündere Lebensweise aufzuklären und Kenntnisse zu vermitteln über die gesundheitsbeeinflussenden Faktoren der physisch-psychischen, sozialen und ökologischen Umwelt, um unter anderem Erkrankungen zu vermeiden.

Der Gesundheitscoach hat dabei die Rolle des Beraters, der die Menschen auf der Basis ihrer selbst definierten Gesundheitsbedürfnisse unterstützt. Gesundheitscoaching zielt demnach auf die Erhöhung des Gesundheitsbewusstseins und befähigt Menschen, gesundheitsrelevante Entscheidungen zu treffen. Anders ausgedrückt: Es zielt auf „Empowerment" des Einzelnen – eine Strategie, die es Menschen ermöglicht, ihr Leben selbst in der Hand zu nehmen und ihr Verhalten zu ändern (vgl. *Naidoo, Wills* 2003, 80) durch Vermittlung der Fähigkeiten und des Selbstvertrauens zu mehr Selbstbestimmung über ihre Gesundheit.

These 3:
Gesundheitscoaching ist notwendig als eine Ergänzung zu den schon vorhandenen Gesundheitsdiensten.
Alle Experten sprechen sich für das Gesundheitscoaching als ein ergänzendes Angebot aus. Der Gesundheitscoach soll die Tätigkeiten der Mediziner, Pädagogen, Therapeuten, Pflegekräfte, Berater mit einem gesundheitsorientierten Schwerpunkt ergänzen (siehe 1.1.1). Sein Aufgabenspektrum umfasst die integrierende Reflexion und Planung des Themas Gesundheit und den Lotsendienst durch die Landschaft der Fachexpertise (siehe 1.1.2). Selbst wenn das Konzept – wie z.B. das in 1.1.3 beschriebene „Gesundheitscoaching online" – Grenzen hat

und nicht „optimal" ist, so beschreibt die entsprechende Expertin, dass es vielmehr darum geht, ergänzende Angebote im Gesundheitssystem zu installieren. So spricht man bestimmte Zielgruppen an, die von den aktuellen Gesundheitsdiensten nicht erreicht werden.

Generell stehen dem Patienten/Klienten auf dem derzeitigen „Gesundheitsmarkt" Arztpraxen, psychologische Beratungsstellen, Krankenhäuser, Apotheken, Verbraucherverbände, Krankenkassen, Selbsthilfegruppen und diverse andere private Gesundheitsanbieter zur Verfügung. Es gibt für einen Patienten/Klienten zahlreiche eher krankheitsorientierte Gesundheitsberatungsangebote.

Gesundheitsberatung in der Arztpraxis erfolgt, unterstützt durch das technologielastige und budgetierte Abrechnungssystem, eher unsystematisch. Wenn ein Arzt eine eher patientenzentrierte Situation herbeiführen möchte, in der der Patient selbstständig oder im partnerschaftlichen Gespräch eine Lösung herbeiführen kann, ist das zwar möglich, aber sehr zeitaufwendig. Praktisch wird diese Form der Beratung auch kaum umgesetzt, da die ärztlichen Beratungsleistungen im Gesundheitssystem nur sehr gering vergütet werden.

Bei den Krankenkassen erhält der Patient eine fundierte Beratung, wenn er schon eine Diagnose erhalten hat. Hier können die Krankenkassen über die verschiedenen Angebote von Diagnostik und Therapien informieren. Dieser Weg ist aber eher krankheitsorientiert und nicht ressourcenfördernd.

Möchte eine Person einen Psychotherapeuten (mit Krankenkassenzulassung) aufsuchen, kann das bedeuten, dass er eine längere Wartezeit in Anspruch nehmen muss. Das kann zum Beispiel heißen, dass ein Klient auch in akuter Krise auf den nächst frei liegenden Termin warten muss, was mit den von der Gesundheitspolitik vorgegebenen Praxiszulassungen für psychologische Psychotherapeuten zusammenhängt. Natürlich gibt es fast in jedem Ort einen Krisendienst oder eine Beratungsstelle, wo man kurzfristig einen Termin bekommt. Jedoch fehlt es hier an Information und Wissen, oder es führen die zahlreichen, teilweise konträr dargestellten Informationen über Gesundheitsthemen von verschiedenen Trägern und Medien zu Unklarheiten und Irritationen. Hier wären Kriterien wichtig, die „dem Laien bei der Orientierung auf dem nahezu unüberschaubaren Markt der Gesundheitsberufe und zum Gesundheitsverhalten hilfreich sein können" (*Jork, Peseschikan* 2003, 9). Die Autorin erlebte z.B. häufig, dass ihre Klienten zuvor zwar fachliche Hilfe gesucht, aber spätestens nach der zweiten Absage bzgl. eines kurzfristigen Termins „aufgaben" und ihr persönliches „Gesundheitsthema" verschoben.

Insgesamt erfordert die zunehmende und fortschreitende Individualisierung der Gesellschaft für die Prävention und Rehabilitation neue Zugangswege und

1.4 Thesen zum Gesundheitscoaching

Angebote. Die demographische Entwicklung, die Zunahme von Erkrankungen im Alter, die fehlende Zuwendung für die Älteren, die Vereinsamung in Heimen ist vom Gesundheitssystem längerfristig nicht mehr tragbar. Die Kostenexplosion wird zu weiteren Rationierungen führen und demzufolge voraussichtlich zu mehr fehlenden oder nicht zufrieden stellenden öffentlichen Beratungsangeboten.

Zunehmend mehr Menschen suchen schon aktuell nach individuellen Lösungen. Sie sind offen für neue Konzepte im Gesundheitsbereich, suchen private Anbieter auf dem Gesundheitsmarkt auf und sind auch bereit, „etwas" für ihre Gesundheit zu bezahlen.

These 4:
Gesundheitscoaching bedarf der Vernetzung und Kooperation mit anderen Gesundheitsdiensten.

„Wenn ein Gesundheitscoach seriös arbeitet und ehrlich mit sich umgeht, muss er Dinge abgeben, denn er kann nicht alles. Er muss Grenzen ziehen können und nicht alles an sich reißen. Er braucht ein Team. Netzwerkarbeit macht die Arbeit erst erfolgreich. Es ist wichtig, dass man mit Fachleuten aus unterschiedlichen Bereichen zusammenarbeitet", so die Meinung eines Gesundheitsexperten. Sieben Experten sprechen explizit die Notwendigkeit der Netzwerkarbeit an.

Der Gesundheitscoach benötigt die Fähigkeit zur Vermittlung und Vernetzung. Die Zusammenarbeit ist eine nicht leichte Aufgabe, aber sie schafft, um es einfach auszudrücken, immer etwas „Zusätzliches". Sie führt Stärken und Schwächen zusammen und erreicht etwas, das mehr ist, als die Summe seiner Teile. Sie gewährleistet aufgrund des breiteren Erfahrungsaustausches zielgenauere Dienste und ein größeres Wissen und Einsichten über die Gesundheitsbedürfnisse der verschiedenen sozialen Gruppen und einzelnen Menschen. Dadurch wird das Verständnis untereinander erhöht und hilft, die gesundheitsfördernden Aufgaben der jeweiligen Gesundheitsdienste zu klären und (möglicherweise vorhandene) Rivalitäten zu überwinden. Zusammenarbeit ermöglicht eine effizientere Nutzung der Ressourcen und trägt dazu bei, dass Gesundheit ganzheitlich gesehen wird (vgl. *Naidoo, Wills* 2003, 161f).

Insgesamt stellt die Integrationsbewegung einen fruchtbaren Versuch dar, Veränderungsprozesse besser zu verstehen und die Effektivität der Interventionen zu steigern.

„Es ist jedoch klar, dass es auch für diese Bewegung Grenzen und Hindernisse gibt, z.B. das Engagement von Therapeuten für ihre persönlichen Theorien und ihre professionelle Identität oder den fehlenden Konsens über eine gemeinsame Sprache für den schulenübergreifenden Dialog. Das wohl wichtigste Hindernis bilden aber die epistemologischen Annahmen, die die theoretischen Richtungen von einander trennen" (*Castonguay, Goldfried* 1997, 265).

Integrierte Versorgung ist derzeit in der gesundheitspolitischen Diskussion ein Thema mit hoher Priorität. Fachleute beschäftigen sich mit ihr. Wertet man die Inhalte dieser Erörterungen aus, so zeigt sich: Es werden zwar viel richtige und wichtige Anregungen zur Notwendigkeit von Kooperation gegeben, aber es fehlt doch weitgehend an übergreifenden Integrationskonzepten.

„Die unabdingbaren Differenzierungen in der Behandlung von Menschen mit höchst unterschiedlichen Störungen, Komorbiditäten, Gesundheits- und Krankheitsbildern lässt ein methoden-plurales, integratives Vorgehen im Interesse der Patienten angemessen erscheinen. In der Praxis wird das durch die Kooperation in mulitprofessionellen Teams angestrebt, deren Mitarbeiter oft in unterschiedlichen Methoden ausgebildet sind, was ein Chance sein kann, aber auch eine Grund für Probleme, sofern nicht übergreifende, integrierende Kooperationen entstehen – oft bleiben sie konzeptuell brüchig" (*Petzold, Orth, Sieper* 2006, 712f).

Daher vertritt *Petzold* (2005) die Ansicht, dass die Entwicklung von qualitativ und informational hochwertigen Beratungsangeboten, die im Interesse aller liegen, nicht ohne interdisziplinäre und interinstitutionelle Kooperationen realisiert werden kann (vgl. *ebd.* 44). *Hurrelmann* (2000) fordert ebenfalls, dass die verschiedenen Berufe des Gesundheitswesens stärker als bisher kooperieren müssen, um ein bedarfsgerechtes Angebot für die gesamte Bevölkerung sicherzustellen (vgl. *ebd.* 191):

„Eine bedarfsgerechte, an den Bedürfnissen der Patienten orientierte gesundheitliche Versorgung kann nur nach integrierenden Interventionskonzepten erfolgen. Fördernde, vorbeugende, heilende, wiederherstellende, betreuende und pflegende Funktionen sollten eng aufeinander bezogen sein und dürfen nicht, wie es in den meisten Gesundheitssystemen noch immer der Fall ist, stark von einander abgegrenzt werden" (*ebd.* 180).

Unter anderem deshalb fordert *Hurrelmann* (2000) Veränderungen in der Gesundheitspolitik (siehe Kapitel „Gesundheitsförderung als Paradigma der Gesundheitspolitik", *ebd.* 177ff).

Aufgrund der Komplexität von Gesundheit arbeitet ein Gesundheitscoach in einem breiten Feld, für das er unterschiedlichste Methoden benötigt. Diese können aber zumeist von einem einzelnen Coach persönlich nicht verfügbar gemacht werden. Daher ist es wichtig, dass er in einem Berater-Netzwerk in interdisziplinärer Kooperation arbeitet, in dem er dem Kunden die notwendigen Unterstüt-

1.4 Thesen zum Gesundheitscoaching

zungen, Informationen, Anleitungen, Trainings, Fachexpertisen etc. zugänglich machen kann. Der Aufbau eines Netzwerkes hat auch deshalb Bedeutung, weil so die Qualität der von dem einzelnen Gesundheitscoach empfohlenen Fachleistungen in dem völlig unübersichtlichen Gesundheits- und Fitnessmarkt am realistischsten gesichert werden kann (vgl. *Lauterbach* 2005, 73).

These 5:
Ziele und Inhalte des Gesundheitscoachings werden vom Klienten vorgegeben.
Da jeder Klient sein individuelles Verständnis von Gesundheit hat, lässt sich nachvollziehen, dass die Inhalte vielfältig und nicht einheitlich sind. Es geht sicher häufig um die klassischen Felder der Gesundheit, nämlich Bewegung, Ernährung, Entspannung, jedoch spielen noch andere Aspekte und Einflussfaktoren – wie z.B. Geschlecht, Lebensalter und aktueller Lebenskontext – eine Rolle (vgl. 2.3 und 2.4).

Von fast allen Experten wurde geantwortet, dass die Inhalte und Ziele mit dem zu Coachenden/Klienten erarbeitet werden sollten. Von den Experten selbst wurden aber auch Ziele formuliert: Die Förderung der Eigenverantwortung, Selbstständigkeit und Selbstbefähigung findet sich bei allen Experten.

Gesundheitscoachings erfolgen in spezifischen Settings und in privaten aber auch in öffentlichen Diensten (wenn es z.B. eine Maßnahme der betrieblichen Gesundheitsförderung ist, vgl. 1.2). In diesen Diensten lassen sich „Aufträge" differenzieren. Diese bergen ein beachtliches Konfliktpotential an Ziel-Ziel- oder Ziel-Mittelkonflikten bzw. an Interessen- und Motivationskonflikten (vgl. *Petzold* 2005, 47). Handelt es sich z.B. um einen Auftrag eines Unternehmens oder einer öffentlichen Behörde an den Gesundheitscoach, mit den Mitarbeitern so genannte „Gesundheitsgespräche" zu führen und mit ihnen über mögliche Belastungsfaktoren zu sprechen, gestaltet es sich anders, als wenn eine Privatperson sich „freiwillig" an einen Gesundheitscoach wendet. Die Auftragsklärung nimmt also eine besonders wichtige Funktion ein. Die kardinale Frage am Anfang jedes Coaching- und Beratungsprozesses lautet: „Was ist der Auftrag des Ratsuchenden an den Coach/Berater?". Wenn zudem mehrere Parteien beteiligt sind, muss der Berater sich weiter die Frage stellen: „Was ist mein Auftrag von dem Unternehmen? Was ist der Auftrag von dem in dem Unternehmen angestellten Mitarbeiter?".

> „... dem Klienten/Kunden muss verdeutlicht werden: Es gehört zu ihrer persönlichen Souveränität als Klient [...], dass sie ihren Auftrag an diesen Beratungsdienst klar formulieren. Damit wird es auch möglich, klar zu sagen, ob dieser Auftrag hier am richtigen Ort disponiert wurde oder ob ein anderer Beratungsdienst besser geeignet wäre. Ansonsten besteht die Gefahr, dass die „Passung" wegen divergierender Positionen nicht zustande kommt oder eine Konfliktsituation zwischen Klientenaufträgen

und den Aufträgen der Institution, der Hilfsagentur bzw. den Positionen des Beraters entstehen könnte" (*Petzold* 2005, 47).

Die Auftragsstruktur ist dann noch komplexer, wenn der Unternehmer einen anderen Auftrag formuliert als der Mitarbeiter (und ebenfalls wenn beide ein unterschiedliches Verständnis von Gesundheit, Belastungs- und Leistungsfähigkeit etc. haben).

Hinzu kommen die „persönlichen Aufträge" vom Berater, wie z.b. „Menschen müssen selber Verantwortung für ihre Gesundheit übernehmen" – was nicht „unbedingt" der Auftrag von allen Personen ist (wie es einige Experten auch erfahren). „Persönliche Aufträge" kommen aus der jeweiligen persönlichen (Berufs-)Biographie. Man hat zur Beratungsarbeit und zum Gesundheitscoaching eine „persönliche Position", die sich über die Berufsjahre verändern kann und sollte. Dahinter steht ein „persönlicher Auftrag", der dem Gesundheitscoach bewusst sein sollte, damit er nicht seinen Auftrag zum Auftrag des Klienten macht (wie Experte 7 es z.b. benannte: *„Manche Patienten wollen ihre Krankheit leben und nichts verändern"*), was letztlich zu keinem gelingenden Prozess führt.

Als Fazit kann also die Aussage von Experte 9 gelten: *„Das Konzept des Gesundheitscoachings muss so angelegt sein, dass ich die Klienten dort abhole, interessiere, wo sie stehen"*. Experte 8 zeigt die Methode. Er bespricht mit seinen Klienten die individuelle Lebenssituation und persönliche Gesundheit, *„um dann aus dem „Hier und Jetzt" – Status eine Perspektive zu entwerfen. Also zu schauen, was braucht er aus seinem aktuellen Lebenszusammenhang – persönlich-privat und beruflich – , was braucht er und was muss geändert werden, damit Lebensfreude, Lebenstüchtigkeit, Arbeitsfähigkeit möglichst lange erhalten bleibt"*. In der Perspektive werden dann die persönlichen Inhalte und Ziele des Klienten deutlich.

These 6:
Gesundheitscoaching braucht Zeit für die Zielbestimmung und Entscheidungsfindung.
Die Ressource Zeit wurde von den Experten mehrfach erwähnt: Zum einen hätten die Ärzte, die noch hauptsächlich wegen Gesundheitsfragen aufgesucht werden, keine Zeit für eine zufrieden stellende Beratung (was politische Gründe hat).[5] Zum anderen würden die Kunden beim Gesundheitscoaching die ihnen zur Verfügung stehende Zeit „nur für sich" genießen.

---

5   *Lown* (2004) weist darauf hin, dass Untersuchungen zeigten, dass Ärzte ihre Patienten typischerweise alle fünfzehn bis dreißig Sekunden unterbrechen. „Damit wird eine Botschaft der Ungeduld, des Zeitdrucks und des fehlenden Interesses an dem, was den Patienten am meisten beschäftigt, vermittelt" (*ebd.* 391).

Beratung sollte in einem einladenden Setting stattfinden (vgl. 3.5). Berater sollten in der Lage sein, ein gutes Beratungsklima und eine „gastliche Atmosphäre" entstehen zu lassen (vgl. *Petzold* 2005, 45ff; siehe Konvivialität in 3.7). Vor allen Dingen sollte der Ort, wo die Beratung stattfindet, ein Ort sein, wo Zeit vorhanden ist. Denn Beratung braucht Zeit. Bis die Ziele einigermaßen klar sind, Entscheidungen „reif" werden, kann Zeit vergehen, die notwendig und wichtig ist. Die ohne Druck entstehende Entscheidung gewährleistet einen dauerhafteren Bestand. Häufig betreffen Ergebnisse einer Entscheidung auch Netzwerkmitglieder, deren Einbezug wiederum Zeit braucht. Entscheidungsoptionen müssen „zu Hause" diskutiert werden, da die Netzwerksituationen – Elternschaft, pflegebedürftige Angehörige, Berufssituation des Partners etc. – mitberücksichtigt werden müssen.

Ebenfalls ist zu beachten, dass es bei der Beratung in der Umsetzungsphase oft einen längeren Zeittakt braucht – abhängig davon, wie schwierig sich die Umsetzung gestaltet. Ebenfalls kommen dann andere Beratungsqualitäten dazu: Es geht dabei um Begleitung, Unterstützung, um den „social support" und um die Vermittlung von weiteren Informationen zu eventuell auftretenden Umsetzungsschwierigkeiten. „Denn in der Implementierung, in der Umsetzung, in der Performanz, kommt es sehr oft zu Fragen des Durchhaltenmüssens, und die Durchhaltevermögen der Menschen sind sehr unterschiedlich" (vgl. *Petzold* 2005, 46). In solchen Phasen versucht der Berater die Motivation zu unterstützen, den Willen zu bekräftigen und die Ausdauerfähigkeit zu stützen – das „kostet Zeit"! Aber:

> „In beschleunigten Zeiten droht auch Beratung hektisch zu werden. Ob wir es mit einem Beratungsteam zu tun haben, das mal so nebenbei in sieben Supervisionssitzungen klären soll, welches zusätzliche Angebot noch „verkauft" werden kann, um die drohenden Kürzungen zu kompensieren. Ob wir einen Chefarzt beraten, der seine Klinikabteilung nicht in den Griff bekommt, weil er zu wenig Zeit für Mitarbeitergespräche und Personalführung hat. (…) Ob wir eine Abteilungsleiterin coachen, die ihre Mitarbeiter/innen dazu bringen will, die anstehenden Strukturveränderungen in kurzer Zeit reibungslos umzusetzen. Überall Zeitdruck, der sich in Hektik, Rastlosigkeit, Aufgeregtheit, Unruhe niederschlägt. Und unter diesen Bedingungen sollen wir beraten. Nun wissen Berater/innen, dass das Gewinnen von neuen Einsichten Zeit braucht, vor allem: Nicht *mehr* Zeit, sondern eine *andere*: also nicht chronos, sondern kairos, den richtigen Augenblick, den Moment, in dem eine Idee aufsteigen kann, in dem sie „geboren" wird. Und auf diesen Moment muss man geduldig warten können. Dazu ist innere Ruhe notwendig" (an dieser Stelle wird auf „Das kleine Buch der innern Ruhe" von *Achenbach* (2000) verwiesen) (*Buer* 2004, 187).

Abschließend ein „Ratschlag" von *Lown* (2004): „Der Arzt (oder Berater, Coach) sollte Pluspunkte gewinnen, wenn er so handelt, als habe er alle Zeit der Welt, auch wenn dem Patienten (oder Klient, Coachee) durchaus bewusst ist, dass noch viele andere Kranke darauf warten, ärztlich betreut zu werden" (*ebd.* 391).

These 7:
Gesundheitscoaching muss die genderspezifische Sichtweise berücksichtigen.
„Nur 1,9 % nutzen unsere Präventionsprogramme, also ein ganz niedriger Anteil" – so eine Expertin für Online-Angebote von Gesundheitscoaching – und *„auffallend wenig Männer"*, was sie mit deren Umgangsweise mit Krankheit und Gesundheit begründet. In Gesundheitskursen finde man eine *„Frauendominanz"*, zumeist würden diese Kurse von Frauen geleitet und in der Regel für Frauen konzipiert. Aus ihrer Sicht findet *„der Genderaspekt bislang in Gesundheitsprogrammen nicht genügend Berücksichtigung"* (vgl. 1.1.3).

Männer und Frauen zeigen ein anderes Gesundheitsbewusstsein und gehen anders mit der eigenen Gesundheit um (siehe 2.1.2.). Die Geschlechtsunterschiede in Gesundheit und Krankheit sind in zahlreichen Studien nachgewiesen worden (vgl. „Patientenverhalten von Mann und Frau", *Scheffler* 2009 sowie *Kolip* 2003). Sowohl in männlichen als auch in weiblichen Lebensläufen gibt es Bereiche, die leichter mit einer gleichgeschlechtlichen Person thematisiert werden. Es ist etwas anderes, wenn ein Mann einen Mann oder eine Frau eine Frau berät oder wenn eine gegengeschlechtliche Konstellation vorliegt. „Gender" bestimmt die Interaktion und Intervention in der Beratungsarbeit mit. Geschlechtsspezifische Aspekte in der Beratungsdynamik sind z. B. geschlechtstypische Polarisierungen, geschlechtssolidarisierende Überidentifikationen und Gegenübertragungsreaktionen sowie die Individualisierung struktureller Machtphänomene (vgl. *Scheffler* 2008, 44f). Daher sollte jede Gesundheitsberatung die Geschlechterrolle berücksichtigen und die Ergebnisse der Geschlechterforschung mit in die Beratungsarbeit integrieren.

Unter dieser Perspektive sollte mit bedacht werden, ob es ein gutes „Fit", eine gute „Passung" gibt – also der Berater und der Beratende gut zusammenpassen. Dies fördert eine gute Kooperation und ein gutes Arbeitsbündnis, was ausschlaggebend für die Effektivität von Beratungsprozessen ist (vgl. *Petzold* 2005, 46).

These 8:
Gesundheitscoaching ist „maßgeschneiderte Beziehungsgestaltung" und sieht den Klienten als „Experten" seiner Gesundheit.
Gesundheitscoaching soll sich durch eine vertrauensvolle und intersubjektive Beratungsbeziehung auszeichnen. Dabei sollte der Gesundheitscoach ein Mensch

1.4 Thesen zum Gesundheitscoaching

sein, so Experte 8, *„bei dem ich mir das Herz ausschütten kann – ein Mensch, der Menschenkenntnis besitzt"* und *mit dem „ein positiver und offener Austausch [...] möglich ist"*. Im Gesundheitscoaching sollen nicht vorgefertigte Programme „abgespult", sondern nach Meinung aller Gesundheitsexperten sollten Ziele und Lösungswege gemeinsam erarbeitet und jeweils für den Klienten in seinem „Zeittempo" (siehe These 6) entsprechend individuell „maßgeschneidert" werden. Die Eigenverantwortung, Selbstständigkeit und Selbstbefähigung stehen eindeutig im Vordergrund sowie Dialogik, Mündigkeit, Freiraum, Partizipation und die Möglichkeit der Mitwirkung und Mitsprache. Dafür ist es wichtig, den Klienten selbst als „Experten seiner selbst" zu sehen.

Die oben genannte bestehende Unzufriedenheit bei einigen Patienten in den ärztlichen Gesprächen hat mit den geringen zeitlichen Ressourcen des Arztes zu tun, aber auch mit der Art und Qualität der Beziehungsgestaltung zwischen Arzt und Patient.

Im Zentrum einer Beratungssituation steht die Interaktion zwischen Berater (Coach, Arzt, Therapeut, Psychologe, Ergotherapeut etc.) und Klient, Coachee, Patient bzw. Kunde. Durch geeignete Beratung kann die Rolle des Klienten in dieser Beziehung gestärkt werden. Gesundheitsberatung ist dann besonders effektiv, wenn auch die Therapeuten für die Interaktion geschult werden. Die Ausbildung und das berufliche Training von Ärzten nimmt bisher laut *Hurrelmann* (2002) darauf kaum Rücksicht. Ärzte werden überwiegend in der Wahrnehmung von innerkörperlichen Prozessen geschult und erwerben ein breites Wissen über biomedizinische Zusammenhänge. „Sie sind aber oft nicht geschult, die soziale und psychische Lage eines erkrankten Patienten mit dem komplexen Geflecht aus Ängsten und Gefühlen zu verstehen, die mit einer Krankheit einhergehen" (*ebd.* 126f).

Roter und *Hall* (1997, in: *Hurrelmann* 2000) unterscheiden zum Beispiel die Arzt-Patient-Beziehung in vier Typen: Bevormundung, Konsumhaltung, Gleichgültigkeit und Gegenseitigkeit. Wünschenswert ist in diesem Fall der Beziehungstyp Gegenseitigkeit, der durch wechselseitigen Austausch charakterisiert wird. Sowohl Arzt als auch Patient bringen Interessen und Handlungsimpulse in die Beziehung ein. Der Entscheidungsprozess ist durch Abwägen von Möglichkeiten der Behandlung und Betreuung bestimmt. Die Aufgabe des Patienten ist es, die Beziehungsgestaltung aktiv mit zu übernehmen und ein Teil der partnerschaftlichen Beziehung zu werden. Bei dem Beziehungstyp Gegenseitigkeit erkennt der Arzt den Patienten als „Mit-Therapeuten" und „Mitproduzent von Gesundheitsrückgewinn" an und gibt entsprechend Raum für eine qualitativ einfühlsame und vielschichtige Kommunikation zwischen Arzt und Patient (vgl. *ebd.* 126ff).

In der Regel hat der Arzt aber immer noch eine diagnoseorientierte und krankheitszentrierte Verfahrensweise, die das Potential des Patienten, seine Angelegenheiten selber zu regeln und Selbstheilungskräfte zu entwickeln, eher unberücksichtigt lässt. Der Arzt nimmt noch häufig die Haltung ein, der fachliche Experte zu sein, der weiß, was zu tun ist, und an den der Patient gerne sein Problem abgibt, weil er sich davon eine Lösung verspricht (vgl. *Illmarinen, Tempel* 2002, 298). Die Arzt-Patienten-Rolle ist meist der Beziehungstyp Bevormundung. Der Arzt übt eine hohe und der Patient eine geringe Kontrolle aus. In der strukturfunktionalistischen Rollentheorie von *Parsons* (1981) wird dieser Beziehungstyp als Regelfall dargestellt. *Parsons* weist darauf hin, dass sich ergänzende soziale Erwartungen gegeben sind: Der Krankenrolle des Patienten steht komplementär die berufliche Hilfsverpflichtung des Arztes als Professionellem gegenüber. Hier muss auf die Gefahr der einseitigen Machtbeeinflussung, die sich aus der Dominanz des Arztes ergibt, hingewiesen werden (vgl. *Hurrelmann* 2000, 128; siehe ethische Aspekte in 3.8). Die Ratsuchenden (im Gesundheitscoaching) sind daher als „Partner" in die Diskurse einzubinden, so dass ihre Selbstdefinitionen verstanden und berücksichtigt werden und sie nicht zu Opfern „struktureller Gewalt" werden (vgl. *Petzold, Orth* 1999, 298ff). In diesem Zusammenhang soll hier „nur" auf die derzeitige unterschiedliche medizinische Behandlung von den Privatpatienten gegenüber den Kassenpatienten aufmerksam gemacht werden.

In der Psychotherapie besteht kein Zweifel an der Bedeutsamkeit der „Beziehungsqualität" (siehe 3.7). Für jede Beratungsarbeit sind die Prozesse des „Vertrautwerdens" grundlegend (siehe 3.5) und *Grawe* (2004) betont neben der Ressourcenorientierung die „maßgeschneiderte Beziehungsgestaltung" (siehe 3.6). Der Integrative Ansatz hat zu diesem Thema wichtige Beiträge geliefert (*Petzold* 1980, 1996), die für die Konzeptualisierung des Gesundheitscoachings sehr bedeutsam sind. Auch im Gesundheitscoaching ist die Beziehungsqualität zwischen Coach und Coachee wahrscheinlich der entscheidende Faktor für gelingende Gespräche und Prozesse.

These 9:
Gesundheitscoaching soll zu Lebensstilveränderungen führen – im Gesundheitscoaching soll ein neues Gesundheitsbewusstsein und Gesundheitsverhalten erlernt werden.
Das Verhalten und die Lebensweisen, also der Lebensstil der Menschen, werden unter anderem als eine Ursache von Krankheiten gesehen (siehe 2.3.3.2). Den größten Einfluss auf die menschliche Gesundheit übt mit 37 % der Lebensstil aus (vgl. *Zauner-Dungl* 2008). Gesundheitsmaßnahmen sollten daher einen besonderen Fokus darauf haben.

1.4 Thesen zum Gesundheitscoaching 71

Diese Sicht spiegelt sich auch in den Antworten der Experten wieder: Fast alle sehen die Unterstützung zur Verhaltensänderung als ein Ziel des Gesundheitscoaching an, also Menschen zu helfen, ihr Verhalten zu ändern. Menschen sollen demzufolge lernen, „gesundheitsbewusster" zu handeln und zu leben. Es geht um Aspekte des Gesundheitsverhaltens, auf die der Einzelne auch einen Einfluss hat.

Zu verstehen, warum sich Menschen in bestimmter Weise ungesund verhalten und wie sie einmal geänderte Verhaltensweisen auch beibehalten können, ist für ihr „Empowerment", ihre persönliche Souveränität als Erfahrung der Selbstwirksamkeit – als eine Ressource der Gesundheit (siehe 2.3.2.1) – von entscheidender Bedeutung.

Naidoo und *Wills* (2003) erstellten einen Überblick über die Einflüsse psychosozialer Faktoren auf das Gesundheitsverhalten und dazu entsprechende Modelle. Diese können zur Erklärung und Vorhersage gesundheitsbezogener Entscheidungen genutzt werden, wie z.B. der Teilnahme an Vorsorgeuntersuchungen oder der Befolgung ärztlicher Verhaltensanweisungen. Sie weisen alle auf wenige gemeinsame Variablen hin, welche das Gesundheitsverhalten der Menschen beeinflussen: Ihre Ansichten über die Wirksamkeit des neuen Verhaltens, ihre Motivation und ob sie den Wert ihrer Gesundheit hoch genug einschätzen, um ihr Verhalten entsprechend zu ändern. Normative Zwänge und die Einflüsse „wichtiger Anderer" ihres sozialen Umfeldes spielen ebenfalls eine Rolle (*ebd.* 217-238) sowie ihre Art des Lernens. Verhalten hängt unmittelbar mit Lernen zusammen. Wenn ein Kunde neues Verhalten lernen will, wird er mit seiner „Lerngeschichte und Lernerfahrungen" konfrontiert, also wie er „gelernt hat, wie er lernt", z.B. wie man sich Wissensbestände aneignet, transformiert und umsetzt, wie man kooperiert oder teamfähig ist, wie man Beratungsdienste und Beratung nutzen kann.

„Natürlich lernen Menschen nicht nur Positives. Sie lernen falsche kognitve Problemlösungsstrategien, negative emotionale Stile der Ohnmacht, der Versagensängste, dysfunktionale Volitionen der Entschlusslosigkeit, des Zauderns, der übereilten Entscheidung, des unzeitigen Aufgebens. Wo Berater auf solches dysfunktionale Lernen treffen oder auf seine Folgen, muss das Gegenstand eines „Umlernens" werden, das – wenn nicht schon eine pathologische Veränderung eingetreten ist – in der Beratung und durch sie stattfinden muss. Manche Menschen haben überdies insgesamt schlecht gelernt, wie man lernt. Sie müssen neu zu lernen lernen, für sich zu lernen, sich selbst zu einem Projekt persönlichen Lernens zu machen" (*Petzold* 2005, 42f).

Deutlich wird, dass im Gesundheitscoaching Lernprozesse initiiert werden. Daher ist es wichtig, dass der Gesundheitscoach Kenntnisse und Wissen über das Lernen hat. Für den menschlichen Willen gilt es ebenfalls, denn ohne Wille und

Willenskraft geht „nichts voran". Hinzu kommt die Frage nach der Motivation: „Wie kann ich eine Person motivieren, z.b. einen gesünderen Lebensstil zu wollen?" (siehe hier Potential an Regulationsfähigkeit in 2.2.4).
Noch ein anderer Faktor kommt dazu: Veränderungsprozesse verlangen Entscheidungen. Entscheidungen wiederum sind eng mit Ambivalenzen verbunden.

„Widerstände gegen anstehende Veränderungen, das intensive Erleben von Ambivalenzen, ein Scheitern in Veränderungssituationen etc. werden dann wahrscheinlicher, wenn die Dynamiken, die regelhaft in Veränderungsprozessen zu erwarten sind, nicht berücksichtigt werden: Nämlich die der Situation eigenen Unsicherheiten (man weiß eben noch nicht, ‚wie es geht') und die weiter bestehende Attraktivität der gewohnten Ordnung, die wie ein sicherer Hafen wirkt, in den man jederzeit zurückkehren kann – insbesondere, wenn es heikel wird: ‚Was plage ich mich hier joggend durchs Gelände, vorher ging es doch auch gut. Außerdem wären jetzt schon 50 Mails beantwortet, wann soll ich die jetzt schaffen?'" (vgl. *Lauterbach* 2005, 182).

Der Gesundheitscoach sollte also die ambivalenten Seiten und deren Reflexion aus der Metaperspektive in dem Prozess durch z.B. sprachlichen Interventionen („Was spricht dafür, das Bewegungsprogramm jetzt nicht anzugehen und die Zeit eher ganz für die neue Führungsaufgabe einzusetzen?") aktiv aufrechterhalten. Gesundheitscoaching beinhaltet den ausdrücklichen Erhalt der Option des Kunden/Coachee, nicht zu verändern und die Reflexion der Vor- und Nachteile von Nicht-Veränderung sowie der Kosten und Nutzen von Veränderung (vgl. *ebd.* 183).

Und: Eine Veränderung des Lebensstils ist nur möglich, wenn berücksichtigt wird, dass das Verhalten der Menschen eine Reaktion auf ihre Umwelt ist, welche dieses mitbestimmt und aufrechterhält. Daher ist eine mehrperspektivische Betrachtung erforderlich. Da der Lebensstil etwas sehr Komplexes darstellt, erfordert seine Veränderung eine biopsychosoziale Zugehensweise und es bedarf „eines Bündels abzustimmender und konzentriert zur Anwendung zu bringender Maßnahmen" (*Petzold, Orth, Sieper* 2006, 692) – es bedarf der Multimodalität. Daraus ergeben sich die beiden folgenden Thesen 10 und 11.

These 10:
Gesundheitscoaching muss mehrperspektivisch sein.
Wer sich mit Gesundheit befasst, muss unterschiedlichste Perspektiven betrachten (siehe 2.1 und 2.2) und berücksichtigen.

Gesundheitscoaching findet für die meisten Gesundheitsexperten auf der personalen Ebene statt. Spezifische Faktoren werden dieser Ebene zugeordnet, wie z.B. Stärkung der Widerstandsfähigkeit, Optimierung des Stress- und Selbstmanagements, Verbesserung der Kommunikations- und Konfliktfähigkeit, Steigerung der

1.4 Thesen zum Gesundheitscoaching

Lebensfreude und der Sinnhaftigkeit, aktives Coping, Steigerung des Selbstwertgefühls und der emotionalen Stabilität, Selbstwirksamkeitserwartung, Krankheitsbewältigung, Entwicklung von gesundheitsfördernden Verhaltensweisen, Entwicklung von Gesundheitsbewusstsein etc..

Das Gesundheitscoaching liegt zwar schwerpunktmäßig auf der personalen Ebene, muss aber immer die Faktoren auf der Mikro- und Mesoebene (z.b. soziale Unterstützung, Wertschätzung, partizipative Organisationsgestaltung) und auf der Makroebene (z.b. Ressourcenallokation, ökonomische und soziale Lebensbedingungen, sichere physikalische Umwelt) berücksichtigen. Zwei Experten weisen auch darauf hin, dass es um die politische Perspektive geht, wie z.b. dass Gesundheitsprävention schon im Kindergarten beginnen sollte.

„Für einen positiven und produktiven Umgang mit chronisch kranken Menschen ist es notwendig, schon frühe Impulse in Erziehung und Bildung zu setzen. In Kindergärten und Schulen kann darauf hingewiesen werden, dass Belastungen und Krankheiten zum normalen Lebenslauf dazugehören und jeder Mensch darauf eingerichtet sein muss, mit Rückschlägen der eigenen Handlungsfähigkeit und Gesundheit zu rechnen" (*Hurrelmann* 2000, 185).

Daher müssen die Interventionen der verschiedenen Perspektiven auch – wie in These 4 herausgestellt – stärker ineinander greifen und es müssen auf theoretischer und praktischer Ebene Schnittstellen zu anderen Akteuren gesucht werden.

Um komplexe Zusammenhänge wie die der Gesundheit verstehen und beeinflussen zu können, ist ein übergeordneter Rahmen der Betrachtung erforderlich. Komplexität bedarf der komplexen Betrachtung und im Sinne von *Petzold* ist alles „noch besser zu machen, wenn es komplex genug betrachtet wird", wozu moderne Systemtheorien dienen (siehe *Petzold* 1998a).

„Aspekte der Macht und Interessenlagen, historische Zusammenhänge und Einflüsse, Zeitgeist und gesellschaftliche Entwicklungstendenzen müssen in einem gesundheitsförderlichen Konzept berücksichtigt werden, um diese auf der Mikro-, Meso- und Makroebene als Matrix von kollektiven Kognitionen, Emotionen und Volitionen, d.h. von „sozialen Welten" und „lifestyle communities" zu sehen, in denen durch ökopsychosomatische Einflüsse und komplexe Sozialisationswirkungen fördernde und schädigende Identitäts- und Selbstprozesse die Persönlichkeit und ihr relevantes Netzwerk prägen" (*Petzold, Steffan* 2000, 220).

Aus den bisherigen Ausführungen kann Perspektivität als eines der wichtigsten „Handwerkszeuge" (siehe kritisch zum Werkzeugbegriff, Abschnitt 3.6) des professionellen Handelns in der Beratung bezeichnet werden.

Perspektive meint den Standort, von dem aus die Betrachtung erfolgt: „Ein Haus vom Berge oder von der Ebene her betrachtet, mit den Augen eines Kindes oder denen eines Erwachsenen, einer Frau oder eines Mannes, eines Armen oder Reichen, stellt sich jeweils anders dar" (*Petzold* 1993a, Bd II/3, 1299f).

Auch aus wissenssoziologischer Sicht (*Berger, Luckmann* 1969) kommen Perspektiven von Beratern einer zentralen Bedeutung für ihre Praxis zu. Jeder Klient, der ein(e) Gesundheitsberatung(-coaching) in Anspruch nimmt, tritt mit einer mehr oder weniger expliziten Eigendiagnose in den Beratungsprozess ein. Selbst wenn sein Anliegen nur vage formuliert ist, hat er es in der Regel auf dem Hintergrund seiner eigenen Muster vorstrukturiert. Diese Vorstrukturierungen resultieren zum einen aus der gegebenen Lebens- und Arbeitserfahrung, zum anderen aus seinem medizinisch-fachlich-theoretischen Wissen.

In einer gemeinsamen Lebens- und Sinnwelt entwickeln Menschen durch laufende kommunikative Akte ein gemeinsam geteiltes Wirklichkeitsverständnis. Dieses prägt ihre Perspektive sowie ihren jeweiligen Wissensstand und dient ihnen untereinander als Basis der Verständigung. Aktuelle Probleme und Veränderungswünsche werden Beratern also mehr oder weniger verkürzt vorgetragen. Eine zentrale Aufgabe von Beratern besteht zunächst darin, die zu Beratenden bei möglichst phänomengerechten Diagnosen zu unterstützen, die Formulierung des Anliegens und Auftrages zu hinterfragen, zu ergänzen und zu vertiefen. Der Gesundheitscoach muss sich also innerhalb der mehr oder weniger fremden Wirklichkeit des Klienten erst orientieren. Er strukturiert das aktuell Wahrnehmbare, versucht zu verstehen und zu deuten. Nur so kann er eine angemessene Problemformulierung beim Klienten unterstützen, bei dessen Zielfindung helfen und dann selbst zielgerecht handeln (vgl. *Ostermann* 2007, 67f).

These 11:
Gesundheitscoaching benötigt Methodenvielfalt.
Einige Experten berichten von ihren praktischen Erfahrungen mit Gesundheitscoaching, in denen unterschiedliche Methoden angewandt wurden. Ihre Klienten wünschen in der Regel keine vorgefertigten, für alle gleich geltenden Programme, sondern ein individuelles Vorgehen. Ein Experte sprach an, dass für einige seiner Kunden das Medium Bewegung der Zugang zur eigenen Person sei und die „Tür" für ein Gespräch. Für andere Kunden hingegen seien entspannende Verfahren wichtig. Ein Experte selbst braucht *„jemanden, der entsprechend konfrontativ ist, aber nicht mit erhobenen Zeigefinger, sondern schon mit einer Leichtigkeit und Humor, der mir hilft, in die Puschen zu kommen, weil ich auch eine große Bequemlichkeit habe, wenn es um Veränderung geht".* Es wird deutlich, dass ein Gesundheitscoach

1.4 Thesen zum Gesundheitscoaching

in der Lage sein muss, eine Vielfalt von Methoden anzuwenden, um seinen Klienten ein akzeptables, wirkungsvolles Programm bieten zu können.

Der Gesundheitscoachingsprozess besteht aus verschiedenen Phasen, die je unterschiedliche Methoden erfordern: Die individuellen Anliegen und die Probleme der Kunden müssen aktiviert, das heißt für sie unmittelbar erfahrbar, werden. Die Aktivierung der Probleme bewirkt jedoch keine positive Veränderung, sie allein kann den Leidensdruck sogar vergrößern. Auf die Aktivierung müssen Erfahrungen der Klärung, Verarbeitung, Linderung, Lösung oder Bewältigung folgen (Konnektivierung). Ebenfalls reicht es nicht, Bewältigungsschritte nur in sprachlicher Form kennen zu lernen. Klärungsprozesse und Bewältigungsmöglichkeiten müssen aus der Benennung in konkrete, praktische Erfahrungen überführt werden.

Jedes Tool und jede Methode kann zweckentfremdet und missbraucht werden (siehe 3.7). Von daher stellt neben der praktischen Erfahrung die Selbstreflexionsfähigkeit und die Haltung des Coaches eine Grundlage dar, ohne die der Einsatz von Methoden fruchtlos bleibt. Methodenkenntnis allein macht noch keinen „guten" (Gesundheits-)Coach.

„Viele Coaches sind interventionsorientiert und techniklastig. Man definiert sich über Vorgehensweisen (systemisch, NLP, lösungsorientiert, psychodynamisch) und preist sich mit denselben bei Kunden an. Die drohende Folge: Nicht der Kunde und sein Anliegen stehen im Mittelpunkt, sondern die Werkzeuge des Coaches bestimmen, wie der Kunde „behandelt" wird (...) Die Schwierigkeit besteht darin, dass Coaching das Kind vieler Eltern ist (...) Jede dieser Wurzeln ist in sich nicht kohärent und voller Widersprüche. Die Menschenbilder, die erkenntnistheoretischen Annahmen, die Veränderungskonzepte und die Zielvorstellungen sind teils völlig inkompatibel, teils sogar gegensätzlich. Wenn man jedoch ein komplexes System wie den Menschen in Veränderungsprozessen begleiten möchte, sollte man ein Verständnis von der inneren Logik des lebenden Systems haben. Insbesondere sollte man Kenntnis darüber haben, ob und wie lebende Systeme sich verändern können und welches die dabei wirksamen Veränderungsfaktoren sind" (*Eidenschink* 2006, 5).

Die Methodenkompetenz ist darüber hinaus von der Beziehungsgestaltungskompetenz abhängig, denn: „Der Coach ist mit seiner Person selbst das wesentliche Werkzeug. Um zu diesem Werkzeug zu werden, braucht es eine umfangreiche Ausbildung – also in jedem Fall mehr als ein paar Workshoptage, die im Gebrauch diverser Interventionstechniken unterrichten" (*Eidenschink* 2006, 9). Hieraus ergibt sich für das Gesundheitscoaching die Forderung nach einer Beraterpersönlichkeit mit entsprechend wissenschaftlich fundierter Ausbildung.

These 12:
Gesundheitscoaching wird von einer Beraterpersönlichkeit durchgeführt.
Auf die Frage nach den Kompetenzen eines Gesundheitscoach antwortete ein Experte:

> „Er sollte im Grunde genommen auch in seinem eigenen Lebensstil immer wieder um die eigene Gesundung ringen – also in einer eigenen ständigen Auseinandersetzung mit sich und Gesundheitsfragen sein – das ist ja in der Psychotherapie auch so, wenn es um die Eigenanalyse geht. (...) Dann sollte er natürlich die Beratertools kennen, die es gibt, vor allem die zur Verhaltensmodifikation und Veränderung von Gesundheitsattributionen. Er sollte wissen, welche Rolle dabei die Mentalitätsprozesse spielen und wie soziale Prozesse die Gesundheit beeinflussen. Er sollte etwas aus der Belastungsforschung, die salutogenetische Theorie und den Zusammenhang von Körper und Psyche kennen sowie Kenntnisse über die Gesundheitsmotivation haben".

Und weiter führt er aus, dass das Gesundheitscoaching ein interdisziplinäres Studium ist: „Da ist der Ernährungs-, Sport- und der Sozialwissenschaftler, der Mediziner, der Psychologe, der Biologe – das ist alles da mit drin." Nicht alle Experten benannten die Kompetenzen so klar. Alle waren sich jedoch einig, dass ein fundiertes, umfangreiches Wissen vorhanden sein muss. Ein Gesundheitscoach soll begleiten, unterstützen, anregen, motivieren, „anschieben", informieren, erklären – und soll aber auch Vorbild sein. *„Ein Gesundheitscoach sollte selber den Eindruck machen, dass es ihm gut geht. Der Kunde sollte es schon als lohnend erachten, meinen Anregungen Folge zu leisten."* Mit dieser Aussage spricht ein Experte die Selbstreflexionsfähigkeit des Beraters an, der somit sich *„selbst und seine Gesundheit auch gut im Blick"* haben muss.

Es wird deutlich, dass von einem Gesundheitscoach neben Fach- und Expertenwissen persönliche, soziale und fachliche Identität und Handlungskompetenz erwartet wird. Je nach Auftrag und Kontext werden persönliche Erfahrungen und subjektiv gefärbte Sichtweisen und Erlebenszusammenhänge der Beratenden auf der Grundlage theoretisch fundierten Beratungswissens reflektiert. Dazu sind insbesondere auch kommunikative und problemlösungsorientierte Kompetenzen erforderlich. Ratsuchende brauchen positive Erwartungen bezüglich der Kompetenz des Therapeuten und bezüglich der weiteren Begleitung und Unterstützung.

An dieser Stelle wird verkürzt auf die Ausführungen in 3.8 verwiesen: *Petzold* vergleicht das Persönlichkeits- und Handlungsprofil für einen Coach mit der Art der „dialogischen" Begleitung der antiken Lebenslehrer. Sie begleiteten Menschen und vermittelten Besonnenheit, Gelassenheit, Überschaubarkeit, Klarheit und Mut. Dabei wurde ein kooperierendes Reflektieren angestrebt. Es benötigt

1.4 Thesen zum Gesundheitscoaching

„die innere Ausgeglichenheit, die Ausgewogenheit des Urteils, den Mut, Entscheidungen zu treffen und zu verantworten, das sind Qualitäten, die – selbst unter großen Belastungen – eine beständige ‚Arbeit an sich selbst' (*Petzold* 2002a) erfordern". Somit ist ein entsprechendes Niveau des Coaches erforderlich, „der seinen Coachee als Partner in den differenzierten Prozessen der Selbstentwicklung begleitet, denn darum geht es letztlich auch im Coaching" (vgl. *Petzold, Hildenbrand, Jüster* 2002).

Wenngleich der Gesundheitscoach nicht als Lebensberater im Sinne der Antike fungiert, können die oben genannten Qualitäten sehr wohl als Standards eines Gesundheitscoach gesehen werden. Schließlich „kümmert" er sich sehr wohl um Fragen des Lebens und um etwas sehr Komplexes und für den Einzelnen sehr bedeutsames – nämlich die persönliche Gesundheit.

Hinzu kommt, dass die Kunden, die das Gesundheitscoaching in Anspruch nehmen, es bewusst als Ressource erleben und wahrnehmen sollen (*„Es wird von einigen meiner Kunden als eine Art lifestyle gesehen"*, so ein Experte). Daher ist es bedeutsam, dass

> „Berater sich selbst auch als Ressource definieren... Eine Ressource ist eine gute Quelle, die etwas zur Verfügung stellt. Da sprudelt etwas hervor. Und Ressourcen sind mehr als das. Eine differenzierte ressourcentheoretische Position wird hier unverzichtbar, ansonsten bleibt das Ressourcenkonzept flach, eine Leerformel" (*Petzold* 2005f, 44f).

These 13:
Ein Gesundheitscoach braucht eine interdisziplinäre, fundierte Ausbildung.
Betrachtet man die Wünsche und Vorstellungen der befragten Gesundheitsexperten, lässt sich feststellen, dass die Ausbildung im Bereich von Gesundheitscoaching einem sehr hohen qualitativen Standard entsprechen muss. Neben Förderung der sozialen Kompetenz und pädagogisch-psychologischer Fähigkeiten, sollen vor allem Kenntnisse von Gesundheit und Krankheit, Gesundheitsförderung und Prävention, Medizin, Bewegung und Ernährung Ausbildungsinhalte sein.

Hurrelmann (2000) zeigt auf, dass Gesundheitsfachleute benötigt werden, die zwar eine Spezialkompetenz besitzen, zugleich aber an einem breiten Konzept von Gesundheit orientiert sind und sich in interdisziplinäre, multiprofessionelle Teams einordnen können. In diesem Zusammenhang plädiert er für eine Reformierung der Strukturen der Aus- und Weiterbildung aller Gesundheitsprofessionen. Seiner Meinung nach zersplittern die Ausbildungen heute in viele verschiedene Niveaus und Ausrichtungen mit einer breiten Palette von Spezialisierungen. So können Lehrkräfte in einigen Ausbildungseinrichtungen nicht auf eine qualifizierte pädagogische Ausbildung zurückgreifen. In den einzelnen Bundesländern sind diese Regelungen unterschiedlich. Trotz der bundeseinheitlichen Berufsgesetze und der Ausbildungs- und Prüfungsverordnungen gibt es keine übersichtliche Struktur (*ebd.* 190ff).

Nicht selten hat die Autorin in Supervisionsprozessen erfahren, dass im Gesundheitsbereich Tätige, die kranke und/oder alte Menschen, Kinder, Familien begleiten und betreuen, ein eher starres Gesundheitsverständnis haben und dementsprechend handeln oder nicht handeln. Sicherlich hat hier die Supervision auch ihren Zweck und Sinn, nämlich unter anderem die der Wissens- und Informationsvermittlung. Trotzdem stellt sich die Frage, wieso bestimmte Wissensinhalte, wie z.b. die Komplexität von Gesundheit und die mit ihr im Zusammenhang stehenden Perspektiven, nicht in der Ausbildung vermittelt werden.

Daher ist die Reformforderung von *Hurrelmann* (2000) verständlich und wünschenswert: (Kurzfristiges) Ziel sollte eine abgestimmte, interdisziplinär ausgerichtete Ausbildung sein. Um die interdisziplinäre Denkweise zu unterstützen, sollte für jede Gesundheitsprofession eine gemeinsam, allgemein gesundheitswissenschaftliche Grundausbildung Voraussetzung sein, die in der ersten Ausbildungsphase pflichtgemäß durchlaufen wird und einer dann folgenden Spezialisierung für bestimmte Bereiche und Qualifikationen vorausgeht (*ebd.* 190f).

Diese Grundausbildung sollte für Ärzte ebenso verbindlich sein wie für Pflegefachleute und Fachberufe aus Prävention, Diagnose- und Behandlungstechnik, Rehabilitation, Gesundheitstechnik und Gesundheitsverwaltung. Ausbildungsthemen sollten seiner Ansicht nach insbesondere

- Informationen über die körperlichen, psychischen, sozialen und materiellen Bedingungen von Gesundheit,
- Theorien von Gesundheit und Krankheit, Theorien der Krankheitsprävention und Gesundheitsförderung,
- Wissen über Krankheitsrisiken und ihrer Folgen,
- Kenntnisse und Modelle der Verzahnung von Therapie, Prävention, Rehabilitation, Pflege,
- Kenntnisse der Kompetenzen zur Umsetzung von Strategien der Krankheitsprävention und Gesundheitsförderung,
- Kenntnisse über die Verbindung von professioneller und selbstorganisierter Hilfe und
- Kenntnisse über die Steuerung und Koordination von Gesundheitsleistungen sein.

1.4 Thesen zum Gesundheitscoaching

Sollte diese Grundausbildung eines Tages umgesetzt werden, wäre sie nach Sicht der Autorin auch ein wesentliches Element in der Ausbildung zum Gesundheitscoach. Die Vorraussetzung, sich zum Gesundheitscoach zu qualifizieren, sollte neben einem erfolgreichen Abschluss eines Studiums oder einer abgeschlossenen Ausbildung in einem Gesundheitsberuf mit einer langjährigen Berufserfahrung sein. Die Absolvierung einer wissenschaftlich fundierten Coaching-Ausbildung ist empfehlenswert, aber nicht notwendig, sofern differenzierte Module zum Coaching zum Curricula gehören.

Die oben erwähnte, für den Gesundheitscoach wichtige „Arbeit an sich selbst" zur Entwicklung einer souveränen Beraterpersönlichkeit sollte durch kollegial gestaltete Supervision (und/oder Lehr-Coaching) und durch Ausbildungsmodule, die Persönlichkeitsbildung und Selbst- und Fremdwahrnehmung (Selbsterfahrung und -reflexion) beinhalten, ermöglicht werden.

These 14:
Gesundheitscoaching bedarf der Qualitätsüberprüfung.
Gesundheitscoaching wird als notwendig und sinnvoll im derzeitigen Gesundheitssystem erachtet. Gesundheitscoaching wird in erster Linie als präventive Maßnahme gesehen, die Gesundheit erhalten und fördern will. Wenn es sich als professionelle Maßnahme etablieren soll, muss es durch ein interdisziplinär entwickeltes und wissenschaftlich fundiertes Handlungskonzept geprägt werden. Ferner erfordert es ein theoretisch begründetes und für die Ratsuchenden und Nutzer transparentes Arbeitskonzept. Jedes Beratungsangebot – welches den Anspruch hat, professionell und seriös zu sein – soll und muss regelmäßig evaluiert werden. Zur Sicherung des fachlichen Handelns dienen die professionell angewandten Verfahren konzeptgebundener Qualitätssicherung.

Wenn Gesundheitscoaching als eine Maßnahme der Gesundheitsförderung verstanden wird, muss es einen Wirksamkeitsnachweis liefern. Die Ressourcenforschung (die sich an salutogenetische Modellvorstellungen in der Tradition *Antonovsky* orientiert, vgl. 2.1.2) analysiert Ressourcen und Schutzfaktoren, die einen Beitrag zu Gesundheit und Wohlbefinden leisten. Die Ressourcenforschung liefert damit die Grundlagen für Gesundheitsförderungsmaßnahmen. Anders als die Risikoforschung (die Pathogenese) steht sie aber unter einem hohen Legitimationsdruck. Da die Endpunkte bzw. die Wirkung von Gesundheitsförderungsmaßnahmen, insbesondere im Hinblick auf ihre Effekte auf die Gesundheit, meist unklar und damit schlechter nachweisbar sind, lassen sich deshalb auch schlechter finanzielle Ressourcen für Projekte erschließen, denn:

„Wieso soll das Selbstwertgefühl von Mädchen gefördert werden, wenn nicht belegt ist, dass sich dadurch ihre Gesundheit bessert? Und wieso soll mehr Partizipation am Arbeitsplatz eingeführt werden, wenn nicht gesichert ist, dass sich dadurch Fehlzeiten verringern (mal abgesehen davon, dass dadurch Prozesse in Gang gesetzt werden, die vielleicht gar nicht erwünscht sind)?" (*Kolip* 2003, 161).

Angesichts der immer knapper werdenden Ressourcen und da derzeit der Großteil der sowieso geringen Fördermittel in den präventiven Bereich investiert wird, ist es umso wichtiger, an einem Wirksamkeitsnachweis zu arbeiten, der, so *Kolip* (2003), aber nicht leicht zu erbringen ist, da:

- Gesundheitsförderung indirekt wirkt, denn sie will Lebensstile und Lebensweisen als Determinanten der Gesundheit verändern. Dies hat zur Folge, dass die Indikationen zur Erfassung der Effekte schwierig zu bestimmen sind.
- Der Gesundheitsförderung liegen in der Regel Maßnahmen und Programme mit einem hohen Komplexitätsgrad zugrunde, die auf einem dynamischen Verständnis von Gesundheit aufbauen und biologischen, psychologischen, sozialen und ökologischen Einflussfaktoren und Rahmenbedingungen Rechnung tragen.
- Gesundheitsförderung setzt komplexe Prozesse in Gang bzw. unterstützt diese. Dadurch sind die Endpunkte weniger klar als in der Prävention. Hinzu kommt, dass durch die Prozessorientierung in der Gesundheitsförderung sich der Wirksamkeitsnachweis nicht nur auf „Outcomes" beschränken kann, sondern auch die Prozesse untersuchen müssen.
- Gesundheitsförderung will langfristig wirken und Nachhaltigkeit erreichen.

Daher ist die Evidenzbasierung auf der Basis randomisierter kontrollierter Studien nicht möglich, sondern bedarf einer besondere Vorgehensweise (vgl. *Kolip* 2003, 159ff).

Die zentrale Aufgabe des Gesundheitscoachings wird in diesem Zusammenhang sein, ein wissenschaftlich fundiertes Beratungskonzept auf der Grundlage unterschiedlicher theoretisch und empirisch fundierter Erkenntnisse und methodischer Zugänge zur Verfügung zu stellen, um einen Beitrag zu einer evidenzbasierten Gesundheitsförderung zu leisten.

1.5 Eine erste Begriffsbestimmung

Was ist Gesundheitscoaching?
Eine einheitliche Definition gibt es nicht, kann es (noch) nicht geben. An dieser Stelle soll aber die Zielsetzung von Gesundheitscoaching folgend formuliert werden: *Gesundheitscoaching* unterstützt den souveränen und gesunden Umgang mit privaten und beruflichen Herausforderungen. Der Gecoachte soll befähigt werden, im privaten wie beruflichen Kontext mit neuen Situationen, mit Belastungen oder einfach auch mit persönlichen Anliegen in einer für ihn gesunden und zufrieden stellenden Weise umgehen zu können. Dabei spielt der Führungsaspekt, hier primär verstanden als Selbstführung und -steuerung, eine große Rolle: Gesundheitscoaching soll dazu befähigen, sich selbst zu führen und zu steuern. Der Gecoachte soll aktiv das „Steuer" in die Hand nehmen, um die persönliche Gesundheit in die gewünschte Richtung zu bewegen. Hierbei ist der Gesundheitscoach als Lotse zu sehen, der Menschen auf der Basis seiner selbst definierten Gesundheitsbedürfnisse und seines selbstbestimmten Lebensstils in einem Prozess unterstützt. Es zielt auf Empowerment des Einzelnen zur Erreichung von persönlicher Souveränität, der Erfahrung der Selbstwirksamkeit und Aktivierung der Selbstheilungskräfte, um die täglichen Anforderungen im Beruf und im Privaten und die Lebensaufgaben und -ziele in möglichst gesunder und effektiver Weise zu verwirklichen. Die Erhaltung von Gesundheit soll als ein persönliches Projekt verstanden werden, welches schrittweise dazu übergeht, „sich selbst zum Projekt zu machen" und die „positiven Lebensqualitäten der Vitalität, Frische und Leistungsfähigkeit" (siehe Geleitwort) zu genießen. Unter Betrachtung von verschiedenen Perspektiven und unter Anwendung vielfältiger Methoden wird damit das Gesundheitscoaching zu einer optimierungszentrierten Beratungs- und Entwicklungsmaßnahme und zu einem wirksamen Instrument der Förderung von Gesundheit und Persönlichkeitsentwicklung.

In diesem ersten Teil wurden vorhandene Konzepte zum Gesundheitscoaching und die Perspektiven von 11 Experten vorgestellt. Anhand von 14 Thesen wurden hier die wesentlichsten Aspekte für ein fundiertes Konzept Gesundheitscoaching mit professionellem Anspruch aufgezeigt. Sicherlich lassen sich noch weitere Thesen formulieren und sicher fehlen noch zu beachtende Aspekte. Der Anspruch auf Vollständigkeit soll hier gar nicht erst erhoben werden und kann es auch nicht. Wie bei jedem Verfahren bedarf es der Praxiserfahrungen und der stetigen Konzeptveränderungen, wie es sich in einer sich stets wandelnden Welt und in einer hochkomplexen und flexiblen Gesellschaft gar nicht verhindern lässt. „Neue (Arbeits-) Anforderungen und neue gesellschaftliche Bedingungen erfordern Veränderungen in Professionen" (siehe *Ostermann* 2007). Gerade zum Thema Gesundheit gibt es fast täglich neue Fortschritte, Erkenntnisse und (zumeist fragliche) Informationen aus den Medien. Im Gesundheitssystem sind aufgrund der demografischen Veränderungen und der immer knapper werdenden finanziellen Mittel noch vielen teilweise ungeliebten Veränderungen zu erwarten. Ökonomische Aspekte bestimmen zunehmend die Medizin und „drängen" zu finanzierbaren und trotzdem effizienten Veränderungen in dem Versorgungssystem. Die Medien kündigen Veränderung mit Schlagworten wie „Gesundheit gegen Cash " und „Gesundheit kostet extra" (*Fokus* 2008) an. So werden individuelle Gesundheitsleistungen (kurz: IGeL) angeboten, die aber ebenso auch Verunsicherung bei Patienten auslösen und die einer umfassenden Aufklärung und Informationsvermittlung bedürfen – aber wer soll das tun?

Es wird deutlich, dass es Veränderungen auf vielfältigen Ebenen im Gesundheitssystem, bei den Gesundheitsdiensten und -professionen geben wird und muss. Bisher Selbstverständliches und Gewohntes muss hinterfragt und bei Notwendigkeit auch losgelassen werden.

Aber hierin liegt auch die Chance, so dass sich neue innovative und effektive Gesundheitsleistungen etablieren können – so wie das Gesundheitscoaching. Um sich aber abzuheben von den Angeboten auf dem „bunten Gesundheitsmarkt", muss ein Gesundheitscoaching-Angebot mit einem wissenschaftlich fundiertem Konzept hinterlegt sein, welches seine Wirksamkeit nachweisen kann. Es „macht Sinn", hier auf schon evaluierte und erfolgreich nachgewiesene Konzepte und Verfahren zurückzugreifen – so z.B. das Integrative Gesundheitscoaching, welches in Kapitel 4 und 5 näher erläutert wird.

Bevor dieses geschieht, soll in den folgenden Kapiteln jedoch noch die Frage geklärt werden, was sich hinter den Begriffen „Gesundheit" und „Coaching" verbirgt, denn: Ohne ein klares Konzept von Gesundheit und ohne ein klares Konzept von Coaching kann es kein klares Konzept von Gesundheitscoaching geben.

2 Was ist Gesundheit?

Jeder Mensch weiß, was Gesundheit ist, denn niemand ist wirklich Laie in Bezug auf seine eigene Gesundheit. Gesundheit ist ein natürlicher Zustand, mit dem jeder Mensch seine Erfahrungen gemacht hat. Wird man auf aufgefordert, Gesundheit zu definieren, wird es schwieriger. Zu viele Aspekte von Gesundheit gibt es, die sich in unterschiedlichen Definitionen wiederfinden. Gesundheit beruht, wie viele andere Begriffe auch, auf Wertentscheidungen bzw. Normen und somit kommen werttheoretische Überlegungen mit hinzu (vgl. *Wipplinger, Aman* 1998, 18), die eine definitorische Erörterung erschwert. Trotz dieser Schwierigkeiten und der Multidimensionalität von Gesundheit ist es sinnvoll, ja für Psychotherapie, Beratung, Supervision und Coaching unverzichtbar, sich um eine Definition zu bemühen, allein schon um einer einseitigen Defizit- oder Pathologieorientierung zu entgehen. Hier liegt eine Schwachstelle in der Mehrzahl der traditionellen Psychotherapie- und Beratungsansätze, denn wie will man Gesundheit wieder herstellen oder fördern, wenn man keine elaborierte Gesundheitskonzeption hat?

Jeder, der sich aktiv für den Erhalt und die Förderung der Gesundheit einsetzt, hat ein persönliches Verständnis von Gesundheit. Daher ist es wichtig, in jeder Situation herauszufinden, welche Sichtweise gerade zur Geltung kommt. Die Klärung dessen, was der Einzelne selbst unter Gesundheit versteht und was die anderen meinen, wenn sie über Gesundheit sprechen, ist deshalb ein entscheidender erster Schritt für jeden im Gesundheitsbereich Tätigen und für jeden, der sich mit dem Thema Gesundheit beschäftigt. Ansonsten wird man sehr schnell in Auseinandersetzungen über Strategien und Maßnahmen verwickelt, die auf ein unterschiedliches Verständnis von Gesundheit zurückzuführen sind.

Vorgestellt werden nun verschiedene Sichtweisen und Konzepte von und über Gesundheit. Bedeutsame Einflussfaktoren und Aspekte, die bei der Entstehung und dem Erhalt von Gesundheit sowie auch bei der Genesung eine Rolle spielen, werden aufgeführt.

2.1 Verständnis von Gesundheit

Mit dem Gesundheitsbegriff ist eine große Bandbreite von Bedeutungen verbunden, die von rein fachlichen Inhalten bis hin zu allumfassenden moralischen oder philosophischen Bedeutungen reichen können. Das englische Wort für „Gesundheit" (health) ist abgeleitet von dem altenglischem Wort für heilen (hael), was „vollständig" bedeutet und ausdrückt, dass Gesundheit die Integrität, Unversehrtheit oder das Wohlbefinden der ganzen Person betrifft. Es gibt allgemein verbreitete Sichtweisen von Gesundheit, die über Generationen als Teil des gemeinsamen Erbes weitergegeben wurden. Diese werden als „Laienkonzepte" der Gesundheit bezeichnet und im Zuge der Sozialisation erworben. Unterschiedliche Gesellschaften oder Gruppen haben unterschiedliche Vorstellungen darüber, was gemeinhin unter Gesundheit zu verstehen ist.

Im alltäglichen Umgang wird Gesundheit entweder negativ oder positiv interpretiert. Die negative Interpretation versteht Gesundheit als die Abwesenheit von Krankheit oder Leiden. Dies ist das Gesundheitsverständnis des medizinisch-wissenschaftlichem Modells westlicher Prägung (siehe 2.2.1). Eine positive Interpretation versteht Gesundheit als einen Zustand des Wohlbefindens, der in der Satzung der WHO als „Zustand des völligen körperlichen, geistigen und sozialen Wohlbefindens und nicht nur durch die Abwesenheit von Krankheit" definiert wird (WHO 1946).

Aber auch an dieser ganzheitlichen Formulierung von Gesundheit der WHO lassen sich kritische Aspekte benennen:

- Die Definition bezieht sich auf den Zustand der Gesundheit, der statisch angelegt ist und schließt somit jeden möglichen dynamischen Prozess aus, der sich unter einer entwicklungspsychologischen Perspektive zwangsläufig ergibt.
- Als problematisch erweist sich die ausschließliche subjektive Betrachtungsweise, die jegliche objektivierbare Daten übergeht. So könnte z.B. trotz eines subjektiven Wohlbefindens auch eine objektive gesundheitliche Gefährdung vorliegen.
- Die Akzentuierung des vollkommenen Wohlbefindens stellt eine Idealnorm dar, der ein utopischer Charakter zukommt.
- Der Begriff Wohlbefinden ist nicht operationalisiert (vgl. *Kolip, Hurrelmann* 1994; *Lohaus* 1993).

2.1 Verständnis von Gesundheit

Insgesamt gesehen beinhaltet die Definition der WHO trotz dieser Defizite einen Paradigmenwechsel weg von einer expertenorientierten hin zu einer individuenorientierten Auffassung von Gesundheit. Die pathogene Sichtweise wird durch eine ressourcenorientierte Ausrichtung ersetzt, die sich auch mit den Entstehungsbedingungen von Gesundheit befasst. Entsprechend finden in neueren Gesundheitsmodellen neben dem Risikofaktorenmodell, das vom Krankheitsbegriff geprägt ist, auch Modelle Berücksichtigung, die gesundheitliche Protektivfaktoren beschreiben.

Forscher haben die Vorstellungen und „Konzepte" von Gesundheit in der Bevölkerung untersucht. Die Ergebnisse zeigen ein interessantes Bild von Übereinstimmungen in den gesundheitlichen Sichtweisen der Menschen, aber auch von Unterschieden je nach Alter, Geschlecht oder sozialer Schichtzugehörigkeit (*Naidoo, Wills* 2003, 17).

Das Gesundheitsverständnis des Einzelnen ist stets beeinflusst von seiner „social world".

> „Unter **social world** verstehe ich die von einer sozialen Gruppe ‚geteilte Perspektive auf die Welt', eine ‚Weltsicht' (mit ihren belief systems, Wertvorstellungen, Basisüberzeugungen im Mikro- und Mesobereich), eine ‚Weltanschauung' (im Makro- und Megabereich). Soziale Welten in Makrobereichen prägen etwa über einen ‚Zeitgeist' Mikro- und Mesobereiche entweder konformierend – man stimmt zu – oder divergierend – man lehnt sich auf, stemmt sich gegen die Strömungen des Zeitgeistes" (*Petzold* 2000h, aus: *Petzold* 2007c, 9).

Dieses Konzept aus der phänomenologischen Soziologie liegt nahe bei dem „Konzept individueller und kollektiver mentaler Repräsentation" von *Petzold* (siehe 2.3.3). An dieser Stelle soll das Konzept der „représentations sociales" von *Serge Moscovici* als Referenztheorie beigezogen werden, der kollektive Gedankenwelten untersucht hat (denn diese sind Manifestationen „kollektiven Lernens").

> „**Soziale Repräsentationen** sind ein System von Werten, Ideen und Praktiken mit einer zweifachen Funktion: einmal, um eine Ordnung herzustellen, die Individuen in die Lage versetzt, sich in ihrer materiellen und sozialen Welt zu orientieren und sie zu beherrschen, zum anderen um zu ermöglichen, dass zwischen den Menschen einer Gemeinschaft Kommunikation stattfinden kann, indem ihnen ein Code zur Verfügung gestellt wird für sozialen Austausch und ein Code für ein unzweifelhaftes Benennen und Klassifizieren der verschiedenen Aspekte ihrer Welt und individuellen Gruppengeschichte." (*Moscovici* 1976, XIII).

„Wo solche Codes nicht bestehen oder keine hinreichende ‚Passung' zwischen ihnen vorliegt, kommt es zu Konflikten, wird Lernen blockiert, geschieht keine Weiterentwicklung" (*Sieper, Petzold* 2002) oder es bestehen unterschiedliche Sichtweisen auf die Welt und unterschiedliche Weltanschauungen, die zu unterschiedlichen „Mentalisierungen" und Mentalitäten führen.

> „Unter einer **Weltanschauung** ist eine auf Wissen, Erfahrung, Empfinden gegründete Gesamtheit persönlicher Wertungen, Vorstellungen und Sichtweisen über die Welt, Gesellschaft und die Rolle des Einzelnen in ihr zu verstehen. (…) Ein solches Verständnis deckt der Begriff Mentalität, wie er hier verwandt wird, ab, schließt aber ein, dass diese Geisteshaltungen bzw. Einstellungen des Denkens von einer Gruppe von Menschen geteilt wird, deren Verhältnis zur Wirklichkeit und deren individuelles oder kollektives Verhalten durch die vorhandenen „kollektiven mentalen Repräsentationen" bestimmt werden" (*Petzold* 2008b, 27; vgl. 2.3.3).

> „Unter **Mentalisierungen** sind zerebrale und zugleich mentale Prozesse zu verstehen, Prozesse, die „im Geist der Menschen" zu Weltsichten, Weltbildern, Welt- und Lebensanschauungen (*Dilthey, Simmel, Scheler*), Ideen- bzw. Gedankenwelten, geistigen Klimata, Traditionen führen, zu Mentalitäten als „kollektiven mentalen Repräsentationen" (*Moscovici* 2001; *Petzold* 2001p, 2002b aus: *Petzold* 2008b, 27).

Mentalisierungen drücken sich folglich auch aus in den Sichtweisen zur Gesundheit. So definieren ältere Menschen Gesundheit mehr als Ganzheit, Integrität, innere Stärke und Fähigkeit, ihren Alltag zu bewältigen (*Williams* 1983). Jüngere Menschen definieren Gesundheit mehr in Richtung Fitness, Energie oder Stärke (*Blaxter* 1990). Andere Forscher stellten einen Zusammenhang zwischen der sozialen Schichtzugehörigkeit und Konzepten der Gesundheit fest. Angehörige der Mittelschicht haben in der Regel eine positivere Sicht von Gesundheit, die mit Lebensfreude, Fitness und Aktivität verbunden ist. Angehörige der Arbeiterschaft neigen mehr zu einer funktionalen Sicht von Gesundheit, bei der es darum geht, den Alltag bewältigen zu können und in der Lage zu sein, Rollenverpflichtungen erfüllen zu können. Gesundheit wird dann definiert als „Zustand der optimalen Leistungsfähigkeit einer Person zur wirksamen Erfüllung der sozialen Rollen und Aufgaben, die ihm im Zuge des Prozesses der Sozialisation übertragen wurden" (*Parsons* 1972, 117). *Blaxter* (1990) stellt geschlechtsspezifische Unterschiede fest: Männer haben eine eher positive Sichtweise von Gesundheit, die mit Fitness verbunden ist, während bei Frauen eher eine negative Sichtweise von Gesundheit festzustellen ist, nämlich nicht krank zu sein, um alltägliche Aufgaben erledigen zu können (vgl. 2.1.2).

2.1 Verständnis von Gesundheit

Neben oben erwähnten unterschiedlichen „mentalen Repräsentationen" ist eine andere Möglichkeit zur Erklärung diese Unterschiede die Eigen- bzw. Fremdkontrolle menschlichen Handelns. Sie weisen auf den Grad der Handlungsfreiheit und Selbstbestimmung hin, den Menschen glauben zu haben (vgl. 2.3.2.1, *Banduras* Konzept des self-efficacy, 1982). So sind Menschen mit einem hohen Grad an wahrgenommener Eigenkontrolle davon überzeugt, dass sie die notwendigen Kompetenzen haben, um ihr Leben selbst zu bestimmen. Menschen mit einem hohen Grad an wahrgenommener Fremdkontrolle glauben im Gegensatz dazu, dass sie kaum Möglichkeiten haben, ihr Leben zu verändern. Beide Sichtweisen haben entsprechende Auswirkungen auf die Motivation, das eigene Gesundheitsverhalten zu verändern.

Naidoo und *Wills* (2003) problematisieren den bestehenden Unterschied zwischen den Gesundheitskonzepten der allgemeinen Bevölkerung und denen der Gesundheitsberufe. Im Mittelpunkt stehen dabei Kommunikationsschwierigkeiten zwischen im Gesundheitswesen Tätigen und ihren Klienten sowie die mangelnde Befolgung der verordneten Behandlungsformen durch die Klienten. Wie oben erwähnt, kommt es zu Konflikten, wenn keine hinreichende „Passung" zwischen den unterschiedlichen „sozialen Repräsentationen" vorliegt. Menschen in Gesundheitsberufen erwerben ihre professionellen Sichtweisen der Gesundheit im Zuge ihrer Berufsausbildung. Diese Sichtweisen überlagern ihre ursprünglichen Ansichten zur Gesundheit, die sie in früheren Jahren von der Familie und ihrem weiteren sozialem Umfeld übernommen hatten. Theoretisch sind die im Gesundheitswesen Tätige also mit den unterschiedlichen Sichtweisen vertraut. Die Gesundheitskonzepte der wissenschaftlichen Medizin und die der Öffentlichkeit sind sich also nicht völlig fremd, sondern überlappen sich gegenseitig und existieren nebeneinander. Dieses gilt jedoch nicht für die allgemeine Bevölkerung, was dazu führen kann, dass beide Gruppen zwar miteinander über Gesundheit reden, aber beide verschiedene Konzepte im „Kopf" haben (worüber in der Regel nicht gesprochen wird).

Seedhouse unternahm 1986 den Versuch, ein Gesamtkonzept von Gesundheit zu entwickeln, das die unterschiedlichen Sichtweisen und Konzepte in Einklang bringen sollte. Dazu fasste er zunächst verschiedene existierende Konzepte von Gesundheit zusammen und systematisierte sie (vgl. Abb. 1).

Konzept der Gesundheit als Zustand vollkommenen Wohlbefindens:	Eine Reihe von Konzepten, die Gesundheit als persönliche Stärke oder Fähigkeit ansehen – physisch, metaphysisch oder intellektuell:
■ Ein „sokratisches" Ziel des in jeder Beziehung vollkommenen Wohlbefindens. ■ Ein Selbstzweck. ■ Krankheit, Kranksein, Behinderung und soziale Probleme darf es nicht geben.	■ Diese Stärken und Fähigkeiten sind keine Waren, die vergeben oder gekauft werden können. Noch sind sie vollkommene Zustände. Sie werden als persönliche Aufgabe gesehen. Sie können verloren gehen. Sie können gefördert werden.

Konzept der Gesundheit als Voraussetzung zur vollen Ausschöpfung der Möglichkeiten des Einzelnen

„Der optimale Gesundheitszustand einer Person entspricht dem Zustand seiner Rahmenbedingungen, die es ihm oder ihr ermöglichen daran zu arbeiten, seine bzw. ihre realistisch ausgewählten und biologischen Möglichkeiten voll zu verwirklichen. Einige dieser Rahmenbedingungen sind von größter Bedeutung für alle Menschen. Andere hängen von den jeweiligen Fähigkeiten und Umständen des Einzelnen ab" (S. 61)

– Erreichbar durch die Beseitigung von Hindernissen

Konzept der Gesundheit als Ware, die gekauft oder gegeben werden kann:	Konzept der Gesundheit als geistige und körperliche Fitness zur Erfüllung seiner täglichen Rollenverpflichtungen als Mitglied der Gesellschaft (d. h. sich gesellschaftskonform/normal zu verhalten):
■ Das Grundprinzip, das hinter der Theorie und Praxis der Medizin steckt. ■ In der Regel ein Endziel für den Versorger und ein Mittel zum Zweck für den Empfänger. ■ Gesundheit geht bei der Präsenz von Krankheit, Kranksein, Schmerz oder Behinderung verloren. Schritt für Schritt kann sie vielleicht wieder hergestellt werden.	■ Ein Mittel zur Erreichung eines gesellschaftskonformen Verhaltens. ■ Alle funktionsunfähig machenden Krankheiten, Leiden oder Behinderungen darf es nicht geben.

Abbildung 1: Zusammenfassung verschiedener Konzepte von Gesundheit aus: *Seedhouse* 1986, in: *Naidoo, Wills* 2003, 22

2.1 Verständnis von Gesundheit

Jedes der vier in der Abbildung dargestellten Gesundheitskonzepte hat kritische Aspekte:

1. *Gesundheit als Zustand vollkommenen Wohlbefindens* bietet eine ganzheitliche und positive Definition. Sie weist auf die Wechselbeziehungen zwischen den verschiedenen Dimensionen der Gesundheit hin: Jemand ohne Krankheit kann sich einsam, isoliert und schlecht fühlen; jemand, der eine ärztlich diagnostizierte Erkrankung hat, kann sich gut und wohl fühlen. Diese Definition ist aber zu vage und idealistisch, um praktische Orientierung zu geben. Gesundheit als ein Zustand des vollkommenen Wohlbefindens ist wohl unerreichbar.
2. *Gesundheit als persönliche Stärke* ist eine aus der Humanpsychologie abgeleitete Vorstellung, die besagt, dass jemand durch Selbstverwirklichung und Selbstentdeckung gesund werden kann (*Maslow* 1970). Dieser Ansatz ermutigt den Einzelnen, seine Gesundheit selbst zu definieren, berücksichtigt aber nicht das gesellschaftliche Umfeld, das Gesundheit und Erkrankung mit bedingt.
3. *Gesundheit als Ware* führt zu unrealistischen Erwartungen an die Gesundheit, nämlich als etwas, das man käuflich erwerben kann. Gesundheit kann nicht durch höhere Ausgaben für die Gesundheitsversorgung garantiert werden. Diese Sichtweise verleitet auch dazu, die ganzheitliche Erfahrung von Gesundheit und Krankheit in einzelne Teile zu zerlegen, die dann entsprechend in Rechnung gestellt werden können. Dieses entsteht im Widerspruch zu dem, wie Menschen Gesundheit und Kranksein tatsächlich erleben.
4. *Gesundheit als körperliche und geistige Fitness* ist eine Sichtweise, die von dem Soziologen *Parsons* (1972) entwickelt wurde. Sie geht davon aus, dass Gesundheit vorliegt, solange jemand die von ihm erwarteten Alltagsaufgaben und sozialen Rollen noch erfüllen kann. Diese strukturfunktionale Sicht von Gesundheit orientiert sich an der Erfüllung sozialer Normen ohne Berücksichtigung individueller Unterschiede. Sie schließt damit Menschen aus, die aufgrund von chronischer Erkrankung oder Behinderung nicht in der Lage sind, ihren normalen sozialen Rollenverpflichtungen (wie z.B. der des Arbeitnehmers) nachzukommen. Das heißt, jemand der gegen seine Behinderung ankämpft und lernt damit umzugehen, wird aufgrund dieser Sichtweise nicht als gesund angesehen.

Seedhouse (1986) schlägt vor, dass diese vier Gesundheitskonzepte zu einem einheitlichen Konzept der Gesundheit zur Selbstverwirklichung des Menschen zusammengefasst werden können. Damit wäre Gesundheit für die Menschen mehr ein Mittel zur Erreichung eines bestimmten Ziels und weniger ein festgelegter Zustand, den sie anstreben sollten. Unter der Voraussetzung, dass bestimmte Grundbedingungen der Gesundheit gegeben sind, können die Menschen zur vollen Ausschöpfung ihrer vorhandenen Möglichkeiten befähigt werden. Sich für Gesundheit einzusetzen hieße dann, diese Grundbedingungen herzustellen:

- Grundlegende Bedürfnisse nach Nahrung, Wasser, Wohnraum und Geborgenheit,
- Zugang zu Informationen über die Faktoren, die die Gesundheit beeinflussen,
- Fähigkeiten und Selbstvertrauen zur adäquaten Nutzung dieser Informationen.

Diese Sichtweise berücksichtigt die unterschiedlichen Ausgangspositionen der Menschen, die der vollen Ausschöpfung ihrer gesundheitlichen Potentiale entsprechende Grenzen setzen. Sie schließt ein positives Verständnis von Gesundheit ein. Es trifft für alle Menschen – unabhängig von ihren Lebensumständen – zu. Jedoch finden die gesellschaftlichen Determinanten der Gesundheit nicht genügend Beachtung. Der einzelne Mensch hat in der Regel nur wenig Spielraum bei der Bestimmung der optimalen Voraussetzungen zur Verwirklichung seiner vollen Gesundheitspotentiale.

Die *WHO* (1984) definiert:

„**Gesundheit** ist das Ausmaß, in dem Einzelne oder Gruppen in der Lage sind, einerseits ihre Wünsche und Hoffnungen zu verwirklichen und ihre Bedürfnisse zu befriedigen, andererseits aber auch ihre Umwelt meistern oder verändern können. In diesem Sinne ist Gesundheit als ein wesentlicher Bestandteil des alltäglichen Lebens zu verstehen und nicht als vorrangiges Lebensziel. Gesundheit ist ein positives Konzept, das die Bedeutung sozialer und individueller Ressourcen der Menschen ebenso betont wie dessen körperliche Leistungsfähigkeit".

Diese Definition macht deutlich, dass die Gesundheit sowohl ein Produkt der Gesellschaft als auch des Einzelnen ist und sie hebt den dynamischen und positiven Charakter der Gesundheit hervor. Gesundheit wird nicht nur als ein grundlegendes Menschenrecht betrachtet, sondern auch als eine gesellschaftliche Investition. Diese Ansicht wurde durch die Jakarta Erklärung nochmals bekräftigt, in der die Gesundheit eng mit der sozialen und ökonomischen Entwicklung verknüpft wird (*WHO* 1997). Diese Definition berücksichtigt die Problemlagen vieler Gruppen, etabliert einen breiten Konsens zur Setzung neuer Prioritäten und legitimiert eine Reihe innovativer Aktivitäten im Bereich der Gesundheit. Jedoch erschwert eine solche breite Gesundheitsdefinition, Prioritäten für die praktische Arbeit zu setzen. Ferner wird eine subjektive Betrachtungsweise vorgenommen, die die objektivierbaren Daten übergeht. *Hurrelmann* (1994) definiert Gesundheit daher als „Zustand des objektiven und subjektiven Befindens einer Person, der gegeben ist, wenn diese Person sich in den physischen, psychischen und sozialen Bereichen ihrer Entwicklung im Einklang mit den Möglichkeiten und Zielvorstellungen und den jeweils gegebenen äußeren Lebensbedingungen befindet" (*ebd.* 16). Gesundheit hat für *Hurrelmann* somit gleichfalls physische, psychische und soziale Anteile, die in wechselseitigem Zusammenhang stehen. Sie ist dann beeinträchtigt, wenn in einem oder mehreren dieser Bereiche Anforderungen bestehen, die von der Person nicht erfüllt und bewältigt werden können. Die daraus entstehenden Beeinträchtigungen können, müssen sich aber nicht durch Auffälligkeiten in einem dieser Bereiche zeigen. Zudem können sie sich im subjektiven Erleben und in ihrer objektiven Betrachtung durchaus unterscheiden. Wie die psychologische und medizinische Praxis zeigt, deckt sich subjektives und objektives Befinden nicht immer (besonders diskrepant sind der Unterschied bspw. bei den Krankheitsbildern wie der Anorexia nervosa, Alkoholismus, Manie). Hervorzuheben ist auch der funktionale Charakter, den *Hurrelmann* seiner Gesundheitsdefinition verleiht. Gesundheit ist nicht mehr als eine Idealnorm zu verstehen, sondern wird erst im Zusammenhang mit den Möglichkeiten und Zielvorstellungen der jeweiligen Person erfahrbar. Sie ist so eine gelungene Abstimmung von Anforderungen und Bedürfnissen, die sich aus den sogenannten Abhängigkeits- und Bestimmungsfeldern wie Körper und Selbst, soziale Lebenswelt und Umwelt ergeben. Bei dieser Definition wird Gesundheit nicht als Ist-Soll-Zustand, sondern als dynamischer Prozess gesehen (vgl. *Amann, Wipplinger* 1998, 22).

2.1.1 Kulturabhängiges Verständnis von Gesundheit

Jede Kultur hat ihr eigenes Verständnis von Gesundheit. Was in der einen Gesellschaft als krank gilt, kann in einer anderen als „normal" gelten. Und: Nicht nur, ob jemand krank ist, wird in hohem Maße gesellschaftlich bestimmt, sondern ebenfalls wie mit Krankheit umgegangen wird. Die Art und Weise wie Gesundheit und Krankheit gesehen wird, spiegelt letztlich die Grundwerte einer Kultur und deren Verständnis vom Leben in der Gemeinschaft und der Welt wider.

Der Einfluss der Kultur auf das Gesundheitsverständnis wird am deutlichsten beim Studium anderer Gesellschaftsformen. Während eines Aufenthaltes in

Papua Neuguinea erfuhr die Autorin z.B. diesen Unterschied: So hängen Tod, Krankheit, Unglück unmittelbar mit der Person und dem Clan zusammen. Krankheit wird als Folge bösartiger menschlicher oder übernatürlicher Kräfte betrachtet. Der Grund für das Sterben eines Menschen wird im magischen Bereich gesehen. Magische Kräfte, die von den Menschen untereinander eingesetzt werden, können negativ oder positiv sein. „Weiße Magie", die auf der Voraussetzung basiert, dass Gleiches Gleiches hervorruft, kann Gesundheit, Jagdglück, gute Ernten oder sonstiges Wohlergehen bringen. In der „schwarzen Magie" gibt es viele Formen von Hexerei, deren Ziele stets darauf hinauslaufen, Menschen zu schaden oder gar zu töten. Die Einheimischen berichteten von Ereignissen und Krankheiten, für die Geister „verantwortlich" gemacht wurden. Der Schutz vor diesen Geistern war deshalb eine wichtige Aufgabe des Clans. So wurde der Autorin z.B. bei einem Besuch eines Dorfes eine „spezielle" Flüssigkeit über die Füße gegossen, um zu verhindern, dass die bei ihr möglicherweise vorhandenen bösen Geister in die Dorfgemeinschaft gelangten.

In multikulturellen Gesellschaften gibt es eine Vielfalt kulturspezifischer Sichtweisen von Gesundheit und Krankheit. So gibt es für den Einzelnen „befremdlich" erscheinende – weil nicht in die Kultur integrierte – Praktiken und Maßnahmen auf dem Gesundheitsmarkt, die daher abgelehnt werden, sowie nebeneinander existierende Sichtweisen. Zum Beispiel hat sich die traditionelle chinesische Medizin außerhalb, aber zunehmend auch innerhalb des Nationalen Gesundheitsdienstes etabliert: Auf der Grundlage des chinesischen Gesundheitsverständnisses werden entsprechende Behandlungen angeboten, z.B. Akupunktur oder die chinesische Kräutermedizin (vgl. *Naidoo, Wills* 2003, 19f).

Kultur ist also nicht statisch zu verstehen, sondern als die Synergie der dynamischen Regulations- und Entwicklungsprozesse (siehe in 2.2.4), die als Kulturation bezeichnet wird.

„Diese Prozessualität macht ihre Lebendigkeit aus und kennzeichnet die Qualität der kulturschaffenden bzw. kulturschöpferischen gesellschaftlichen Aktivitäten (the „making of a culture"), in denen die Kultur in ihrem Bestand gepflegt und beständig weiter entwickelt wird durch die individuelle und kollektive Kulturarbeit. (…) Von daher ist **Kulturarbeit** immer zugleich kritische Bewusstseinsarbeit (Wahrnehmen, Erfassen, Verstehen, Erklären) und kokreative, proaktive Gestaltungsarbeit (Handeln, Schaffen, Verändern), transversal auf allen Ebenen in allen Bereichen des Kulturationsprozesses, um das Projekt der Entwicklung einer konvivalen, d.h. menschengerechten und lebensfreundlichen Kultur voranzubringen" (*Petzold* 2007c, 44f).

2.1 Verständnis von Gesundheit 93

So muss sich jeder, der sich aktiv um die Verbesserung und Förderung von Gesundheit kümmert, die jeweilige Kultur mit ihren jeweiligen Kognitionen und „kollektiven mentalen Repräsentationen" (siehe 2.3.3) berücksichtigen.

2.1.2 Geschlechtsabhängiges Verständnis von Gesundheit

Die heute komplexe Bedeutung des Begriffs „Gender" entspringt einer Reihe psychologischer, philosophischer, soziologischer, biologischer, medizinischer und feministischer Diskussionen um Geschlecht und Geschlechtlichkeit. Eine heute gängige Meinung ist, dass „Geschlecht" bzw. „Gender" im Verlauf des individuellen Enkulturations- und Sozialisationsprozesses entwickelt wird und somit eine soziale Konstruktion ist (vgl. *Abdul-Hussain* 2008, 12f). An dieser Stelle wird auf die Kontext- und Kontinuumsbezogenheit von Enkulturations- und Sozialisationsprozessen aufmerksam gemacht, indem erneut auf die Konzepte der „social worlds" und der „persönlichen und kollektiven mentalen Repräsentationen" des Integrativen Ansatzes hingewiesen wird (vgl. *Petzold* 2000h; siehe 2.3.3). In den unterschiedlichen „social worlds", an denen Menschen im Laufe ihres Lebens partizipieren oder von denen sie ausgeschlossen werden, sind unterschiedliche Weltanschauungen und Überzeugungen mit Gender vorherrschend und prägend. Im Gesundheitsbereich begegnet man unterschiedlichen Gendervorstellungen in den verschiedenen sozialen Welten, etwa bei Supervisionsprozessesn im Krankenhausbereich, wo das Geschlechterverhältnis und die Interaktionen zwischen Frauen und Männern durch die historische Geschlechterhierarchie aufgrund der Geschlechterverteilung in den Berufen des Arztes (und heute auch der Ärztin) und der „Krankenschwester" (heute Gesundheits- und Krankenpfleger) mitbestimmt ist (vgl. *Abdul-Hussain* 2008, 20f).

Garfinkel zeigte in einer Studie, dass Menschen – bestimmte soziokukturelle Gruppen – in alltäglichen Interaktionen Gender inszenieren und konstruieren. Er geht davon aus, dass alle alltäglichen Handlungen durch Geschlecht geprägt sind, der Mensch also in jeder Situation das eigene und das Geschlecht aller anderen Personen wahrnimmt und gesellschaftlichen Normen entsprechend agiert. Durch diese Omnipräsenz von Geschlecht wird Geschlecht (all)täglich neu konstruiert und inszeniert. Dieser Prozess gründet nach *Garfinkel* auf wechselseitigen Verhaltenserwartungen und -entsprechungen in jeder Interaktion. „Weiblichkeit" und „Männlichkeit" sind demnach nicht einfach nur an biologische Faktoren gebunden. Alltag bedeutet für alle Menschen, eine permanente Konstruktion von Geschlecht zu bewältigen. Für diesen Prozess der Geschlechtsdarstellung und -

wahrnehmung im Alltag wurde in der Ethnomethodologie der Begriff „doing gender" eingeführt (vgl. *Abdul-Hussain* 2008, 24).
Gender liegt auch im Interessenfokus der Gesundheitswissenschaften. Geschlechtsunterschiede in Gesundheit und Krankheit sind in zahlreichen Studien nachgewiesen worden. Für westliche Industrieländer lässt sich beim Blick auf die vorhandenen Indikatoren ein scheinbares Paradox aufzeigen: Zwar leben Frauen länger als Männer, zugleich ist ihre subjektive Befindlichkeit schlechter. *Kolip* (2003) fasst das Geschlechterparadox der Gesundheitsforschung zusammen:

- Frauen haben eine um sechs Jahre höhere Lebenserwartung.
- Die Zahl der bei Gesundheit verbrachten Lebensjahre ist für Frauen und Männer annähernd gleich.
- Die Übersterblichkeit der männlichen Bevölkerung vor dem 65. Lebensjahr geht vor allem auf verhaltensbedingte Todesursachen zurück (Unfälle, Suizid, Herzinfarkt, Leberzirrhose, Lungenkrebs).
- Für Frauen und Männer lassen sich spezifische Morbiditätsprofile identifizieren. Im mittleren Lebensalter ist die Häufigkeit psychischer Störungen in der weiblichen sowie die stärkere Unfallgefährdung in der männlichen Bevölkerung auffällig (vgl. *ebd.* 642f).

Epidemiologische Studien zeigen, dass die Prävalenz nicht bedrohlicher, akuter und chronischer Krankheiten bei Frauen höher ist, Männer hingegen häufiger von lebensbedrohlichen Erkrankungen betroffen sind. Die Befunde zu Morbidität und Mortalität werden ergänzt durch geschlechtsspezifisches Risiko-, Vorsorge- und Krankheitsverhalten und durch geschlechtsspezifische Wahrnehmung und Bewertung körperlicher Prozesse. Als Erklärung der Geschlechtsunterschiede werden biologische, soziale und kulturelle Faktoren, unterschiedliche Arbeits- und Lebensbedingungen, Erfahrungen mit dem Gesundheitssystem und gesundheitsriskantes Verhalten angegeben (vgl. *Kolip* 2003, 649f).

Auf die beiden letztgenannten Faktoren soll kurz eingegangen werden: Die unterschiedliche Bereitschaft und Art, über Beschwerden zu reden, hat Auswirkungen auf die Interaktion in der ärztlichen Praxis. Frauen und Männer reden in der Regel unterschiedlich über ihre Beschwerden. Während Männer sich meist auf die Beschreibung körperlicher Symptome beschränken, betten viele Frauen ihre Beschwerden in einen psychosozialen Zusammenhang ein. Entsprechende Geschlechtsstereotype wirken sich auf Seiten der Ärzte aus: Während bei Patientinnen psychosomatische Aspekte explizit in die Diagnostik einfließen, werden männliche Beschwerden überwiegend in rein somatischen Kategorien erfasst. Im

2.1 Verständnis von Gesundheit

Zusammenhang mit der differenziellen Reaktion des Medizinsystems auf die Beschwerden ist ebenfalls von Bedeutung, dass körperliche Umbruchphasen – wie Menstruation, Schwangerschaft, Geburt oder Menopause – pathologisiert und medikalisiert werden (vgl. *Kolip* 2003, 650f).

Die Analyse der Todesursachenstatistik zeigt, dass die vorzeitige Sterblichkeit der Männer hauptsächlich auf Todesursachen zurückzuführen ist, die durch Verhaltenskomponenten geprägt sind: Männer rauchen häufiger, konsumieren mehr Alkohol, sie verhalten sich im Straßenverkehr riskanter, schützen sich schlechter vor UV-Strahlung, ernähren sich ungesünder und nehmen seltener Früherkennungsuntersuchungen in Anspruch. Frauen hingegen treiben seltener Sport, nehmen häufiger psychotrope Medikamente ein und zeigen restriktivere Formen des Essverhaltens, die zu Essstörungen führen können. In einigen Bereichen (vor allem dem Tabakkonsum) ist zu beobachten, dass sich die Geschlechter annähern (daraus abgeleitet, dass sich die Unterschiede in der Lebenserwartung zukünftig verringern könnten). Als Erklärung werden geschlechtsspezifische Sozialisationserfahrungen angegeben, die Mädchen und Jungen einen unterschiedlichen Umgang mit dem Körper nahe legen. Unter dem Stichwort „doing gender" wird diskutiert, dass gesundheitsriskantes Verhalten auch identitätsstiftende Momente hat – es dient der Darstellung von Weiblichkeit und Männlichkeit. So argumentieren Anhänger des Lebensweisenkonzepts, dass Frauen die Attribute passiv, abhängig und krank von der Gesellschaft anerzogen werden (vgl. „Prozess der Mentalisierung", 2.3.3). Frauen nehmen deshalb bereitwilliger die Krankenrolle an. Im Gegensatz dazu werden Männer, sowohl bei der Arbeit als auch in ihrer Freizeit, eher zu einem forschen und risikoreichen Verhalten ermutigt (vgl. *Naidoo, Wills* 2003, 36f).

Die Arbeit im psychosozialen Feld setzt nach *Gahleitner* und *Ossola* (2007) eine sehr differenzierte und situationsspezifische Auseinandersetzung mit geschlechtsspezifischen Aspekten voraus:

> „Nur so können bewusst alternative Bewältigungsmöglichkeiten durchdacht, in Angemessenheit an die jeweilige Situation der Männer und Frauen angeboten und in die Umsetzung gebracht werden. Es könnte also durchaus erstrebenswert sein, darauf hin zu arbeiten, dass Männer weniger „Raubbau mit sich" betreiben und weniger in die Kategorie „Täterpersönlichkeiten" eingeordnet werden und Frauen nicht mehr gedankenlos – durch eigene genauso wie durch Fremdzuschreibungen – als „mimosenhaft und zimperlich" abgestempelt werden und in der Opferrolle verharren. Selbst diese Möglichkeit hat jedoch ihre Grenzen. Letztlich kann der gesellschaftliche Hintergrund nur gesellschaftspolitisch durch einen Abbau der Machtverhältnisse verändert werden, wie die Frauenbewegung dies bereits vor Jahrzehnten gefordert hat. In jedem Fall je-

doch wäre die Psychotherapie-Forschung und -Praxis „gut beraten, wenn sie den Blick öffnet für **geschlechtsspezifische Differenzen"** (*Gahleitner, Ossola* 2007, 438).

Als Fazit bleibt festzuhalten: Jede Beratung, Maßnahme und Methode im Sinne der Gesundheit, die die Thematisierung der Geschlechterrolle ausklammert, „verschenkt" wertvolle Ansatzpunkte und ist weniger effektiv als sie es vermutlich sonst sein könnte (siehe These 7 in 1.4 und 4.1).

2.2 Gesundheitsmodelle

„Wo fehlt es Ihnen denn?" – kaum eine Frage, die man mittlerweile seltener, aber doch noch gelegentlich von einem Arzt an den Patienten gerichtet hört, drückt so eindeutig die pathogenetische Orientierung der etablierten Medizin aus.

In den modernen Industriegesellschaften wurde die vorherrschende professionelle Sichtweise von Gesundheit von dem medizinisch-wissenschaftlichen Modell westlicher Prägung dominiert. Dieses Modell wurde und wird häufig noch immer von den meisten Gesundheitsexperten im Verlauf ihrer Ausbildung und Praxis übernommen. Es arbeitet mit einer relativ engen Sicht von Gesundheit, die häufig auch benutzt wird, das Nichtvorhandensein einer Krankheit oder Erkrankung festzustellen. So wird Gesundheit zu einem negativen Begriff, der weniger definiert, was Gesundheit ist, sondern mehr, was Gesundheit nicht ist (vgl. *Naidoo, Wills* 2003, 8f).

Diese Sicht von Gesundheit ist extrem einflussreich, da sie einen Großteil der Ausbildung und Ethik der Gesundheitsberufe ausmacht und zudem in einer Vielzahl von Lebenszusammenhängen außerhalb des Gesundheitswesens propagiert wird (z.B. Vermittlung von Gesundheitskonzepten durch die Medien). Mittlerweile gibt es „neuere" Konzepte von Gesundheit, die den Schwerpunkt auf das „Gesunde" trotz des „Kranken" legen. Diese Konzepte definieren, was Gesundheit ist und betrachten Gesundheit „ganzheitlicher".

2.2.1 Das medizinisch-wissenschaftliche Modell

Das medizinisch-wissenschaftliche Modell entstand in Westeuropa im Zeitalter der Aufklärung. In früheren Zeiten bestimmte die Religion die Formen der Erkennens und Verstehens der Welt. Die Aufklärung veränderte diese Ordnung und ersetzte die Religion durch die Vernunft und Wissenschaft als vorherrschen-

2.2 Gesundheitsmodelle 97

de Methode der Erkenntnisgewinnung – begleitet durch die starke Ausbreitung von Methoden und Techniken zur Erforschung der Welt. Die Erfindung des Mikroskops und Teleskops offenbarte ganz neue Welten, die vorher unsichtbar waren. Beobachtungen, Berechungen und Klassifizierungen waren die Methoden zur Erweiterung des Wissens. Ebenfalls wurde der menschliche Körper zu einem Schlüsselobjekt des Strebens nach wissenschaftlich gesichertem Wissen. Was beobachtet, gemessen und klassifiziert werden konnte, war im objektiven und allumfassenden Sinn auch richtig bzw. „wahr".

Doyal (1984) verweist auf fünf grundlegende Annahmen der modernen Medizin westlicher Prägung. Dies sind:

1. Der Körper ist wie eine Maschine, in der alle Teile miteinander verbunden sind, aber voneinander abgetrennt und separat behandelt werden können.
2. Gesundheit bedeutet das richtige Funktionieren aller Körperteile.
3. Kranksein ist die messbare Fehlfunktion bestimmter Körperteile.
4. Krankheit wird verursacht durch interne Prozesse (wie z.B. dem Alterungsprozess) oder durch externe Prozesse (wie z.b. das Eindringen von Krankheitserregern in den Körper).
5. Medizinische Behandlung zielt darauf, das normale Funktionieren bzw. die Gesundheit des Körpers wieder herzustellen (*ebd.* 9).

Diese Sichtweise versteht Gesundheit und Krankheit als ein Kontinuum, d.h. desto mehr Krankheit eine Person „hat", desto weiter ist die Person von der Gesundheit und „Normalität" entfernt. Dies impliziert zugleich eine moralische Vorstellung, nämlich dass das Normale gleich das Gute sei. *Sonntag* (1988) stellte dar, wie in den 80er Jahren entsprechende Metaphern zur Beschreibung von Aids benutzt wurden. Begriffe wie „Invasion", „Sünde" und „Seuche" ließen Aids als eine Bestrafung für ungesundes (unmoralisches) Sexualverhalten erscheinen.

Die pathogene Ausrichtung führte dazu, dass in Forschung oder klinischer Arbeit nach den Risikofaktoren für spezifische Erkrankungen gesucht wurde. Die Pathogenese vertritt das Konzept der multiplen Verursachung und des ätiologischen Dreiecks von Wirkfaktor, Patient und Umwelt. Sie sucht nach den physiologischen, biologischen oder psychosozialen pathogenen Einflüssen, die dazu führen, dass ein Individuum von einer Krankheit X heimgesucht wurde. Das Interesse von Forschung und Praxis im Gesundheitssektor richtet sich jedoch schon länger weniger auf die Entstehung von Krankheit, sondern rückt verstärkt die Frage nach der Entstehung und Aufrechterhaltung von Gesundheit, also die Salutogenese, in den Mittelpunkt. Die Salutogenese sucht nach den Faktoren, die aktiv für eine Bewegung in Richtung Gesundheit verantwortlich sind, die *Antonovsky* (1993) die „heilsamen Ressourcen" (salutary ressources) nennt.

2.2.2 Das Salutogenesekonzept

„Wann bleibt jemand gesund?" und „Wie wird man, wo immer man sich im Strom des Lebens befindet, ein guter Schwimmer?", fragte sich der amerikanisch-israelische Medizinsoziologe *Aron Antonovsky* (1923-1994) und entwickelte das Salutogenesekonzept (vgl. *Lorenz* 2004). In einer Umfrage unter jüdischen Frauen, die den Aufenthalt eines KZ überlebt hatten, zeigte sich, dass 29% von ihnen als psychisch gesund bezeichnet werden konnten. *Antonovsky* fragte sich, wie Menschen mit einer derart erschütternden Lebensgeschichte ihr seelisches Wohlbefinden wieder erreichten, wobei die Frage nach der körperlichen Gesundheit ähnliche Ergebnisse erbrachte. Im Folgenden konzentrierte sich *Antonovsky* darauf, die Bewältigungsmechanismen und die psychischen Merkmale aufzufinden, die es Menschen trotz widriger Umstände, Veränderungen oder Stress ermöglichen, gesund zu bleiben. Sein Anliegen lautet: Wie verarbeitet der Einzelne Spannungszustände und bleibt dabei gesund? Wie lassen sich Mechanismen einer gesunden Verarbeitung stärken?

Antonovsky kritisiert das dichotome und pathogenetische Modell. Er begreift Krankheit als notwendigen Bestandteil des Lebens, in dem sich Krankheit und Gesundheit mischen. Er beschreibt dieses mit dem Bild des Flusses: Der Mensch befindet sich „in verschiedenen Flüssen, deren Strömungen und Strudel oder andere Gefahrenquellen variieren; niemand befindet sich jemals am sicheren Ufer"; Gesund-bleiben heißt hierbei ein guter Schwimmer zu werden. Mit der Metapher des Skifahrers schreibt er: „Wir alle fahren eine lange Skipiste hinunter. Während die Pathogenese sich hauptsächlich mit den Fahrern beschäftigt, die an einen Felsen oder Baum gefahren sind oder in eine Gletscherspalte fielen bzw. mit denen, die andere davon überzeugen wollen, dass es besser ist, überhaupt nicht Ski zu fahren, fragt sich die Salutogenese, wie die Piste ungefährlicher gemacht werden kann und wie man Menschen zu sehr guten Skifahrern machen kann." Die individuelle Fähigkeit „Skifahren" entspricht einer Persönlichkeitseigenschaft, die *Antonovsky* als „Kohärenzsinn" (siehe 2.3.2.1) bezeichnet (*ebd.* 1993, 7f). Gesundheit und Krankheit sind also zwei entgegengesetzte Pole einer Skala. Meistens bewegt sich der Einzelne zwischen diesen beiden Polen irgendwo im mittleren Bereich.

2.2 Gesundheitsmodelle

In welche Richtung er sich bewegt, hängt dabei weniger von äußeren Umständen als von inneren Einstellungen ab.

Die Salutogenese ist kein Rezept für richtige Lebensgestaltung, sondern sie liefert eine Beschreibung von kognitiven Merkmalen gesunder Menschen. Damit gibt *Antonovsky* wertvolle Anregungen, wie man z.B. lernen kann, Verantwortung für das eigene Wohlbefinden zu übernehmen und angemessen mit Krankheiten umzugehen. Er selbst sagte in einem Vortrag 1990:

> „Wer sagt, dass Gesundheit der einzige Wert im menschlichen Leben ist oder auch nur der Wichtigste? (...) Eine salutogenetische Orientierung macht keine Vorschläge für ein gutes Leben im moralischen Leben, sie kann nur das Verständnis von Krankheit und Gesundheit erleichtern" (*Antonovsky* 1997, 189).

Antonovskys Modell der Salutogenese entstand in zeitlichem Zusammenhang mit einer allgemeinen Kritik an der Gesundheitsversorgung. Gleichzeitig fand eine intensive Auseinandersetzung mit dem Gesundheits- und Krankheitsverständnis statt und es wurde deutlich, dass das pathogenetische Krankheitsmodell nicht den Gegebenheiten des menschlichen Daseins genügte. Das pathogenetische Modell geht von der Homöostase aus: der Vorstellung, dass der Mensch in einer inneren und äußeren Stabilität lebt. Nur in Ausnahmefällen wie bei kritischen Lebensereignissen oder Krankheiten kommt es zu Beeinträchtigungen dieses Zustandes. Bei dieser Auffassung besteht die Gefahr, dass in verkürzter Weise zurückgeschlossen wird, dass Gesundheit durch das Entfernen krankmachender Faktoren sozusagen garantiert sei.

Das salutogenetische Modell vertritt die Idee der Heterostase: Der Mensch bewegt sich in der fehlenden Stabilität. Ungleichgewicht und Leid sind hier ebenso wie der Tod inhärente Bestandteile menschlicher Existenz.

Aus dem grundlegend anderen Verständnis von Pathogenese und Salutogenese leiten sich unterschiedliche Handlungsansätze ab. So orientiert sich ein Arzt z.B. pathogenetisch an der Krankengeschichte und aus salutogenetischer Sicht an der Biografie des Patienten, die Risikofaktoren werden zu Verhaltensmuster und bei dem Krankheitsverlauf wird salutogenetisch auf die bisherige Selbsthilfe und die gesundheitserhaltenden Wiederstandsressourcen geschaut (vgl. *Noack* 1997, in: *Jork, Peseschkian* 2003, 21).

Die Gesundheitsförderung in einem sozial-ökologischen Gesundheits- und Präventionsmodell betrachtet Gesundheit nicht als Ziel, sondern als Mittel, um Individuen zu befähigen, individuelles und gesellschaftliches Leben positiv zu gestalten. Präventive Maßnahmen, wie auch das Gesundheitscoaching, werden somit nicht durch professionelle Systeme verordnet. Sie zielen auf die aktive und selbstverantwortliche Beteiligung von Menschen an der Herstellung gesundheitsfördernder Bedingungen (vgl. *Jork* 2003, 20).

Beim Perspektivenwechsel beachtet man pathogenetische Faktoren des Krankseins ebenso wie salutogene Ressourcen von Gesundheit eines Menschen. Im Vordergrund steht die Frage:

> „Welchen Beitrag kann das Individuum aufgrund seiner Lebenserfahrung und seiner Widerstandsressourcen zur Bewältigung von Krankheit ebenso wie von Stressoren und Konfliktsituationen leisten, um die Balance im Gesundheits-Krankheits-Kontinuum aufrecht zu erhalten?"

Das Konzept der Salutogenese ist ein Modell, das neugierig macht. Die Drei-Faktoren-Struktur (Verstehbarkeit, Machbarkeit, Sinnhaftigkeit) – auch als Kohärenzgefühl bezeichnet (siehe 2.3.2.1) – ist allerdings wissenschaftlich nicht bestätigt. Die Konstrukte sind nicht zu untersuchen, sondern nur ihre Korrelationen. Außerdem ist bisher nicht nachgewiesen, dass das Kohärenzgefühl mit körperlicher Gesundheit nicht korreliert, was *Antonovsky* annimmt. Hingegen wird durch weiterführende Untersuchungen deutlich, dass körperliche und psychische Gesundheit hoch miteinander korrelieren (*Jork* 2003, 23).

Für die Praxis ist der Einbezug der Salutogenesperspektive aber unerlässlich. *Petzold* und *Müller* (2003) weisen darauf hin, dass Beratung, Supervision und Psychotherapie traditionell überwiegend defizit-, problem-, pathalogiezentriert war. Da aber Gesundheit und gesundheitsbewusstes und -aktives Verhalten als eine der bedeutendsten Ressourcen von Menschen angesehen werden muss, ist der salotogenetische Blick in jeder Form der Beratung erforderlich (vgl.*ebd.* 1f).

2.2.3 Das Biopsychosoziale Modell

Dass „die Seele einen Einfluss auf den Körper" hat, wird von der traditionellen Medizin nicht mehr in Frage gestellt (auch wenn die medizinische Praxis oft anderes zeigt und die psychosozialen Aspekte in der „Visite" und beim Arzttermin eher unberücksichtigt bleiben).

Von den vielen theoretischen Ansätzen, die die Beziehung zwischen Körper und Seele (oder zwischen Gehirn und Geist) zu erklären versuchen, ist heute das biopsychosoziale Modell das mit Abstand am häufigsten zitierte Paradigma (*Goodman* 1991). Auch in der medizinischen Alltagssprache ist der sperrige Begriff inzwischen so geläufig, dass man den Eindruck gewinnen könnte, die moderne Medizin verstehe sich in weiten Bereichen als eine biopsychosoziale. Dazu

2.2 Gesundheitsmodelle

passt, dass die Grazer Medizinische Universität seit 2004 die biopsychosoziale Medizin als ihr Leitbild ausweist (*Egger et al.* 2007).

„Ist also der **Wandel von einer biomedizinischen zu einer biopsychosozialen Medizin** bereits vollzogen? Und lohnt es sich da überhaupt noch, das Verständnis dieses Begriffs zu hinterfragen? Diese Frage erweist sich schnell als rhetorisch, denn de facto hat der ausgerufene Paradigmenwechsel von einer biomedizinischen zu einer („ganzheitlichen") biopsychosozialen Medizin nicht stattgefunden – die aktuelle Publikationstätigkeit zeigt ganz nüchtern die gewaltige Dominanz der biologisch-medizinischen Wissenschaft" (*Egger* 2007, 499).

Selbst viele Vertreter der „Psychosomatik" tun sich schwer mit den Implikationen des biopsychosozialen Modells. Das hat gute Gründe: In der klassischen Psychosomatik ging es ja um die Frage, ob psychologische Faktoren eine schädigende Wirkung auf körperliche Vorgänge haben. Konnte dies empirisch halbwegs plausibel gemacht werden, sprach man von „psychosomatischen Erkrankungen". Dieses Psychogenese-Modell berücksichtigt nicht, dass bei *jedem* Krankheitsprozess psychosoziale Faktoren als potenzielle Einflussgrößen zu kalkulieren sind. Nach *Egger* (2007) ist der in der Laiensprache eingewanderte Begriff der „psychosomatischen Krankheiten" nicht länger haltbar, da dieser zwei Klassen von Krankheiten suggeriert, nämlich psychosomatische und nicht-psychosomatische. Eine solche Dichotomie ist auf der Basis des biopsychosozialen Modells weder logisch richtig noch wissenschaftlich nützlich (vgl. *ebd.* 501f).

Die erste breitenwirksam erkennbare und anhaltende wissenschaftliche Irritation ereignete sich – vor über 30 Jahren – mit der Einführung der Allgemeinen Systemtheorie in die Medizin und der Ausformulierung eines wissenschaftlich begründbaren mehrdimensionalen „ganzheitlichen" Krankheitsverständnisses. Das biopsychosoziale Krankheitsmodell ist aus Studien zur Systemtheorie (vgl. *Luhmann* in: *Gerok* 1990, *Kriz* 1997, *Schiepek & Spörkel* 1993) und ihrer Anwendung auf die Biologie hervorgegangen und ist im Wesentlichen das Verdienst von *Bertalanffy* und *Weiss*. Die Ausformulierung des Modells als Grundlage für die psychosomatische Medizin war im Wesentlichen die Arbeit von *George L. Engel* (1976) und den Verhaltensmedizinern *Schwartz* und *Weiss*. Insbesondere *Herbert Weiner* trug empirische Belege aus allen Forschungsbereichen der naturwissenschaftlichen Medizin für dieses Modell zusammen. Jenseits der psychosomatischen Wissenschaften haben sich eine Reihe weiterer theoretischer Ansätze um ein „ganzheitliches" Verständnis von Krankheit und Gesundheit im Sinne eines biopsychosozialen Modells bemüht. Stellvertretend sind hier die Arbeiten von *Lurija*, der zusammen mit *Vygotskij* eine der frühesten biopsychosozialen Forschungskonzeptionen entwickelt hat (*Lurija* 1978, 1992, 1993), zu nennen oder jene von *Petzold* (*Petzold* 2006; *Orth, Petzold* 2000), welche wiederum von den vorgenannten russischen Forschern beeinflusst sind (vgl. *Egger* 2007, 502f).

Petzold vertrat 1965 als erster im psychologischen Bereich den biopsychosoziale Ansatz (vgl. *Orth, Petzold* 2000), welcher körperliche Dimensionen, emotionale, volitive, kognitive Aspekte einbezieht, Leiblichkeit und Sozialität betont und gesellschafts- und kulturkritische Hintergrunddimensionen systematisch zu reflektieren sucht. Dieser Ansatz führte zum Konzept der „Integrativen Humantherapie als BPS-Modell", dessen Wirksamkeit mittlerweile durch Studien belegt ist (*Petzold, Schuch* 2000; *Petzold, Hass, Märtens, Steffan* 2000).

„Greifen wir als Beispiel eine schwere depressive Störung (major depression) heraus mit einem hohen Chronifizierungsgrad, wie er uns in der Praxis leider häufig begegnet. Bei diesem Störungsbild finden wir zahlreiche „funktionelle Systeme" (Denken, Fühlen, Wollen, Handeln), die dysreguliert sind und das in einem Maße, dass die Prozesse der „dynamischen Regulation" (*Petzold* 2000h; in 2.2.4) des „personalen Systems" insgesamt schwerwiegend beeinträchtigt sind. Eine solche Störung darf nicht mehr nur als „psychische" Störung bzw. Erkrankung gesehen werden, sondern als komplexe psychophysiologische, mentale und soziale Gesamtstörung, die eine **biopsychosoziale Zugehensweise** in einer Gesamtbehandlung erfordert" (*Petzold, Sieper* 2008 BdII, 556f).

Mit Hilfe der Systemtheorie ist es möglich, Systeme unterschiedlicher Komplexität nach einheitlichen Prinzipien zu beschreiben. Unter einem System versteht man eine Menge von Elementen, zwischen denen Beziehungen bestehen. Lebende Systeme tauschen Materie, Energie und Informationen mit der Umwelt bzw. zwischen ihren Subsystemen aus. Es werden einfache sowie adaptive Kontrollsysteme näher charakterisiert, wobei vor allem auf Regelkreise eingegangen wird. Als eine wichtige Folgerung aus dem biopsychosozialen Krankheitsmodell gilt, dass jedes Ereignis oder jeder Prozess, der an der Ätiologie, der Pathogenese, der symptomatischen Manifestation und der Behandlung von Störungen beteiligt ist, folgerichtig nicht entweder biologisch oder psychologisch ist, sondern sowohl biologisch als auch psychologisch (vgl. *ebd.* 504).

2.2 Gesundheitsmodelle

Im *biopsychosozialen Modell* bedeutet

Gesundheit
die ausreichende Kompetenz des Systems „Mensch" beliebige Störungen auf beliebigen Systemebenen autoregulativ zu bewältigen. Nicht das Fehlen von pathogenen Keimen (Viren, Bakterien etc.) oder das Nichtvorhandensein von Störungen/Auffälligkeiten auf der psycho-sozialen Ebene bedeuten demnach Gesundheit, sondern die Fähigkeit, diese pathogenen Faktoren ausreichend wirksam zu kontrollieren.

Krankheit
stellt sich dann ein, wenn der Organismus die autoregulative Kompetenz zur Bewältigung von auftretenden Störungen aus beliebigen Ebenen des Systems „Mensch" nicht ausreichend zur Verfügung stellen kann und relevante Regelkreise für die Funktionstüchtigkeit des Individuums überfordert sind bzw ausfallen. Wegen der parallelen Verschaltung der Systemebenen ist es nicht so bedeutsam, auf welcher Ebene oder an welchem Ort eine Störung generiert oder augenscheinlich wird, sondern welchen Schaden diese auf der jeweiligen Systemebene, aber auch auf den unter- oder übergeordneten Systemen zu bewirken imstande ist.

Krankheit und Gesundheit erscheinen hier nicht als Zustand, sondern als ein dynamisches Geschehen. So gesehen muss Gesundheit in jeder Sekunde des Lebens „geschaffen" werden.

Abbildung 2: Gesundheit und Krankheit im biopsychosozialen Modell. aus: *Egger* 2007, 504

Da das „Ganze" von Gesundheit oder einer Krankheit als solches nicht fassbar ist, macht es natürlich Sinn, für die Detailauflösung dimensional vorzugehen, d.h. die beteiligten Wirklichkeitsausschnitte mit ihren erkennbaren Wirkfaktoren zu benennen, um sie danach in ein ganzheitliches System zu integrieren. Ein vereinfachtes Schema dazu bietet die folgende Abbildung (siehe: *Egger* 2007, 505f):

Modelle zum Verständnis von „Gesundheit"

1. Biomedizinische Gesundheitsdimension: **Gesundheit als somatische Unauffälligkeit** Organische bzw. körperliche Funktionstüchtigkeit; Beobachterperspektive: Gesundheit als Ausschluss eines organpathologischen Befundes (ergibt eine Gesundheit, aber viele Krankheiten); therapeutischer Ansatz: Primärprophylaxe; prinzipiell: Mensch als komplexe Maschine, Problemlösung durch Experten (Therapeut als Problemlöser bzw. „Techniker"); kein Handlungsbedarf außer z. B. Schutzimpfung oder Risikofaktorenaufklärung; Focus: Außenperspektive

2. Psychologische Gesundheitsdimension **Gesundheit als vitales Erleben und Verhalten** Erlebnisperspektive: Gesundsein, Wohlbefinden, Vitalitätsgefühl; therapeutischer Ansatz: Gesundheitswissen, Gesundheitsmotivation, Gesundheitsverhalten (Gesundheitskompetenz); prinzipiell: Mensch hat Eigen- und Mitverantwortung, Änderung individuellen Erlebens und Verhaltens, Hilfe zur Selbsthilfe (Therapeut als Katalysator) persönlichkeitsgebundene und situative Verhaltensrisikofaktoren und Schutzfaktoren; Focus: Innenperspektive

3. Öko-soziale Gesundheitsdimension **Gesundheit als salutogene Mensch-Umwelt-Passform** Hochsitzperspektive: Gesundheit als gelungene Anpassung an sozio-ökologische Lebensbedingungen; therapeutischer Ansatz: Bevölkerung bzw. Gruppen von Menschen, Änderung von externen (sozialpolitischen, ökologischen) Lebensbedingungen und Verhaltensänderung von Populationen prinzipiell: (Mit) Verantwortung der sozialen und ökologischen „Umwelt"politik; public health; Focus: Metaperspektive

Synthese: Der Bio-psycho-soziale Gesundheitsbegriff umfasst alle drei Dimensionen von „Gesundheit" in Form eines integrierten, dynamischen und hierarchisch geordneten „ganzheitlichen" Verständnisses (*Egger* 1993).

2.2 Gesundheitsmodelle

Modelle zum Verständnis von „Krankheit"

1. Biomedizinische Krankheitsdimension
Krankheit als somatische Störung   organischer bzw. organsfunktioneller Befund   primärer therapeutischer Ansatz: Mensch als komplexe Maschine, Problemlösung durch Experten (Therapeut als Problemlöser bzw. „Techniker"); Außenperspektive

2. Psychologische Krankheitsdimension
Krankheit als Störung des Erlebens und Verhaltens   Erlebensperspektive: Kranksein, Krankheitsgefühl, Befindlichkeit   primärer therapeutischer Ansatz: Mensch hat Eigen- und Mitverantwortung, Änderung individuellen Erlebens und Verhaltens, Hilfe zur Selbsthilfe (Therapeut als Katalysator); Innenperspektive

3. Öko-soziale Krankheitsdimension
Krankheit als Ergebnis einer pathogenen Mensch-Umwelt-Passform   Hochsitzperspektive: Krankheit als „Fehlanpassung" an sozio-ökologische Lebensbedingungen   therapeutischer Ansatz: Bevölkerung bzw. Gruppen von Menschen, Änderung von externen (sozialpolitischen, ökologischen) Lebensbedingungen und Verhaltensänderung von Populationen (soziale und ökologische „Umwelt"politik); Metaposition   Synthese: Der Bio-psycho-soziale Krankheitsbegriff   umfasst alle drei Dimensionen von „Krankheit" in Form eines integrierten, dynamischen und hierarchisch geordneten „ganzheitlichen" Verständnisses (*Egger* 1993).

Abbildung 3: Modelle zum Verständnis von Gesundheit und Krankheit.
aus: *Egger* 2007, 505f

Nach *Egger* (2007) ist das biopsychosoziale Modell das gegenwärtig kohärenteste, kompakteste und auch bedeutendste Theoriekonzept, innerhalb dessen der Mensch in Gesundheit und Krankheit erklärbar und verstehbar wird. Krankheit und Gesundheit sind insbesondere als ein dynamisches Geschehen zu betrachten. „So gesehen muss Gesundheit in jeder Sekunde des Lebens „geschaffen" werden" (*ebd.* 519).

2.2.4 Das Gesundheitsverständnis im Integrativen Ansatz

„Wohin wir auch schauten: Immer waren psychische und somatische und soziale Auswirkungen die Folgen von schädigenden, traumatischen Überlastungen, beunruhigenden Störungen, spannungsreichen Konflikten und entbehrungsreichen Mangelsituationen, wohingegen beschirmender Schutz, positiv-aufbauende Zuwendung, stimulierende Anregungen und gezielte Förderung heilende und entwicklungsbegünstigende Wirkungen hatten" (*Petzold* 1969b).

Seit den Anfängen des Integrativen Ansatzes Mitte der sechziger Jahre hat sich für *Petzold* (2006) in seiner Praxis als überwältigendes Evidenzerleben wieder und wieder der Eindruck von den sozialen Wurzeln von Pathogenese und Salutogenese bestätigt. Damit waren im Prinzip schon die Kernpunkte der Theorie Integrativer Krankheits- und Gesundheitslehre gefunden und benannt (*Petzold, Schuch* 1991).

Gesundheits- und Krankheitsbegriff im Modell der Integrativen Therapie werden in eine philosophisch-anthropologische und eine klinische Perspektive differenziert (siehe *Petzold, Schuch* 1991; *Schuch* 2000, 176ff; *Petzold* 2000, 203ff). Die philosophisch-anthropologische Gesundheits- und Krankheitslehre zentriert im Konzept einer konnektivierten Zugehörigkeit bzw. multiplen Entfremdung (*Petzold* 1987a). Entstehungsbedingungen von Krankheit, die fokussiert betrachtet werden, sind die Verdinglichung des Menschen aufgrund multipler Entfremdungen und damit Verlust von Zugehörigkeit. Dabei wird unterschieden zwischen der Entfremdung von sich selbst als Leib (u. a. Verlust der Selbstsorge (vgl. 2.4.6.1) und Souveränität), der Entfremdung vom Mitmenschen (u. a. Verlust der Identifikationsfähigkeit mit den Mitmenschen, Verlust von Konvivialität (*Petzold, Müller* 2003, vgl. 2.3.1.1)), der Entfremdung von der Welt (u. a. Verlust an Bewusstheit für die eigene Lebenswelt) und der Entfremdung von der Zeit (u. a. Erleben einer ökonomisch verknappten und technisch verdinglichten Zeit). Die Ursachen „multipler Entfremdung" sind vielfältig – die Auswirkungen sind pathogen (vgl. *Ebert, Könneke-Ebert* 2004, 193). Eine konnektivierte Zugehörigkeit hat hohen salutogenen Stellenwert. Eine gute Zugehörigkeit zum Anderen, zum Netzwerk und zu einer gesunden Ökologie (*Petzold* 2006j) als unentfremdeter ökopsychosmatisch salutogener Lebensraum ist Grundlage von Gesundheit. Diese Faktoren stellen die salutogen-protektive Stimulierung bereit, die Gesundheit ermöglicht. Das Herstellen unentfremdeter Lebenszusammenhänge ist damit eine zentrale Aufgabe im familialen Mikobereich wie im gesellschafts- bzw. gesundheitspolitischen Makrobereich (siehe *Petzold* 2006j; vgl. Ökopsychosomatik in 2.4.4).

2.2 Gesundheitsmodelle

Gesundheit und Krankheit werden durch gesellschaftliche und wissenschaftliche Konsensbildungen über spezifizierte Verhaltensparameter bestimmt, die sich im Zusammenwirken von Risiko- und protektiven Faktoren und komplexen Entwicklungs- und Sozialisationsprozessen über den gesamten Lebenslauf formieren. Die einseitige Problem- bzw. Pathologieorientierung wurde daher im Integrativen Ansatz in eine Ressourcenperspektive gebracht und wurde fachlich u. a. durch den Einfluss der Sozial- und Gesundheitspsychologie, durch agogische, kompetenz- und performanztheoretische und entwicklungspsychologische Perspektiven und Konzepte zu persönlicher und sozialer Kreativität bzw. Kokreativität unterstützt. Die formulierte „erweiterte" Konzeption von Gesundheit lautet:

„**Gesundheit** wird als eine subjektive erlebte, bewertete und zugleich external wahrnehmbare und bewertende, genuine Qualität der Lebensprozesse im Entwicklungsgeschehen des Leib-Subjekts und seiner Lebenswelt gesehen. Der gesunde Mensch nimmt sich selbst, ganzheitlich und differentiell, in leiblicher Verbundenheit mit seinem Lebenszusammenhang (Kontext und Kontinuum) wahr. Im Wechselspiel von protektiven und Risikofaktoren, d.h. fördernder und entlastender Stilbildung, entsprechend seiner Vitalität/Vulnerabilität, Bewältigungspotentiale, Kompetenzen und Ressourcenlage ist er imstande, kritische Lebensereignisse bzw. Probleme zu handhaben, sich zu regulieren und zu erhalten. Aus dieser Grundlage kann er seine körperlichen, seelischen, geistigen, sozialen und ökologischen Potentiale kokreativ und konstruktiv entfalten und so eine Gefühl von Kohärenz, Sinnhaftigkeit, Integrität und Wohlbefinden entwickeln, wobei in der Regel auch ein guter immunologischer und physischer Gesundheitszustand (Salutophysiologie) vorhanden ist – wenngleich er damit durchaus nicht immer verbunden sein muss (man denke an die als Persönlichkeit gesunde MS-Patientin im Rollstuhl, *Petzold* 1999)" (*Petzold* 2000, 208).

Menschen brauchen aus ihrer Umwelt anregende und fördernde qualitativ und quantitativ ausgewogene „multiple Stimulierung". Deshalb wird der gezielten Arbeit mit „protektiven Faktoren", salutogenen Einflüssen und resilienzfördernden Maßnahmen in der Integrativen Therapie besondere Aufmerksamkeit geschenkt (*Petzold, Goffin/Oudhof* 1993). Nur so kann der Mensch auch „Vitalität, Leistungsfähigkeit und die eigene Frische" (siehe Geleitwort) erfahren und genießen lernen. Im Integrativen Ansatz wird Krankheit verstanden als:

„… eine mögliche Qualität gesellschaftlich bewerteter Lebensprozesse des Leibsubjektes und seiner Lebenswelt. Sie kann im Verlauf des Lebens durch exogene Ketten schädigender Ereignisse, die das Bewältigungspotential und die Ressourcenlage des Individuums überlasten, verursacht werden oder/und durch endogene Dysregulationen und natürliche Abbauerscheinungen. Die Folge ist, dass die gesunden Funktionen des Organismus die Fähigkeit der Person zur alloplastischen Gestaltung und kokreativen Entfaltung des Lebens in Kontext/Kontinuum mehr oder weniger beeinträchtigt, gestört, außer Kraft gesetzt werden, irreversibel verloren gehen können und spezifische dysfunktionale autoplastische Reaktionen auftreten, die Gegenstand spezieller Krankheitstheorie sind. (...) Pathogenese wird im Integrativen Ansatz immer multifaktoriell und lebenslaufbezogen gesehen und kann zur Ausbildung spezifischer Störungs- und Krankheitsbilder führen. Besondere Bedeutung wird der Erschöpfung der personalen Ressourcen, Spannkraft und Integrationsfähigkeit, „zeitextendiertem Stress" und „traumatischem Hyperstress" beigemessen. Hier kann es zu Belastungen und Schädigungen des Sinnes-, Immun- und des neuronalen Systems kommen (pathophysiologische Veränderungen) – wenngleich dies nicht immer der Fall ist (man denke an Menschen, die Extrembelastungen auch über lange Zeit meistern und Resilienzen ausbilden, vgl. *Petzold, Wolf et al. 2000)" (Petzold 2000, 209).*

Die folgende Abbildung gibt einen Überblick über krankheitsauslösende und gesundheitsfördernde Faktoren in ihrer Interaktion.

2.2 Gesundheitsmodelle

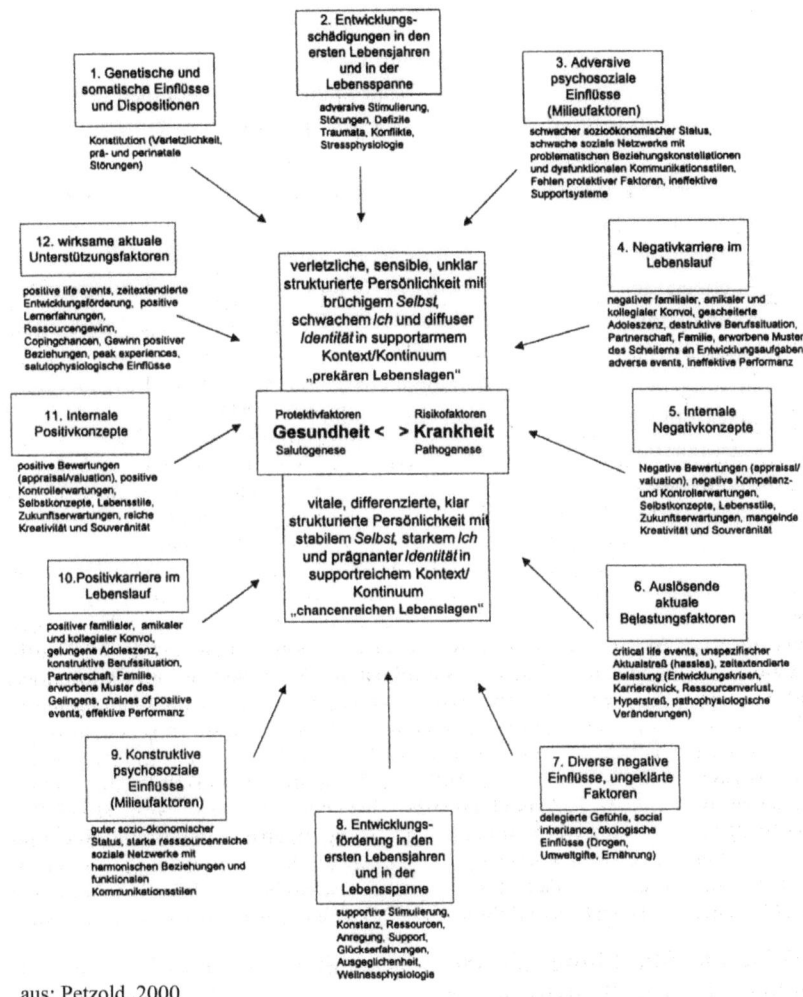

aus: Petzold, 2000

Abbildung 4: Multifaktorielle Genese von Gesundheit und Erkrankungen im Konzept der Integrativen Therapie.
aus: *Petzold, Steffan* 2000, 210

Die Integrative Therapie fokussiert grundsätzlich im Sinne ihres „mehrperspektivischen Ansatzes" (*Petzold* 1988; *Jakob-Krieger* et al. 2004) auf eine Reihe zentraler Perspektiven, die sich auch in obiger Abbildung wieder finden.
Die wichtigsten – auch für den Gesundheitsbegriff bedeutsamen – sind nachstehend aufgeführt (vgl. *Petzold, Orth, Sieper* 2006, 636):

1. Leibperspektive (Sie steht an erster Stelle, weil alle Prozesse des Erlebens, Wahrnehmens, Erfahrens, jede Persönlichkeitserfahrung und alle „dynamischen Regulationsprozesse" menschlicher Subjekte ihre Grundlage in der Leiblichkeit des Menschen haben. Die Leibperspektive wird fokussiert behandelt z.B. durch körperorientierte Psychotherapie, Bewegungs- und Sporttherapie, Psycho- und Neuromotorik.)
2. Beziehungsperspektive (interpersonale bzw. intersubjektive Korrespondenz)
3. Entwicklungsperspektive in der Lebensspanne
4. Kontextperspektive (d.h. Netzwerk, Social world, Lebenslage)
5. Motivationsperspektive
6. Störungs-/Problemperspektive
7. Ressourcenperspektive
8. Sinnperspektive.

Der Integrative Ansatz verbindet diese verschiedenen Perspektiven. Er ist interdisziplinär und sucht den interdisziplinären Diskurs, den Polylog. Er intendiert, möglichst alle Einflussfaktoren, die das Krankheits- und Gesundheitsgeschehen mitbestimmen, in ihrem Zusammenspiel zu erfassen und die Therapie danach auszurichten. Vernetzung heißt Komplexität und erfordert komplexe, multitheoretische Ansätze (*Sieper, Petzold* 2002).

Sowohl das Konzept der „Integrativen Humantherapie als BPS-Modell" (siehe 2.2.3) als auch die Gesundheits- und Krankheitslehre des Integrativen Ansatzes zeigt die Komplexität von Gesundheit, auf deren aller Ebenen sich dynamische Regulationsprozesse abspielen. Von daher ist es unerlässlich das integrative **Konzept der „dynamischen Regulationsfähigkeit"** zu kennen.

Für theoretisches Verstehen von Lebensvorgängen, für die Steuerungs- und Selbststeuerungsprozesse von Menschen ist dieses Modell von größter Wichtigkeit und auch für die Erarbeitung von Strategien der Behandlung (z.B. dem Erlernen und der Stärkung von Entspannungsfähigkeit, siehe 2.4.2) und für die Entwicklung von Methoden, wie z.B. das Gesundheitscoaching.

Der Integrative Ansatz geht mit dem Regulationskonzept von der Basis der „organismischen Selbstregulation" aus und überschreitet sie in den Bereichen des

2.2 Gesundheitsmodelle

Psychischen, Kognitiven und Sozialen – wie bei *Vygotsky* und *Lurija*, Referenzautoren der Integrativen Therapie – bereits zu.

„Der Begriff „dynamische Regulation" stammt aus der *Biologie* und ist aus der Beobachtung lebendiger *biologischer* Systeme hergeleitetet, die durch Regulationsprozesse Wirkungen multipler Stimulierung (*Petzold* 1975 e, 1988f) aus den Umweltsystemen und dem eigenen organismischen Binnensystem ihre Funktionsfähigkeit aufrechterhalten, optimieren, entwickeln können. Er wurde in der russischen Physiologie und Neurobiologie von *Anokhin, Bernstein, Lurija* grundgelegt mit Konzepten wie „Steuerung, funktionelle Organisation" oder findet sich bei *Goldstein* als „organismische Selbstregulation". Heute wird er oft auch mit dem aus der *Physik* stammenden Prinzip der „Selbstorganisation" verbunden (Es wird in der IT am Regulationsbegriff festgehalten, weil der biologische und der physikalische Systembegriff nicht vollends gleichgesetzt werden können, denn sie sind durch einen nicht übergehbaren Parameter unterschieden: *Leben*). Mit „dynamischer Regulation" und „Selbstorganisation" werden die spontan auftretenden Prozesse der Bildung bzw. Veränderung räumlich und zeitlich geordneter Strukturen/Formen in offenen, dynamischen Systemen bezeichnet, die durch das Zusammenwirken (die „Synergie", *Petzold* 1974j) von Teilsystemen zustande kommen. (…). „Dynamische Regulation" ermöglicht die Erklärung von Veränderungs- und Entwicklungsprozessen als Zustandsübergänge, wie sie seit der Antike mit Begriffen wie „Metamorphose/Gestaltwandel" oder „Krisis" (*Petzold* 1990b) beschrieben wurden" (*Petzold* 2000h).

Das Verhalten des Menschen ist so aktiv-kreativ und nicht nur adaptiv und wird von vergangenen Einflüssen/Lernerfahrungen, Gegenwartseinwirkungen/Lernprozessen und Zukunftsentwürfen/Lernmotivationen bestimmt. Dieses antizipatorische Moment hat eine verhaltensbestimmende Bedeutung. Menschlichem Handeln gehen Entscheidungen voraus („Ich will mehr Sport machen"; „Ich will mich gesünder ernähren"). Bei menschlichen Willenshandlungen als Umsetzungen von (für eine Zukunft getroffenen) Entscheidungen finden sich folgende, mögliche Strategien (vgl. *Petzold, Sieper* 2008 BdII, 554f):

- „Flexibilität und Reizentbundenheit",
- „Unterdrückung vom Automatismen und Gewohnheiten",
- „Impulsunterdrückung und Selbstkontrolle",
- „Selbstreflexion und metakognitive Selbststeuerung".

Diese Strategien sind Ausdruck dynamischer Regulationsvorgänge aufgrund von Außen- und/oder Binneneinflüssen und den durch sie erforderlichen Zielrealisierungen. Sie bieten einerseits volitionsdiagnostische Blickpunkte – es ist nach ihrer

Ausprägung und Funktion zu schauen: Wie gut gelingen Impulsunterdrückung, Selbstkontrolle, wie ausgeprägt ist das Maß an Selbstreflexion etc.? –, andererseits werden damit volitionstherapeutische Ansatzpunkte gegeben: ggf. muss Reizentbundenheit gefördert, muss Unterdrückung von Automatismen unterstützt werden (*Petzold, Sieper* 2008 BdII, 555).

Angesprochen wird damit auch die „grundsätzliche und umfassende Lernfähigkeit der Hominiden und die Veränderbarkeit von Genexpressionen und Genregulationen, die Neuroplastizität des menschlichen Gehirns und Nervensystems und die damit gegebene Modifizierbarkeit von kognitiven Landkarten, emotionalen, volitiven Stilen, Mustern der Regulationskompetenz", was als zentrales Programm (als das „Basisnarrativ") bestimmt werden kann. Diese Lernorganisation begründet auch die Zukunftsfähigkeit der Menschen und bestimmen proaktives Gegenwartsgeschehen maßgeblich (vgl. *Petzold* 2007, 402) – so auch sein zukünftiges Verhalten in bezug auf seine Gesundheit. Bedeutsame Konzepte finden sich in der Integrativen Lerntheorie (*Sieper, Petzold* 2002, siehe These 9 in 4.1).

„**Lernen** ist in hohem Maße kontextspezifisch. Das Aufwachsen in miserablen Wohnverhältnissen, z. B. im Devianz- und Drogenmilieu, kann bei Menschen zu einer (aus gesellschaftlicher Perspektive betrachtet) dysfunktionalen Kontextualisierung führen, die – aus dem Erleben des Subjekts – durchaus funktional sein kann: Gewalt, Raub, Drogen sichert das Überleben in dem devianten Milieu. Derartige Milieufaktoren sind sehr stark. Sie bahnen die Organismus-Umwelt-Passung bis in die neuronale Ebene, so dass Veränderungen kaum möglich sind, es sei denn, der Mensch wird aus dem Devianzmilieu genommen und wird „dekontextualisiert" (…), Szenemusik und Szenesprache, Kleidung und Habitus werden „gebannt", damit nicht alte, erlernte „affordances" (das sind Wahrnehmungs-Handlungsmöglichkeiten, *Gibson* 1979) alte dysfunktionale *Performanzen* triggern, vielmehr waren wir bemüht, diese zu „hemmen" (*Grawe* 2004). Gleichzeitig aber müssen neue Kontextualisierungen erfolgen mit der Aufnahme neuer Stimulierungen, die neues Lernen ermöglichen, Informationen, die wirken, sich einschleifen, Bahnungen und Bereitschaftspotentiale ausbilden" (Petzold 2000h).

Hier werden vertiefte Bezüge zur Integrativen Theorie „Komplexen Lernens" und zu ökologischen Lernmodellen der Kontextualisierung und Dekontextualisierung erforderlich (*Sieper, Petzold* 2002; *Petzold* 2006t). Ohne ein fundiertes Verständnis von Lernen, kann keine Veränderung nachhaltig bewirkt oder geplant werden. Ohne Berücksichtigung des Konzeptes der „dynamischen Regulationsfähigkeit" kann keine Gesundheitsmaßnahme mit Nachhaltigkeit erzielt werden (siehe These 9 in 1.4 und 4.1).

2.3 Einflussfaktoren auf die Gesundheit

Entsprechend dem pathogenetischen Ansatz dominierten in der Gesundheitspraxis bis vor wenigen Jahren Konzepte, die hauptsächlich auf den Abbau der klassischen Risikofaktoren (Rauchen, Fehlernährung, Bewegungsmangel etc.) abhoben. Dieses führte zu Strategien der individuellen Verhaltensänderung in Form von Verhaltensvorschriften („Gesundheitserziehung") bis hin zu lernpsychologisch fundierten Programmen zur Verhaltensmodifikation. Solche Ansätze sind jedoch nicht ausreichend. Zu einem gesundheitlich günstigen Lebensstil gehört mehr als das Meiden der genannten Risikofaktoren. Neben diesen gibt es auch Bedingungen, die Gesundheit schützen oder helfen, sie wieder herzustellen, wenn sie beeinträchtigt ist. Die Forschung und Theoriebildung zu solchen gesundheitlichen Schutzfaktoren im Rahmen der Gesundheitswissenschaften ist inzwischen sehr umfangreich und hat in den letzten Jahren große Fortschritte gemacht.

In diesem Abschnitt werden die wesentlichsten schützenden Einflussfaktoren vorgestellt – also die protektiven Faktoren, die resilienzfördernd sind und entsprechende Widerstandskräfte bilden, das Stress- und Bewältigungsverhalten im Zusammenhang mit dem Potential an Regulations- und Entwicklungsfähigkeit und das umfangreiche Ressourcenkonzept.

Wesentlich an diesem „Schutzfaktorenkonzept" ist, dass es dem früher verbreiteten „Minuskonzept" (keine Zigaretten, kein Fett etc.) ein positives Modell zur Seite stellt, das auf den aktiven Auf- und Ausbau von gesundheitsfördernden Verhaltensweisen abhebt. Interessanterweise erfährt im Zusammenhang mit dem Schutzfaktorenkonzept ein altes Prinzip der Heilkunde eine Renaissance: die diaita (Diätetik). Der altgriechische Begriff der diaita umfasst neben einer bestimmten Ernährungsweise die Kunst der Lebensführung (siehe 2.4.6); also die Gestaltung der Umwelt, den Rhythmus des Alltags, das Gleichgewicht von Anstrengung und Muße, die Körperpflege, den Umgang mit Gefühlen und Kreativität und eben auch Spiritualität (vgl. *Mittag* 1996). Im Kontext der Präventivmedizin und der Gesundheitspsychologie wird dieses alte Prinzip wiederentdeckt. Auch Medizin, Psychologie und der Beratungssektor („Gesundheitscoaching") beginnen die Beratung und Anleitung zu einer gesunden Lebensführung zunehmend als eine wichtige Aufgabe zu begreifen. Jedoch sollte nicht übersehen werden, wie privilegiert und „luxuriös" eine solche Aufgabe im globalen Kontext ist:

„Wenn wir uns mit Schutzfaktoren wie liebevollem Kontakt, Freude und Muße beschäftigten, sollte uns deutlich sein, dass solche Überlegungen zu einem gesunden Lebensstil einen ungeheuren Luxus darstellen. Weltweit sterben die meisten Menschen an Unterernährung und schlechten hygienischen Verhältnissen. Wir aber sprechen über 'gesunde' und nicht etwa über ausreichende Ernährung und wir halten sauberes Wasser und Hygiene für selbstverständlich. Unsere Erwartungen an Gesundheit sind teilweise überheblich: Gesundheit erscheint uns als ein Gut, das eingefordert, verbessert und optimiert werden kann. Und auch unsere biologische Natur erkennen wir nicht mehr als Schicksal an, sondern machen uns daran, sie auf dem Weg des genetischen Eingriffs zu verändern (oder durch kosmetische Eingriffe, *Anmerkung der Autorin*). Sicherlich haben Menschen zu allen Zeiten und unter allen Bedingungen gehofft, gesund zu bleiben und ohne Schmerzen zu leben. Ihr Erwartungshorizont war aber deutlich bescheidener (...) Ich meine, ein wenig Bescheidenheit täte uns gut. Das Ziel kann nicht eine „Instant-Gesundheit" sein, sondern vielmehr das Bemühen, unser Leben auf dieser Welt in der Gemeinschaft anderer Menschen so sinnerfüllt, freudig und sorgsam uns und anderen gegenüber zu gestalten. Dies entspricht im Grundsatz der sogenannten „Ottawa-Charta" der WHO (1986), die letztlich darauf hinausläuft, dass Gesundheit sich dort herstellt, wo Menschen miteinander leben, wo sie spielen, lernen, arbeiten und lieben. Das Ziel muss also sein, gesundheitsförderliche Lebenswelten zu schaffen. Diese Aufgabe betrifft uns alle" (*Mittag* 1998, 189f).

2.3.1 Protektive Faktoren

In zeitlichem Zusammenhang mit *Antonovskys* Modell der Salutogenese wurden bedeutende psychologische Konzepte entwickelt, die individuelle Eigenschaften in ihrem Einfluss auf Gesundheit und Krankheit untersuchen. Häufig wird dabei der Begriff „interne oder personale Protektivfaktoren" benutzt.

Interne Protektivfaktoren werden dabei als dispositionelle und veränderbare Persönlichkeitsmerkmale verstanden, die die Gesundheit erhalten helfen. Ebenso spielen situationsspezifische Denk- und Verhaltensmuster und der individuelle Umgang mit Stress und Belastungen eine Rolle. Personale Protektivfaktoren sind in verschiedenen Gesundheitskonzepten bedeutsam, so in internal gesundheitlicher Kontrollüberzeugung (*Grewe, Krampen* 1991), Selbstwirksamkeitserwartung (*Banduras* Konzept des self-efficacy 1982, siehe 2.3.2.1 oder „Erfahrung der eigenen Wirksamkeit", *Flammer* 1990), bei der Widerstandsfähigkeit, dem Optimismus und der sozialen Unterstützung.

Externe Protektivfaktoren sind z. B. ein intaktes soziales Umfeld, günstige Bedingungen am Arbeitsplatz, materielle Sicherheit, demokratische und rechtsstaatliche politische Rahmenbedingungen, eine gesunde Umwelt sowie Schutz vor gesundheitlichen Gefahren am Arbeitsplatz, im Wohnbereich oder im Straßenverkehr.

2.3 Einflussfaktoren auf die Gesundheit

In Psychotherapie, Beratung und Supervision wurde das entwicklungspsychologische Konzept der „Protektiven Faktoren" zuerst im Integrativen Ansatz Ende der Achtziger Jahre eingeführt und vertieft.

„**Protektive Faktoren** sind externale, entwicklungsfördernde Einflüsse, die von Säuglingszeiten an über die gesamte Kindheit und Jugend für den Entwicklungsprozess charakteristische Genexpressionen fördern, z. B. in „sensiblen Phasen" (z.b. der prosodisch-interaktiven oder sprachsensiblen Phase) dafür sorgen, dass die „Genregulation" in dem Umwelt und Genetik verschränkenden Entwicklungsprozess ungestört verläuft. Im weiteren Lebensverlauf puffern sie Überlastungsprozesse so ab, dass keine strukturschädigenden Belastungen – etwa durch Hyperstress, traumatischen Stress – eintreten, sondern sich Widerstandskräfte (Resilienzen) bilden, bzw. sie wirken in unbelasteten Situationen des normalen Lebens fördernd, dass sich positive Entwicklungsdynamiken entfalten können" (*Petzold, Müller* 2004).

Greifen protektive Faktoren, so können sie drei Auswirkungen haben:

1. Sie fördern positive Entwicklungen (*Petzold, Goffin, Oudhof* 1991),
2. sie puffern Belastungen bzw. kompensieren negative, kritische Lebensereignisse und prolongierte Mangelerfahrungen (*Petzold, Müller* 2004) und
3. sie unterstützen die Ausbildung von Resilienzen.

Oder anders ausgedrückt:

„**Protektive Faktoren** verhindern in der Interaktion miteinander und mit vorhandenen Risikofaktoren Entwicklungsrisiken für das Individuum und sein soziales Netzwerk. Sie fördern und verstärken als salutogene Einflussgrößen die Selbstwert- und Kompetenzgefühle und -kognitionen sowie die Ressourcenlage und gewährleisten persönliche Gesundheit, Wohlbefinden und Entwicklungschancen" (*Schay, Petzold et. al* 2006, 176).

2.3.1.1 Resilienzfaktoren

„Mit „**Resilienz**" bezeichnet man die psychologische bzw. die psychophysiologische Widerstandsfähigkeit, die Menschen befähigt, psychologische und psychophysische Belastungen (Stress, Hyperstress, Strain) unbeschädigt auszuhalten und zu meistern. Es handelt sich um „Widerstandskräfte, die aufgrund submaximaler, bewältigbarer Belastungssituationen, welche ggf. noch durch protektive Faktoren abgepuffert wurden, in der Lebensspanne ausgebildet werden konnten. Sie haben eine Art „psychischer Immunität" gegenüber erneuten, ähnlich gearteten Belastungssituationen oder kritischen Lebensereignissen zur Folge und erhöhen damit die Bewältigungskompetenz des Subjekts bei Risiken und bei „stressful life events". Da Resilienz für unterschiedliche Belastungen differentiell ausgebildet wird, sprechen wir im Plural von Resilienzen" (*Petzold, Müller* 2004).

Resilienz meint also „Widerstandsfähigkeit" und „Widerstandskraft". Die Widerstandskraft eines Menschen gegenüber Belastungen bestimmt sich aus dem Verhältnis zwischen Risiko- und Schutzfaktoren, d.h. wenn die Belastungsfaktoren zu hoch sind, hat jemand möglicherweise keine Kraft mehr für Veränderungen und seine resilienten Kräfte reichen nicht aus (Oder: Anfälligkeit für Krankheit resultiert aus einer negativen Bilanzierung zwischen Widerstandsressourcen und -defiziten).

Petzold und *Müller* (2004) geben eine Reihe unterschiedlicher potentiell protektiver Faktoren an, z.b. Angebote für kokreative Aktivitäten (Hobbys, Sport, Spielmöglichkeiten), die Entlastung, Erfolgserlebnisse und Kreativitätserfahrungen ermöglichen oder ein positiver ökologischer Rahmen (Landschaft, Garten etc.), der durch Naturerleben Kompensationsmöglichkeiten schafft.

Exemplarisch werden im folgendem nur zwei psychosoziale Resilienzfaktoren – der Optimismus und die soziale Unterstützung – dargestellt (weitere Auflistung siehe z.b. die Übersichtsarbeit von *Beutel* 1989, „Der Glücks-Faktor" von *Seligmann* 2002, „Der Resilienz-Faktor" von *Rampe* 2004), bei denen es sich – wie bei den anderen Resilienzfaktoren – um ganz einfache menschliche Eigenschaften handelt.

„Die größte Überraschung der Befunde ist das Gewöhnliche an der Resilienz. **Menschliche Resilienz** in der Entwicklung entsteht offenbar durch das ganz normale Operieren protektiver Systeme, von denen wir einige zweifelsohne mit anderen Arten teilen....Was resiliente Individuen charakterisiert, sind aber normale menschliche Eigenschaften, wie die Fähigkeiten zu denken, zu lachen, zu hoffen, dem Leben einen Sinn zugeben, zu handeln oder das eigene Verhalten zu unterbrechen, um Hilfe zu bitten und diese zu akzeptieren, auf Gelegenheiten zu reagieren oder Erfahrungen und Beziehungen zu suchen, die für die Entwicklung gesund sind" (*Masten* 2001, 198).

a) Optimismus

„Die Gesunden und die Kranken haben ungleiche Gedanken", so lautet ein deutsches Sprichwort. Generalisierte, d.h. situationsübergreifende Überzeugungen und Erwartungen über den Ausgang von Ereignissen und die eigenen Handlungsmöglichkeiten, nehmen Einfluss darauf, ob und wie alltägliche Belastungssituationen bewältigt werden und wirken sich auf körperliches und seelisches Wohlbefinden aus.

2.3 Einflussfaktoren auf die Gesundheit

In vielen Untersuchungen hat sich Optimismus im Sinne einer durchgängigen und angesichts von Misserfolgen und Schicksalsschlägen überdauernden zuversichtlichen Lebenseinstellung als gesundheitlicher Schutzfaktor erwiesen. Dazu zählt das Vertrauen, Lebensaufgaben aus eigener Kraft oder mit Hilfe anderer Menschen meistern zu können und die Zuversicht, dass Dinge im Leben sich positiv entwickeln (positiver Denkstil).

Aus der Behandlung von depressiven Menschen weiß man, dass viele von ihnen einen charakteristischen Denkstil zeigen, der zu negativem Selbstwertgefühl, Resignation und Hilflosigkeit führt (*Seligman* 1979). Ein solcher Denkstil erhöht das Krankheitsrisiko, weil neurophysiologisch das Immunsystem und damit die Abwehrkraft des Organismus geschwächt wird (*Birbaumer, Schmidt* 1991). Der Hirnforscher *Hüther* (2004) beschreibt ausdrücklich, wie „Visionen das Gehirn, den Menschen und die Welt verändern" und wie mächtig innere Bilder sind.

Die Schlussfolgerung, dass eine „rosarot" gefärbte Sicht der Zukunft in jedem Falle günstig für die Gesundheit ist sowie die Empfehlung eines trivialen „Denke positiv!" lässt sich jedoch nicht rechtfertigen. Ein Optimismus ausschließlich im Sinne von unrealistischen Erwartungen über den positiven Ausgang von Ereignissen kann dazu führen, dass reale Gefahren übersehen und bestehende Risiken ignoriert werden, eine aktive, instrumentelle Bewältigung ausbleibt und notwendige präventive Handlungen unterlassen werden. Als personale Ressource bei der Alltagsbewältigung und damit als gesundheitlicher Protektivfaktor wird der Optimismus jedoch nur dann wirksam, wenn er von einer hohen Selbstwirksamkeitserwartung (siehe 2.3.2.1) gespeist wird (vgl. *Kaluza* 1996, 42f).

b) Soziale Unterstützung

> „Das Psychische entfaltet sich in lebenslangen, komplexen Lernerfahrungen **zwischenmenschlichen Miteinanders** und der seelische Reichtum oder die innere Armut und Bedürftigkeit von Menschen hängt ab von dem, was ihnen auf ihrem Lebensweg von anderen geschenkt wurde" (*Petzold* 1969c).

Es werden fünf Arten der sozialen Unterstützung beschrieben:

- Emotionale Unterstützung (sich geliebt, geschätzt, umsorgt fühlen),
- Einschätzungsunterstützung (im sozialen Vergleich),
- Informative Unterstützung (Wissenstransfer, wie man mit verschiedenen Dingen umgeht),
- Instrumentelle Unterstützung (konkrete Hilfe erfahren, z.B. materieller Art)
(*Röhrle* 1994, in: *Petzold, Müller* 2003, 17),

- Volitionale Unterstützung (gemeinsames Wollen unterstützt eigene Willensanstrengungen) (vgl. *Petzold, Sieper* 2007a/2008).

Sozialer Rückhalt wird von *Siegrist* (1985) beschrieben als „eine spezifische, allgemein als positiv oder belohnend erfahrene Qualität von sozialem Austausch, die lediglich innerhalb von Netzwerken mit einer gewissen Stabilität und Dichte reziproker Beziehungen geleistet werden kann" (In: *Waibel* 2004a, 9). Hier wird deutlich, dass das soziale Netzwerk die Vorraussetzung für einen sozialen Rückhalt liefert.

Im integrativen Ansatz spielte die Soziale-Netzwerk-Perspektive seit ihren Anfängen eine zentrale Rolle (siehe *Hass, Petzold* 1999; *Brühlmann-Jecklin, Petzold* 2004) – bis heute. *Petzold* affimiert immer wieder: „In gesunden, ressourcenreichen sozialen Netzwerken mit guten Beziehungsqualitäten wachsen Menschen in guter und gesunder Weise heran, in ressourcenarmen, mit toxischen Beziehungsqualitäten werden sie krank" (*ebd.* 1969a).

„Ein soziales Netzwerk wird als Matrix in einem soziökologischen Kontext betrachtet, in der sich soziale Prozesse abspielen und die Ansatzmöglichkeiten für Interventionen bietet", als „Matrix der Identiät, als Ort, an dem die wechselseitigen Identitätsattributionen stattfinden" (vgl. *Petzold* 2001p, aus: *Petzold* 2007c, 41).

In einem sozialen Netzwerk kann es vielfätige „social worlds", kollektive mentale Repräsentationen geben (vgl. 2.3.3).

„Als **Konvoi** bezeichnet werden soziale Netzwerke, die auf der Kontinuumsdimension betrachtet werden, denn der ‚Mensch fährt nicht allein auf der Lebensstrecke, sondern mit einen Weggeleit' (*Petzold* 1969c). Ist dieses stabil, ressourcenreich und supportiv, so kann es ‚stressful life events' abpuffern, eine Schutzschildfunktion (shielding) übernehmen und damit Gesundheit und Wohlbefinden sichern. Ist der Konvoi schwach oder kaum vorhanden, negativ oder gefährlich (durch Gewalt und Missbrauch), so stellt er ein hohes Risiko dar (continuum of casualties), und das nicht nur in Kindheit und Jugend. Konvoiqualitäten diagnostisch zu erfassen und – wo erforderlich – zu stärken, bei ‚riskanten Konvois', zu puffern oder einzuschränken (Heimunterbringung, Frauenhaus u. ä.) ist damit eine zentrale Aufgabe jeder psychosozialen/therapeutischen Hilfeleistung, bei der die Helfer ‚Mitglieder auf Zeit' im Konvoi des Klienten/der Klientin werden. Longitudinal werden Konvoiqualitäten durch ‚Konvoi-Diagramme' erfassbar, indem KlientInnen ihre sozialen Netzwerke zu wichtigen Zeitpunkten ihres Lebenslaufes (z.B. 5 J. Kindheit, 10. J. Schulzeit, 15 J. Adoleszenz, Einbrüche, Bindungen, Trennungen, Relokationen) aus der Einnerung aufzeichnen, so dass benigne und maligne Einflüsse, soziale Unterstützung und soziale Belastungen panoramartig erkennbar werden. Konvoiqualität und -dynamik wird

2.3 Einflussfaktoren auf die Gesundheit

wesentlich durch die in ihm vorherrschenden Qualitäten der Relationalität bestimmt, durch Beziehungen und Bindungen, durch Affiliationsprozesse im Binnenraum und zum Außenfeld des Konvois" (*Petzold* 2000h).

Eine besondere Form des Konvois ist die Familie – sie ist in der Regel die Kernzone jedes Konvois. *Petzolds* Netzwerkuntersuchungen und -interventionen mit Menschen über die ganze Lebensspanne – von Kindern bis zu alten Menschen – bestätigten immer die Wichtigkeit von Konvois (*Petzold* 1994e,1995a).

In verschiedenen Untersuchungen ist die positive Wirkung sozialer Unterstützung als Hilfe in prekären Lebenslagen, alltäglichen Problemsituationen, bei kritischen Lebensereignissen, bei der Bewältigung akuter oder dauerhafter Krisen, in Belastungs- und Stresssituationen und bei Krankheiten herausgestellt worden. Menschen brauchen andere Menschen zur Aufrechterhaltung physischer und psychischer Gesundheit sowie für die Bewältigung von Krankheiten. So verläuft die Genesung bei schweren Krankheiten oder nach Operationen bei Menschen, die soziale Unterstützung erhalten, schneller. Vertrauensvolle Beziehungen zu anderen Menschen wirken sich in Verbindung mit weiteren Änderungen des gesundheitsbezogenen Lebensstils positiv auf den Verlauf der koronaren Herzkrankheiten aus (*Mittag* 1998, 180f). Studien zeigen auf, dass beispielsweise die Herzinfarkt-Quote bei einer intakten, traditionellen Sozialordnung weniger als halb so hoch ist wie in modernen amerikanischen Lebensverhältnissen (Roseto-Studie in *Siegrist* 1995). In der sogenannten Alameda-County-Studie fand man einen signifikanten Zusammenhang zwischen Sterblichkeit in Abhängigkeit vom Grad der sozialen Einbindung: Menschen mit geringem sozialem Rückhalt hatten eine erheblich geringere Lebenserwartung (vgl. *ebd.* in: *Waibel* 2004a, 10). Umgekehrt gelten Feindseligkeit und Zynismus in der Beziehung zu anderen Menschen und die Abwesenheit sozialer Unterstützung bei gleichzeitigen Stressbelastungen als gesundheitliche Risikofaktoren. Selbst im Tierversuch lässt sich ein Zusammenhang zwischen fehlender sozialer Geborgenheit und erhöhtem (koronaren) Krankheitsrisiko aufzeigen (*Mittag* 1996).

Menschen brauchen positive Bezugspersonen und verlässliche „Beistände" als Einzelbeziehungen und als stützende Netzwerke zur Stärkung personaler Identität – oder anders ausgedrückt: „Eine verlässliche Beziehung zu einem ‚significant caring adult' innerhalb und/oder außerhalb der Familie" und „schützende Inselerfahrungen" und „gute Zeiten" im Verlauf der Entwicklung (vgl. *Petzold, Müller* 2004). Ebenfalls beschreibt der so genannte Puffereffekt (buffering, shielding) von sozialer Unterstützung, dass Menschen, die unterstützt werden und – das ist wichtig – sich auch unterstützt fühlen (perscived support), von stressreichen Ereignissen weniger betroffen werden (vgl. 2.3.1.2). Menschen suchen in ressourcen- und supportreichen sozialen Netzwerken zu affilieren, weil gelungene Affiliationen in solchen Netzen und Konvois ein hohes Maß an Sicherheit bieten (*Petzold, Müller* 2003, 17).

Menschen sind von grundlegenden, evolutionsbiologisch herausgebildeten Mustern bestimmt – im Integrativen Ansatz als „evolutionäre Narrative" bezeichnet. Eines der wesentlichsten besteht in der Anschlusssuche des Einzelwesens an menschliche Gruppen und Gemeinschaften – im Integrativen Ansatz „Affiliationsnarrativ" genannt:

> „**Affilation** ist das intrinsische Bedürfnis des Menschen nach Nähe zu anderen Menschen in geteiltem Nahraum, zu Menschengruppen mit Vertrautheitsqualität, denn die wechselseitige Zugehörigkeit ist für das Überleben des Affilierten, aber auch der Affiliationsgemeinschaft insgesamt, grundlegend: für die Sicherung des Lebensunterhalts, für den Schutz gegenüber Feinden und bei Gefahren, für die Entwicklung von Wissensständen und Praxen, die Selektionsvorteile bieten konnten. Mit diesem Affiliationsnarrativ als Grundlage der Gemeinschaftsbildung konnten die Hominiden gesellschaftliche und kulturelle Formen entwickeln, die sie zur erfolgreichsten Spezies der Evolution gemacht haben" (*Petzold, Müller* 2003, 10).

Die Relationalitätstheorie der Integrativen Therapie (*Petzold* 2007, 392-413) – die Theorie von den Möglichkeiten der Beziehungen, auf die hier an dieser Stelle nur empfehlend hingewiesen werden kann – vertritt die anthropologische Position: „Sein ist Mitsein" – „Existenz ist Koexistenz" und die beziehungstheoretische Position lautet: „Du, Ich, Wir in Kontext/Kontinuum, Wir, Du, Ich in Lebensgegenwart und Lebensgeschichte". Die Theorie verweist unter anderem auf das wesentliche und grundlegende Bedürfnis des Menschen nach dem Anderen.

Obwohl die Forschung praktisch alle Unterstützungsaspekte „von der Wiege bis zur Bahre" untersucht hat, ist nicht genau geklärt, wie soziale Unterstützung auf das gesundheitliche Wohlbefinden wirkt. Insgesamt scheinen die subjektive Wahrnehmung und die Zufriedenheit mit erhaltener Unterstützung oder deren Verfügbarkeit eine Rolle zu spielen. Einig sind sich die Forscher darüber, dass es kein unterstützendes Verhalten an sich gibt, sondern dass die angebotene Unterstützung zu den spezifischen Bedürfnissen und der Situation des Einzelnen „passen" muss (*Ochs* 2006, 452f).

Sichernde soziale Beziehungen sind daher als zentraler protektiver Faktor und Ressource zu sehen. Insgesamt haben positive Beziehungserfahrungen eine schützende Funktion und bekräftigen, sofern sie internalisiert werden, das Selbstwertgefühl. In diesem Sinne sind „gelungene Freundschaften, Partner- und Kollegenschaften, die gemeinsames Erleben guten Miteinanders (Konvivialität) von Freude,

2.3 Einflussfaktoren auf die Gesundheit

Glück, Freiheit, kreativem Tun (Konflux-, Koreaktionserleben) ermöglichen, in denen sich Menschen im Engagement für eine „gute Sache", in einem „kultivierten Altruismus" treffen (denn Helfen ist gesund!), sich in geteiltem „Erleben von Schönheit", „Naturerleben" und „ästhetischen Erfahrungen", in geteilten „bedeutungsvollen Werten und Sinnerfahrungen" finden, salutogene Beziehungen. Sie sind die Matrix für reiche, strahlkräftige Persönlichkeiten bzw. unterstützen den (Wieder-)gewinn von Gesundheit, Lebensmut und Lebensfreude (vgl. *Petzold, Orth* 2004). Das sind alles protektive und salutogene Lebens- und Erlebensqualitäten, die genau die psychophysiologischen „Lagen" und die Prozesse im „personalen System des Leibsubjektes" gewährleisten und die Verhältnisse herstellen, welche „optimale Regulationen", d.h. Selbstorganisationsprozesse auf allen wesentlichen Ebenen ermöglichen (*Petzold, Orth, Sieper* 2006, 673; siehe 2.3.1.1).

2.3.1.2 Stress- und Bewältigungsverhalten

Zahlreiche Veröffentlichungen belegen, dass die meisten körperlichen und seelischen Erkrankungen – insbesondere die als Zivilisationskrankheiten bekannten Störungen – entstehen, wenn Unausgewogenheiten im Lebensvollzug nicht mehr durch die Selbstheilungskräfte des biologischen Organismus, die emotionalen und kognitiven Regulationspotentiale des Individuums oder durch die Unterstützungskräfte des sozialen Netzwerks kompensiert werden können. Das Ergebnis sind Beeinträchtigungen des Wohlbefindens bis hin zu körperlichen, seelischen, geistigen und sozialen Erkrankungen. Zahlreiche Veröffentlichungen belegen den Zusammenhang von Stress als dysfunktionaler Überlastung und psychischer, psychiatrischer, psychosomatischer oder somatoformer Erkrankung.

Stresstheorien haben sich von einer physiologischen Betrachtungsweise und emotional bestimmten Theorien zu psychosozialen, ökologischen und kognitiven Modellen weiter entwickelt.

Das wohl bekannteste Modell in diesem Bereich stellt das transaktionale Stressmodell von *Lazarus* (1966) dar. Mit diesem Modell reagierte *Lazarus* auf die Kritik an den ursprünglichen reiz- oder reaktionsorientierten Ansätzen (wie z.B. *Selye* 1950), die das subjektive Erleben weitgehend vernachlässigten. Im transaktionalen Stressmodell wird die Relevanz kognitiver Prozesse in der Stresswahrnehmung hervorgehoben und damit die Bedeutsamkeit von Bewältigungs- und Anpassungsleistungen der Person im Vergleich zur Stress- und Belastungsseite betont. Da erfolgreiche Bewältigungsstrategien die Reduktion aversiver Zustände bewirken und damit die Anpassung an geänderte Lebensumstände erleichtern, werden sie diesem Modell entsprechend als wichtige Protektivfaktoren für die Gesundheit gesehen.

Im Bereich der Belastungen fand das Konzept der alltäglichen geringfügigen Belastungen (daily hassles) zunehmend Beachtung (z.B. *Holahan, Belk* 1984). Zum Bewältigungsverhalten wurden unterschiedliche Einteilungs- und Differenzierungsmöglichkeiten vorgeschlagen. Zum einen wird zwischen der Copingmethode – wie z.b. aktiv-kognitiv, aktiv-handelnd, vermeidend – und dem Copingfokus, wie z.b. problem-, emotionsorientiert, unterschieden. Demgegenüber kann man differenzieren in umweltbezogenes Coping, wie z.b. Vermeidung, Rückzug, Suche nach Unterstützung sowie die Informationssuche, Palliation, Umbewertung etc. als personenbezogenes Coping. Bewältigungsformen können auch geordnet werden nach den Bereichen Handeln (z.b. Kompensation, aktives Vermeiden), Kognitionen (z.B. Problemanalyse, Sinngebung) und Emotionen (z.b. Selbstbeschuldigung, Optimismus) (vgl. *Wipplinger, Amann* 1998, 28).

Der Integrative Ansatz versteht Stress als Prozess in der Subjekt-/Kontext-/Kontinuum-Interaktion in der Folge von Überforderung:

> „**Überforderung** tritt ein, wenn Belastungssituationen und externalen Ansprüchen keine stützende Umwelt, unzureichende äußere und innere Ressourcen und keine adäquaten Bewältigungsmöglichkeiten sowie keine ausreichende persönliche Stabilität gegenüberstehen, so dass die Wahrnehmungs- und Handlungsmöglichkeiten des Individuums im Feld eingeschränkt oder blockiert und seine Fähigkeiten der Selbststeuerung beeinträchtigt oder gar ganz außer Kraft gesetzt werden" (*Petzold* 1968a).

Diese Definition bildet die Grundlage der Integrativen Krisen- und Burnout-Theorie. In die Definition sind physiologische, emotionale, kognitive, soziale und ökologische Aspekte einbezogen und die ressourcenorientierte Sicht hat eine wichtige Stellung.

Wie in 2.3.1.1 aufgezeigt, ist die soziale Unterstützung ein wesentlicher Resilienzfaktor, daher soll an dieser Stelle auf den von *Petzold* (2000h) bezeichneten „affilialen Stress" – als Stressfaktor erster Ordnung – kurz eingegangen werden.

> „**Affilialer Stress** entsteht bei allen Formen der Ausgrenzung von Menschen aus Nahraumverhältnissen (Familien, Verwandtschaften, Freundschaften Nachbarschaften, Kollegialitäten) und weiterhin durch alle Formen der Verletzung, des Liebesentzugs, der Demütigung und Entehrung, des Missbrauchs und der Misshandlung in Affiliationsverhältnissen. Solche „Beziehungsbelastungen" werden besonders bei ‚starken' Affiliationen zu einem psychophysiologischen Stressfaktor erster Ordnung" (*Petzold* 2000h).

2.3 Einflussfaktoren auf die Gesundheit 123

„Affilialer Stress" kann zu „Hyperstress" werden, mit allen Zeichen, Wirkungen und Folgen solcher psychophysiologischer Prozesse – man findet sie bei Traumaerfahrungen, bei ethnischen und religiösen Verfolgungen, Vertreibungen, Misshandlungen, bei Akten extremer Fremdenfeindlichkeit oder bei Arbeitsplatzhostilitäten, die teilweise unter dem Begriff „mobbing" (vgl. 2.4.5.3) laufen (*Petzold, Müller* 2003, 13). Somit sind soziale Beziehungen nicht immer eine Bewältigungsressource – wie in 2.3.1.1 dargestellt –, sondern können auch Quelle schwerer Konflikte, Belastungen und Erkrankungen sein.

Der Forschungsstand weist darauf hin, dass ein aktiver und problemzentrierter Umgang mit Belastungen sowie die Suche nach externer Unterstützung eher erfolgreiche Bewältigungsstrategien darstellen als passive und vermeidende Strategien. Die Ergebnisse sind nicht eindeutig; der Belastungsbereich muss mit berücksichtigt werden (Überblick in *Strittmatter* 1995). Aktives Bewältigungsverhalten steht auch in Verbindung mit einem günstigeren Gesundheitsverhalten (z.B. weniger Betäubung durch Zigaretten, Alkohol oder Drogen). Schließlich sind auch Zusammenhänge zwischen dem Bewältigungsverhalten und immunologischen Prozessen anzunehmen (vgl. *Birbaumer, Schmidt* 1991).

In diesem Zusammenhang wird das Potential an Regulationsfähigkeit bedeutsam (siehe 2.2.4). Da Stressoren die Zyklen des Aufbaus von Spannung und Entspannung stören, werden so die psychophysischen Regulationssysteme außer Kraft gesetzt. Erholung mit der natürlichen „relaxation response" tritt nach extremen Belastungszuständen nicht mehr ein. Es kommt zu einer „zeitextendierten Überspannung" oder nach einem überlastungsbedingten Zusammenbruch zu einer „zeitextendierten Erschöpfung" (Abstumpfung, Dauererschlaffung, Unterspannung) (*Schay, Petzold et al.* 2006, 178f). Von daher haben Maßnahmen, die das dynamische Regulationspotential stärken, eine hohe Bedeutung für den Umgang mit Stress und Belastungen (siehe These 2 in 4.1).

2.3.2 Ressourcenkonzepte

Mit den Arbeiten von *Lazarus* (1984), *Bandura* (1977, 1982) und anderen im Zuge der Stressforschung fanden die Autoren neben der kognitiven Bewertung von Stress weitere wichtige Moderatoren, die das Stressgeschehen erheblich beeinflussen: die Ressourcen.

An dieser Stelle sollen drei ressourcentheoretische Ansätze kurz dargestellt werden (vgl. *Waibel* 2004):

1. Die Metaressourcen nach *Rösing* (2003)
2. Die Ressourcenaktivierung nach *Grawe* (1995, 1999)
3. Das Integrative Ressourcenmodell nach *Petzold* (1997p).

2.3.2.1 Die Metaressourcen nach *Rösing*

Ina Rösing (2003), Wissenschaftsforscherin und integrative Therapeutin, entwickelte in ihrem Review zur Burnout-Forschung den Begriff der Metaressource. Ressourcenkonzepte im Allgemeinen betrachtet sie als eine Möglichkeit, den negativ konnotierten Begriff des Burnout zu entpathologisieren. Metaressourcen „sind solche inneren Fähigkeiten eines Menschen, die die Nutzung sämtlicher anderer, innerer und äußerer Ressourcen erleichtern, es ist eine Art übergeordnete ‚Zugangsressource' zu den vielfältigen Einzel-Ressourcen" (*ebd.* 166ff).

Ressourcen sind die Möglichkeiten, die ein Mensch zur Verfügung hat, um schwierige Situationen zu bewältigen.

Rösing nimmt folgende Klassifizierung vor:

- Intrapersonale Ressourcen: persönliche Eigenschaften wie z.b. Optimismus Selbstvertrauen, Selbstwirksamkeitsüberzeugung, Intelligenz, Problemlösungsfähigkeit, Selbstwertgefühl, Kompetenzvertrauen.
- Interpersonelle Ressourcen liegen im sozialen Umfeld, dem Bestehen eines Netzes an Beziehungen (Familie, Freunde, Kollegen).
- Nonpersonale Ressourcen beziehen sich auf Materielles, Gegenständliches, auf situative Bedingungen, Umweltbedingungen.
- Transpersonale Ressourcen sind Fähigkeiten, sich selbst, sein Leben und seine Stellung in der Welt als sinnvoll und positiv zu sehen (*ebd.* 171).

Ebenfalls führt *Rösing* den Begriff „Barrieren" ein, die das Individuum an der Nutzung seiner Ressourcen hindern. (Die einzelnen Ressourcen und Barrieren sind jeweils nicht vollständig, sondern nur beispielhaft):

- Physische Ressourcen (Attraktivität, Sportlichkeit, Gesundheit) mit den Barrieren: Übergewicht, Schlafstörungen, Krankheit.
- Materielle Ressourcen (Besitz und Ausstattung, Kommunikations- und Mobilitätsmedien) mit den Barrieren: Mittellosigkeit.
- Emotionale Ressourcen (Fähigkeit zur Freude, Liebesfähigkeit, Intensität des Erlebens) mit den Barrieren: Misstrauen, Pessimismus, Hilflosigkeit.

2.3 Einflussfaktoren auf die Gesundheit 125

- Kognitive Ressourcen (Intelligenz, Fähigkeit zur Situationsanalyse, Flexibilität im Denken) mit den Barrieren: Vorurteile, Unklares Denken.
- Soziale Ressourcen (wichtige Bezugspersonen, Tragfähigkeit dieser sozialen Kontakte, Fähigkeit zu geben und Hilfe anzunehmen) mit den Barrieren: Isolation, Exzessive Autonomiewünsche.
- Spirituelle Ressourcen (Interesse an weiteren Zusammenhängen, wonach das Ich Teil eines umfassenden Ganzen ist: Religion und Glaube) mit den Barrieren: Unfähigkeit, über die materielle Welt hinaus zu denken, spirituelle Konzepte, die zu Resignation oder Selbststrafe führen.

Rösing benennt folgende Metaressourcen aus der Stress- und Copingforschung. Wie oben definiert helfen diese Metaressourcen bei der Aktivierung der eben aufgezählten Ressourcen bzw. bei der Überwindung der damit assoziierten Barrieren.

Metaressource 1: *Banduras* (1982) Konzept des self-efficacy
Die „allgemeine Selbstwirksamkeit" ist eine bestimmte Selbstwahrnehmung, die durch das Gefühl geprägt ist, die Dinge im Griff zu haben, d.h. in Belastungssituationen handlungsfähig zu sein. Der Begriff meint nicht die Fertigkeiten, die man hat, sondern die Urteile über die Einsetzungsfähigkeit dieser Fertigkeiten, über die man verfügt. Selbstwirksamkeit ist also die Selbsteinschätzung der Wirksamkeit bzgl. der eigenen Ressourcen.

Rösing begründet die Selbsteinschätzung der eigenen Wirkungsfähigkeit und Wirksamkeit (self-efficacy) deshalb als Metaressource, weil sie die Bewertung aller Ressourcen der Person betrifft. Zu wissen, „Ich kann die Dinge im Leben lösen" gibt dem Menschen ein Gefühl von Kontrolle über das eigene Leben und damit den Schlüssel zur Tür der eigenen Ressourcen.

Metaressource 2: *Kobasas* (1979, 1982) Hardiness
Hardiness ist eine allgemeine Belastbarkeit auf der Basis einer inneren Sicherheit, auftauchende Situationen steuern und bewältigen zu können. Anders ausgedrückt: Hardiness meint eine hohe innere Überzeugung der Kontrolle über alle Lagen des Lebens, die Fähigkeit, sich auf das Leben einzulassen und die belastenden Erfahrungen zum Positiven wenden zu können.

Jemand, der die Eigenschaft Hardiness in hohem Maße hat, so *Kobasa* (1979), sieht belastende Situationen als Herausforderung, als steuer- und bewältigbar an. Diese Person ist auf eine Lösung, auf Veränderung und Wachstum orientiert und ist auf jeden Fall engagiert und involviert. Das Gegenteil von Hardiness ist, dass der Mensch belastende Situationen als unkontrollierbar und bedrohlich erlebt und sich deshalb in Passivität und Meidung zurückzieht.

Metaressource 3: *Antonovsky*`s (1997) sense of coherence
Ein wichtiger Gesundheitsfaktor ist der von *Antonovsky* (siehe 2.2.2) bezeichnete „Kohärenzsinn" („sense of coherence", SOC). Es meint eine mentale Kohärenz, eine Grundstimmung oder Grundsicherheit, innerlich zusammengehalten zu werden, nicht zu zerbrechen und gleichzeitig auch an äußeren Anbindungen Unterstützung zu finden. Es umfasst folgende drei Komponenten:

1. **Verstehbarkeit („sense of comprehensibility")**, das im Verständnis von Kontrollierbarkeit, Geordnetheit und Verstehbarkeit kognitive Verarbeitungsmuster berücksichtigt. Die betreffenden Menschen sind sicher, dass es ihnen grundsätzlich möglich ist, die Ereignisse in ihrem Leben zu verstehen. Viele Erfahrungen haben zu ihrer Überzeugung beigetragen, dass sie in dem, was ihnen zustößt, eine Ordnung und klare Struktur erkennen können. Zum größten Teil erscheinen ihnen die künftigen Geschehnisse vorhersagbar. Wenn es doch (überraschend) anders geschieht, so kann es zumindestens eingeordnet und erklärt werden.
2. **Handhabbarkeit („sense of manageability")** meint ein optimistisches Vertrauen, dass die Lebensaufgaben gemeistert werden können. Die Widrigkeiten im Leben werden als Herausforderung angenommen und bewältigt, indem verfügbare Ressourcen mobilisiert werden (betrifft die kognitiv-emotionalen Verarbeitungsmuster).
3. **Sinnhaftigkeit bzw. Bedeutsamkeit („sense of meaningfulness")** meint die Überzeugung, dass das Leben einen Sinn hat und dass sich der Mensch mit Lebensbereichen verbunden fühlt, die wichtig sind und sinnvoll erscheinen. Anforderungen sind Herausforderungen, die Investition und Engagement verdienen (betrifft die emotional-motivationale Komponente).

Das Kohärenzgefühl entwickelt sich im Laufe der Kindheit und Jugend und wird von den gesammelten Erfahrungen und Erlebnissen beeinflusst (*Bengl u.a.* 1998). Mit etwa 30 Lebensjahren ist das Kohärenzgefühl ausgebildet und bleibt relativ stabil. Veränderungen im Erwachsenenalter hält *Antonovsky* nur für sehr begrenzt möglich. Das Kohärenzgefühl kann als globale Stressbewältigungsressource betrachtet werden. Es ist jedoch „keine spezielle Coping-Strategie sondern eine generelle Lebenseinstellung (...) Gesund ist, wer den Fluss, in dem er schwimmt, soweit überblickt und seine Wünsche, sein Können und Tun darauf abstimmt" (*Antonovsky* 1993, 4). Nach *Antonovsky* ist das Kohärenzgefühl der entscheidende Prädikator für die gelungene Bewältigung von belastenden Situationen und damit für die Gesundheit. Je stärker das Erleben von Kohärenz bei einem Menschen

2.3 Einflussfaktoren auf die Gesundheit

ist, desto größer ist die Wahrscheinlichkeit, dass dieser Mensch sich in die Richtung von Gesundheit bewegt.

2.3.2.2 Die Ressourcenaktivierung nach *Grawe*

Im Zuge der psychotherapeutischen Prozess- und Wirksamkeitsforschung fand *Grawe* (1995, 1999) vier Wirkprinzipien als gesicherte zentrale Bestandteile einer empirisch abgestützten allgemeinen psychotherapeutischen Veränderungstheorie heraus. Diese sind Ressourcenaktivierung, Problemaktualisierung, aktive Hilfe zur Problembewältigung und Klärungsperspektive.

An dieser Stelle soll nur auf das Wirkprinzip „Ressourcenaktivierung" eingegangen werden, ohne dass es sich um eine eigenständige Theorie handelt. Die besondere Bedeutung ist jedoch dadurch gegeben, dass im Rahmen einer Veränderungstheorie, d.h. das was Menschen konkret in ihrem Leben bei Problemen und Schwierigkeiten hilft, ein empirisch durch Hunderte von Forschungsergebnissen abgestütztes Modell vorliegt. Diese Ergebnisse besagen, dass man Patienten besonders gut helfen kann, indem man an ihren positiven Möglichkeiten, Eigenarten, Fähigkeiten und Motivationen anknüpft, indem man die Art der Hilfe so gestaltet, dass der Patient in der Therapie an vorhandene Ressourcen „andocken" kann.

Nach *Grawe* (1999) kann als Ressource jeder Aspekt des seelischen Geschehens und darüber hinaus der gesamten Lebenssituation einer Person aufgefasst werden, also z.B. motivationale Bereitschaften, Ziele, Wünsche, Interessen, Überzeugung, Werthaltungen, Geschmack, Einstellungen, Wissen, Bildung, Fähigkeiten, Gewohnheiten, Interaktionsstile, physische Merkmale wie Aussehen, Kraft, Ausdauer, finanzielle Möglichkeiten sowie zwischenmenschliche Beziehungen. Die Gesamtheit all dessen stellt den Möglichkeitsraum des Patienten dar oder sein positives Potential, das ihm zur Befriedigung seiner Grundbedürfnisse – nämlich dem Bedürfnis nach Orientierung und Kontrolle, dem Bedürfnis nach Lustgewinn und Unlustvermeidung, dem Bindungsbedürfnis und dem Bedürfnis nach Selbstwerterhöhung – zur Verfügung stehen (vgl. *ebd.* 66f).

Nach *Grawe* hat der Patient zu Beginn einer Therapie zumeist die Orientierung und Kontrolle im Leben verloren, hat schmerzhafte Gefühle und ein gestörtes Selbstwertgefühl. Das Aufsuchen von professioneller Hilfe kann schon einen Rückgang an Kontrollverlust bedeuten und Informationen über die Erkrankung und die Transparenz über das professionelle Vorgehen stärken den Patienten. Die Aussicht auf Veränderung kann Hoffnung und positive Gefühle auslösen. Verweist der Therapeut auf die positiven Seiten und Stärken der Person, trägt dies ganz allgemein zu einer selbstwerterhöhenden Erfahrung bei. Die Ressourcenaktivierung löst wiederum positive Rückkoppelungsprozesse aus, was sich erneut positiv auf den Veränderungsprozess auswirkt (*ebd.* 66ff).

2.3.2.3 Das Integrative Ressourcenmodell nach *Petzold*

Petzold (1997p) definiert Ressourcen abhängig vom Kontext. Im Alltagsverständnis sind Ressourcen „Mittel bzw. Hilfsmittel zur Erledigung oder Bewältigung von Anforderungen und Aufgaben. Ihr Fehlen ist eine Beschränkung. Sie werden in zielorientierten Handlungen eingesetzt" (*Petzold* 1998a, 356). Im Kontext einer Belastungs-, Überforderungs- und Krisentheorie des Integrativen Ansatzes ergibt sich eine weitere Definition:

> „**Ressourcen** sind alle erdenklichen Mittel der Hilfe und Unterstützung, ja die Prozesse des ‚Supports' selbst, mit denen Belastungen, Überforderungssituationen und Krisen bewältigt werden können: innere Ressourcen/Stützen wie physische Vitalität, emotionale Tragfähigkeit, Willensstärke, Intelligenz, geistige Werte aber auch äußere Ressourcen/Stützen wie Freunde, soziale Netzwerke (*Moreno*), Unterkunft, Geld. Ressourcen tragen dazu bei, die Stabilisierung einer erschütterten Persönlichkeit, einer zerrütteten Familie, eines maroden sozialen Systems, einer desorganisierten Organisation zu ermöglichen, die Selbstregulationskräfte und Interaktionskompetenz des Systems mit der Umwelt zu restituieren und darüber hinaus – derartige Konsolidierungen überschreitende – Entwicklungen auf den Weg zu bringen und zu fördern".

Petzold benennt die „Fünf Säulen der Supports" als wesentliche Bestandteile des Integrativen Ressourcenmodells (*Petzold* 2001a):

- Leiblichkeit (selbstattributiv: „Ich habe ein tolle Figur" – fremdattributiv: „Der gefällt mir"),
- Soziales Netz (selbstattributiv: „Auf meine Freunde kann ich mich verlassen" – fremdattributiv: „Der hat wirklich nette Bekannte"),
- Arbeit und Leistung (selbstattributiv: „Wo ich hinlange, da läuft was" – fremdattributiv: „Der ist einfach fleißig"),
- Materielle Sicherheiten (selbstattributiv: „Auf mein Auto bin ich stolz" – fremdattributiv: „Der hat eine schöne Wohnung gekauft"),
- Werte (selbstattributiv: „Mein Glaube trägt mich" – fremdattributiv: „Der verzapft immer diesen Glaubensmist").

2.3 Einflussfaktoren auf die Gesundheit

Ressourcen werden auch im Kontext von Entwicklungspotentialen und Chancen gesehen:

> „Ressourcen sind gute Quellen, aus denen die Kreativität schöpft, die einerseits Belastungen und Probleme abpuffern, zum anderen aber Grundlage für Potentiale (sie sind mit diesen nicht gleichzusetzen) bieten. Ressourcen stehen der Person oder Personengruppen zur Lebensbewältigung wie auch zur kokreativen Lebensgestaltung zur Verfügung, um Entwicklungspotentiale freizusetzen und zu nutzen" (*Petzold* 1998a, 359).

Petzold betont die Bedeutung der Wahrnehmung von Ressourcen und entwickelte ein umfassendes integratives Ressourcenmodell mit Interventionen, Ressourcenberatung und -assessment (vgl. *Petzold* 1998a, 353-394, siehe 3.6).

2.3.3 Gesundheit als „mentale Repräsentation"

Gesundheit ist eine „persönliche und kollektive mentale Repräsentation" (vgl. 2.1, 2.1.1). Mentale Repräsentationen haben Auswirkung auf den individuellen Lebensstil und das Gesundheitsverhalten des Einzelnen. Bevor darauf eingegangen wird, soll das entsprechende Integrative Konzept näher ausgeführt werden.

Das Konzept der „sozialen Repräsentation" von *Moscovici* (1976, siehe 2.1) hat *Hilarion Petzold* auf der der Grundlage seiner „Integrativen Theorie" und von Konzepten *Vygotskys* für interventive Praxeologien wie Beratung und Therapie zu einer Theorie „komplexer sozialer Repräsentationen" erweitert:

> „**Komplexe soziale Repräsentationen** – auch „kollektiv-mentale Repräsentationen" genannt – sind Sets kollektiver Kognitionen, Emotionen und Volitionen mit ihren Mustern des Reflektierens bzw. Metareflektierens in polylogischen Diskursen bzw. Ko-respondenzen und mit ihren Performanzen, d.h. Umsetzungen in konkretes Verhalten und Handeln. Soziale Welten als intermentale Wirklichkeiten entstehen aus geteilten Sichtweisen auf die Welt und sie bilden geteilte Sichtweisen auf die Welt. Sie schließen Menschen zu Gesprächs-, Erzähl- und damit zu Interpretations- und Handlungsgemeinschaften zusammen und werden aber zugleich durch solche Zusammenschlüsse gebildet und perpetuiert – rekursive Prozesse, in denen soziale Repräsentationen zum Tragen kommen, die wiederum zugleich narrative Prozesse kollektiver Hermeneutik prägen, aber auch in ihnen gebildet werden. In dem, was sozial repräsentiert wird, sind immer die jeweiligen Ökologien der Kommunikationen und Handlungen (Kontextdimension) zusammen mit den vollzogenen bzw. vollziehbaren Handlungssequenzen mit repräsentiert, und es verschränken sich auf diese Weise Aktional-Szenisches und Diskursiv-Symbolisches im zeitlichen Ablauf (Kontinuumsdimension)" (*Petzold* 2000h).

„Kollektive mentale Repräsentationen" entstehen in Prozessen „kollektiver Mentalisierung" und bestimmen „subjektive mentale Repräsentationen" in den Prozessen „individuell-persönlicher Mentalisierung".

> „Komplexe persönliche Repräsentationen – auch **subjektiv-mentale Repräsentationen** genannt – sind die für einen Menschen charakteristischen, lebensgeschichtlich in Enkulturation bzw. Sozialisation interaktiv erworbenen, d. h. emotional bewerteten (valuation), kognitiv eingeschätzten (appraisal) und dann verkörperten Bilder und Aufzeichnungen über die Welt. Es sind eingeleibte, erlebniserfüllte „mentale Filme", „serielle Hologramme" über „mich-selbst", über die „Anderen", über „Ich-selbst-mit-Anderen-in-der-Welt", die die Persönlichkeit des Subjekts bestimmen, seine intramentale Welt ausmachen. Es handelt sich um die „subjektiven Theorien" mit ihren kognitiven, emotionalen, volitiven Aspekten, die sich in interaktiven Prozessen „komplexen Lernens" über die gesamte Lebensspanne hin verändern und von den „kollektivmentalen Repräsentationen" (vom Intermentalen der Primärgruppe, des sozialen Umfeldes, der Kultur) nachhaltig imprägniert sind und dem Menschen als Lebens-/Überlebenswissen, Kompetenzen für ein konsistentes Handeln in seinen Lebenslagen, d. h. für Performanzen zur Verfügung stehen" (*Petzold* 2002b).

Die Theorie der komplexen „kollektiv-mentalen bzw. sozialen Repräsentationen" muss immer mit der der „subjektiv-mentalen bzw. persönlichen Repräsentationen" verbunden betrachtet werden und vice versa. Wenn also in den überlieferten kollektiven Repräsentationssystemen und den Prozessen ihrer Fortschreibung massive Veränderungen eintreten, führen diese natürlich auch zu Turbulenzen auf der subjektiv-mentalen Ebene und damit werden die rekursiven Prozesse der Mentalisierung „verwirbelt" (wie z.B. in der heutigen Arbeitswelt, vgl. 2.4.5).

Der Begriff „mental" darf aber nicht kognitivistisch verkürzt werden, sondern umfasst auch das Wahrnehmen, eigenleibliches Spüren/Empfinden, die Emotion als erlebtes Fühlen und die Volition als erlebtes Wollen sowie das Denken, Phantasieren, Metareflektieren. Alles Mentale hat im Leib seinen Boden, der mens (Geist) wird nicht vom corpus (Körper) getrennt.

> „So bleiben die konkreten Erfahrungen eines richtigen Weges durch unübersichtliches Gelände – wie sie Alltagserfahrungen in der Phylogenese der Hominiden waren – nicht nur als Erinnerung an Steigungen und Kehren, an Hindernisse und Stege in Form informationaler Konfigurationen im Leibgedächtnis, sondern bieten die Grundlage für Prozesse der Mentalisierung" (*Petzold* 2008b, 33).

> „Unter **Mentalisierung** verstehe ich die informationale Transformierung der konkreten [...] Erlebnisinformationen von erfahrenen Welt-, Lebens- und Leibverhältnissen, die Menschen aufgenommen haben in mentale Information" (*Petzold* 2000h).

Die Dynamik dieses komplexen Geschehens gilt es zu verstehen. Das ist von vitaler Bedeutung für das Leben von Menschen, denn sie werden von Mentalisierungen bestimmt. Die Komplexität dieser Prozesse des Entstehens kollektiver mentaler Welten, die sich als Kulturen, Lebensstile und -formen, soziale Bewegungen, Politiken zumeist „fungierend" (d. h. gleichsam als unbeeinflussbare Geschehnisse) realisieren, erfordert „Verstehensarbeit" von Vielen, damit das Leben den Charakter scheinbar schicksalhaft hinzunehmender Ereignisbestimmtheit verliert und bewusstere Gestaltung und Steuerung möglich werden.

Interpersonale Gespräche zwischen Menschen in Alltagskontexten über Lebensverhältnisse, über das Tages- und Zeitgeschehen (Gedankenaustausch, Beratschlagen, Politisieren) werden dabei genauso notwendig wie interdisziplinäre Diskurse zwischen Soziologie, Philosophie, Psychologie/Sozialpsychologie, Biologie/Ethologie, Geschichts-, Rechts- und Politikwissenschaft, Ökonomie und Ökologie usw. (*Petzold* 2008b, 34; siehe These 4 in 1.4 und 4.1).

Wie eingangs erwähnt, ist Gesundheit eine mentale Repräsentation und wird unter anderem im persönlichen Lebensstil umgesetzt und zeigt sich im Gesundheitsverhalten, das von vergangenen Einflüssen/Lernerfahrungen (vgl. 2.2.4), Gegenwartseinwirkungen/Lernprozessen und Zukunftsentwürfen/Lernmotivationen/ Volitionen bestimmt wird.

2.3.3.1 Lebensstil/Life style

Chronisch degenerativer Erkrankungen sind in der Vergangenheit in der Bundesrepublik Deutschland stark angestiegen und eine weitere Zunahme wird prognostiziert. Fall-Kontroll-Studien und in zunehmenden Maße auch Kohortenstudien zeigen, dass das Risiko, eines dieser Krankheitsbilder zu entwickeln, entscheidend durch Lebensstilfaktoren beeinflusst wird. Als quantitativ besonders bedeutsame Faktoren gelten Rauchen, körperliche Aktivität (siehe 2.4.1) und Ernährung (siehe 2.4.3) (vgl. *Boeing, Walter* 2003).

Wenn also ein Mensch krank wird oder von einer Störung betroffen ist, geht es (insbesondere) um die Veränderung der Lebensführung, Veränderungen im persönlichen Kontext, des Lebensstils, um die im Volksmund sogenannten „eingefleischten Gewohnheiten". Der Begriff „eingefleischt" macht schon deutlich, dass dieses nicht so einfach ist. Ebenfalls erkennen zunehmend Menschen, dass sie sich z.B. mehr bewegen, gesünder ernähren und regelmäßiger entspannen müssten, um z.B. längerfristig leistungsfähig am Arbeitsplatz zu sein. Bei der Umsetzung dieses Vorhabens gibt es oft Schwierigkeiten, dieses Vorhaben zumeist mit einer Veränderung des persönlichen Lebensstils einhergeht.

Lebensstil meint nach *Alfred Adler* die typische Art der Alltagsgestaltung von Personen mit ihren Einstellungen und charakteristischen Verhaltensweisen, die auch ihre Zugehörigkeit zu bestimmten sozialen Gruppen erkennbar macht. Im Integrativen Ansatz wurde der Begriff aktualisiert und weiterentwickelt zum „life style"- Konzept:

> „**Life styles** sind durch Menschen in sozialen Gruppen, sozialen Mikro- und Mesowelten über eine hinlängliche Synchronisierung von kollektiven Kognitionen, Emotionen und Volotionen inszenierte Formen des sozialen Lebens. In ihnen werden durch life style marker, d.h. geteilte Praxen, Symbole, Präferenzen (in Kleidung, Ernährung, Sexualität, Körperkultur, Freizeitverhalten, Musik, Lektüre, Film- und Videovorlieben etc.), durch spezifische Interaktionsformen und Rituale, Ziele und Werte, Affiliationen und Feindbilder etc. Verbindungen zwischen Individuen geschaffen, die sich von diesem life style angezogen fühlen und Angrenzungen, aber auch Abgrenzungen zu anderen sozialen Gruppen und life style communities in Virtual- und Echtzeit inszenieren. Persönliche Identitätsstile werden so intensiv mit den life style markern versorgt, dass die Personen in die jeweilige life style community aufgenommen werden und aus der damit entstandenen Zugehörigkeit eine Stärkung ihrer Identität erfahren. Diese Stärkung ist effektiv, so lange es nicht zu einer Fixierung auf einen eingegrenzten life style kommt, sondern eine Partizipation an verschiedene life style communities möglich bleibt oder gar gefördert wird. Multiversale Partizipation an verschiedenen life styles, die eine hohe life-style-Flexibilität bei hinlänglicher Stabilität im Bezug zu einigen life style mainstreamings gewährleistet, also ein extremes, inflationäres „life style hopping" mit der Gefahr der Identitätsdiffusion für den Einzelnen kontrollierbar hält, ist als Gesundheitskriterium zu werten" (*Petzold* 1994e).

Lebensstile sind für die individuelle und kollektive Entwicklung von Menschen, ihr Gesundheit und Krankheit sehr zentral. Das soziale Leben von Menschen ist wesentlich von „lifestyle communities" bestimmt und die Identitätsarbeit, die Ausbildung von Identitätsstilen wird von solchen „Communities" wesentlich geprägt. Die Analyse, Veränderung, Planung von adäquaten „Lifestyles" (*Müller, Petzold* 1999) gehört zu den Aufgaben von Beratung und Psychotherapie. Unter sozialisationstheoretischer und identitätstheoretischer Optik müssen obige Phänomene für die Praxis Konsequenzen haben. Als Phänomene „sozialer Räume" wirken Lifestyles in alle Identitätsbereiche („Identitätssäulen", vgl. 2.3.2.3) und müssen dort als Einflussgrößen für die „Identitätsarbeit" des Ichs und damit für die Persönlichkeitsentwicklung des Subjekts „in Kontext und Kontinuum" betrachtet werden (vgl. *Petzold* 2007c, 36f).

Es ist wichtig, sich mit dem Lebensstilkonzept gerade im interventionsorientierten Kontext auseinanderzusetzen, da einerseits dysfunktionale Lebensstile

2.3 Einflussfaktoren auf die Gesundheit 133

bedeutsame Ursachen von Krankheit sind, andererseits es Ziel von Interventionen in Therapie, (Gesundheits-)Beratung, Coaching sein muss, einen „gesundheitstbewussten und bewegungsaktiven Lebensstil" (*Petzold 2007c; Waibel, Petzold 2008*) zu entwickeln und zu fördern. Man muss nachvollziehen, dass (und warum) „eingefleischte Gewohnheiten" – diese in der Regel stark (über Jahre) gebahnte Muster – nicht so einfach zu verändern sind, obgleich der Wille zur Veränderung vorhanden ist. Will jemand eindeutig und entschieden sein gesundheitsschädliches Verhalten verändern und er trotzdem immer wieder scheitert, weiß der Helfer u. a. die möglichen Hindergründe: Es handelt sich um neuronal gebahnte, komplexe Verhaltensweisen.

„Auf der individuellen Ebene sind life styles komplexe, neuronal gebahnte Muster (…) bestimmt durch neuronale Netzwerke mit ihren Bereitschaftspotentialen, die die Prozesse dynamischer Regulation (siehe 2.2.4) des Subjektes für die Ausführung von Handlungen in persönlichen Lebensvollzügen steuern. Sie werden durch die sozioökologischen Kontexte bestärkt. Die Veränderung solcher Muster/life styles erfordert deshalb einerseits Veränderungen dieser Kontexte und andererseits die Veränderung der neuronalen Bahnungen durch Maßnahmen der Hemmung ihrer performativen Inszenierung und zur Bahnung neuer funktionaler Muster. Da im life style also internale und externale Faktoren verschränkt sind, müssen zielführende Interventionen auf beiden Ebenen ansetzen" (vgl. *Petzold 1994e, Petzold, Orth, Sieper 2006*).

Will man Lebensstile verändern, neu- oder umorientieren ist das Wissen um die biopsychosoziale Dimension, die die lebenslange Neuroplastizität von Menschen nutzt, notwendig (vgl. *Hüther* et al. 1999, *Grawe* 2004, *Petzold* 2002j). Wie sonst will ein Coach, Therapeut oder ein im Gesundheitsbereich Tätiger Menschen mit dysfunktionen Lebensstilen effektiv und gezielt bei der Veränderung begleiten?

„Sich selbst zum Projekt machen, im festen Entschluss, sein Leben zu ändern, seine Identität zu entwickeln (…) das ist die wichtigste Basis" (*Petzold* 1973a) für Veränderung und für die Beratung. Aber was ist, wenn dieser Entschluss fehlt?

Wenn die Person trotz des Wissens, dass sie sich mit ihrer Lebensweise schädigt, nicht verändern will, stellen sich Personen aus dem sozialen Kontext sowie dem „Helferkreis" häufig die Frage: Wie kann er/sie motiviert werden „zu wollen"?

Hier wird ein neuer und sehr wesentlicher Aspekt angesprochen: das Wollen, der Wille, die Volition, die Motivation. Für eine effektive Gesundheitsberatung, die Gesundheit als biopsychosoziales Phänomen versteht, ist es daher unerlässlich, sich mit dem Konzept der „dynamischen Regulationsfähigkeit" (siehe 2.2.4) und mit der

Integrativen Theorie zum „Willen und Wollen" (siehe *Petzold, Sieper* 2003, 2008), d.h. der Fähigkeit des Entscheidens und Durchhaltens, der Übernahme von Verantwortung, vertraut zu machen und es mit in die Beratung und das Behandlungskonzept zu integrieren (siehe These 9 in 1.4 und 4.1). Erneut wird hier die notwendige Fach- und Feldkompetenz bei dem Helfer, Gesundheitscoach etc. deutlich (vgl. 3.5 und These 13 in 1.4 und 4.1).

2.3.3.2 Gesundheitsbewusstes Verhalten

Grundsätzlich werden zwei Arten von gesundheitsbezogenen Verhaltensweisen unter-schieden: Risikoverhaltensweisen und positives Gesundheitsverhalten. Risikoverhaltensweisen sind einfacher zu definieren, denn es handelt sich um alle Aktivitäten von Menschen, die aufgrund ihrer Häufigkeit oder Intensität das Risiko für eine Krankheit oder Verletzung erhöhen, unabhängig davon, ob der jeweiligen Person der Zusammenhang zwischen der Aktivität und dem Risiko für eine Erkrankung oder Verletzung bewusst ist. Weit verbreitete Risikoverhaltensweisen umfassen z.B. Rauchen, exzessiven Alkoholkonsum. Bei einer solchen Definition von Risikoverhalten sollte berücksichtigt werden, dass die „Dosis" eine bedeutsame Rolle spielt.

Weniger einheitlich sind die Definitionen von positivem Gesundheitsverhalten, beinhalteten jedoch normalerweise das Element „Bewusstheit". *Steptoe* und *Wardle* (1998) erachten es als sinnvoll, positives Gesundheitsverhalten als Aktivität zu definieren, welche die Prävention von Krankheiten unterstützt, zur Entdeckung von Krankheiten im Frühstadium beiträgt, die Gesundheit fördert und verbessert sowie vor dem Risiko einer Infektion oder Verletzung schützt. Derartige Verhaltensweisen wurden aufgrund eines medizinisch-wissenschaftlichen Konsenses als nützlich festgelegt. Diese Festlegungen sind aber nicht unveränderlich, sondern variieren nach Wissens- und Erkenntnisstand zu Krankheitsrisiken und Behandlungsmöglichkeiten. So wurde bspw. die Vermeidung von Fett in der Ernährung in den 20er Jahren keineswegs als positives Gesundheitsverhalten gewertet, sondern vielmehr als eine „heikle" Ernährungsgewohnheit (*Scotson-Clark* 1924 in: *Steptoe, Wardle* 1998, 77). Was als Gesundheitsverhalten bewertet wird, unterliegt einer Veränderung. Aufgrund der Erkenntnisse, dass die Selbstuntersuchung der Brust bei Frauen wenig zur Früherkennung von Brustkrebs beiträgt, wurde z.B. von englischen Fachleuten in Frage gestellt, ob dieses auch weiterhin als Gesundheitsverhalten empfohlen werden sollte. Ebenfalls können auch Änderungen in der Gesetzgebung zur Reduktion von Risiken beitragen (z.B. Nichtraucherschutz).

2.3 Einflussfaktoren auf die Gesundheit

Die Untersuchung von Gesundheitsverhalten erfolgt aus unterschiedlichsten Perspektiven. Es ist allgemein anerkannt, dass es von einer Reihe von Faktoren abhängt, ob ein positives Gesundheitsverhalten oder ein Risikoverhalten gezeigt wird. Einige der wichtigsten Faktoren sind:

- Soziokulturelle Faktoren (z.b. Ernährungsgewohnheiten, religiöse Verbote von Alkohol, Sexualmoral),
- Gesetzgebung (z.b. Bestimmungen bezüglich des Erwerbs von Tabak und Alkohol, Anschnallpflicht),
- Gesamtwirtschaftliche Faktoren (z.b. verfügbares Einkommen, Besteuerung von Zigaretten),
- Gesundheitsversorgung (z.b. berufliche Gesundheitsuntersuchungen, Impfprogramme, kostenlose zahnärztliche Versorgung),
- Versorgungssysteme im Waren- und Dienstleistungssektor (z.b. Vorhandensein sportlicher Einrichtungen, Produktion fettarmer Lebensmittel, Werbung),
- Soziodemographische Faktoren (z.b. Alter, Geschlecht, sozioökonomischer Status, Bildung),
- Gesundheitsstatus (z.b. eingeschränkte Beweglichkeit, Einschränkungen in der Ernährung),
- Gesellschaftliche und familiäre Faktoren (z.b. familiäre Gewohnheiten, soziale Netzwerke),
- Psychologische Faktoren (z.b. Risikobewusstsein, Überzeugungen, Gesundheitswerte),
- Gewohnheiten und Routinen (*Steptoe, Wardle* 1998, 80).

Gesundheitspsychologen sind besonders an kognitiven Faktoren, wie dem Wissen um die Zusammenhänge zwischen Verhalten und Gesundheit (Risikobewusstsein), an Einstellungen und Überzeugungen (den „persönlichen und kollektiven mentalen Repräsentationen"; siehe 2.3.3) bezüglich der Gesundheit und an Aspekten des Lebensstils interessiert. In der Gesundheitspsychologie haben sich unterschiedliche Modelle durchgesetzt, die diese Prozesse zu erklären versuchen. Zu nennen sind z.B. das Health-Belief-Modell, die Theorie der Handlungsveranlassung, die Theorie der Schutzmotivation und das Modell gesundheitsbezogenen Handelns (siehe *Mullen* et al. 1987, *Rosenstock* et al. 1988, *Weinstein* 1993 in: *Steptoe, Wardle* 1998, 80f).

Die abschließende Bemerkung von *Petzold* macht noch eine andere Facette deutlich – den Zusammenhang des Lebensstils und der Umwelt (siehe 2.4.4):

„Ermöglicht die moderne Medizin etwa ein Alter von 90 Jahren und mehr, werden wir, wenn wir nicht eine „Gesellschaft der Pflegefälle" werden wollen, in einer ganz anderen Weise verantwortlich mit unserer Leiblichkeit über die gesamte Lebensspanne hin umgehen müssen. Wir müssen mit einem „gesundheitsbewussten" Lebensstil dazu beitragen, dass wir im Alter rüstig und vital sind, denn das kann nicht allein medizinisch und biotechnologisch gewährleistet werden. Macht man sich bewusst, dass Alternsprozesse, Lebensdauer und Gesundheit wohl auch mit dem im Leben umgesetzten Kalorienbetrag zusammenhängt, wie Modelle der biologischen Gerontologie, die Stoffwechseltheorie des Alterns (*Prinzinger* 2003) nahe legen, wird das Postulat „Leibsein als Aufgabe", wie *Gernot Böhme* sein Buch genannt hat, in noch weit umfassenderer Weise zu verstehen sein als das der erste Gedanke zu diesem Titel nahe legt. Leibsein als Aufgabe muss die Qualität einer ökosophischen Gestaltungsaufgabe gewinnen, als einem weisen Umgang mit unserer Natur in einer ihr gemäßen Ökologie. Die auf „normale Lebenserwartungen" gerichteten inneren Bilder, die wir in uns tragen als durch unsere Sozialisationserfahrungen vermittelte Altersbilder, welche unsere Lebensführung und unseren Umgang mit unserer Natur bestimmen, sind nicht mehr adäquat, weil sich unsere Lebensstile und Gewohnheiten so radikal verändert haben" (*Petzold* 2006j).

2.4 Aspekte von Gesundheit

Die drei „klassischen" Aspekte von Gesundheit – Bewegung, Entspannung und Ernährung – sind in der Regel Bestandteil der bestehenden Gesundheitsprogramme. Wenn man Gesundheit als biopsychosoziales Modell (siehe 2.2.3) versteht, müssten streng genommen eine ganze Reihe weiterer Aspekte in die bestehenden Programme integriert werden. Betrachtet wird an dieser Stelle neben den drei „klassischen", der ökologische und der berufliche Aspekt. Da ein Gesundheitscoaching oft im Arbeitskontext (siehe 1.2) stattfindet und, wie einleitend schon erwähnt, „Gesundheitsförderung im Job, Gesundheitsförderung für das Leben" ist (*Unger, Kleinschmidt* 2006), wird auf diesen Aspekt von Gesundheit ausführlicher eingegangen.

Weitgehend unberücksichtigt (oder nicht explizit ausgearbeitet) bleibt z.B. die politische Dimension, die eine große und aktuell im Gesundheitswesen bedeutende Rolle spielt. Ebenfalls wichtig ist die Frage der Ethik: Menschen helfen Menschen zur Verbesserung ihrer Gesundheit. Dies erfordert eine Reihe von Werturteilen (vgl. 2.3.6.3.) darüber, was eine bessere Gesundheit für den Einzelnen eigentlich bedeutet sowie darüber, wann und wie „im Sinne der Gesundheit" interveniert werden soll. „Gutes tun", soziale Gerechtigkeit und die Achtung der Würde des Menschen und dessen Recht auf Selbstbestimmung, sind für die im Gesundheitsbereich Tätigen fundamentale ethische Grundsätze. Deren praktische

2.4 Aspekte von Gesundheit

Umsetzung ist häufig nicht leicht. Jede Situation oder Maßnahme im Zusammenhang mit Gesundheit erfordert nicht nur eine Beurteilung ihrer Wirksamkeit, sondern auch ihrer Vertretbarkeit. Auf diesen ethischen Aspekt wird im Zusammenhang mit dem Coaching (siehe 3.8) und der Konzeptualisierung des Gesundheitscoachings eingegangen (siehe 4.1).

2.4.1 Sport und Bewegung

Auf die gesamte Dimension von Sport und Bewegung kann hier nicht eingegangen werden. Da die positiven Auswirkungen der Bewegung auf den Körper bei vielen Menschen bekannt sind und Zusammenhänge hergestellt werden können, soll an dieser Stelle differenzierter die psychologischen Einflussgrößen von sportlicher Aktivität erläutert werden.

Bei Befragungen von sportlich Aktiven wird „Gesundheit" durchgängig als eines der Hauptmotive benannt. Ebenfalls geben aber sportlich Inaktive mehrheitlich an, dass sie eigentlich Sport treiben sollten, um damit etwas für ihre Gesundheit zu tun. Schließlich gehört Gesundheit zu den zentralen Begründungen für die gesellschaftliche Förderung von sportlichen Aktivitäten, sei es als verpflichtender Bestandteil des Schulsports oder als freiwilliges Angebot von Sportvereinen (*Bös, Brehm* 2003, 156).

Allerdings ist nicht jede sportliche Aktivität gleichermaßen gesund. Gesundheit ist z.B. kein primäres Ziel für die wettkampfzentrierten Sportarten, dort ist das Ziel der Leistungsvergleich. Für die bestmögliche Leistung im Wettkampf werden Verletzungen oder Trainingsbelastungen, die zu gesundheitlichen Schäden führen können, bewusst in Kauf genommen. Eine primäre Gesundheitsorientierung würde den Wettkampfsport allerdings um wesentliche Sinnperspektiven ärmer machen. Trotzdem kann eine auf die Idee des Wettkampfs zentrierte sportliche Aktivität unter bestimmten Umständen „gesund" sein. Dies gilt z.B. für das Kind, das in seiner Wettkampfmannschaft „soziale Einbindung" erlebt, für den Jugendlichen während der Pubertät, der durch Training und Wettkampf einen „positiven Bezug zu seinen neuen Körperproportionen" entwickelt sowie für die erwachsene Tennisspielerin, für die die beim Match erlebte „Spannung" eine wichtige Quelle ihres Wohlbefindens darstellt.

Die Orientierung am Wohlbefinden gilt auch für die Aktiven, die in einem gut aufgebauten wöchentlichen Training systematisch ihre Ausdauer, Kraft und Beweglichkeit trainieren und damit z.B. entsprechende körperliche Belastungen, denen sie bei der Arbeit, im Haushalt etc. ausgesetzt sind, auszugleichen. Sie lassen sich in die Tradition der „Gymnastik" (die heute als moderne Ausprägungsformen unter „Step-Aerobic", „Body-Shaping", „Slow-Strech" etc. erscheint) einordnen. Die Gymnastikübungen sollen u. a. die Ausbildung körperlicher Fähigkeiten und damit Fitness begünstigen – weitergehend das Wohlbefinden sowie die Figur und das Aussehen.

Andere Angebote versprechen Hilfen bei der Bewältigung von konkreten Beschwerden, von Risikofaktoren oder bei der Therapie von Erkrankungen (bspw. Rückenschule). Allerdings gilt auch für dieses Spektrum gymnastischer Aktivitäten die Aussage, dass sie nur unter bestimmten Bedingungen im Hinblick auf bestimmte Gesundheitsaspekte und für bestimmte Personen „gesund" sind. Nicht jeder Aerobic-Kurs verbessert bei allen Teilnehmern die Stimmung; Läufer werden vorhandene Rückenprobleme behalten, wenn sich nicht gleichzeitig adäquate Dehn- und Kräftigungsübungen durchführen.

Bereits eine solche grobe Differenzierung verschiedener (sportlicher) Aktivitäten zeigt plausibel, dass Facetten des „Sports" mit Facetten der „Gesundheit" in Zusammenhang stehen können oder auch nicht.

In einer Metaanalyse zu den Zusammenhängen von Sporttreiben und körperlicher Gesundheit analysiert *Knoll* (1997) die Fülle der Veröffentlichungen zu Sport und Gesundheit und findet keine generellen positiven Beziehungen zwischen Sport und Gesundheit. Unter den spezifischen Bedingungen gesundheitssportlicher Aktivitäten, die definierten Kriterien von Häufigkeit, Dauer, Intensität und Art des Sporttreibens folgen, sind allerdings bedeutsame Zusammenhänge zwischen Merkmalen der physischen, psychischen und sozialen Gesundheit und sportlichen Aktivitäten nachweisbar. Dieses bedeutet also, dass sich Gesundheit durch Sport nicht „automatisch" einstellt. Wichtig sind insbesondere eine konsequente Orientierung der Gestaltung an gesundheitsrelevanten Zielen sowie eine effektive Qualitätssicherung (vgl. *Bös, Brehm* 2003, 158).

Sportliche Aktivität kann nach *Pahmeier* (1998) in mindestens zweifacher Sicht zu gesundheitsrelevanten Folgen führen:

- Ein Training der konditionellen Fähigkeiten trägt entscheidend zum Erhalt und zur Wiederherstellung körperlicher Fitness und Gesundheit bei. Ein regelmäßiges und individuell angemessen dosiertes Training der konditionellen Fähigkeiten Ausdauer, Kraft, Beweglichkeit und Koordination führt zu einer Vielzahl gesundheitlich bedeutenden Adaptationen im Bereich des Herz-Kreislaufsystems und des aktiven und passiven Bewegungsapparates. Diese Anpassungserscheinungen bewirken eine Verbesserung der Funktionstüchtigkeit wichtiger Organe und Körpersysteme und können dadurch

2.4 Aspekte von Gesundheit

insbesondere durch einen Mangel an Bewegung und körperlicher Aktivität verursachten Beschwerden und Krankheiten vorbeugen.
- Die Ausübung sportlicher Aktivitäten hilft, unterschiedliche Indikatoren der psychischen Gesundheit positiv zu verändern. Bedeutsam ist, dass das subjektive Befinden umfassend gefördert und einem negativen Gesundheitserleben entgegengewirkt werden kann. Diese positiven Effekte sind weder ubiquitär noch monokausal, sondern von verschiedenen Rahmenbedingungen, personalen Einflussfaktoren sowie dem Zusammenspiel einer Reihe von physiologischen, motivationalen und kognitiven Faktoren abhängig (vgl. *ebd.* 355).

Primäres Ziel jeder Gesundheitsförderung und -beratung ist es, Menschen zu befähigen, selbst Kontrolle über ihre Gesundheit auszuüben und dadurch ihr physisches und psychisches Wohlbefinden zu verbessern. Entsprechend zielt auch die „Verordnung" von Sport im Rahmen einer Gesundheitsberatung darauf ab, die Bedingungen und Ursachen von Gesundheit zu beeinflussen. Vor dem Hintergrund vorliegender Erkenntnisse zu den Wirkungen sportlicher Aktivität wurden von *Brehm, Pahmeier* und *Tiemann* (1996) Kriterien erarbeitet, die Hilfestellung leisten bei der Planung und Bewertung von Maßnahmen einer Förderung der Gesundheit durch sportliche Aktivitäten. Danach sind die Kernziele in Bewegungs- und Gesundheitssportprogrammen:

- Stärkung von physischen Gesundheitsressourcen (u.a. Ausdauer, Kraft, Beweglichkeit, Koordination, Entspannung),
- Stärkung von psychosozialen Ressourcen (u.a. Kontrollüberzeugungen, Kompetenz- und Konsequenzerwartungen, Stimmung, Emotionen, sozialer Rückhalt, Entwicklung eines positiven Selbst- und Körperkonzepts),
- Verminderung von Risikofaktoren (durch Training beeinflussbare und morphologische Parameter),
- Bewältigung von Beschwerden und Missbefinden,
- Aufbau von Bindung an sportlicher Aktivität (Abbau von Barrieren, stabile Motivationsstruktur).

„Da **Bewegung** zum körperlichen, seelischen und sozialen Wohlbefinden beiträgt, kann Bewegung als bedeutendste Gesundheitsressource bezeichnet werden. Nicht nur hinsichtlich Gewicht und Ernährung hat Bewegung positive Auswirkungen, sie ist auch die wirksamste Alltagsmaßnahme zur Regulation von Stress" (*BZgA* 2007).

Dennoch „bewegen sich die Deutschen viel zu wenig" und es gibt viele „Sportmuffel" (*NOZ* 2007a). Nach einer Studie treibt nur jeder fünfte Bundesbürger regelmäßig Sport, zwei Drittel verbringen ihre Freizeit am liebsten zu Hause „auf dem Sofa". Rückenschmerzen, Diabetes oder Herz-Kreislauf-Erkrankungen könnten aber in der Regel durch Bewegung und gesunde Ernährung (siehe 2.4.3) vermieden werden – dadurch könnten im Gesundheitssystem rund 70 Milliarden Euro eingespart werden. Der Studie zufolge treibt ein Fünftel der Bevölkerung nie Sport, ein weiteres Viertel selten. Die Aktivität nimmt mit zunehmendem Alter ab. Bildungsgrad und Einkommen haben Einfluss auf die Bewegung. Während drei Viertel der befragten Leistungssportler ihren Gesundheitszustand als sehr gut einschätzten, taten dies nur ein Viertel der „Antisportler". Diese berichteten mehr als doppelt so häufig von Rückenerkrankungen, Schlafstörungen, Übergewicht oder Herz-Kreislauf-Erkrankungen wie jene, die sich regelmäßig bewegen (*ebd.* 9).

Verschiedene Sportarten (Laufen, Rad fahren, Jazzgymnastik, Bergwandern, Budo etc.) können zu den therapeutisch gewünschten psychophysiologischen Gesamtwirkungen eines Ausdauertrainings führen. Ziel der individuellen Diagnose und sporttherapeutischer Behandlungsplanung ist neben dem „sanften Konditionsaufbau" ein auch nach der Beratung andauernder „bewegungsaktiver Lebensstil". Hierzu sind die Berücksichtigung individueller Merkmale wie Alter, Kondition, Krankheitsbild und Motivation sowie ein Blick auf die Sportbiografie notwendig.

Sporttherapeutische Angebote beeinflussen psychosoziale Funktionen durch Aktivierungs- und Handlungsprozesse, indem die Bezugsfähigkeit zu sich selbst entwickelt oder wiederhergesellt wird und damit Regulationsmöglichkeiten (vgl. 2.2.4) hinsichtlich der eigenen Befindlichkeit möglich werden. Ebenfalls werden die volitionalen Fähigkeiten gestärkt, die für Veränderungsprozesse wichtig sind. Der Aufbau von Kondition, das „Meistern einer Strecke", regelmäßiges Training sind effektive Wege, Wollen und Willen (vgl. 2.3.3) zu schulen. Willensprozesse werden sensibilisiert, die jeweils vor und während des Trainings besprochen werden.

> „Immer wenn die „Strecke mühsam" wird, wird mit „Zuspruch" von Seiten des Trainers unterstützt und zu „Selbstzuspruch" angeregt („Mensch Jupp, das schaffste, noch ein Viertelstündchen, das packste auch noch" etc.). Die Strecken werden an den Abenden vor dem Lauftreff, „mental" abgelaufen und der Konditionsfortschritt wird gedanklich geplant. Weiterhin werden „gute Gefühle des Gelingens" vorwegnehmend imaginiert, wodurch sich „dopaminerge Belohnungen" triggern lassen (*Spitzer* 2002) und Motivation geschaffen wird" (*Petzold, Sieper* 2008 BdII, 559).

Über sporttherapeutische Angebote können Handlungsstrategien entwickelt werden, die in ihrer Effizienz messbar und überprüfbar sind. So erlebt die Person

2.4 Aspekte von Gesundheit 141

bewusst die ihr möglichen mentalen, emotionalen, psychischen und physischen Steuerungsfunktionen und lernt, wodurch und wie sie diese in ihrer Wirksamkeit steigern kann. Das Erleben von Selbstwirksamkeit (als Metaressource vgl. 2.3.2.1) ist ein basales Element zur Erreichung und Stabilisierung einer eigenverantwortlichen, sich selbst zufrieden stellenden Lebensgestaltung, also der „selbst zu erbringenden Leistung in Ernstsituationen" (vgl. *Schay, Petzold* et al. 2006, 165f)

Der wahrscheinlich früheste Versuch, Laufen und Gehen als Ausdauertraining im Rahmen von psychotherapeutischen Behandlungen einzusetzen, wurde im klinischen Kontext in der Integrativen Leib- und Bewegungstherapie 1969 unternommen (*Petzold* 1974j). Es orientiert sich nicht nur an den Prinzipien der Trainingslehre, sondern große Bedeutung hat auch die Beziehung zum begleitenden Therapeuten/Coach und/oder zur Laufgruppe als Alternative zu sozialen Stresserfahrungen. Der Austausch über die Erfahrungen beim Laufen sensibilisiert die Selbstwahrnehmung und fördert den Bezug zum eigenen Körper. Das Gespräch über die „Mühen und Freuden der Trainings", die Überwindung von „Tiefs" stärken die Willenskraft der Person, ohne die es in keiner Therapieform zu nachhaltigen Veränderungen kommen kann. Das Erleben der „eigenen Wirksamkeit" (*Flammer* 1990) bildet deshalb einen besonderen Fokus in der Lauftherapie.

Die **Lauftherapie** bspw. wird auch als ressourcenorientierte Behandlungsmethode bezeichnet. Empirisch ist nachgewiesen, dass Sport eine prophylaktische und therapeutische Wirkung hat, indem er Körperkraft und Geschmeidigkeit, Mut und Konditionsvermögen, Erfindungsgabe und Entschlusskraft stimuliert. Forschungen aus den 80-iger und 90-iger Jahren bestätigen, dass sportliche Aktivitäten Stimmungsverbesserungen, Stärkung des Leistungsverhalten, Verbesserung des Sozialverhaltens, Senkung von Ängsten und Depression (verbunden mit Reduzierung der Medikation) und Verringerung von Stressgefühle zur Folge haben und dass körperliche Fitness positiv mit psychischer Gesundheit und Wohlbefinden korreliert. Von der Vielzahl der berichteten psychologischen Einflussgrößen sollen nur die wichtigsten dargestellt werden (vgl. *Schay, Petzold* et al. 2006, 183f):

a. Ablenkung oder „time out"
    Sportliche Aktivitäten können Klienten von „Sorgen" ablenken. Bei depressiven Patienten ist das ständige Grübeln häufig eine dominante Informationsquelle im Kurzzeitgedächtnis (und damit im Bewusstsein). Wenn aber beim Laufen eine stärkere Informationsquelle anwesend ist, kann sie als „Distraktor" dienen, den Platz des Grübelns einnehmen und dieses verdrängen. Zusätzlich kann beim Laufen die Aufmerksamkeit auf verschie-

ne körperliche Phänomene (Atmung, Schrittlänge, Haltung etc.) oder Naturgegebenheiten gelenkt werden.

b. Kompetenzverbesserung, Kontrollgewinn, Selbstwert
Ein negatives Selbstbild und Selbstwertgefühl kann zu Depressivität führen. Ziel von Therapie und Beratung ist hier insbesondere, das Vertrauen in die eigenen Fähigkeiten, das eigene Leben meistern zu können („Mastery", *Harter* 1978), zu vergrößern und die Kontrolle über die Lebensgestaltung zu gewinnen. Erfolgserfahrungen durch spezifische (Sport-)Trainingsprogramme können eine solche Kompetenzverbesserung herbeiführen, die wiederum das Vertrauen in die eigenen Fähigkeiten stimulieren kann. Das Laufen ist hierfür ideal, denn es ermöglicht eine direkte Erfolgserfahrung und Körpersignale, die Informationen über die anwesenden Fertigkeiten geben. In verschiedenen Untersuchungen (vgl. *van der Mei, Petzold, Bosscher* 1997) konnte eine Steigerung von Selbstachtung, Selbstwert und -bewusstsein nach aerober Aktivität festgestellt werden, die u.a. auf zwei Konsequenzen des Ausdauertrainings zurückzuführen sind. Einmal die objektive Verbesserung des physischen Wohlbefindens, zum anderen das Gefühl der Lebendigkeit, des Erfolgs und Stolzes, eine körperliche Herausforderung bewältigt zu haben.

c. Soziale Synchronisation
Beim Laufen finden motorische Synchronisationsprozesse zwischen den Läufern statt, die durch die Aktivität der „Spiegelneuronen" gestützt werden und damit Empathieleistungen (*Rizzolatti* et al. 2000) unterstützen. Eine Gruppe laufender, wandernder, spielender, arbeitender Menschen synchronisiert sich in ihren Bewegungs- und Handlungsabläufen und wird in diesem Geschehen unterstützt. Und

d. wird hier die salutogene Einbeziehung der Natur betont (vgl. 2.4.4):
„Der Einbezug der Landschaft mit ihren stimulierenden Qualitäten wirkt depressiven, oft habitualisierten Wahrnehmungsabblendungen entgegen. „Ich will mit allen Sinnen wahrnehmend durch die Landschaft laufen!" Ihre Markierungen (ein Baum, ein Telegraphenmast) werden als Ziele genommen, so dass es beständig zu Zielfixierungen und Zielerreichungen kommt, damit als Zielrealisierungstrajekte bestärkt werden" (*Petzold, Sieper* 2008 BdII, 560).

2.4.2 Entspannung

Viele Menschen glauben, dass Entspannung automatisch einsetzt, wenn sie sich abends gemütlich vor den Fernseher setzen oder am Wochenende an die See fahren. Diese Auffassung stimmt nur zum Teil. Die Praxis zeigt, dass viele Men-

2.4 Aspekte von Gesundheit

schen nicht mehr „richtig" – und das heißt tiefenwirksam – entspannen (können). Entspannung meint einen Zustand, bei dem die Grundspannung (Tonus) in der Stützmuskulatur abnimmt, physiologische Aktivitäten wie Atmung und Herzfrequenz langsamer werden und der Blutdruck sinkt. Um eine umfassende Entspannung zu erzielen, muss man sich auf den Körper konzentrieren, denn physische und psychische Spannungszustände hängen eng miteinander zusammen.

> „**Entspannung** ist die Fähigkeit, die Möglichkeiten des psychophysiologischen Systems zur ,down regulation' von Erregungs- und Übererregungsprozessen bzw. -zuständen intentional zu nutzen – über Top-down-Techniken mentaler Regulation from mind to muscle oder Bottom-Up-Techniken muskulärer und respiratorischer Regulation from muscle to mind, oder durch eine Kombination beider Ansätze mit dem Ziel mentale, emotionale und somatische Entspanntheit herbeizuführen, in der Erholungsprozesse stattfinden können, welche wieder eine gute Vitalität, Anspannung und Leistungsfähigkeit ermöglichen. Ein organischer Anspannungs-Entspannungs-Zyklus ist das Ziel der Entspannungsarbeit" (*Petzold* 2000g).

Die Fähigkeit, sich körperlich zu entspannen und gedanklich abzuschalten, stellt eine grundlegende Bewältigungsmaßnahme dar. Grundlage dafür ist die Regulationskompetenz („dynamische Regulationsfähigkeit", siehe in 2.2.4), die „durch kognitive Einschätzung (appraisal) und affektive Bewertung (valuation) von Ereignissen (events) aufgrund von Lebenserfahrung zu einer Moderation limbischer Erregungspotentiale fähig ist, z. B. aggressive Impulse hemmen kann, sie umzustimmen vermag" (*Petzold* 2006h).

Diese muss sich ebenso auf sozialisationsvermittelte Wertsetzungen (siehe Prozess der Mentalisierung in 2.3.3) stützen, „auf vorgängiges, übendes Bemühen", Entspannung zu bewahren, die z.B. in der Meisterung von Erregungszuständen – ggf. unterstützt durch gute Vorbilder für entspanntes „beherrschtes Verhalten im Angesicht von Störaktionen" – gewonnen wurde (*vgl. Petzold* 2005r). Denn nicht selten gibt es bei Menschen die Überzeugung, dass Entspannung mit Faulheit zu tun hat.

Regelmäßige Entspannung führt nicht nur zu einem Abbau physiologischer Erregung und in der Folge zu einer Linderung funktioneller Beschwerden (*Vaitl, Petermann* 1993), sondern zeigt darüber hinaus positive emotionale Effekte. Entspannung ist verbunden mit dem Gefühl zunehmender psychischer Gelöstheit, dem Erlebnis von Ruhe und Gelassenheit. Sie kann ferner zu einem höheren Grad an Selbstsicherheit und zu einer Verringerung von Ängstlichkeit und Deprimiertheit führen (*Kaluza* 1996, 120). Über diese pallative Funktion hinaus kann Entspannung als kurzfristige Bewältigungsstrategie in aktuellen Belastungssituationen eingesetzt werden. Als erste Maßnahme kann sie das Gefühl von (Selbst-)

Kontrolle (siehe Metaressource in 2.3.2.1) in dieser Situation erhöhen und damit zu einem Gefühl geringerer Verwundbarkeit und höherer Belastbarkeit führen. Entspannung durch Autogenes Training, Yoga, Tai Chi oder Progressive Relaxation etc. sind unterstützende Methoden, um Stressbelastungen auszugleichen und die Widerstandskraft gegenüber Stress zu erhöhen. Da Anspannung und Stress häufig „im Kopf" entstehen, gibt es vielfältige psychische Strategien, um entspannter und gelassener zu werden. Hilfreich sind hier Programme, in denen die Teilnehmer u.a. über kognitive Methoden lernen, „sich weniger Druck zu machen". Zu erwähnen sind hier Schlagworte wie Zeit- und Selbstmanagement, Entschleunigung, Verringerung des Perfektionismus, Erlernen von Abgrenzungsstrategien.

Unter der Vielzahl der entspannungstherapeutischen Methoden lassen sich verschiedene Orientierungen ausmachen, wie z.B.:

1. mentale Entspannung (wie z.B. das Autogene Training von *Schultz* und imaginative Ansätze),
2. muskuläre Entspannung (wie z.b. das sogenannte *Jacobsen*-Training),
3. respiratorische Entspannung (wie z.B. Atmen nach *Middendorf*),
4. physikalische Entspannung (wie Methoden der Krankengymnastik, Wärme- und Kältepackungen, der Hydro- und Balneotherapie, der Massage, insbesondere „low-level stimulation" durch bekräftigende Stützberührung und beruhigende Streichberührung),
5. Biofeedback-Entspannung,
6. substanzinduzierte Entspannung (wie pharmakotherapeutische oder phytotherapeutische Substanzen, z.B. Valeriana, Passiflora, Kava Kava, Tillia oder aromatherapeutische mit Bergamotte, Sandel) (nach *Petzold* 2000c, 374; vgl. *Vaitl, Petermann* 1993).

Die Fähigkeit zu vertiefter Entspannung und „Muße" stellt einen protektiven Faktor dar. Viele Menschen neigen dazu, Anstrengung und Leistung sehr hoch zu bewerten (vgl. 2.4.6.3). Muße und Genuss gelten dagegen als Luxus oder gar als Faulheit. Zu einem gesunden Lebensrhythmus gehört aber neben der Arbeit und Anspannung auch die Entspannung.

2.4.3 Ernährung

In allen alten Kulturen verwendeten Menschen Nahrungsmittel zur Verhütung und Behandlung von Krankheiten. Das Wissen der chinesischen Eroberer beschäftigte

2.4 Aspekte von Gesundheit 145

britische Heilkundige bereits im 4. Jahrhundert vor Christus. Die Literatur zum Thema Ernährung ist vielfältig. Verschiedenste Theorien und Ernährungspläne finden sich: einige propagieren Vollwert, andere Trennkost und wieder andere schwören auf die Ernährung nach „den fünf Elementen". An dieser Stelle sollen keine Ernährungstheorien vorgestellt werden, sondern ein genaues Bild über den Zusammenhang zwischen der Ernährungsweise und der Entstehung von Krankheiten anhand epidemiologischer Studien aufgezeigt werden. Die Ernährung der deutschen Bevölkerung wird sowohl anhand offizieller Agrarstatistiken und Haushaltsbücher als auch in Untersuchungen an Individuen erfasst. Die wissenschaftlich am besten abgesicherten Schätzungen populationsbezogener Ernährungsparameter sind repräsentative Ernährungserhebungen, wie z.b. die Teilerhebung zur Ernährung im Bundesgesundheitssurvey (*Boeing, Walter* 2003).

Aus der ersten gesamtdeutschen „Nationalen Verzehrstudie" geht hervor, dass mehr als die Hälfte der Bundesbürger zu dick ist: 66% der Männer und 51% der Frauen sind übergewichtig (entsprechend des Body-Mass-Index von 25 bis 30). Scheinbar hat der Bildungsgrad Einfluss auf das Körpergewicht: 70% der Befragten mit Hauptschulabschluss haben zuviel Körpergewicht; bei Personen mit Abitur sind es die Hälfte. Nur 8% der erwachsenen Deutschen können laut der Studie ihren Energiebedarf richtig einschätzen und unausgewogene Ernährung wird nur selten als Gesundheitsgefahr angesehen, dafür jedoch Gammelfleisch, Hormone und Pestizide (vgl. *NOZ* 2008a).

Insgesamt belegen epidemiologische Studien in ihrer Summe eine deutliche Assoziation zwischen der Ernährung und dem Auftreten von Herz-Kreislauf-Erkrankungen, bestimmten Krebsarten, Diabetes mellitus sowie einer großen Zahl von Erkrankungen des Verdauungsapparates. Daher sollten Ernährungsinterventionen auf chronisch degenerative Erkrankungen zielen. Im Fokus sollen hierbei nicht allein potentielle Hochrisikogruppen, sondern die gesamte Bevölkerung stehen. Mit bevölkerungsbezogenen Ansätzen sind die zahlenmäßig größten präventiven Effekte zu erwarten. Ein gutes Beispiel für eine solche Umsetzung eines Ernährungskonzepts ist die „Fünf am Tag"-Kampagne. Der gesundheitsfördernde Effekt eines hohen Konsums von Obst und Gemüse ist in über 200 epidemiologischen Studien belegt worden und basiert demnach auf guter wissenschaftlicher Evidenz (vgl. *Boeing, Walter* 2003). Dass die Umstellung der Ernährung nicht allein genügt bzw. eine biopsychosoziale Zugehensweise entsprechend des BPS-Modells (vgl. 2.2.3) erforderlich ist, verdeutlicht das folgende Konzept:

Die *BZgA* (2007) bietet das Konzept Ernährung-Bewegung-Stressbewältigung (EBS) an. Das Konzept ist in erster Linie auf Kinder und Jugendliche ausgerichtet, da immer mehr Kinder und Jugendliche sich mit Junk-Food ernähren, unter Bewegungsmangel leiden und als mögliche Folge Übergewicht haben.

Ernährung, Bewegung und Stressbewältigung bedingen und beeinflussen sich gegenseitig. Aus diesem Grund folgt die *BZgA* bei allen Aktivitäten zur Prävention ernährungsbedingter Krankheiten einem integrierten Aufklärungsansatz, der die inhaltlichen Schwerpunktthemen miteinander verknüpft. Es existieren eine Reihe Wechselwirkungen, die nahe legen, diese drei Bereiche bei der Förderung gesundheitsrelevanten Verhaltens miteinander zu verbinden. Nicht nur Erwachsene sondern immer mehr Jugendliche und Kinder klagen über Stress. Zwischen Ernährung und Stressregulation gibt es physiologische und verhaltenssteuernde Beziehungen. Stress kann dazu führen, dass man mehr und ungesünder isst. Zudem stellt auch Nährstoffmangel und reduzierte Energieversorgung (wie sie notwendigerweise bei allen Reduktionsdiäten auftreten) einen Stressfaktor dar, dem der Organismus begegnen muss, z.B. durch vermehrte Hungergefühle und bestimmte Nahrungspräferenzen. Bewegung spielt hier als wirksame Methode zum Stressabbau (vgl. 2.3.1.2) eine wichtige Rolle.

Abschließend soll der Blick auf gesundheitsriskantes Ernährungsverhalten gelenkt werden. Dabei stehen nicht ungesunde Nahrungsinhalte im Vordergrund, vielmehr das Diätverhalten und Auslassen von einzelnen Mahlzeiten, was im Zusammenhang mit persönlicher Körperzufriedenheit steht. Restriktives Ernährungsverhalten als Aspekt der Körpermanipulation verdient deshalb Beachtung, da unkontrolliertes Essverhalten ein Risikofaktor für die Entwicklung von Essstörungen – insbesondere Bulimie und Anorexie – ist (vgl. *Kolip* 1995).

2.4.4 Umwelt/Ökopsychosomatik

Der Mensch stellt einen Bezug zwischen sich und der ökologischen Umwelt her. Die Umwelt verändert sich jedoch zunehmend. Klimaveränderungen, Naturkatastrophen in der ganzen Welt und immense soziologische, sozialökologische und sozialpolitische Veränderungen mit globalen Auswirkungen (deren Ausmaß sich jetzt noch gar nicht überschauen lässt) nehmen zu und haben Einfluss auf die Gesundheit. Beispielhaft sei hier die Lärmbelastung in der Umwelt: „Verkehrslärm führt bei immer mehr Menschen zu Schlafstörungen und Erkrankungen des Herz-Kreislauf-Systems. Rund 13 Millionen Menschen seien in der Bundesrepublik mit Geräuschpegeln belastet, die lärmbedingte Gesundheitsrisiken verursachten. Studien weisen eindeutig auf einen Zusammenhang zwischen Straßenverkehrslärm und Herzinfarkten hin", so *Troge*, Präsident des Bundesumweltamtes (*NOZ* 2007b).

2.4 Aspekte von Gesundheit 147

Schon früh versuchte *Petzold* in seiner Arbeit ökopsychologische Aspekte umzusetzen, weil er erkannte, dass dysfunktionale Lebensweisen den seiner Natur nach immer noch jungsteinzeitlichen Menschen von heute krank machen. Der Integrative Ansatz betont die Wichtigkeit einer ökopsychosomatischen Betrachtungsweise und einer Bewusstheit für Prozesse der „Ökologisation":

> „**Ökologisation** ist der Prozess der komplexen Beeinflussung und Prägung von Menschen durch die ökologischen Gegebenheiten auf der Mikro-, Meso- und Makrobene (Nahraumkontext/Ökotop z. B. Wohnraum, Arbeitsplatz; Großraumkontext/Habitat z. B. Landschaft als Berg-, Wald-, Meer-, Wüstenregion mit Klima, Fauna, Flora, Stadtgebiet mit Industrien, Parks usw. (…) Der Prozess der Ökologisation ist gefährdet, wenn durch dysfunktionale Faktoren im Rahmen der Mensch-Umwelt-/Umwelt-Mensch-Passung Erhalt und Optimierungen einer entwicklungsorientierten ökologischen Selbststeuerung als dynamischer Regulation des Mensch-Umwelt-Systems gestört oder verhindert werden." (*Petzold* 2006j, 11f).

„Ökopsychosomatik" ist keineswegs ein neues Schlagwort, sondern eine höchst aktuelle Dimension salutogeneseorientierter Behandlungspraxis, Prävention und pädagogischer Gesundheitsförderung:

> „**Ökopsychsomatik** untersucht die positiven, aufbauenden und negativen, schädigenden Auswirkungen von Mikro-, Meso- und Makrokontexten (Wohn- und Arbeitsräumen, Heim und Klinik, Quartieren, Stadt, Landschaften) lebensalterspezifisch auf den Menschen in allen seinen Dimensionen (Körper, Seele, Geist, soziales Netzwerk, ökologische Eingebundenheit) mit dem Ziel, belastende Einwirkungen (Lärm, Hitze, Feuchtigkeit, Schadstoffe, Beengung, Hässlichkeit, Reizdeprivation) aufzufinden und zur Veränderung solcher Wirkungen beizutragen. Diese können psychische, psychosomatische und somatische Störungen bzw. Erkrankungen durch „ökologischen Stress" (Negativstimulierung aus dem Kontext) zur Folge haben, welche oft noch durch problematische Sozialverhältnisse (soziale Brennpunkte, Elendsquartiere, Slums, beengte Wohnverhältnisse etc.) verstärkt werden. Andererseits haben helle, freundliche, ökologisch gesunde und schöne Umgebungen einen aufbauenden, entspannenden, stressmindernden Charakter und fördern eine „ökologisch salutogene Stimulierung", Gesundheit und Wohlbefinden" (*Petzold* 2006j, 20).

Der ökologischen Dimension ist deshalb auch in der Gesundheitsberatung insgesamt Rechnung zu tragen, z.B. Wohnraum, Lebensraum, Lebensstil betreffend (Lernen ist kontextabhängig wie in 2.2.4 beschrieben). Ein feuchter, baubiologisch belasteter oder lauter Wohnraum oder Arbeitsplatz ist ein Gesundheitsrisiko – auch in psychologischer bzw. psychopathologischer Hinsicht. Ein „bewegungsaktiver Lebensstil", Grundlage leiblicher, d. h. körperlicher, seelischer, geistiger

Gesundheit, braucht gute ökologische Räume (etwa Park oder Wald für therapeutisches Laufen, vgl. 2.4.1). Der Smog von Bombay oder London ist nicht nur für Jogger ein „high risk environment". Eine Aufgabe ökopsychosomatischer Intervention wäre in präventiver Hinsicht, Menschen für die Gefahren von Umweltbelastungen zu sensibilisieren. Ökologische Belastungen können Schlaf, Konzentrationsvermögen, Erholungsfähigkeit, das somatische wie das seelische Gleichgewicht betreffen.

Petzold (2006j) macht deutlich, dass das Ökologiethema für die Gesundheit Relevanz hat:

> „Aßen vor vierzig Jahren die meisten Menschen in Deutschland ein- bis zweimal in der Woche Fleisch, so essen sie es heute täglich. Benutzten sie für viele kürzere Strecken keine öffentlichen Verkehrsmittel oder das Auto, so verwenden sie den „fahrbaren Untersatz" heute für kleinste Distanzen. Unserer biologisch und neurophysiologisch immer noch spätpaläolithischen bzw. neolithischen Natur – die zwanzigtausend Jahre auf der evolutionären Uhr sind ja nur Minuten – wird das nicht gerecht. Es ist die Natur von Kleingruppenwesen mit intensiver familialer Zwischenleiblichkeit und emotionaler Kommunikation, die Natur von Wanderern und Läufern in weiträumigen, stimulierungsreichen und physisch herausfordernden Ökologien mit hart zu erkämpfenden bzw. zu erarbeitenden Nahrungsquellen. Überfluss war selten. Heute bringt uns das leicht zugängliche Überangebot hochkaloriger Nahrungsmittel (etwa als Junk-Food) das „metabolische Syndrom" als flächendeckende und generationenübergreifende Volkskrankheit (mit Koronarerkrankung, Diabetes mellitus usw. im Gefolge). Die zerfallenden Familiensysteme, die Singlekarrieren, die atrophierenden sozialen Netzwerke entsprechen nicht unserer „gruppenorientierten" Natur. Der Hiatus zwischen unser biologischen Natur mit ihrer primaten/hominidenspezifischen Sozialorientierung und der eigentlich für sie erforderlichen Ökologien und sozioökologischen Lebensformen, aus der sie sich ja einstmals entwickelt hat, war nie zuvor größer als er heute ist. Das muss zum Umdenken zwingen und muss zu neuen, bewegungsaktiven und gesundheitsbewussten, kommunikativen und gemeinschaftsintensiven Lebensstilen führen, was ja keineswegs bedeuten kann, das Rad der Evolution, der Hominisation, der Kulturentwicklung zurückzudrehen. Vielmehr werden *neue*, wirklich neue Formen des Lebens und Zusammenlebens, des Natur- und Kulturverhältnisses, der Gestaltung „ökologischer Räume" und der „Selbstgestaltung" notwendig, die menschen- und naturgerecht, und dabei dennoch kulturgerecht sind" (*Petzold* 2006j).

Abschließend wird die konstruktive Bedeutung des Wohnens erläutert (vgl. *Belschner, Gräser, Mastall* 1998).

Wohnen wird mit Vorstellungen wie „Zuhause sein, einen Raum haben, der mir gehört" usw. verbunden. Mit dem Zuhause wird die Hoffnung auf einen Ort

2.4 Aspekte von Gesundheit

der Ruhe, der Zuflucht, der Sicherheit und des Schutzes verbunden (*Flade* 1987, 43). Wohnen ist für die meisten Menschen ein selbstverständliches Gut geworden, da es (in der Regel) alltäglich vorhanden ist. In dieser vertrauten, alltäglichen Gegebenheit kann die Bedeutung, die das Wohnen für unser Leben hat, aus dem Blickwinkel unserer Aufmerksamkeit geraten. Andererseits sahen sich die Verfasser des Grundgesetzes der BRD 1949 veranlasst, das Recht auf Wohnen „Die Wohnung ist unverletzlich" (Artikel 13, Abs. 1 GG) in den Grundrechten zu verankern. Und: In der Ottawa Charta werden „angemessene Wohnbedingungen" zu den grundlegenden Bedingungen und „konstituierenden Momenten von Gesundheit" gezählt (*WHO* 1986, 86). Dem Wohnen kommt also eine besondere Bedeutung für eine gelingende Lebensführung zu und wird zu einem potentiell alltäglich vorhandenen und nutzbaren Widerstandsfaktor (*Antonovsky* 1983), der eine protektive Funktion hat.

Oder negativ ausgedrückt: Menschen sind über das Wohnen in ihrer alltäglichen Lebensführung in besonderer Weise verletzlich. Gerät diese Ressource dauerhaft in Gefahr, kann dieses ungünstige, gesundheitsschädliche Folgen für die Person haben. Ereignisse und Anlässe, die die Ressource Wohnen gefährden, sind z.B. Streitigkeiten (Schwierigkeiten der Mietparteien beim Zusammenleben im Haus), Mietschulden (Schwierigkeiten bei der Finanzierung der Wohnung), Stigmatisierung (Wohnen in einem Quartier mit negativem Image).

„**Wohnen** ist ein transaktionales Geschehen. Diesem Ansatz gemäß ist Wohnen nicht ein vorhandenes Gut, das Menschen konsumieren können. Wohnen ist vielmehr ein fragiles Prozessgeschehen, in dem eine Person sich auf der Basis ihrer psychischen, physischen, sozialen und materiellen Ressourcen im Hinblick auf ihre Zielsetzungen, Wünsche und Lebensvisionen auseinandersetzt mit den ökologischen, sozialen und historischen Anforderungen ihrer Lebenswelt. Wohnen ist als ein Vorgang anzusehen, der gelingen oder scheitern kann. Wohnen ist ein wesentlicher Teilbereich der Lebensführung, für den eine Person kompetent sein muss. Wohnen bezeichnet demzufolge den Versuch der Gestaltung eines Transformationsprozesses, in dem Umwelt in Mitwelt verwandelt werden soll" (*Belschner et al.* 1998, 309).

2.4.5 Arbeit

„Wer im Job seine Gesundheit erhält, vielleicht sogar lernt, was ein gesundes Arbeitsverhalten ausmacht – physisch und psychisch – hat gute Chancen, auch nach Feierabend gesund zu leben" (*Unger, Kleinschmidt* 2006, 159). Der Arbeitsplatz ist ein Ort, der den Menschen prägt und beeinflusst. Im Arbeitsalltag lernt man, wie man mit Zeitdruck, Anforderungen und Konflikten umgeht. Man erfährt, wie man mit seinen Grundbedürfnisse (Bewegung, Hunger, Entspannung, Müdigkeit) in Stresssituationen umgeht, ob man Menschen vertrauen kann oder Fehler machen kann. Man erlebt, ob man fremdbestimmt ist oder auch Einfluss nehmen kann. Ob man in Gruppen zurecht kommt und Ziele verfolgen kann – das heißt, die Kompetenz, dem Leben und anderen Menschen zu begegnen, wird im Arbeitsalltag geprägt und verstärkt. *Unger* (2006), Chefarzt für Psychiatrie und Psychotherapie, betrachtet es daher als „Kunstfehler", wenn die Arbeitssituation des Patienten nicht untersucht und ihm entsprechend keine Unterstützung bei der Entwicklung von Lösungsmöglichkeiten gegeben wird (*ebd.* 184).

In diesem Zusammenhang ist die Kritik von *Sprenger* (2005) am Begriff „work-life-balance" zu sehen. Dieses Konzept impliziert, dass beides getrennt voneinander gesehen werden kann. Der Begriff „unterstellt, dass ich nicht lebe, wenn ich arbeite" und wer versucht Arbeit und Leben strikt zu trennen, ist schon in der Bredouille. Arbeit ist aber ein integrativer Teil des Lebens" (*ebd.* 126).

Die Arbeit ist ein wichtiger sozialer Einflussfaktor auf die Gesundheit (*Petzold, Heinl* 1983): Sie bestimmt die Höhe des Einkommens, sie kann das Selbstwertgefühl, die gesellschaftliche Anerkennung und den sozialen Status des Einzelnen beeinflussen und die Art der Arbeit kann sich direkt auf die Gesundheit auswirken. Arbeit als eine Säule der Identität (siehe 2.3.2.3) bezieht sich auf die Grundeinstellung und die Verwirklichungsmöglichkeiten eines Menschen; durch sie kann er sich verwirklichen und wird damit durch Andere identifiziert.

Arbeit bestimmt einen großen Teil des Lebens. Die Arbeit kann das Leben bereichern oder zur Belastung werden. Arbeit ist ein Ort, an dem Menschen ihre Fähigkeiten entfalten können, an dem Arbeitskollegen unterstützend und wohltuend erlebt werden oder aber auch nicht.

In der Vergangenheit beschäftigte sich die Arbeitssicherheit und -medizin überwiegend mit Belastungen, die sich aus dem Zusammenspiel zwischen Mensch und Technik ergaben. Im Mittelpunkt standen Unfallrisiken am Arbeitsplatz (wie z.B. im Bergbau), „Berufskrankheiten" durch Chemikalien, Schadstoffe oder Stresssituationen, die der Person bei der Arbeit besonders ausgesetzt ist. Heute stellt man sich daneben die Frage, wie sich das psychosoziale Arbeitsumfeld auf die Gesundheit auswirkt: Das Magazin „Stern" berichtet über „Kollege Angst" (*Sellmair* 2005), *Deckstein* (2005) schreibt in der Süddeutschen Zeitung über den Leistungsdruck und den „Tatort Arbeitsplatz" und das TV-Magazin Report (2003) liefert einen Beitrag zum Thema „Psychostress im Job" (In: *Unger, Kleinschmidt* 2006, 13).

Arbeit macht also krank!?
Wie sieht die heutige Arbeitswelt aus, was macht sie so belastend?

2.4 Aspekte von Gesundheit

2.4.5.1 Die „heutige" Arbeitssituation

Die technologische und ökologische Entwicklung der letzten Jahrzehnte hat zu einer beträchtlichen Veränderung und Erweiterung des Spektrums von Belastungen, denen der arbeitende Mensch ausgesetzt ist, geführt. Wenn auch ergonomische, physikalische und chemische Belastungen noch immer von großer gesundheitlicher Bedeutung sind, treten daneben psychosoziale Belastungen zunehmend in den Vordergrund wie z.b. Monotonie, hoher Arbeits- und Zeitdruck, Komplexität der Anforderungen, Anpassung an neue Gegebenheiten, Konflikte und Störungen. Ebenfalls ist Arbeitslosigkeit – oder die Angst davor – ein erheblicher Belastungsfaktor (*Jonas* 1998).

Sennett (2000) weist auf die dramatischen Veränderungen in Unternehmen, Behörden und anderen Institutionen hin. Ihre Aufgaben und inneren Strukturen sind nicht mehr klar und berechenbar definiert. Das Wesen der großen Unternehmen wird undeutlicher „durch die beständige Ablehnung jeder Routine, durch die Betonung kurzfristiger Aktivitäten und durch die Schaffung amorpher, hochkomplexer Netzwerke anstelle straff organisierter Bürokratie". Die Führungsebenen in internationalen Konzernen werden alle drei Jahre gewechselt, persönliche Bindungen und die Zeit, die benötigt wird, damit Arbeitsteams stabil zusammen wachsen können, werden im modernen Unternehmen kaum respektiert. *Sennett* spricht von „einer Deregulation von Zeit und Raum" (*ebd.* 35). Dieses hat Auswirkungen auf die Arbeitsbedingungen und -anforderungen an die einzelnen Arbeitnehmer (*Ostermann* 2007).

Gleichzeitig bietet die moderne Welt dem Einzelnen verschiedenste berufliche Möglichkeiten und Perspektiven: Es ist möglich, für eine gewisse Zeit im Ausland zu arbeiten, die eigene Idee zur Geschäftsidee zu machen oder als Quereinsteiger in ein neues berufliches Feld einzusteigen. Moderne Unternehmen fördern die Talente ihrer Mitarbeiter, legen Wert auf Kreativität und Engagement, was zweifelsohne einen Fortschritt im Vergleich zu früheren hierarchisch organisierten Arbeitswelten darstellt. Trotzdem bereitet diese „neue Freiheit" vielen Menschen Angst, verunsichert sie und labilisiert ihre seelische Gesundheit (vgl. 2.4.6.3).

Die fortschreitenden Prozesse wirtschaftlicher Konzentration und Arbeitsteilung im internationalen Rahmen, verbunden mir dem raschen Wandel der Produktionsmethoden, gehen eben auch mit erhöhter Gefahr des Arbeitsplatzverlustes, mit Karrierebrüchen, hohen Mobilitätsanforderungen und einer generellen Einbuße bezüglich der Kontrolle über die Arbeits- und Lebenssituation einher. Als die Hauptursache für Belastungen bezeichnet *Kastner* (2004) vom Institut für Arbeitspsychologie und Arbeitsmedizin in Herdecke, „die zunehmende ‚Dynaxität'

(Komplexität plus Dynamik) moderner Lebens- und Arbeitsprozesse, mit der das Entwicklungstempo des Menschen oftmals nicht mithalten kann. Es komme so zu Erfahrungen persönlicher Überforderung mit dem Schluss, den Anforderungen modernen Lebens und Arbeitens nicht gewachsen zu sein". Die Folge ist eine Zunahme von psychischen Problemen in den Betrieben, aber auch in den häuslichen privaten „Betrieben", die sich durch Veränderungen der familiären Strukturen ergeben: Das Ausfüllen von „Doppelrollen" (wie z. B. die berufstätige Mutter oder der Verwaltungsangestellte, der sich nach Feierabend um seine kranke Mutter kümmern muss) ist schwer vereinbar bzw. es kommt zur „Doppelbelastung", die körperliche Spannkraft und leibliches Leistungsvermögen überfordern. Die Arbeit im Dienst und die „Dienstleistungen" zuhause lassen für Muße, Selbstbesinnung und Freizeitaktivitäten wenig Raum. Das kann zu Überlastungsreaktionen führen, die im familialen als auch kollegialen Bereich ungünstig wirken und für das Leistungsvermögen insgesamt negative Auswirkungen haben.

Petzold und *Heinl* (1983) zeigen die Bedeutung der Arbeit für die Identität des Menschen auf. Sie weisen schon 1980 auf die Folgen der Reduzierung von Identität durch „entfremdete Arbeit" hin, „die sinnentleert, stereotyp, zerstückelt, vereinzelt, kommunikationslos, objektiviert ist, erweist sich in der Inhumanität zahlreicher Arbeitsplätze und manifestiert sich in der Erkrankung der Menschen, die unter solchen Konditionen arbeiten müssen" (*Heinl, Petzold* 1980, 25f). Menschliche Identität ist von Ambiguität gekennzeichnet und wird als Verschränkung von Innen und Außen, Individuellem und Gesellschaftlichem, Rollenzuschreibungen und Verkörperung von Rollen gesehen. Identität erwächst aus Fremd- und Selbstattribution und deren kognitiven Einschätzungen und emotionalen Bewertungen (siehe Identitätsprozesse *Orth* 2002, 317f in 5.2.2). Identität bedarf zu ihrer Entfaltung der lebendigen Interaktion, der Ressourcenvielfalt und der Freiräume. Konsistenzzwang, Stigmatisierung und Ressourcenmangel lassen Identität brüchig werden bzw. gefährden sie (vgl. *Ebert, Könnecke-Ebert* 2004, 191f, *Petzold* 2001a). Gerade durch die Arbeit stellt sich ein Mensch dar und wird er gesehen – im Sinne des Sprichwortes: „Sage mir, was du arbeitest, und ich sage dir, wer du bist." In seiner Arbeit identifiziert er sein Handeln und sein Handeln wird identifizierbar. So ist z.B. vorstellbar, was Arbeitslosigkeit (*Jonas* 1998) oder ein unbefriedigender Tätigkeitsbereich für Folgen haben kann.

> „Da **Arbeit** immer im sozialen Zusammenhang steht, als „Arbeit mit und für Menschen", ist der Sinn nicht nur ausschließlich individualisiert zu verstehen. Der sich in der Kooperation ausdrückende „Konsens" wird für das Identitätserleben wesentlich. Mit anderen Menschen zusammenzuarbeiten, gemeinsam sinnvolle Arbeit leisten, gibt dem Einzelnen nicht nur einen Platz im sozialen Gefüge, sondern auch das Erle-

2.4 Aspekte von Gesundheit

ben, dass er „gebraucht wird" und etwas wert ist. Die Zerstörung des kooperativen Kontextes geschieht durch Vereinzelung der Arbeitsplätze oder durch Vermassung in der Arbeitssituation (Großraumbüros und Fließband), in der Kommunikation und Kooperation als personales Geschehen nicht mehr möglich werden, sondern Objektivierung eintritt; ebenfalls durch Akzeleration der Arbeitsabläufe in einem Maße, dass sich die arbeitenden Personen verdinglichen zu lebenden Maschinen und nur noch verdinglichte Arbeitsabläufe zwischen den Arbeitenden möglich werden (Akkord, Plansoll). So wird die identitätsstiftende Kooperation zerstört oder verhindert" (*Heinl, Petzold* 1980, 25).

Die bedeutungsvolle kommunikative Funktion der Arbeit geht verloren, was sich im *DAK*-Gesundheitsreport 2005 bewahrheitet: die Qualität der emotionalen und sozialen Beziehungen am Arbeitsplatz sind maßgeblich für den Stresspegel in einer Firma verantwortlich. Die moderne Dienstleistungsgesellschaft mit „erhöhten psychomentalen Anforderungen größerer Flexibilität, verbunden mit dem Bedarf nach ‚soft skills', ergeben ein erhöhtes Konfliktpotenzial im psychosozialen Bereich (Erschöpfung, Mobbing, Stress, Depressivität, Überforderung) (vgl. *Unger, Kleinschmidt* 2006, 71f).

An dieser Stelle ist nur ein begrenzter Einblick in die aktuelle Wirklichkeit der Arbeitswelt möglich. Vielleicht ist die vorgenomme Situationsbeschreibung schon wieder überholt. Die derzeitige Wirtschaftskrise wird wahrscheinlich vieles in der Arbeits- und Unternehmenswelt noch komplexer und „schwieriger"(?) machen als bisher.

Das Fazit von *Haubl* und *Voß* (2009) nach einer Befragung von Supervisor/innen zum Innenleben von Organisationen in Deutschland lautet:

„Die befragten Supervisor/innen sind sich darin einig, dass sich zunehmend Beschäftigte einer beschleinigten Dynamisierung und Ausdünnung von Orientierung gebenden Strukturen ausgesetzt erleben (...). Bei allen Unterschieden im Einzelnen entwerfen sie doch ein bemerkenswert ähnliches Bild einer tief greifenden Krise: Sie stellen vor allem heraus, dass der Druck sachlich, vor allem ökonomisch ununterbrochen hoch *effizient* sein zu müssen, weithin erheblich zunimmt und die psychologischen Kräfte vieler Beschäftigten verschleißt. Insbesondere ist es die Anforderung, kontinuierlich *innovativ* sein zu müssen, die schnell überfordert. Unter diesen Bedingungen entstehen nur selten nachhaltige Problemlösungen. Oft sind im Gegenteil die *Qualität und Professionalität* der Arbeit gefährdet, was sich nicht wenig Beschäftigte als eigenes Versagen zuschreiben. Auffällig ist, dass angesichts des ständigen Wandels ein drängender Bedarf an verantwortlicher und unterstützender *Führung* besteht, betriebliche Vorgesetzte sich dem aber oft nicht gewachsen fühlen. Sie verstehen sich primär als hart arbeitende Change-Agents, die den auf sie einwirkenden ökonomischen Druck nach unten weitergeben und ihre Mitarbeiter/innen mit den Folgen weitgehend allein lassen. Dass unter all dem *Kollegialität* leidet und die Einzelnen in ganz neuer Quantität und Qualität ihre Arbeit als erschöpfende *Belastung* erleben, wundert daher nicht. Die Beschäftigen stehen vor der Aufgabe, aktiv *Selbstfürsorge* zu betreiben, womit aber nicht wenige von ihnen überfordert zu sein scheinen. Nicht zuletzt ist es das Verhältnis von Berufstätigkeit und Privatsphäre, das in Mitleidenschaft gezogen wird. Die modische Rede von Work-Life-Balance zeigt das Problem zwar an, trägt aber kaum etwas zu seiner Lösung bei" (*ebd.* 7).

Nimmt man dieses Fazit ernst, so wird deutlich, wie wichtig es ist, dass Arbeitnehmer etwas für ihre Gesundheit tun und Selbstfürsoge betreiben – ein Gesundheitscoaching in Eigenverantwortung oder im Rahmen der betrieblichen Gesundheitsförderung in Anpruch zu nehmen, kann *eine* Möglichkeit sein. Hier sind aber auch zukünftig Entscheidungsträger (mit-)verantwortlich und gefragt.

2.4.5.2 Stress am Arbeitplatz

Fast jeder vierte Beschäftigte in der Europäischen Union leidet einer Studie zufolge unter arbeitsbedingtem Stress. Stress sei demnach das zweithäufigste arbeitsbedingte Gesundheitsproblem und vermutlich seien bis zu 60% aller versäumten Arbeitstage auf Stress zurückzuführen (*NOZ* 2008b). Für *Gündel*, Ärztlicher Direktor der Klinik für Psychosomatik Hannover, ist Stress am Arbeitsplatz ein Wirtschaftsfaktor: „Dauerstress ist oft die Ursache für krankheitsbedingte Fehlzeiten, Frühverrentungen und damit verbundenem Produktivitätsverlust" (*ebd.* 2007).

Faktoren, die zum Stress (vgl. Definition in 2.3.1.2) am Arbeitsplatz beitragen können, sind u.a.:

- Arbeitsplatz-immanente Stressoren, z.B. physische Umweltbedingungen (Lärm, Raummangel), Informationstechnologien (Ausfall der Geräte, mangelnde Schulung), zu viel Arbeit (Überbelastung, Termindruck), zu wenig Arbeit (Unterbelastung),
- Rolle des Einzelnen in der Organisation, z.B. Rollenkonflikt (zwischen der beruflichen und privaten Rolle), Rollenunsicherheit (über das Ausmaß an Verantwortung oder Autorität), Rollenverantwortung (Ängste, andere zu motivieren oder zu disziplinieren),
- Karriereentwicklung, z.B. mangelnde Arbeitsplatzsicherheit, keine beruflichen Perspektiven,
- Beziehungsprobleme, z.B. Konflikte mit Kollegen und/oder mit Vorgesetzten.

2.4 Aspekte von Gesundheit   155

Großen Einfluss spielt auch die Unternehmenskultur, z.B. Grad der Kontrolle, Anerkennung der Arbeitsleistung, Möglichkeiten der Mitwirkung an der Entscheidungsfindung. Ein Hauptstressor ist z.B. eher ein geringer Handlungs- und Entscheidungsspielraum und nicht die Arbeitsmenge. Hohe Anforderungen an der Arbeitsstelle können in Kombination mit einem großen Entscheidungsspielraum und vielen Handlungsmöglichkeiten eine Chance für persönliche Entwicklung sein und das Gefühl der Selbstwirksamkeit erhöhen. Ebenfalls ein Faktor, der nach *Siegrist* (2005) im Arbeitsleben über Krankheit oder Gesundheit entscheidet, ist das Gefühl, angemessen entlohnt und wertgeschätzt zu werden. Dabei umschließt der Begriff Entlohnung (oder von *Siegrist* als Gratifikation bezeichnet) weit mehr als das Gehalt: Die Möglichkeit der persönlichen Entwicklung im Beruf und die zwischenmenschliche Anerkennung (inklusive Arbeitsplatzsicherheit) sind wichtige Parameter – fehlen beide, gibt es häufig eine „Gratifikationskrise" (effort-reward imbalance) *(ebd.* 2002). Das Gefühl mangelnder Wertschätzung wird umso gravierender für die Gesundheit, je mehr die genannten Faktoren zusammenkommen: Wer wenig verdient und keine Aufstiegsmöglichkeiten hat, leidet stärker als jemand, der wenig verdient, sich aber an seiner Arbeitsstelle entwickeln kann.

2.4.5.3 Psychische Störungen am Arbeitsplatz

Der Gesundheitsreport der *DAK* von 2002 zeigte in Deutschland zum ersten Mal deutlich, dass Arbeitsunfähigkeit aufgrund von psychischen Erkrankungen deutlich zunimmt. Aufgrund der Verstärkung dieses Phänomens widmet sich der *DAK*-Gesundheitsreport von 2005 speziell dieser konstanten Zunahme – vor allem den Depressionen und den möglichen Zusammenhängen mit den heutigen Arbeitsbedingungen. Die Arbeitunfähigkeitstage aufgrund von seelischen Erkrankungen haben im Beobachtungszeitraum 1997 bis 2004 um 69% zugenommen. Die Zahl der Krankheitsfälle ebenfalls um 70%. Besonders betroffen sind Mitarbeiter im Gesundheitswesen, in der öffentlichen Verwaltung, in Organisationen und Verbänden, also in Bereichen, in denen direkt mit Menschen gearbeitet und kommuniziert wird.

Inzwischen liegen die psychischen Erkrankungen auf Platz vier der Krankheitsarten – direkt nach Muskel-Skelett-Erkrankungen, Atemwegs-Erkrankungen und Verletzungen. Jeder zehnte Krankheitstag von Arbeitnehmern begründet sich mit einer psychischen Erkrankung – zumeist handelt es sich um eine Depression oder eine Angststörung. Im Jahr 2004 sind 31% psychische Erkrankungen der

Grund für eine Frühberentung (nach der Rentenzugangsstatistik des Verbandes Deutscher Rentenversicherung 2004). Die Depressionen stehen dabei an erster Stelle, danach folgen Erkrankungen des Muskel-Skelett-Systems, Tumorerkrankungen und Herz-Kreislauf-Erkrankungen (vgl. *Unger, Kleinschmidt* 2006, 32f).

In Deutschland schätzt man die Kosten der psychischen Arbeitsausfälle derzeit auf mindestens 24,5 Milliarden Euro. Berechnet man den gesamten marktwirtschaftlichen Schaden, der durch Ängste und Depressionen bei Arbeitnehmern entsteht, schätzt man sie auf 100 Milliarden Euro (*ebd.* 27). Nicht nur der Ausfall durch Arbeitsunfähigkeit kostet Geld, sondern an Depressionen erkrankte Arbeitnehmer sind zeitweise weniger produktiv als andere Arbeitnehmer. Hinzu kommt die Mehrarbeit und verstärkte Belastung der Kollegen der depressiv erkrankten Mitarbeiter.

Es herrscht Uneinigkeit in der Beurteilung dieser Zahlen: Einige Experten weisen darauf hin, dass sich die diagnostischen Methoden verbessern und in der Öffentlichkeit mehr über psychische Probleme gesprochen wird. Andere sehen einen engen Zusammenhang zwischen dem Anstieg seelischer Erkrankungen und den Belastungen in der Arbeitswelt. Laut einer Umfrage des Forschungsinstituts TNS Opinion im Auftrag der Europäischen Kommision empfinden zwei von fünf Arbeitnehmern in der Europäischen Union ihre Arbeit zu belastend und zu anstrengend; in Deutschland ergab sich hierfür ein Wert von 39% (vgl. *NOZ* 2007, 1).

Im Folgendem wird kurz auf mögliche arbeitsbedingte psychische Belastungen – Burnout, Erschöpfungsdepression und Mobbing – eingegangen. Diese Phänomene werden in der Regel im Zusammenhang mit Gesundheit und Arbeit aufgezeigt. Hier zeigt sich der Stellenwert des biopsychosozialen Modells (siehe 2.2.3).

a) Burnout

Burnout ist ein prekärer Begriff: Er taucht alleine auf oder wird mit dem Begriff „Syndrom" versehen. Burnout bezeichnet sowohl den Begriff des „Ausbrennens" über Monate oder Jahre als auch den Endzustand von totaler Erschöpfung und chronischer Müdigkeit. Seit Anfang der siebziger Jahre findet sich eine stetig – wenig beforschte und mit Tendenz zur Individualisierung von Problemen – anwachsende Zahl von Veröffentlichungen zu Belastungsstiuationen in den psychosozialen und pflegerischen Berufen und ihre Folgen. Im angloamerikanischen Bereich waren es die Veröffentlichungen zum „job stress in the human services" (*Chernis et al.* 1976) und zum „burn out" (*Freudenberger* 1974), die sich in Theoriebildung und Forschung mit beruflichen Belastungssituationen zu befassen begannen (*Petzold* 1993a, 157f).

2.4 Aspekte von Gesundheit

Für die Betroffenen ist die „Diagnose" nicht immer einfach: Oft werden sie als nicht belastbar eingestuft, ein „Manko" in unserer Gesellschaft. Burnout ist aber keine Modediagnose; vor etwa 100 Jahren wurden ähnliche Symptome schon einmal diskutiert und als Neurasthenie bezeichnet. Der ICD-10 listet für Neurasthenie folgende diagnostische Leitlinien auf: Die Klage über gesteigerte Ermüdbarkeit und Erschöpfung, gepaart mit Schlafstörungen und der Unfähigkeit zu entspannen. Ebenfalls damals in der Gründerzeit wurde eine große Mobilität und Flexibilität gefordert, dessen Druck damals wie heute nicht jeder gewachsen ist. In der offiziellen Medizin ist die Diagnose Burnout noch nicht etabliert: Als Zustand der totalen Erschöpfung wird es in der neusten Ausgabe der Diagnose-Liste ICD-10 aufgeführt, im Katalog der deutschen Krankenkassen taucht Burnout jedoch nicht auf und oft wird die Behandlung des Burnout-Syndroms als Diagnose Anpassungsstörung oder Depression abgerechnet (vgl. *Kraske* 2007).

Burnout ist kein offiziell anerkanntes Krankheitsbild, obgleich viele Menschen bei sich selbst ein Burnout „diagnostizieren" und der Begriff umgangssprachlich gut eingeführt ist.

Allgemein wird Burnout beschrieben als ein „Prozess des Ausbrennens", der geprägt ist von starker körperlicher und/oder psychischer Erschöpfung, von Negativismus und Zynismus gegenüber sich selbst, seinen Mitmenschen und der eigenen Arbeit – und von einem Gefühl der Sinnlosigkeit und Ineffektivität (vgl. *Kolizus* 2003). Der Integrative Ansatz definiert:

„**Burnout** ist ein komplexes Syndrom, das durch multifaktorielle, z.B. makro-, meso- und mikrosoziale, zeitextendierte Belastungen bzw. Überlastung eines personalen oder sozialen Systems bis zur völligen Erschöpfung seiner Ressourcen verursacht wird, besonders wenn ein Fehlen protektiver Faktoren und eine schon vorhandene Vulnerabilität gegeben sind. Sofern nicht durch die Beseitigung von Stressoren und Entlastung, z.B. durch Zuführung von Ressourcen, eine Wiederherstellung der Funktionsfähigkeit gewährleistet wird, hat Burnout Funktionsstörungen, Fehlleistungen und Identitätsverlust des Systems zur Folge. Bei personalen Systemen führt dieses zu Motivationsverlust, emotionaler Erschöpfung, Leistungsabfall, Selbstwertkrisen und psychischen bzw. psychosomatischen, aber auch psychosozialen Symptomen, wie z.B. aggressiver Umgang mit Patienten und Klienten bis hin zu Vernachlässigung und Misshandlung" (*Petzold* 1993a, 164).

Die neuere Forschung nennt hohen Leistungsdruck, unpersönliche Arbeitsatmosphäre, Konflikte am Arbeitsplatz, Termindruck, Rollenunklarheit, Über- und Unterqualifikation als Risikofaktoren. Burnout ist aber nicht Folge von Stress schlechthin, sondern von unbewältigtem Stress. *Burisch* (2005) bezeichnet das

Burnout als ein Zusammenspiel aus Persönlichkeitsmerkmalen und gefährdender Umwelt: „eine Nicht-Passung der Person mit ihrer Umwelt". Untersuchungen zeigen, dass gerade Menschen besonders gefährdet sind, die in gesunden Zeiten sehr leistungsstark, verantwortungsbewusst, loyal und ehrgeizig sind, die einen Hang zum Perfektionismus und ein hohes Kontrollbedürfnis haben – in der Regel Eigenschaften, die einen guten Mitarbeiter auszeichnen (*ebd.* 26f).

„**Burnout** kann sich nur auf den Arbeitsbereich erstrecken, solange man diesen vom übrigen Lebenskontext abspalten kann, was manchen Mitarbeitern auch gelingt (...) Da aber Arbeit und Leistung ein wichtiger Bereich der Identität ist und für die Lebenszufriedenheit und damit letztlich für die körperliche, seelische und geistige Gesundheit Bedeutsamkeit hat, ist eine solche Ausblendung keineswegs positiv zu sehen. Die Arbeit, die sinnstiftend sein soll, wird zur Frohn und die ‚job frustration' wirkt sich früher oder später auf die Gesamtbefindlichkeit aus. Damit zeigt sich das Burnout in allen Lebensbereichen als ein geistiger, emotionaler Zustand, der sich selbst in einer Anordnung von Symptomen manifestiert. Es kann durch jeden berufsbedingten Stress hervorgerufen werden, der körperlich, geistig oder emotional ermüdend ist – besonders durch solchen arbeitsbezogenen Druck, der einem den Sinn der Arbeit raubt" (*Petzold* 1993a, 169).

Neben der Erschöpfung und einem Leistungseinbruch gibt es in der Regel körperliche und psychosomatische Beschwerden, z.B. chronische Schlafbeschwerden, Herz-Kreislauf-Erkrankungen, Magen-Darm-Probleme, Tinnitus, chronische Schmerzen. Burnout beginnt oft mit Schlafstörungen, Motivationsverlust, chronischer Müdigkeit und beeinträchtigter Erholungsfähigkeit; zumeist hat der Schlaf seine erholsame Funktion verloren. Am Ende des Prozesses ähnelt Burnout der Depression; die Übergänge sind fließend, daher wird Burnout auch als „milde Form der Depression" bezeichnet oder als Erschöpfungsdepression (*Kraske* 2007).

b) Erschöpfungsdepression
Die Erschöpfungsdepression wird immer häufiger im Zusammenhang mit der modernen Arbeitswelt thematisiert. „Die Depression ist zum Arbeitsunfall der Moderne geworden", erklärt *Unger* (2006) gemeinsam mit *Kleinschmidt* in ihrem Buch „Bevor der Job krank macht". Die Depressionsforscherin *Asberg* berichtete auf dem Europäischen Psychiater-Kongress 2002, dass bei 70% der Arbeitnehmer, die wegen einer Depression länger als drei Monate arbeitsunfähig waren, die möglichen auslösenden Faktoren im Bereich der Arbeitswelt lagen (*ebd.*, 14f). Das deutsche Bündnis gegen Depression hat unter dem Titel „Müde, erschöpft, leer – krank? Was tun, wenn Mitarbeiter ausbrennen oder depressiv werden?" Materia-

2.4 Aspekte von Gesundheit 159

lien zur Früherkennung von Depressionen und zur Erleichterung der Wiedereingliederung am Arbeitsplatz entwickelt (*Althaus et al.* 2004).

Lange Zeit galt die Depression als eine Krankheit, die vor allem Frauen trifft, nach Schicksalsschlägen oder Verlusten auftreten kann, vielleicht auch vererbbar ist, aber immer mit Schwäche, Schuld und Versagen in Verbindung gebracht wird. Erst seit einiger Zeit weiß man um die Bedeutung, die Dauerstress bei der Entstehung von Depressionen haben kann. *Benkert* (2005) analysierte hierzu Forschungsergebnisse, die die These bestärken, dass Stress bei der Entstehung von Depressionen eine große Rolle spielt. Mit diesem Wissen rückte die Arbeit mit den heutigen Arbeitsbedingungen, mit ihrem hohen Tempo und wachsender Arbeitsdichte, ihren Anforderungen an Flexibilität und sozialen Fähigkeiten als auslösender Faktor neben körperlichen Erkrankungen auch für Erschöpfungs-Krankheiten bis hin zu Depression in den wissenschaftlichen Fokus (*ebd.* 26).

c) Mobbing

Wissenschaftler *Leymann* (1995), einer der bekanntesten Mobbing-Autoren, definiert Mobbing als

> „eine **konfliktbelastete Kommunikation am Arbeitsplatz** unter Kollegen oder zwischen Vorgesetzten und Untergebenen, bei der die angegriffene Person unterlegen ist (1) und von einer oder einigen Personen systematisch, oft (2) und während längerer Zeit (3) mit dem Ziel und/oder dem Effekt des Ausstoßes aus dem Arbeitsverhältnis (4) direkt oder indirekt angegriffen wird und dies als Diskriminierung empfindet" (*ebd.* 18).

Für *Esser* und *Wolmerath* (2003) ist Mobbing

> „ein Geschehensprozess in der Arbeitswelt, in dem destruktive Handlungen unterschiedlicher Art wiederholt und über einen längeren Zeitraum gegen Einzelne vorgenommen werden, welche von den Betroffenen als eine Beeinträchtigung und Verletzung ihrer Person empfunden werden und dessen ungebremster Verlauf für die Betroffenen grundsätzlich dazu führt, dass ihre psychische Befindlichkeit und Gesundheit zunehmend beeinträchtigt werden, ihre Isolation und Ausgrenzung am Arbeitsplatz zunehmen, dagegen die Chancen auf eine zufriedenstellende Lösung schwinden und der regelmäßig im Verlust ihres bisherigen beruflichen Wirkbereichs endet" (*ebd.* 22).

Andere Autoren definieren Mobbing aus jurisitischer und sozialmedizinischer Sicht. Extrem unterschiedliche Meinungen in den verschiedenen Berufswelten, die „Verwässerung" des Begriffes und seine unklare Herkunft war für *Waibel* und

Petzold (2007) ein Anlass den Begriff des Mobbings, den Stand der wissenschaftlichen Forschung sowie Interventionsansätze eingehender zu beleuchten. So stellten die Autoren fest,

> „dass man sich daher mit einem mehrdeutigen und noch unscharfen Begriff in Zukunft auseinandersetzen muss, der in seiner Definition unterschiedlich ausfällt. Der Begriff bekommt jedoch Konturen. Daher ist man sicherlich auf die individuelle Analyse jedes einzelnen Mobbingfalles angewiesen, denn auch die Ausführungen zu den Merkmalen zu Mobbing und die entsprechenden Mobbinghandlungen bringen keine eindeutige allgemeinverbindliche Aussage und Kennzeichung eines Mobbingtatbestandes. Das heißt ganz klar: dass man zunächst jeden Fall von Mobbing genau durchleuchten muss" (*Waibel, Petzold* 2007, 16).

Zum Ausmaß von Mobbing finden *Meschkutat et al.* (2002) in einer repräsentativen Studie, die im Auftrag der Bundesanstalt für Arbeitsschutz und Arbeitsmedizin durchgeführt wurde, dass in der Bundesrepublik Deutschland aktuell 2,7% der Erwerbstätigen von Mobbing betroffen sind. Wird diese zeitpunktbezogene Betrachtung auf den Zeitraum eines Jahres (2000) erweitert, summiert sich der Anteil der von Mobbing betroffenen Personen auf 5,5%. Die Daten belegen des Weiteren, dass 11,3% – also mehr als jede/r neunte Erwerbstätige – im Laufe des Berufslebens bereits einmal von Mobbing betroffen gewesen ist. Festgestellt wurde, dass es keinen Bereich gibt, der als „mobbingfreie" Zone gelten könnte: Vielmehr zieht sich das Phänomen quer durch alle Berufsgruppen, Branchen und Betriebsgrößen sowie Hierarchiestufen und Tätigkeitsniveaus. Gleichwohl konnten bestimmte Merkmale identifiziert werden, die – vor allem miteinander kombiniert – die Gefahr, von Mobbing betroffen zu werden, deutlich erhöhen. Hierzu zählen vor allem Geschlecht und Alter der Beschäftigten (vgl. *Meschkutat et al.* 2002; *Waibel, Petzold* 2007, 18f).

Waibel und *Petzold* (2007) stellen fest, dass die qualitative und quantitative Bestimmung von Mobbing erheblichen Problemen unterliegt. Es ist daher schwierig bis unmöglich, die verschiedenen Forschungsergebnisse zu vergleichen oder eine Metaanalyse zu erstellen, da sie von unterschiedlichen Mobbingdefinitionen, unterschiedlichen Voraussetzungen, wann Mobbing vorliegt und meist quantitativen Forschungsansätzen mit recht unterschiedlichen Parametern ausgehen. Völlig unberücksichtigt bei den Studien wurden vorgängige Vulnerabilität der Betroffenen, das Fehlen oder das Vorhandensein protektiver Faktoren (z. B. einspringende Kollegen oder Freunde, familiäre Unterstützung), vorhandene Resilienzen (*Müller, Petzold* 2003; vgl. 2.3.1.1) sowie besondere Risikofaktoren (Altersvorurteile, Genderdiskriminierung, Schicht- oder Ethniebiases etc.) wurden zumeist nicht ausreichend berücksichtigt (vgl. *ebd.* 21f.).

2.4 Aspekte von Gesundheit

Mobbing ist eine Arbeitsplatzhostilität – eine Form von „affilialem Stress" (vgl. 2.3.1.2), also „Hyperstress" mit allen Zeichen, Wirkungen und Folgen solcher psychophysiologischer Prozesse (*Petzold, Müller* 2003, 13). Durch Mobbing wird die „dynamische Regulationsfähigkeit" geschädigt. Mobbing entwickelt sich in einem Interaktionsprozess. Die Betroffenen sind dabei keinesfalls von Beginn an handlungsunfähig. Sie beginnen jedoch infolge der sozialen Entwertung und aufgrund ihrer klaren Unterlegenheit in dieser Interaktion an ihrer fachlichen und sozialen Kompetenz zu zweifeln, was das Selbstvertrauen verringert.

> „Im **Mobbingprozess** erfolgt also eine sukzessive Reduktion von persönlichen/sozialen Ressourcen, die für eine erfolgreiche Belastungsbewältigung jedoch notwendig ist. Die Asymmetrie in der Rollenverteilung bzw. das Ungleichgewicht im Kräfteverhältnis ist ein konstitutives Merkmal der fortgeschrittenen Mobbingsituation. Diese Asymmetrie wird erzeugt und aufrechterhalten, weil die betroffene Person sich aufgrund wahrgenommener sozialer, ökonomischer, physischer oder psychischer Bedingungen außerstande sieht, sich zu wehren oder der Situation zu entkommen" (*Grande* 2003, 131).

Man unterscheidet im engeren Sinne zwischen Mobbing (wenn das Problem zwischen hierarchisch gleichgestellten Personen auftritt), Bossing (wenn Vorgesetzte ihnen unterstellte Mitarbeiter mobben) und Staffing (wenn die Mobbinghandlungen von Untergebenen gegen Vorgesetzten gerichtet sind).

Mobbinghandlungen können nach ihrer Zielrichtung klassifiziert werden. Nach *Leymann* (1993) lassen sich feindselige Angriffe

- auf die Möglichkeiten, sich mitzuteilen (z.B. Kontakt-, Gesprächsverweigerung),
- auf soziale Beziehungen (z.B. soziale Ausgrenzung),
- auf das soziale Ansehen (z.B. Gerüchte verbreiten, lächerlich machen),
- auf die Qualität der Berufs- und Lebenssituation (z.B. inadäquate Arbeitsbedingungen) und auf die Gesundheit differenzieren (*ebd.* 27).

Mobbinghandlungen können auch als spezifische Formen der Konfliktbewältigung verstanden werden: „Ein sozialer Konflikt soll durch „Vernichtung" und/oder Unterwerfung einer Person beendet werden (…), soziale Spannungen im Team werden auf einen „Sündenbock" verschoben und dort stellvertretend ausgetragen" (vgl. *Grande* 2003, 130f).

Waibel und *Petzold* (2007) betrachten Mobbing ebenfalls als einen Konflikt, nehmen in ihrer Arbeit Abgrenzungen zu Kritik, Konflikt und Mobbing anhand von verschiedenen Konflikttheorien vor (*ebd.* 32ff) und fassen kurz zusammen: Differentielle Betrachtungen von Konflikten erfordern ein mehrperspektivistisches Sehen (*Jakob-Krieger* et al. 2004; siehe These 10 in 4.1).

„Man muss verschiedene „Brillen" aufsetzen, um Konflikte zu verstehen: die Brille des Individuums, die psycho-physiologische Brille, die gesellschaftliche Brille, die evolutionsbiologische Brille usw. Mit ihnen muss weiter differenziert werden. Mobbing ist ein gesellschaftliches Phänomen, das in den 90er Jahren in Europa (nicht in Amerika, nicht in anderen außereuropäischen Ländern) beschrieben wird. Eine differenzierte gesellschaftliche Betrachtung ist daher unumgänglich, um das Phänomen Mobbing auf der konflikttheoretischen Ebene zu verstehen" (*Waibel, Petzold* 2007, 44).

2.4.6 Lebenskunst und Sinn

Zum Verstehen von Menschen mit ihrer Gesundheit, ihren Problemen, Verletzungen, ihres Leides und ihrer Sehnsüchte ist eine Auseinandersetzung mit existenziellen Realitäten überaus wichtig. In den „kritischen Überlegungen zur Pluralität von Perspektiven" (*Petzold, Müller* 2003, 20f) wird sehr deutlich, dass Berater im sozialen Kontext – neben klinisch-psychodynamischen Kenntnissen – ein gutes sozialpsychologisches Wissen und vielleicht mehr noch als das alles, ein „Wissen um gute Alltäglichkeit" zwischen Menschen, um das, was „Sinn, Lebenssinn" stiftet und ein „Wissen um Herzensdinge" brauchen (vgl. 3.5). Es bedarf einer Auseinandersetzung mit Begriffen wie „Herz", „Herzensgefühle", „Treue", „Würde", „Trost", Friede", „Sanftheit", „Innigkeit". „Zentrale Themen und Phänomene des Menschen und Zwischenmenschlichem und die Auseinandersetzung mit den Humanessentialien" dürfen aus dem psychotherapeutischen, supervisorischen Diskurs nicht so notorisch ausgeblendet werden wie es bisher oft geschieht (*Petzold, Orth* 2004). In einem Diskurs um die Gesundheit darf daher das Thema Lebenskunst und die Frage nach dem Sinn und nach Werten genauso wenig fehlen.

2.4.6.1 Lebensführung – Lebenskunst

„Das ist eben der Mensch: ein sich in der Zeit und in zwischenmenschlichen Narrativen wahrnehmendes, selbstwahrnehmendes, ein gestaltendes/selbstgestaltendes, ein auslegendes/selbstauslegendes und ein wertendes/selbstbewertendes Wesen. In diesem ist er vielfältig und schafft Vielfalt und er braucht, um verstanden zu werden und in rechter Weise mit Fürsorge umgeben zu sein, den mehrperspektivischen Blick des

2.4 Aspekte von Gesundheit

Anderen – in den Alltagbegegnungen, in der Erziehungsarbeit, in der Therapie (....). Er braucht – und das erachte ich für wesentlich – einen mehrperspektivischen Blick für sich selbst, um seine Vielfalt zu erkennen und zu verwirklichen. Gelingt ihm dies, so überschreitet er in der Therapie eine bloß kurative Behandlung zu einer, in der die Persönlichkeitsentwicklung kräftig hinzukommt, und tritt auf den Weg einer **aktiv gelebten Lebenskunst** – d.h. einer **„Sorge um sich"**, von der Sokrates sprach, einer Sorge um den Anderen, die uns Demokrit anempfiehlt, und einer geduldigen, freudigen und kreativen Gestaltung des eigenen Lebens (...). **Lebenskunst**, die heute wieder für den Menschen unserer Zeit neue Bedeutung zu gewinnen scheint (...). Kunstgenuss, Kunstbetrachtung, gemeinsames Eintauchen in Kunsterleben und ästhestische Erfahrung wird dabei eine faszinierende Möglichkeit, in der Lebenspraxis sein Leben, sich selbst als ein Kunstwerk zu gestalten und zu einer „euthymie" (Wohlgefühl) zu finden, bei der „die großen Freuden aus dem Anschauen schöner Werke entspringen" (*Demokrit*)" (*Petzold* 1999a, 288).

Wenn der Mensch sein Leben als ein Kunstwerk sieht bzw. erkennt, dass er sein Leben künstlerisch gestalten kann (Konzept einer „Anthropologie des schöpferischen Menschen", siehe *Petzold* 1988, 190ff), hat es Auswirkungen auf sein Handeln. Sich künstlerisch in die Welt begeben und sich mit Schönen zu beschäftigen, verhilft zu „ästhetischen Erfahrungenund zum „Genuss der eigenen Frische und Vitalität" (siehe Geleitwort) – protektive Faktoren, die beides als heilsam und gesundheitsförderlich (vgl. 2.3.1) zu bewerten sind.

Unter Lebenskunst wird Unterschiedliches verstanden. Allgemein formuliert geht es um die Art der Lebensführung. Die populäre Lebenskunst hat ihren Sinn in der spontanen Bewältigung der Lebensprobleme und im unmittelbaren Lebensgenuss (*Schmid* 1998). Das philosophische Verständnis von Lebenskunst meint zusätzlich zur Lebensführung im Alltag die Eingliederung der Existenz in übergreifende Zusammenhänge, deren Herkunft und mögliche Entwicklung. Nach *Fellsches* (1996) meint der philosophische Begriff der Lebenskunst Können und Gekonnt-werden der guten Lebensführung. *Foucault* (1986) gründet sein Verständnis von Lebenskunst in der Ethik, die verstanden wird als Frage der Form, die man seinem Leben gibt und die Art der Reflexion darüber. Anstelle einer passiven Anpassung an die Norm wird ein aktives Gestalten angestrebt.

Die Verschränkungen, die Lebenskunst auf theoretischer Ebene mit sich bringt, sind komplex. Lebenskunst wird z.B. als bedeutsame Möglichkeit der Persönlichkeitsbildung, Sinnfindung und Bewusstseinsarbeit in der Psychotherapie gesehen (*Hegi* 2004). Die Aspekte, die für das Thema Gesundheit relevant sind, werden hier kurz zusammengetragen:

Im Zusammenhang mit Gesundheit taucht der Begriff Sorge („Ich mache mir Sorgen um dich", „Ich muss mich mehr um mich sorgen" etc.) auf. Bei allen zwischenmenschlichen Beziehungen besteht das Spannungsfeld zwischen Sorge um sich und Sorge um Andere. Die reflektierte Lebenskunst setzt bei der „Sorge des Selbst um sich" an. Nicht einer ängstlichen Sorge, sondern einer klugen, vorausschauenden Sorge, die das Selbst nicht nur auf sich, sondern ebenso auf Andere und die Gesellschaft bezieht. Aus einer Außenperspektive soll das Leben neu orientiert und Kriterien für ein gutes und schönes Leben gefunden werden.

In der Antike war das Selbst Ausgangspunkt und Gegenstand der Sorge. Selbstkonstituierung des Subjekts meint den Prozess der Arbeit an sich selbst (*Hegi* 2004, 248). Durch beständiges Gestalten des eigenen Lebens wird das Selbst verändert. Diese Arbeit an sich („Sich selbst zum Projekt machen", *Petzold* 1973a) kommt einer schöpferischen Tätigkeit gleich. Es geht darum, sich selber führen zu lernen und sich nicht von etwas oder jemandem bestimmen zu lassen. Die Pflege der Sorge ist so auch eine Frage der persönlichen Souveränität (vgl. *Petzold, Orth* 1998).

In der Beziehung zum Anderen und der Sorge für den Anderen begründete *Levinas* (1983,1998) eine ganze Ethik. Als zentralen Aspekt der Beziehung zum Anderen nennt er die Verantwortung, die aus dieser hervorgeht. Die Gegenwart des Anderen ist nach *Levinas* die Aufforderung zur Antwort. Ich-sein bedeutet bei ihm, sich der Verantwortung nicht entziehen zu können, im Sinne einer Verpflichtung zur Antwort. Seine Ethik der Alterität beeinhaltet die Achtung vor dem Anderen und Fremden, das einem prinzipiell anders und fremd bleibt. Mit *Levinas* Worten: „Einem Menschen begegnen heißt, von einem Rätsel wach gehalten zu werden" (*ebd.* 1998, 120; siehe auch 5.1.5).

Fellsches (1996) nähert sich dem Thema Lebenskunst mit einer „pädagogischen Tugendtheorie" (in: *Hegi* 2004, 245). Mit Lebenskunst meint er die Art und Weise, wie ein gutes Leben geführt werden kann. Zentral ist dabei die selbstbestimmte Lebensführung, die entscheidet, was für ein Mensch jemand werden will. „Ein wahres Selbst zu werden", ist seine zusammenfassende Formel. Nach *Fellsches* sind „bestimmte Haltungen" für eine Lebenskunst bedeutsam. Menschen nehmen Haltungen ein oder an. Sie bilden das Verhältnis zur Welt, zu anderen Menschen, zum Leben. Sie sind eine Angelegenheit der „Freiheit zu" im Unterschied der „Freiheit von" etwas. *Fellsches* nahm eine Umschreibung von Tugenden in Haltungen vor: Lieben, Hoffen, Trauen sind Grundhaltungen und Bewusstheit, Klugheit, Gerechtigkeit und Standhalten sind Haupthaltungen. Selbstkultur meint den Umgang mit sich selbst in Bezug auf Gesundheit und Genuss, Emotionen, Bedürfnisse, aber auch „sich bewahren" vor Austrocknung, Leere, Hektik und Abnutzung. Weitere Aspekte sind Treue zu sich selbst sowie Lust und Freude. Aus dem Bemühen um eine gute Lebensführung entspringen Lust und Freude.

2.4 Aspekte von Gesundheit 165

Seine Theorie soll dazu beitragen, dass ein Mensch aus eigener Errungenschaft sagen kann: „Es ist eine Lust, Mensch zu sein!" (*Fellsches* 1996, 119). Die Praxis der Lebenskunst, die Asketik, stellt *Hegi* (2004) anhand von praktischen Übungen und Techniken vor (*ebd.* 249ff). Die Askese z.B. wird mit dem landläufigen Verständnis des Verzichts in Verbindung gebracht, meint aber im antiken Sinne Übung, mit deren Hilfe das Selbst sich und das eigene Leben formt (*Hadot* 1991) – sie ist leiblich, seelisch oder geistig zu vollziehen. Jemand, der Askese betreibt, wird mit einem Athleten verglichen, der sich auf zukünftige Anforderungen vorbereitet. In der reflektierten Lebenskunst geht es darum, mittels Übungen Gewohnheiten zu modifizieren (was häufig bei der Entwicklung eines gesundheitsbewussten Lebensstils notwendig ist), d.h. übernommene Gewohnheiten zu reflektieren, diese bewusst bestehen zu lassen, sie zu verändern oder neue zu wählen.

Schmid (1998) nennt folgende bedeutende Bestandteile einer Asketik. Diese werden kurz erläutert und lassen Fragen offen (*ebd.*, in: *Hegi* 2004, 250ff). Bewusst werden sie hier aber aufgeführt, weil sie im Zusammenhang mit der gesunden Lebensführung und deren Beratung stehen.

a) <u>Lüste</u>: *Schmid* meint die breite Palette von Lust ermöglichenden Bereichen: die Lüste der Sinne, des Denkens, des Träumens und Phantasierens, des Lachens, des bloßen Seins. Der „gekonnte Umgang" mündet in eine Kunst der Erotik, in der eine die sexuelle Lust ist. Der auf einer klugen Wahl beruhende Gebrauch der Lüste (Fragen nach der Dosierung, dem Verzicht, um Aufschub oder Lust steigernde Mäßigung spielen hier eine Rolle) wird als grundlegender Bestandteil der reflektierenden Lebenskunst gesehen.

b) <u>Schmerzen</u>: Da Schmerz genauso wie Lust zum Leben gehört, sollte Schmerz nicht zwingend bekämpft werden, sondern ins Selbst integriert werden. Diese Integration hat Grenzen (z.B. bei unerträglichen Schmerzen). Ein grundsätzlicher Sinn von Schmerz kann darin gesehen werden, das Selbst wieder auf den Weg zu bringen (vgl. 2.4.6.2). Es gibt keine Wahl, ob man den Schmerz will oder nicht. Hingegen hat man die Wahl des Umgangs mit Schmerzen: Schmerz kann „ausgehalten", integriert, ausgelebt, kann in Gelassenheit und Heiterkeit umgewandelt werden; ein schweigender Umgang ist wählbar, weil es z.B. zur Würde des Selbst gehört, sein Innerstes nicht preiszugeben.

c) <u>Leben mit dem Tod</u>: Der Tod ist ein Bestandteil des Lebens und deshalb in die Kohärenz des Selbst einzugliedern. Gerade durch den Tod als Grenze wird die entscheidende Motivation zur Lebensgestaltung gesehen. Das Denken an den Tod kann eine Übung sein, mit der das Selbst sich den Tod vor Augen hält

und sich an ihn gewöhnt. Das „Mitsterben mit Anderen" ist hingegen eine Erfahrung des Todes, die als Eigener erlebt werden kann. Diese Erfahrung kann die Perspektive auf das Leben verändern und das Leben neu ordnen lassen.
d) Gelassenheit und Heiterkeit: Heiterkeit ist nicht zu verwechseln mit Fröhlichkeit oder mit Optimismus. Gemeint sind Haltungen, die durch Wahl und Übung angeeignet werden können. In der Antike sprach man von der Euthymia, der Wohlgestimmtheit des Gemüts, im Unterschied zur Dysthymia, der Übelgesinntheit oder Missmutigkeit. Übelgesinntheit wird vermieden, indem man grundsätzlich davon ausgeht, dass nichts reibungslos geht. Das gilt auch für den Umgang mit Menschen: „Sie sind, wie sie sind" (*Schmid* 1999, 2). Wer sich mit Hilfe asketischer Übung daran gewöhnt, die Eigenarten Anderer als gegeben hinzunehmen, der erreicht Wohlgestimmtheit. Heiterkeit ist wiederum die Haltung der Gelassenheit. Daneben gibt es die Haltung des Lassens – „zu lassen, was nicht in meiner Macht ist". Nach *Schmid* stellt Heiterkeit sich gerade in der Konfrontation mit der Abgründigkeit der Existenz ein und kann sich dort entfalten. Abwesenheit von Heiterkeit resultiere aus dem Vergessen der Abgründigkeit. Gerade wenn das Leben schwer wird, ist Heiterkeit als Erleichterung zu entdecken. In diesem Zusammenhang wird auf *Frankl* (1972) hingewiesen, der von „Lagerhumor" im Konzentrationslager sprach und damit eine Möglichkeit der Einstellung im Sinn von Lebenskunst meint (siehe 2.4.6.2).
e) Experimentelle Lebensweise: Das Experiment: „Auf den Versuch hin leben", meint den Versuch, auf andere Gedanken zu kommen, anders denken und leben zu lernen, als man schon gedacht und gelebt hat – sogenannte „glückliche Seitensprünge des Denkens und des Lebens" (*Schmid* 1998, 363).

Das Konzept der Lebenskunst im Integrativen Ansatz verbindet Ethik und Ästhetik aus einer persönlichen und gemeinschaftlichen Ebene. Es geht aber nicht nur um eine Ästhetisierung der Existenz, sondern auch um eine „kunstvolle Pragmatik" der Lebensbewältigung und -gestaltung. Bei der Meisterung des Lebens spricht *Petzold* (2002b) mit Bezug auf die Steuermannskunst vom „kompetenten Navigieren in den Strömen des Lebens". Das Ziel einer zu entwickelnden Lebenskunst ist der Gewinn einer heiteren Lebenshaltung (vgl. *Hegi* 2004, 257).

Praktisch findet sich dieses im Konzept der „Rezeptiven Kunsttherapie" (vgl. 3.6) wieder. Hier soll die ästhetische Erfahrung heilsam und erfüllend sein, damit sie in der Verinnerlichung gute „Eindrücke" neben die „in der Seele" vorhandenen belastenden „Eindrücke" stellt: von Traumatischem, Verletzendem, Beschämendem, das pathogen wirkt. Es muss salutogen, heilsam und protektiv Wirkendes angeboten werden. Kunstbetrachtung kann gute, wohltuende, aufbauende aisthesis schaffen, d.h. eine erfüllende atmosphärische Qualität (vgl. *Petzold* 1999a, 281) und dazu gehört auch der Museums- und Parkbesuch. „Die traditionelle Garten- und Parkarchitektur war ja besonders darauf gerichtet, Stimmungen zu evozieren, den Betrachter in emotionale Lagen zu versetzen durch die bewusste Gruppierung von Bäumen, Büschen, Freiflächen, Teichen, Blumenbepflanzung, die Atmosphären schaffen sollten. Hier kommt die heilende Wirkung von Landschaft im Sinne einer „Ökopsychosomatik" zum Tragen" (*ebd.* 274, vgl. 2.4.4). „Wenn jemand von den Seerosen von *Monet* angesprochen wird, weil das Bild in ihm friedliche Gefühle aufkommen lässt, so erhalte ich damit eine wichtige Information, welche Art von „Schönheit" ihm etwas bringt. Die „heilende Kraft des Schönen" kann man gar nicht hoch genug einschätzen" (*ebd.* 275).

2.4.6.2 Die Frage nach dem Sinn

> Psychologisch gesehen kann ein Mensch „nicht in einer Welt überleben, die für ihn sinnlos ist"; dabei sei der „Verlust oder das Fehlen eines Lebenssinns (...) vielleicht der allgemeinste Nenner aller Formen von Gemütsstörungen; Schmerz, Krankheit, Verlust, Misserfolg, Verzweiflung, Enttäuschung, Todesfurcht oder bloße Langeweile – sie alle führen zu der Überzeugung, dass das Leben sinnlos ist" (*Petzold* 2000, 3).

Die Sinnfrage wird häufig im Zusammenhang mit Erkrankungen und erlebten Belastungen („Warum gerade ich? Wozu? Warum?") gestellt. Ob eine Erkrankung oder ein Krankheitssymptom als verstehbar und sinnvoll angesehen wird, hängt immer von der subjektiven Sicht des Betrachters ab. Der Sinn als „eindeutige Ursache" lässt sich nicht nachweisen. Der Sinn kann oft darin bestehen, dass die betreffende Person eine Orientierung und Einordnungsmöglichkeit finden kann.

Wenn jemand körperliche Schmerzen hat, stundenlang weint, nicht schlafen kann, nachdem seine Ehefrau gestorben ist, so versteht die Person diesen Sinn seines Leidens als intensive Trauerreaktion und bezeichnet sich nicht als krank. Wenn jemand unter den gleichen Symptomen leidet, ohne den Grund zu kennen, fühlt er sich krank. „Den Sinn und die Ursachen psychischen und psychosomatischen Leidens herauszufinden, bedeutet, den Situationsbezug des Leidens, des Symptoms herauszufinden, die Szenen zu finden und zu verstehen, zu denen das Symptom „passt", in denen es adäquat war/ist oder sein könnte" (*Rahm* 1993, 266f).

Häufig erfolgt die „Sinn-Suche" über Schuld-Zuweisung („Ich bin schuld/ Der andere ist schuld"), die „helfen soll", eine stimmige Weltordnung (wieder)herzustellen („Alles hat einen tieferen Sinn"). Leiden wird dann als Strafe im

Sinne höherer Gerechtigkeit erlebt (z.B. Aids als eine Bestrafung für unmoralisches Sexualverhalten, vgl. 2.1.1). Manchmal wird eine „Beherrschbarkeit" der Krankheit (z.B. „Wenn ich nur nicht alles in mich hinein gefressen hätte, hätte ich jetzt keinen Krebs") angenommen, die es so nicht gibt und die als Selbstanklage nicht gesundheitsförderlich ist. Die im Gesundheitsbereich Tätigen sind manchmal geneigt, die Forschung nach den Ursachen der Krankheit unbewusst mit der Suche nach dem oder der Schuldigen zu verwechseln. Die Schuldige ist dann der Patient selbst oder die Eltern, das Umfeld, „die Gesellschaft" (vgl. *Rahm* 1993, 268). Derartige Schuldzuweisungen führen zu monokausalem Denken („Meine Mutter hat mich nicht geliebt, darum bin ich übergewichtig geworden"), was einen selbstverantwortlichen Umgang mit der Krankheit eher verhindert. Vielfach wird Krankheit als ein „sinnvolles Geschehen" interpretiert und gewissermaßen als eine „Botschaft" gesehen („Mein Körper will mir etwas sagen"). Dies kann als Bewältigungsstrategie eingeordnet werden, z.B. mit einer unheilbaren Krankheit umgehen zu lernen.

Krankheit ist belastend und soll an dieser Stelle nicht als „etwas Gutes oder Sinnvolles an sich" deklariert werden. Für die Genese ist es jedoch von Bedeutung, wie jemand eine Erkrankung in sein Glaubens- und Wertesystem einordnen kann. Wenn er darin einen Sinnzusammenhang für sein Leben finden kann, fällt es leichter, sie und ihre belastenden Auswirkungen als Teil der eigenen Biographie zu begreifen und in das Kontinuum des eigenen Daseins zu integrieren (vgl. *Petzold* 2000a). „Sich im Lebenszusammenhang, im Kontext und Kontinuum verstehen lernen", damit ist das Gewinnen von Sinn in der Zeit gemeint, als erlebter Sinn, der sinnhaft wahrgenommen wird, handelnd erschlossen wird und soziale, räumliche und zeitliche Orientierung ermöglicht (*Petzold* 1989, 236). Trotzdem – und das sei ausdrücklich erwähnt – ist es in der Praxis für den betreffenden Menschen nicht leicht, da häufig damit z.B. die Aufgabe gewohnter Lebensstrategien und Gewohnheiten erforderlich ist und/oder damit ein Abschied von Selbstbildern verbunden ist.

Im logotherapeutischen Weltbild hat das Leben eine bedingungslose Sinnhaftigkeit. Dieses ist darauf zurückzuführen, dass die „scheinbar negativen Seiten der menschlichen Existenz", die als sinnlos empfunden werden, auch in etwas Positives oder mit *Frankls* Worten „Leiden in eine menschliche Leistung" umgestaltet werden kann, was wiederum mit der inneren Einstellung der entsprechenden Person zu tun hat (vgl. *Frankl* 1977, 32). Dieses entspricht der Dimension der Sinnhaftigkeit beim Kohärenzgefühl (siehe 2.3.2.1). Nach *Schiffer* (2001) stellt die Sinnhaftigkeit die bedeutendste Komponente des Kohärenzgefühls dar (*ebd.* 28). Ohne die Erfahrung von Sinnhaftigkeit und ohne positive Erwartungen an das

2.4 Aspekte von Gesundheit

Leben ergibt sich trotz einer hohen Ausprägung der anderen beiden Komponenten kein hoher Wert des gesamten Kohärenzgefühls. Damit ist natürlich wenig darüber gesagt, unter welchen Bedingungen und bei welchen Menschen dies geschieht, und was denn „Sinn" eigentlich ist und wie er zustande kommt.

Nach *Frankl*, dem Begründer der Logotherapie, hat der Mensch einen Willen zum Sinn, d.h. jeder Mensch sucht und strebt nach einem Sinn. Der Wille zum Sinn ist die menschliche Fähigkeit, „Sinngestalten nicht nur im Wirklichen, sondern auch im Möglichen zu entdecken" (*Frankl* 1972, 26). An Sinnangeboten mangelt es in der aktuellen Zeit nicht. Jegliches Streben nach Glück, Selbstverwirklichung und Erfüllung bleibt erfolglos, wenn es dem Menschen nicht gelingt, seinen persönlichen Sinn zu finden. Viele seelische Störungen wie Depressionen, Suchtabhängigkeit, Neurosen und psychosomatische Erkrankungen stehen in Zusammenhang mit erlebten Sinnkrisen. Über das Erkennen und Erleben neuer Sinnperspektiven kann es gelingen, die seelische Stabilität und Gesundheit zurück zu gewinnen. Damit das gelingt, muss der Mensch in der Lage sein, über sich selbst hinauszusehen.

„In der Fähigkeit zur Selbsttranszendenz liegt das spezifisch Humane (...). Das Mensch-sein weist immer über sich hinaus, auf etwas oder Jemanden hin, auf eine Sache, in deren Dienst man sich stellt oder auf einen Mitmenschen, dem man sich liebend hingibt. Nur im Dienst einer Sache und in der Liebe zu einer Person, wird der Mensch ganz er selbst, ist er ganz Mensch" (*Frankl* 1977, 80f).

Frankl nennt „die (der Arbeitsfähigkeit entsprechenden) schöpferischen Werte", „die Erlebniswerte" (Genussfähigkeit) und „die Einstellungswerte" (Leidensfähigkeit), deren Verwirklichungen dem Leben einen Sinn geben. Diese Verwirklichung der Werte haben mit der „Kunst des Lebens" zu tun (siehe 2.4.6.1).

Gerade im Coaching geht es immer wieder auch um Sinnfragen und zwar nicht nur im Bezug auf Krankheit (wie vorwiegend von *Frankl* thematisiert) oder auf Gesundheit, sondern auch mit Blick auf die Sinnhaftigkeit der persönlichen Lebensführung und die berufliche Tätigkeit: „Macht meine Arbeit Sinn, ist mein Leben sinnvoll?". Entwicklungs- und Gesundheitswissenschaftler haben deshalb dieses Thema aufgenommen (vgl. die Beiträge in *Petzold, Orth* 2005) und deutlich gemacht: Sinnerfahrung, Lebenszufriedendenheit und Gesundheit stehen in einem engen Zusammenhang. Es gibt nicht unbedingt „den Sinn", sondern vielfältige Sinnmöglichkeiten. *Petzold, Orth (2005)* benennen einen irregulären Plural: „Sinne", die in Beratungsprozessen erarbeitet werden müssen (*ebd.* 336ff).

2.4.6.3 Werte und Gesundheit

In Lebenskrisen oder bei schwerer Erkrankung stellt sich der Mensch nicht nur Warum-Fragen („Warum gerade ich?" und „Warum lebe ich?"), also Fragen nach dem Sinn, sondern auch Wie-Fragen („Wie soll ich jetzt weiterleben?" und „Wie soll ich gesund werden/die Krise überwinden?"), die Ausdruck des Bedürfnisses nach Werten sind. Allgemein sind Werte für die menschliche Existenz unentbehrlich. Unter Werten sind Maßstäbe für das menschliche Handeln zu verstehen, die dieses steuern, ihm Ziele setzen und Sinn verleihen, die bei dem persönlichen Lebensstil (siehe 2.3.3.1) eine entscheidende Rolle spielen, aber auch bei der Genesung und Heilung. „Die Werte, an die ein Mensch sich hält, die halten ihn" (*Lukas* 1986, 3). Haltungen im Sinne von *Fellsches* (1996) sind ebenfalls in diesem Zusammenhang (vgl. 2.4.6.1) zu sehen.

> „Immer dann, wenn Menschen etwas wünschen oder wichtig finden, wenn sie Lebensleitbilder verfolgen oder als Person Stellung nehmen und Urteile aussprechen, sind **Werte** maßgeblich mit im Spiel" und Werte sind „innere Führungsgrößen des menschlichen Tun und Lassens" und das, „was in dem Menschen als Wertungs-, Bevorzugungs- und Motivationspotential vorhanden ist" (vgl. *Klages* 1985, 10f).

Mit anderen Worten: Werte stellen einen Code dar, demzufolge ein Handlungssystem ausformuliert werden kann. Werte gestatten es uns, Verhaltensmöglichkeiten in eine Zustimmungs-Ablehnungs-Hierarchie zu bringen.

Werte liefern dem Individuum aber nicht nur einen Plan für persönliches Handeln, sondern machen es den Menschen auch möglich, in Gruppen zu leben. „Soziales Leben wäre unmöglich ohne Werte. Werte versehen das soziale Leben mit einem Element der Vorhersagbarkeit" (*Yalom* 2000, 546). Werte und Normen legen Grenzen und Rahmenbedingungen fest. Sie strukturieren das kulturelle und gesellschaftliche Zusammenleben und schaffen damit Orientierung im Umgang miteinander und definieren Erwartungen voneinander. Ein Wertesystem sagt dem Einzelnen nicht nur, was er tun sollte, sondern auch, was andere wahrscheinlich tun werden. Es leistet Lebensdeutung und das Leben wird erträglich gemacht. So „transportieren Wertsysteme Lebenssinn" und stellen „Vermittlungsgrößen dar, mit denen der Mensch sich seiner geistigen Bestimmung" erinnert (*Höhler* 1979, 209f), was in der heutigen Zeit nicht leicht ist.

In einer von Pluralismus, Mobilität und Komplexität geprägten Zeitepoche hat Gestaltung eine neue Bedeutung erhalten. Der Wahrnehmung von eigener Freiheit und Wahlmöglichkeiten als zentrale Aspekte einer Lebenskunst kommt dabei eine entscheidende Rolle zu. Auswählen heißt entscheiden. Dieses stellt für

2.4 Aspekte von Gesundheit

viele Menschen eine Belastung dar. Sowohl die Umwelt der Natur wie die Mitwelt der Gesellschaft bieten immer weniger „Haltepunkte". Sitten, Gebräuche, Autoritäten, Traditionen verändern sich. Der Einzelne muss aus den vielfältigen „Sinn- und Wert-Angeboten" selbst entscheiden und eine flexible Verhaltensregulation entwickeln. Die damit verbundene Selbstverantwortlichkeit hat den Vorteil, dass der Mensch deutlich mehr Entfaltungs- und Gestaltungsmöglichkeiten hat. Gleichzeitig steht der moderne Mensch unter Orientierungsdruck – in einer Welt voller Angebote muss er für sich selbst Ordnung finden, was zu Verunsicherungen führen kann und nicht unerhebliche Folgen und Herausforderungen für Bereiche wie Lebensstil, Familie, Gesundheit, Freizeitgestaltung und Arbeit hat. *Grünewald* (2006) spricht von einer wachsenden Orientierungslosigkeit in Deutschland. Auf der Grundlage von 20 000 psychologischen Interviews stellt er fest: „Erstaunlich viele Menschen kämpfen derzeit mit ähnlichen Grundproblemen. Egal ob Manager, Politiker, Arbeitnehmer, Mütter oder Studenten: Verschiedene gesellschaftliche Gruppen beschreiben ein ähnliches Gefühl von lähmender Orientierungslosigkeit, sprechen von diffusen Zwängen und Zuständen hektischer Betriebsamkeit" (*ebd.* 12). Die Verunsicherungen, die zu einem „Unbehagen in der Kultur" führen, „hängen in meiner Sicht mit sehr grundlegenden Erschütterungen bzw. strukturellen Labilisierungen von über Jahrhunderte stabilen und Stabilität gebenden Weltbildern (Gottes-, Menschen-, Gesellschaftsbildern) als „kollektiven Repräsentationen" zusammen" (vgl. *Petzold* 2008b, 35; vgl. 2.1).

Eine der „Fünf Säulen der Identität" des Integrativen Ansatzes ist die Säule der Werte und Normen (*Petzold* 1989, siehe 2.3.2.3 und 5.3.2.1). Die Übereinstimmung mit sich und den eigenen Wertvorstellungen macht die eigene Identität aus. Diese Säule hat eine hohe Bedeutung: Über starke Werteorientierung können andere beschädigte oder zerstörte Säulen der Identität abgemildert oder kompensiert werden. Untersuchungen mit Überlebenden aus Konzentrationslagern haben z.B. gezeigt, dass Inhaftierte mit starken ideologischen Überzeugungen, ob politischer oder religiöser Art, die belastenden und bedrohlichen Lebensbedingungen des Lageraufenthaltes „gesünder" überlebt haben als Menschen ohne feste Überzeugungen (*Antonovsky* 1997). Das persönliche Wertesystem eines kranken Menschen kann also ein bedeutsamer Faktor für dessen Genesung sein (vgl. *Ostermann* 2003). Wie oben dargestellt, führt die Werteverwirklichung zur Sinnerfahrung, was wiederum zu „mehr" Gesundheit führt.

Abschließend anzumerken ist, dass ein verantwortungsbewusster Umgang mit dem Klienten zu den Themenfeldern Werte, Sinnfindung und weltanschauliche Ausrichtungen es verlangt auch, dass sich der (Gesundheits-)Berater mit den eigenen Werten auseinandersetzt (vgl. 3.9 und These 12 in 1.4 und 4.1).

„Denn je nachdem, wo ich mich selbst bei einer Fragestellung verorte, wird dies mein therapeutisches Handeln mit beeinflussen. Nicht minder bedeutsam ist auch eine klare Selbstsicht, welche Werte ich ablehne. Weshalb lehne ich sie ab? Seit wann? Und: verbinden sich damit eventuell Brüche und Verwundungen in der eigenen Lebensgeschichte? Gerade letzteres kann einen wertschätzenden offenen Umgang mit Menschen, die eben jene Werte für sich bejahen, behindern. (...) Wie viel Andersartigkeit des in meiner Begleitung stehenden Menschen kann ich zulassen? Um Projektionen und Übertragungen seitens des Therapeuten auf die Hilfe suchende Person so gering wie möglich zu halten, ist es wichtig, die eigenen Werte zu kennen und die Bedeutung dieser Werte für das eigene Leben wie auch ihre lebensgeschichtliche Einbettung zu erfassen" (*Lachner* 2007, 315).

2.5 Erfassung und Messung von Gesundheit

Gesundheit zu erfassen und zu messen, ist für alle im Gesundheitsbereich Tätigen ein wichtiger Teil ihrer Arbeit und integraler Bestandteil der Planung und Durchführung von gesundheitsfördernden und -erhaltenden Maßnahmen. Dafür gibt es mehrere Gründe (vgl. *Naidoo, Wills* 2003, 51f):

1. Zur Setzung von Prioritäten: Die Sammlung und Bewertung von Informationen über den Gesundheitszustand und die Gesundheitsprobleme einer bestimmten Bevölkerung oder Personen- oder Berufsgruppe ist ein wichtiger Schritt, um deren Bedürfnisse zu erfassen.
2. Zur Unterstützung der Planung: Die im Gesundheitsbereich Tätigen benötigen Informationen zur Unterstützung der Planung und Evaluierung ihrer Programme und Maßnahmen. Dafür ist es wichtig, Standards festzulegen, an denen der Erfolg einer Maßnahme gemessen werden kann.
3. Zur Rechtfertigung der Mittel: Bei der Vergabe knapper Mittel konkurrieren verschiedenste Programme, Tätigkeitsfelder, Organisationen etc. Zur Begründung der Mittelanforderungen und zum Nachweis der Wirksamkeit von Maßnahmen werden Informationen über den Gesundheitszustand der jeweiligen Gruppe benötigt.
4. Zur Unterstützung der Weiterentwicklung des Berufsbildes: Messungen eines Gesundheitsgewinns sind für die (Weiter-)entwicklung eines Berufsbildes (wie z.B. des Gesundheitscoachs) sehr wichtig. Erst durch den Nachweis ihrer Wirksamkeit wird es möglich, Ressourcen, Glaubwürdigkeit und finanzielle Unterstützung zu gewinnen.

2.5 Erfassung und Messung von Gesundheit

So wie es unterschiedliche Sichtweisen zur Gesundheit gibt, so gibt es folglich eine Vielzahl von Methoden zur Erfassung und Messung der Gesundheit. Je nachdem, welche Ziele man verfolgt, können unterschiedliche Messgrößen der Gesundheit herangezogen oder entwickelt werden. Dies hängt in erster Linie von dem Konzept der Gesundheit ab, das man vertritt.

Die Epidemiologie, die Wissenschaft, die sich mit dem Vorkommen und der Verteilung von Krankheiten in der Bevölkerung befasst, liefert hier einen Beitrag, wobei sie die Gesundheit als negative Variable misst. In ihrem Mittelpunkt steht der Krankheitszustand einer Bevölkerung. Epidemiologische Daten werden genutzt, um Gesundheitsprobleme, Risikogruppen und die Wirkungen ihrer präventiven Maßnahmen festzustellen. Die gebräuchlichsten Maße sind die Mortalitäts- und Morbiditätsraten. Der Vorteil solcher Daten liegt darin, dass sie relativ verlässlich und leicht zugänglich sind. Zugang zu Gesundheitsdaten bieten öffentliche Gesundheitsdienste, kommunale Gesundheits- und Sozialpläne, Statistikämter auf Landes- und Bundesebene etc. (siehe unter Stichwort „Gesundheitsberichterstattung", *BZgA* 2003). Diese Daten spiegeln jedoch das Defizitmodell wieder, das Gesundheit nur als Nicht-Vorhandensein einer Erkrankung betrachtet und zeigt den Mangel dieser Methode auf: Zustände zu messen, die Gesundheit einschränken, wie z.B. Erkrankungen, ist nicht das gleiche, wie die Gesundheit selbst zu messen.

Das Wissen über die Grenzen solcher Daten hat dazu veranlasst, neue Verfahren zur Erfassung und Messung von Gesundheit zu entwickeln, welche die Gesundheit als eine vom Kranksein und Krankheit unabhängige Größe sehen. Dabei wird zwischen Messgrößen unterschieden, welche die Gesundheit als eine objektive Eigenschaft einer Person oder seiner Umwelt beschreiben und solchen, welche die Gesundheit als eine soziale oder individuell geschaffene subjektive Wirklichkeit beschreiben.

An der Gesundheitsdefinition der WHO wird die mangelnde Operationalisierbarkeit kritisiert (vgl. 2.1). Als Lösungsversuch für dieses Problem schlägt *Lohaus* (1993) eine Gliederung in Teilziele vor mit dem Endziel des physischen, psychischen und sozialen Wohlbefindens. *Becker* und *Minsel* (1986) nennen verschiedene Indikatoren – sogenannte Gesundheits- bzw. Krankheitszeichen – durch welche die Gesundheit oder Krankheit einer Person zum Ausdruck kommt.

Auf die Messgröße der Gesundheit als eine objektive Eigenschaft (Gesundheitsdaten des Einzelnen, Indikatoren des Gesundheitsverhaltens etc.) soll nicht weiter eingegangen werden (siehe hier *Naidoo, Wills* 2003, 61ff).

Subjektive Messgrößen der Gesundheit lassen sich in vier unterschiedliche Typen unterteilen (*Bowling* 1992):

- Für das körperliche Wohlbefinden (Grad der körperlichen Funktionstüchtigkeit) und den Gesundheitszustand: Hier gibt es unterschiedliche Messverfahren. So gibt es z.b. standardisierte Fragebögen, die die Befragung verschiedener Dimensionen – wie z.b. körperliche Beweglichkeit, Schmerzen, Schlaf, Soziale Isolation, Gefühlsleben, Leistungsfähigkeit – beinhalten. Messgrößen der körperlichen Funktionstüchtigkeit stützen sich z.b. auf Angaben der Menschen über ihre körperlichen Aktivitäten zur Bewältigung ihres Alltags, z.b. Körperpflege, Grad der Mobilität, häusliche Aktivitäten.
- Für das psychische Wohlbefinden: Skalen für psychisches Wohlbefinden messen das Nicht- oder Vorhandensein von Symptomen wie Angst oder Niedergeschlagenheit. Mögliche Messgrößen sind auch die Zufriedenheit mit dem Leben. Andere Messgrößen sind die Selbstachtung, der Köhärenzsinn und der Grad der Selbstbestimmung – zusammen sollen diese Merkmale eine Art psychologisches Immunsystem bilden, das vor psychischen Erkrankungen schützt (*Antonovsky* 1987).
- Für das soziale Wohlbefinden: Ein Hauptmerkmal sozialen Gesundseins ist der soziale Rückhalt, der sich sowohl auf den Umfang der sozialen Unterstützungssysteme bezieht als auch darauf, inwieweit sich jemand sozial angenommen fühlt (*Antonovsky* 1987). Hierfür wird der Begriff des „Sozialkapitals" benutzt, um die sozialen Netze und das Vertrauen zu beschreiben, das die Menschen in einer sozialen Gemeinschaft verbindet.
- Für die Lebensqualität: Der Begriff der Lebensqualität umfasst eine objektive und subjektive Bewertung der Lebensverhältnisse.

Die Tatsache, dass der Begriff der „Gesundheit" so viele unterschiedliche Bedeutungsinhalte haben kann, schlägt sich auch in der Vielfalt der angewandten Messmethoden nieder. Einige dieser Methoden haben nur eine bestimmte Dimension der Gesundheit im Blick, während andere mehrere unterschiedliche Dimensionen der Gesundheit zu erfassen versuchen. Es ist unwahrscheinlich, Gesundheit mit nur einer einzigen Methode umfassend zu messen, selbst wenn die verschiedenen Messgrößen in einem ausgewogenen Index miteinander kombiniert werden. Deshalb ist es wichtig, genau zu spezifizieren, zu welchem Zweck man Gesundheit messen möchte.

2.6 Schlussfolgerung

Was ist Gesundheit?

Es gibt, 1986 (siehe *Seedhouse* 1986 in 2.2) wie heute, keinen allgemeinen Konsens darüber, was mit Gesundheit gemeint ist. Gesundheit wird in einer Vielzahl unterschiedlicher Zusammenhänge benutzt, die sich auf eine Vielzahl unterschiedlicher Lebensaspekte beziehen. Es gibt keine richtigen oder falschen Sichtweisen von Gesundheit. Unterschiedliche Menschen haben unterschiedliche Ansichten zur Gesundheit. Schichtzugehörigkeit, Geschlecht, soziale Stellung, ethnischer Ursprung oder Beruf beeinflussen das Gesundheitsverständnis des Menschen.

Die Definition von Gesundheit ist vielleicht auch deshalb schwer, weil Menschen eher Krankheiten und Symptome bewusst erleben. Gesundheit ist in der Regel nicht „optimal" und „umfassend", ein solches Gesundheitsverständnis wäre in der Realität auch nicht umsetzbar. Gesundheit hat immer auch mit Bedingtheit und potenzieller Einschränkung zu tun. Es gibt sowohl auf der Seite des Individuums als auch auf der Seite der Umwelt unterschiedliche Einschränkungen (wie z.B. berufsspezifische Belastungsfaktoren), die nicht immer ausgeglichen werden können. Ebenfalls ist Gesundheit kein einmal erreichtes und dann unveränderbares Endziel, sondern eine alltäglich und lebensgeschichtlich immer wieder neu herzustellende Balance.

Nach so vielen Ausführungen über die Gesundheit ist sicher deutlich geworden, dass Gesundheit immer abhängig von demjenigen ist, der sich oder andere beobachtet (wie auch das Experteninterview in 1.3.2 zeigt) und eine Unterscheidung trifft zwischen dem, was er als gesund und krank bezeichnet. Diese Unterscheidung ist abhängig von dem Beobachter, seinen Werten, seinem persönlichen Lebensstil, seinen Absichten und Überzeugungen. Ärzte treffen andere Unterscheidungen als Theologen, Subkulturen definieren Gesundheit anders als der Mainstream („Ist kiffen gesund oder krank?"). Die Unterscheidung „gesund oder krank" erzeugt zudem eine Erklärung für das Beobachtete („Der sieht so aus, weil er krank ist!") und eine Bewertung (*Lauterbach* 2005, 26).

Bezeichnung, Beobachtung und Bewertung ist bezogen auf den Kontext der Beobachtung: Ein schwitzender Mensch mit hochrotem Kopf gibt in der Sauna einen anderen Anlass zu krankheitsbezogener Unterscheidung als ein Mensch mit den gleichen Erscheinungen bei einer „hitzigen" Arbeitsbesprechung am Konferenztisch. Es braucht also stets einen Beobachter, der seine Beobachtungen die Bedeutung einer Krankheit gibt. Dies ist ein individueller Prozess, der in einen gesellschaftlichen Konsens geführt werden muss, um z.B. Gesundheitsmaßnahmen zu finanzieren.

Wichtig ist die Beachtung der Beobachterabhängigkeit von Gesundheit auch deshalb, weil Menschen ihr Verhalten an ihren eigenen Beobachtungen, Erklärungen und Bewertungen ausrichten. Das persönliche Gesundheitskonzept des Kunden, Klienten oder Patienten in einer Gesundheitsberatung ist ein entscheidender Aspekt, weil es darüber entscheidet, wie er sich auf den Beratungs- und Behandlungsprozess einstellt. Seine Überzeugungsmuster in Bezug auf Gesundheit prägen Interaktionen in seinem Umfeld, an seinem Arbeitsplatz und in der Beratung. Das gleiche gilt für den Coach, Berater, Therapeuten: Es ist daher auch für ihn unerlässlich, sich mit dem eigenen Gesundheitskonzept und insbesondere mit seinem persönlichen Umgang mit seiner eigenen Gesundheit auseinander zu setzen.

Abschließend ein Gedanke von *Dörner* (2002): „Je mehr ich für meine Gesundheit tue, desto weniger gesund fühle ich mich. In diesem Sinne ist Gesundheit nicht machbar, nicht herstellbar, stellt sich vielmehr selbst her. Gesundheit gibt es nur als Zustand, in dem der Mensch vergisst, dass er gesund ist" (*ebd.* 2463).

3 Was ist Coaching?

Nach einem Blick auf die Begriffsgeschichte und Definitionen werden Formen, Ziele und Inhalte des Coaching sowie die notwendigen Kompetenzen eines Coachs vorgestellt. Auf ein differenziertes Eingehen der Formen und Inhalte der verschiedenen Coachingansätze und -verfahren wird verzichtet (siehe *Rauen* 2005). Sicherlich wird der Begriff unterschiedlich benutzt, jedoch im Vergleich zum Begriff Gesundheit gibt es nicht so viele Facetten, Aspekte und Perspektiven. Der größte und wesentlichste Unterschied zwischen den verschiedenen Coachingansätzen liegt in der Qualität – bei vielen Coaching-Angeboten ist keine Theorie- und Methodikentwicklung erkennbar. Daher liegt in dieser Arbeit der Schwerpunkt auf dem Coaching des Integrativen Ansatzes, welches den Forderungen nach theoretischer und empirischer Fundierung nachkommt.

3.1 Begriff und Definition

Der Begriff Coaching wird sehr unterschiedlich benutzt. Historisch ist ein „Coach" ein vierrädriger Frachtwagen, eine Kutsche (ungar. *Kocsi*), seit dem 16. Jh. gebaut. Solche pferdegezogenen Frachtwagen wurden auch in den USA gebaut und für den Reise- und Postverkehr oder als „Prärieschoner" für die Siedlertrecks verwandt – später angefertigt als Sechs- und Achtspänner. Um einen solchen Wagen zu fahren und die Pferde zu führen (to coach), bedurfte es einiger Fertigkeiten. Es ging um „Coaching and driving" und wurde unter dieser Bezeichnung sogar zu einem Sport. In England und Amerika wurden entsprechende Coaching Clubs gegründet. Ein Coach trainierte ein Pferdegespann, instruierte und führte die Pferde. Der Wagenboss eines Trecks führte aufgrund von Erfahrung, Sachwissen und Kenntnis des Landes und seiner Gefahren den Treck, instruierte die Wagenlenker und war der „coach" für den ganzen Zug – der sogenannte „coach der coaches".

> „**To coach** bedeutet neben „trainieren" im sportlichen Sinne seit dem 16. Jh. auch „to instruct, direct, or prompt as a coach" bzw. „to train intensively". Weiterhin belehren,

Information, Nachhilfe geben, der coach als „tutor", als Privatlehrer. Mit diesem dreifachen Hintergrund: 1. ein Instruktor, entraîneur, Trainer (coach), der skills vermittelt, zur Leistung antreibt, ein Einzelpferd (später Sportler, Manager) oder einen Pferdezug (später Sportlerteam, Projektteam) coached, 2. ein Fuhrmann (coach) mit horsemanship, der den Sechsspänner führt, ohne die „Coach in den Sand zu setzen" oder als kundiger Wagenboss (coach), den Gesamtzug durch schwierige Situationen und Gefahren führt, 3. der Privatlehrer (tutor), der für eine Aufgabe, ein Sachgebiet (geography coach), ein Examen vorbereitet, kommt der Begriff dann 4. im modernen Sport in der Bedeutung: für den Kampf trainieren (im Boxen, he coaches boxing), für den Wettkampf als „persönlicher Betreuer" fit machen (im Tennis) und von dort 5. in den Managementbereich: den Manager für Aufgaben und Funktionen vorbereiten und diesem als persönlicher Betreuer, Berater und Begleiter zur Verfügung stehen. Und so – zwischen Antreiben, Fitmachen, Beraten ggf. in schwierigen Situationen Kenntnisse vermitteln – passt der Begriff und hat wohl auch wegen dieser „Passung" eine so gute Akzeptanz gefunden" (*Petzold, Hillenbrand, Jüster* 2002; zur Begriffsgeschichte detailliert siehe *Petzold, Ebert, Sieper* 1999).

Im sportlichen Kontext wurde und wird der Begriff Coach heute also oft synonym mit dem Wort Trainer verwendet. Der Coach verhält sich verständnisvoll, fordernd, fürsorglich, konfrontierend, betreut den Einzelnen und/oder das Team, treibt zu Hochleistungen an etc.. Diese Eigenschaften schienen für Manager und Führungskräfte von Nutzen zu sein, so dass der Begriff Coaching Einzug in die Organisations- und Personalentwicklung hielt.

Wie aber definiert sich Coaching heute? *Loos* (1997) versteht unter Coaching „die professionell betriebene, personenzentrierte Einzelberatung von Menschen zu der Frage, wie diese in schwierigen Situationen ihre berufliche Rolle handhaben". Dabei lässt er offen, ob sich die zu beratenden Personen in einer Führungsposition befinden. *Schreyögg* (1994) betont genau diesen Aspekt, sie behauptet, dass es sich „bei Coaching um eine spezialisierte Variante von Supervision, nämlich um Führungs- und Leitungsberatung" handle, welche Organisationsentwicklung und -veränderung mit einschließe und Selbstmanagement fördere (*ebd.* 173). Sie sieht die Funktion von Coaching als eine „innovative Form der Personalentwicklung" für Menschen mit Management-Funktionen unterschiedlichster hierarchischer Ebenen und eine Dialogform, bei der „Freud und Leid im Beruf" thematisiert werden und charakterisiert Coaching als „Psychotherapie für Berufstätige" (*Schreyögg* 2000, 4; 1995, 225). *Volk* (1996) definiert Coaching als „die ganz persönliche Form der begleitenden Beratung von verantwortlichen Kräften in beruflichen und menschlichen Angelegenheiten" (*ebd.* 81).

Der Deutsche Bundesverband Coaching definiert Coaching als „die professionelle Beratung, Begleitung und Unterstützung von Personen mit Führungs-

und Steuerungsfunktionen und von Experten in Unternehmen und Organisationen. Zielsetzung von Coaching ist die Weiterentwicklung von individuellen oder kollektiven Lern- und Leistungsprozessen bzgl. primär beruflicher Anliegen" (*DBVC* 2004).

Das Problem all dieser Definitionen ist, dass sie von recht heterogenen Vorverständnissen ausgehen, die z. T. auch durchaus aus Marktinteressen motiviert sind. Bislang ist kaum eine Definition sozialwissenschaftlich theoriegeleitet konstruiert. Einen sehr interessanten Definitionsversuch unternahmen *Petzold, Hildenbrand* und *Jüster* (2003), die folgende „Definition des kleinsten gemeinsamen Nenners" auf Basis einer Dokumentenanalyse (n = 129) konstruierten: „Coaching ist die Beratung [67] von Führungskräften [102], um ihre berufliche [89] Leistungsfähigkeit [105] zu steigern."

3.2 Formen des Coachings

Der Hauptfokus im Coaching ist der berufliche Kontext. Coaching ist eine Dienstleistung. Sie wird von dem Coach gegenüber der Coachee erbracht und findet in einem gemeinsam vereinbarten Setting statt. Die häufigsten Coachingformen sind (vgl. *Disler* 2002, 45ff):

- Das Einzelcoaching: Es richtet sich an einen Interessenten, der eine persönliche Beratung wünscht. Es ist also eine Form der „Du-Du-Begegnung" zwischen Coaching-Nehmer und Coach, z. B. der Personalberater in einem Maschinenbauunternehmen, der einen Coach für „seine Arbeit" aufsucht.
- Das Teamcoaching: Ein Team, z.B. die gesamte Geschäftsleitung, begibt sich in eine externe Beratung (Coaching). Das Ziel ist eine Reflexion der gemeinsamen Leitungs- und Institutionsentwicklungsaufgaben und eine Verbesserung der Teamarbeit.
- Das Gruppencoaching: Inhaltlich geht es zumeist um beabsichtigte Personalentwicklungsmaßnahmen für Mitarbeiter in derselben Funktions- und Hierarchiestufe. Der Intimitätsgrad ist verglichen mit dem Einzelcoaching kleiner. Es treffen sich zu einem Gruppencoaching z.B. Personalberater aus verschiedenen Unternehmen und/oder einer Ausbildungsgruppe.

Einige der anderen Formen des Coachings werden an dieser Stelle nur erwähnt und nicht beschrieben. Die Vielzahl von Begriffen weist auf eine zum Teil inflationäre Tendenz im Feld hin: Rollencoaching (*Eck* 2000), Systemcoaching, Leitungscoaching, Persönlichkeitscoaching (*Petzold* 1998), Konfliktcoaching (*Petzold* 1998), Innovationscoaching (*Petzold* 1998), Karriere-Coaching (*Kienbaum, Kochmann* 1992), Power-Coaching (*Kubiowitsch* 1995) (vgl. *Disler* 2002, 45).

„Auf dem Markt" – also in der Literatur, im Internet, in Fachzeitschriften – findet man z.B. auch Ernährungscoaching, Fitnesscoaching, Stresscoaching, Beziehungscoaching, Potentialcoaching etc.. „Um zu verhindern, dass Coaching als populärer „Containerbegriff für alles und jenes" (*Böning*), insbesondere als moderner Ersatzbegriff für jede Beratung verwendet werden kann, sind weitere Spezifikationen erforderlich" (*Rauen* 2005, 12).

Und genau deshalb hat die Autorin sich der Frage gewidmet: „Was ist Gesundheitscoaching?" und Experten dazu befragt (siehe 1.3). Um zu verhindern, dass es „nur" ein moderner Begriff für eine Gesundheitsberatung bzw. ein marketingwirksamens Konzept (denn „Coaching ist in!") im schon „übersättigten" Gesundheitsbereich ist, wird in diesem Buch eine kritische und detaillierte „Prüfung" vorgenommen. Diese Arbeit zielt auf die Verdeutlichung, dass es sich bei dem Gesundheitscoaching um eine höchst anspruchsvolle Disziplin und professionelle Maßnahme handelt, für die eine wissenschaftlich fundierte Ausbildung notwendig ist.

3.3 Coaching im Integrativen Ansatz

Im „Integrativen Ansatz der Supervision und Organisationsentwicklung" (*Petzold* 1998; *Schreyögg* 1991) ist das Konzept des „Coaching" Ende der achtziger, Anfang der neunziger Jahre, als es im deutschsprachigen Bereich aufkam, rezipiert und analysiert worden. Für die von *Petzold* und Mitarbeitern bereits betriebene beraterische Arbeit im Profitbereich (*Petzold* 1972b), für die sie schon spezielle Modelle entwickelt hatten (*Schreyögg* 1993) und praktizierten, wurde in ein Konzept und eine Praxeologie des Coaching theoretisch und methodisch investiert.

Petzold kritisiert, dass bei vielen Angeboten des Coaching keine Theorie- und Methodikentwicklung erkennbar ist, was aber unabdingbar notwendig ist (vgl. *Petzold* 1998, 433ff). Coaching braucht, um seriös fundiert zu werden, einerseits den Hintergrund der „counseling psychology" mit ihrer allgemeinpsychologischen Basis und andererseits die Supervision mit ihrem sozialwissenschaftlichen Fundus. Die „Integrative Supervision" und das „Integrative Coaching" (*Petzold* 1990, 1998; *Schreyögg* 1991, 1996) haben stets Wert auf eine klare sozialpsychologische Orientierung gelegt. *Petzold* macht stets deutlich, dass die Konzeptualisierung von Beratungsmodellen und -praxeologien nicht möglich ist, wenn z.B. der

3.3 Coaching im Integrativen Ansatz

Kommunikations- bzw. Interaktionsbegriff nicht geklärt ist und wenn Forschungen zur sozialen Wahrnehmung nicht berücksichtigt werden. Dementsprechend haben Petzold, Hildenbrand und Jüster (2002) das Konzept des „Coachings" in theoretisch-kozeptueller Hinsicht ausführlich und differenziert auf sozialkonstruktivistischem Hintergrund untersucht. Einerseits werteten sie die Coaching-Literatur aus, andererseits nahmen sie eine Untersuchung vor, in der fast 200 Führungskräfte/Manager verschiedener „Sektoren" (Branchen) des Profit-Bereiches zu „Coaching" befragt wurden. So weisen sie unter anderem im Kapitel „Die Wirksamkeit von Coaching – Evaluation wäre dringend angesagt" kritisch auf die derzeitigen manchmal fragwürdigen, aber im Trend liegenden Coaching-Angebote hin, deren Coachs nicht über eine beratungspsychologische bzw. supervisorische Ausbildung verfügen (vgl. *ebd*. Kap. 7). Darüber hinaus gibt es bislang noch einen Wettbewerbsnachteil für ein fachpsychologisch und sozialwissenschaftlich orientiertes Coaching. Von daher ist die Forderung nach der Evaluation von Coaching und deren Methoden nachvollziehbar und sinnvoll (siehe 3.9).

Petzold (1994a) definiert Coaching als „eine Beratungs- und Führungsmethode, die die Effizienz von Kommunikation, Arbeitsleistung und Wertschöpfung von Führungskräften und Mitarbeitern durch Reflexion, optimale Begleitung bzw. Führung und durch logistischen und persönlichen Support steigern soll" (*ebd*. 1994a). Ferner ist

> „**Coaching** eine optimierungszentrierte Beratungs- und Entwicklungsmaßnahme zur Förderung der Kompetenz, Performanz und Ressourcenlage von Führungskräften bzw. anderer professioneller Fachkräfte durch spezialisierte Experten, die für eine solche Beratungsaufgabe über besondere Qualifikationen aufgrund eigener organisationaler Erfahrungen in der beruflichen Laufbahn (z.B. Projektleitungen, Führungsaufgaben etc.) einerseits und breiter, interdisziplinär ausgerichteter Schulung in sozialinterventiven Methoden andererseits verfügen" (*Petzold* 1994a).

Dabei umfasst Kompetenz alle Fähigkeiten, Wissensbestände, sozialen, kognitiven und lebenspraktischen Kompetenzen, die zur Erreichung einer bestimmten Zielsetzung notwendig sind, und Performanz beinhaltet alle Fertigkeiten, die Potentiale der Kompetenzen in alltagspraktisches Tun umzusetzen.

> „**Integratives und differentielles Coaching** wird gesehen als eine prozessuale Beratung von Führungskräften und professionellen ExpertInnen (Coachees) als Personen in ihren Positionen, Rollenkonfigurationen, Funktionen und Kontexten durch einen spezifisch (sozial- und organisationswissenschaftlich) ausgebildeten Beratungsfachmann (Coach) in einem interpersonalen Korrespondenzprozess. Dessen Zielsetzung ist, den Coachee

darin zu unterstützen, seine Selbstwirksamkeit und persönliche Souveränität weiterzuentwickeln, um seine beruflichen Aufgaben und Ziele in möglichst effektiver Weise zu verwirklichen. Das Coaching soll dazu beitragen, sein Planungs-, Risiko- und Entscheidungsverhalten, seine Führungs- und Kooperationsstile meta zu reflektieren und zu optimieren, damit er sein Portfolio, seine Ressourcen und Innovationspotentiale so einzusetzen, zu nutzen und zu entwickeln vermag, daß in seinen Arbeits- und Verantwortungsbereichen effektive Kommunikation, hohe Wertschöpfung, Mitarbeitercommitment, Arbeitszufriedenheit erreicht wird und eine zukunftsgerichtete Entwicklungsdynamik wirksam werden kann. Für spezifische Aufgaben und Anforderungen werden im „Integrativen und differentiellen Coaching" auf der Basis der prozessualen Coachingmethodologie Spezialkompetenzen erforderlich und entsprechend eingesetzt, z.B. als Konflikt-, Innovations-, Personality-, Health-Coaching – für Gruppensettings Gruppen-, Team-, Staff- und Gremiencoaching" (*Petzold* 1994a).

Die Definition stellt heraus: Coaching ist eine „Beratungsform", deren prozessualer Charakter betont wird. Sowohl Führungskräfte als auch andere „professionelle Experten" wie z.B. Projektleiter, Außendienstmitarbeiter, die an einer Akquisition arbeiten, Dozenten, Techniker vor neuen Aufgaben, Politiker, Persönlichkeiten des öffentlichen Lebens etc. können von „Coaching" profitieren sowie auch Spitzensportler, für die die Coachingmethodologie ursprünglich entwickelt wurde. Der personenzentrierte Charakter wird betont und der Einbezug des beruflichen Status und Position, sowie das Rollenhandeln, das von dieser Position her geschieht.

3.4 Ziele und Inhalte von Coaching

Wichtige Zieldimensionen und generelle Inhalte von Coaching wurden in der eben dargestellten Definition aufgeführt: Optimierung (nicht Maximierung, vgl. *Petzold* 1998, 86) sowie die Beeinflussung von Verhaltensstilen. Als in die Zukunft gerichtete Ziele werden die Wertschöpfung, Ressourcen-, Commitment- und Portfolioentwicklung aufgeführt. Die Möglichkeiten einer differentiellen Zupassung des Coachings werden aufgezeigt und es wird insgesamt die metareflexive Ausrichtung des Coachings unterstrichen.

In der Definition werden kognitive (organisationales/betriebswirtschaftliches sowie psychologisches/sozialwissenschaftliches Wissen wird vom Coach erwartet) und emotionale Inhalte (die Begriffe Optimierung, Qualifikation, Expertise bringen den Aspekt der Bewertung mit ein) deutlich sowie wird die volitive und aktionale Dimension angesprochen (da es um das Ziel der Effektivierung und die Verbesserung der Performanz geht).

3.4 Ziele und Inhalte von Coaching

An dieser Stelle soll die oben erwähnte Studie/Befragung von *Petzold, Hildenbrand, Jüster* (2002) berücksichtigt werden, in der u.a. nach den Anlässen für Coaching (siehe *ebd.* 4.2.) gefragt wurde, was indirekt etwas über die konkreten Ziele und Inhalte aussagt. Die Schwerpunkte bei den Antworten lagen bei potentialorientierten Themen, gefolgt von Themen der Problemlösung und der persönlichen Überforderung. Die Themen der Performance-Optimierung und der Konfliktlösung wurden gleich stark gewichtig erlebt, darauf folgte das Thema der Verbesserung der Arbeitsqualität. Für die Autoren scheint aber – trotz seiner Favorisierung – nicht die Potentialorientierung das übermächtige Thema im Coaching zu sein, vielmehr gilt es auch, lösungsorientiert an Konflikte und Probleme heranzugehen. Herausragend wird das Führungstraining eingestuft: Wenn man darunter die Förderung gelingender Führung von Mitarbeitern als zentrale Aufgabe versteht, erkennt man die „soziale Interaktion im beruflichen Kontext" somit als Kernthema von Coaching. Fachliche Beratung und Innovation wurden (erstaunlicherweise) weniger bedeutsam eingeschätzt. Coaching wird folglich weniger als Mittel der Wissensvermittlung angesehen denn als Möglichkeit der Reflexion beruflicher Situationen.

Disler (2002) stellt ähnliche Ergebnisse aus seiner Studie, die u.a. die Akzeptanz und die Effizienz von Supervision und Coaching untersuchte, vor: An erster Stelle wird von Supervision und Coaching Konfliktbewältigung und Teamentwicklung erwartet, es folgen Qualitätssicherung und -steigerung, Organisations- und Personalentwicklung, Prozessbegleitung, Steigerung der Effizienz, Weiterbildung, Burnout-Prophylaxe, Unternehmensberatung und Profitsteigerung (*ebd.* 118).

Coaching wird eindeutig als berufsbezogene Unterstützungsleistung verstanden. Persönliche Themen (wie z.B. die Verbesserung der Lebensqualität oder Bewältigung einer Krise im persönlichen Umfeld) werden nicht als Argument für einen Coachingauftrag herangezogen. Dies war in der Vergangenheit auch schon mal anders: *Böning* eruierte 1989 in einer Telefonumfrage über Coaching-Anlässe, dass 79% wegen persönlicher Probleme ein Coaching in Anspruch nahmen (*ebd.* in: *Geßner* 2000, 41). Der Grund für diese Veränderung könnte darin liegen, dass es in den Anfangszeiten des Coachings noch nicht so klare Abgrenzungen zur Psychotherapie gab oder aber darin, dass viele dem damaligen „Coaching-Boom" folgten.

Persönliche Themen sollen (müssen, können) nur insofern zur Sprache gebracht werden, als diese die Arbeit beeinflussen bzw. beeinträchtigen. In diesem Sinne fördert Coaching die Auswahl und Durchführung von persönlichen Projekten im Arbeitsbereich und besonders eine Haltung, mit der sich der Gecoachte „selbst zum Projekt macht" (*Petzold* 1994a). In diesem Sinne ist Coaching von der Psychotherapie klar abzugrenzen.

Die wesentlichsten Aufgaben von Coachs liegen nicht bei schwierigen Themen, die es zu bearbeiten gilt, sondern in der Förderung von Persönlichkeiten, die aus dem Erleben ihrer Souveränität und der Gewissheit ihrer Integrität in intersubjektive Korrespondenz eintreten können, ohne anderen ihren Freiraum zu nehmen – aus Angst, aus Konkurrenz, aus dysfunktionalen Machtstreben. Solche Persönlichkeiten sind zu einer koreflexiven professionellen Haltung und Praxis und zu einer im Integrativen Ansatz sogenannten „fundierten Kollegialität" fähig. Diese meint eine kokreative Zusammenarbeit, in der Verantwortungsübernahme, Loyalität, Konfliktfähigkeit, Auseinandersetzungsbereitschaft und Solidarität besteht. Der „innere Ort der persönlicher Souveränität" soll entwickelt und gefördert werden, da aus ihm außergewöhnliche Kreativität, Selbstsicherheit, Standfestigkeit, Führungsqualitäten, Dialogfähigkeit, Besonnenheit und Integrität erwachsen. Qualitäten, die Persönlichkeiten kennzeichnen und in komplexen und verantwortungsvollen Arbeitsbereichen gebraucht werden (vgl. *Petzold* 1998, 284).

Petzold (2007) weist auf in der Supervision und im Coaching vernachlässigte Aspekte hin – auf das Wissen um die Relationalitätsmodelle, der Affiliation (siehe 2.3.1.1) und des kontrolltheoretischen Modells der Reaktanz (*Flammer* 1990) (*ebd.* 375) und macht damit ein wichtiges Ziel und einen wichtigen Inhalt deutlich:

> „Supervision ist beständig mit Beziehungsphänomen in Dyaden, Triaden, Polyaden befasst, …, in Teams, Gruppen,… Settings, in denen ständig gelingende und misslingende Affiliationsprozesse stattfinden. Supervision ist darauf gerichtet, das Gelingen funktionaler, positiver Affiliationsprozesse zu fördern, die Offenheit und Bereitschaft für Affiliationen, die Kompetenz solche anzugehen und die Performanz solche einzugehen, zu halten und zu pflegen, d.h. die **Affiliationsarbeit** …zu unterstützen, Probleme, die durch unvereinbare oder dyssynchrone Affiliationsmuster, durch dysfunktioale Affiliationsqualitäten und -intensitäten entstehen aufzuzeigen und zu ihrer Lösung beizutragen, Wege zu weisen, wie mit negativen oder devianten Affiliationen in Dyaden oder Gruppen umzugehen ist. In supervisorischen Beziehungen und Supervisionsgruppen selbst wird Affiliationsprozessen Aufmerksamkeit zu schenken sein, entscheiden sie doch wesentlich über die Qualität von Supervision mit. Aufgaben des Teambuildings, Teamassesments oder des Teamtrainings ….stehen und fallen mit der Qualität der Handhabung, Pflege und Entwicklung von Affiliationsprozessen" (*Petzold, Müller* 2003, 15f).

Zusammenfassend sagen *Petzold, Hildenbrand* und *Jüster* (2002), dass das Aufgabengebiet des Coachings die beruflichen Tätigkeiten betrifft und der Gegenstand des Coachings primär Karrieremanagement, Führung und Leitung ist. Im Beratungsprozess geht es inhaltlich um gelungene Kommunikation, Interaktion, Führung und Leitung zum Nutzen des Klienten und seiner Firma durch die „Weiterentwicklung interaktionaler Kompetenzen und Performanzen zur Verbesserung der beruflichen Situation und der mit ihr verbundenen Aufgaben". Der Coaching-Prozess kann als „initiierter Ort des Lernens" (siehe „Komplexes Lernen" von *Sieper, Petzold* 2002) verstanden werden, der dem Erkennen des eigenen Handlungsrepertoires und der eigenen Wissensstände dient und diese durch Reflexion und Experimentation einer Bearbeitung und einer Erweiterung öffnet. Damit sind Ziele und Inhalte von Coaching klar umschrieben.

3.5 Kernkompetenzen des Coaches

„In Coaching-Prozessen kann der Coach – ganz wie es die Prozessdynamik und wie es die Arbeitsrealitäten des Coachees erfordert – vielfältige Rollen und Funktionen haben: die eines fachlichen Beraters, eines innovativen Impulsgebers, eines advocatus diaboli, Mahners und Warners, eines exzentrischen, durchaus kritischen Partners, der Unterstützung und Herausforderung gleichermaßen bietet. In „virtuellen bzw. mentalen scenarios" ist er Mitspieler, Gegenspieler, Analyst, kokreativer Mitautor von Handlungsdrehbüchern und Innovationsentwürfen. In realen Problem- bzw. Konfliktsituationen, in denen er zu lösungsorientierter Beratung oder Begleitung gebeten wird, ist er „interconnector" von verschiedenen möglichen Positionen, zuweilen ist er Mediator für die Konfliktparteien. Immer geht es um eine Verbesserung der Kompetenz (Fähigkeiten, Wissen, concepts) und der Performanz (Fertigkeiten, Können, Skills) der Coachees" (*Petzold* 1994a).

Der Hauptfokus im Coaching ist der berufliche Kontext. Ein Wissen um das Feld, ein Verständnis seiner Besonderheiten, von speziellen Marktbedingungen und organisatorischen Rahmenbedingungen ist eine wichtige Voraussetzung für das Verstehen der Arbeitssituation des Coachee und ist zentrale Vorbedingung für das Gelingen eines Beratungsprozesses. Die Kenntnis des „Feldes" wird in der Studie von *Petzold, Hildenbrand* und *Jüster* (2002) von vielen der Befragten als ein Kernkompetenzbereich des Coachs bewertet. Die Feldkenntnis dient dem Verstehen des Kontexts, nicht aber zur inhaltlichen Lösung von Fachfragen („Coaching ist eindeutig nicht Consulting" – für Fachberatung holt man sich andere Experten). Es werden Berufserfahrung und profundes Fachwissen vom Coach erwartet. Ebenfalls wird für den Coach die organisations- und sozialwissenschaftliche Kompetenz unterstrichen. Er wird also nicht nur als erfahrener Praktiker und Trainer definiert.

Als zusammenfassendes Ergebnis halten die Autoren fest, dass der „Klient/Kunde/Coachee den Coach als

- „Promotor" seiner eigenen beruflichen Wünsche und Leistungen ansieht,
- welcher als Interaktionspartner
- zur Reflexion/Koreflexion und Bearbeitung
- der beruflichen Situation zur Verfügung steht" (*ebd.* 4.4 und 4.5).

Damit wird der Coach zum Beobachter der „Auseinandersetzung des Coachees mit sich selbst", der Exzentrizität gewährleistet und als Feedbackinstanz fungiert. Er wird weiterhin Partner der Auseinandersetzung für die Bearbeitung beruflicher Fragestellungen – in einer Qualität der Offenheit und Fairness (das kann vom Trainingspartner für intellektuelle Explorationen bis hin zum „Sparringpartner" für die Vorbereitung von Konfrontationen im beruflichen Kontext gehen). Er muss in der Lage sein, die Fähigkeiten

- Interagieren,
- Kommunizieren,
- Reflektieren/Metareflektieren,
- Führen und Leiten

mit Hilfe geeigneter Formen des Lehrens und Lernens vermitteln zu können.

Ferner wird der Coach als Förderer, Mentor und Berater angesehen. Diese Begrifflichkeiten zielen auf eine Form der Unterstützung, die den „Ort der Kontrolle" beim Klienten/Kunden/Coachee belässt (*Flammer* 1990). Dieser wünscht sich weder einen „Controller" noch einen „Produzenten" oder einen „allmächtigen Superspezialisten", vielmehr einen „Unterstützer", bei dem die Entscheidung über Ziel, Weg und Timing letztlich dem Klienten überlassen wird.

Abschließend soll aus zweierlei Gründen auf die „affiliale Kompetenz und Performanz" des Coachs hingewiesen werden:

Supervision, aber auch Coaching, hat die Kernaufgabe, „effektive und funktionale Bemühungen von Klienten zu unterstützen und in ressourcenreichen Netzwerken erfolgreich zu affiliieren" und: „Ressourcen zu erschließen, aber auch Stütze zu geben und Ressourcen zu teilen. Sie ist darüber hinaus selbst als eine Ressource der sozialen Unterstützung in Helfersystemen zu sehen und deshalb muss sich ein Supervisor seiner affilialen Kompetenz und Performanz und seines affilialen Potentials, d.h. seiner Offenheit und Bereitschaft, Menschen bei sich „andocken" zu lassen und sie professionell und menschlich zu unterstützen, bewusst sein" (*Petzold, Müller* 2003, 17), um so – als weiteren Grund – eine „gastliche Atmosphäre" entstehen zu lassen (siehe Konvivialität in 3.7).

Beratung sollte in einem einladenden Setting stattfinden. Berater sollten in der Lage sein, ein gutes Beratungsklima und eine Atmosphäre herzustellen, in der man sich wohlfühlt. Beratung ist keine „todernste Angelegenheit", sie kann spielerische Qualitäten haben und braucht ein Klima der Kokreativität. Vor allen Dingen sollte der Ort, wo die Beratung stattfindet, ein Ort sein, wo Zeit vorhanden ist. Denn Beratung braucht Zeit, insbesondere wenn es sich um potentiell lebensbestimmende Beratungsvorgänge – wie auch bei der beruflichen Beratung – handelt. Bis Entscheidungen „reif" werden, kann Zeit vergehen – in Beratungsprozessen kann es nicht um „Schnellschüsse" gehen (vgl. *Petzold* 2005, 45ff).

3.6 Methoden und Strategien

Im Integrativen Ansatz sind zahlreiche methodische Ansätze entwickelt worden, um mit Hilfe von kreativen Medien und Methoden spezifische Themen und Fragestellungen zu explorieren: Lebenspanoramen, Arbeits-, Gesundheits- und Krankheitspanoramen, Identiäts- und Ich-Funktionsdiagramme, Selbstbilder und „Bodycharts". Spezifisch für den Organisations- und Managementbereich seien „Culture Charts, Power Maps oder Jobstress Pictograms" genannt als Möglichkeiten, mit Farben oder Collagematerialien Situationen mit hoher „ökologischer Valialität" zu erfassen und Themen bildlich dazustellen (vgl. *Petzold* 1998, 307f).

Diese Methoden kommen natürlich nicht kontextfrei zum Einsatz, sondern im Rahmen verschiedener Beratungs- und Coachingstrategien. Genannt werden sollen hier z.B. die Strategien, die *Orth* und *Petzold* (1995) für das „Integrative und differentielle Coaching" in dyadischen und Gruppensettings (*ebd.* 203f) entwickelt haben:

Support: Bei Schwierigkeiten, die die Persönlichkeit und die Ressourcen des Coachees sehr belasten, gibt der Coach moralische Unterstützung und Entlastung.

Enlargement: Es wird auf eine Verbreitung des Kompetenzrahmens und des Performanzspielraums zentriert. Der „locus of control", die „Selbstwirksamkeit" und die „persönliche Souveränität" erhalten einen breiteren Boden (*Flammer* 1990; *Petzold, Orth* 1998).

Enrichment: Die Arbeitsqualität (job enrichment, das heißt zumeist auch „Lebensqualität") wird durch das Coaching verbessert sowie werden kreative Möglichkeiten und Selbstverwirklichungsaspekte gefördert.

Empowerment: Fragen der persönlichen Macht im Arbeitskontext (*Petzold* 1998a, 327ff), des Portfolios, der Kompetenzen, der Entscheidungsbefugnisse werden bearbeitet, mit dem Ziel, den eigenen Kompetenzrahmen auszuschöpfen und – wo gewünscht – optimal zu erweitern.

Ein häufiges Thema im Coaching ist die (Wieder-)Aktivierung, die Entwicklung von Ressourcen und das Wahrnehmen eigener Ressourcen im beruflichen Kontext (was ebenso bei der Gesundheit eine bedeutende Rolle spielt). Von daher ist das Resourcing methodisch wichtig:

> „Unter **Resourcing** versteht man alle Vorgänge, die mit der Bestandsaufnahme, Beschaffung, kognitiven und emotionalen Bewertung, d.h. Kompetenz- bzw. Selbstwirksamkeitserwartung, Auswahl, Mobilisierung, Bereitstellung, Nutzungsabsicht und der optimalen strategischen, d.h. kontext- und zielangemessenen Nutzung von Ressourcen als fortlaufendem Prozess (acting) in einem System zu tun haben" (*Petzold* 2003, 383).

Ressourcenberatung ist im Integrativen Ansatz ein theoriegeleitetes, äußerst ausdifferenziertes Konzept, das systematisch helfen soll, die Ressourcen des Individuums unter Bewusstseinsarbeit in den Mittelpunkt zu rücken, um sie dann durch Kompetenzverbesserung und Performanzsteigerung (acting) sinnvoll in den jeweiligen Lebenswelten und -räumen (Arbeitsplatz, Familie, Freizeit etc.) einsetzen zu können. *Grawe* beschreibt das *Petzold*sche Modell als das am weitesten fortgeschrittene Ressourcen-Modell. Es findet bislang seinen Einsatz in verschiedensten Feldern der professionellen Beratung, Therapie und Supervision. Aufgrund der theoriegeleiteten Ausarbeitung, der guten Praktikabilität und entsprechenden Umsetzbarkeit ist es ein differenziertes Konzept um „Hardiness", Selbstwirksamkeit, Kompetenz und Performanz im Beratungsprozess zu stärken (vgl. *Waibel, Petzold* 2007, 115). Interventionen aus der Ressourcenberatung und dem Ressourcenassessment sind von *Petzold* (1998) anschaulich illustriert worden (siehe *ebd.* 379-394).

Petzold beschreibt im Rahmen der Integrativen Therapie „Vier Wege der Heilung und Förderung", die auch zur Ableitung von Beratungs- und Coachingstrategien durchaus nützlich sein können.

3.6 Methoden und Strategien

	Synopse der „vier WEGE" der Heilung und Förderung			
	Erster WEG	**Zweiter WEG**	**Dritter WEG**	**Vierter WEG**
Ziele:	Bewusstseinsarbeit → Einsicht, Sinnfindung, kognitive Regulation:	Nach-/ Neusozialisation → Grundvertrauen, Selbstwert, emotionale Regulation:	Erlebnis-/ Ressourcenaktivierung → Perrsönlichkeitsgestaltung, Lebensstiländerung:	Exzentrizitäts-/ Solidaritätsförderung → Metaperspektive, Solidarität, Souveränität:
	„Sich selbst verstehen, die Menschen, die Welt, das Leben verstehen lernen"	„Zugehörig sein, beziehungsfähig werden, Liebe spüren und geben, sich zum Freund werden"	„Neugierde auf sich selbst, sich selbst zum Projekt machen, sich in Beziehungen entfalten.'	„Nicht alleine gehen, füreinander einstehen, gemeinsam Zukunft gewinnen"
Inhalte:	Lebenskontext/kontinuumsanalyse, Problem-, Ressourcen-, Potential-, Lebenszielanalysen, Biographie- u. Identitätsarbeit, Zukunftsplanung, Sinn- u. Wertefragen, Neubewertungen (appraisal), Änderung von kognitiven Stilen und des Lebensstils durch korrigierende kognitive Einsicht und Proaktive Lebensplanung	Stärkung von Grundvertrauen u. Selbstwert, Restitution beschädigter Persönlichkeitsstrukturen, des emotionalen Spektrums, der empathischen Kompetenz, der Beziehungsfähigkeit, Neuwertungen (valuation), Änderung emotionaler Stile durch korrigierende emotionale Erfahrungen	Erschliessung persönlicher und gemeinschaftlicher Ressourcen/Potentiale, Kreativitätsförderung, Konflux, Aktivierung/Hemmung dysfunktionalen Verhaltens, Lebensstiländerung durch alternative kognitive/emotionale Erfahrungen u. multisensorische/multiexpressive Performanzen.	Exzentrische, mehr-u. metaperspektivische Betrachtung von Lebenslage, Entfremdungsproblemen, Lebens-/Zukunftsplanung, Netzwerkentwicklung, Wertefragen, Identitätsarbeit, Lebensstiländerung durch gemeinsame kognitive/emotionale Erfahrungen u. multisensorische/multiexpressive Performanzen
Methoden/Techniken:	Narrative Praxis, Beziehungsarbeit, Sinngespräch, tiefenhermeneutisches Verstehen u. Durcharbeiten, Metareflexion, cognitive modelling, Problemberatung	Emotionale Differenzierungsarbeit im Beziehungsprozess, Regressionsmethoden, bottom-up/top-down emoting, Hemmung durch Alternativ-Emoting, Netzwerk-/Konvoiarbeit	Kreativ-, Sport-, Bewegungstherapie, Rollenspiel, positives Emoting, Freizeitaktivierung, Performanztraining, Netzwerkpflege, Natur- u. ästhetische Erfahrungen, kreative Medien, Hausaufgaben, Tagebuch	Netzwerk- u. Projektarbeit, Gruppentherapie, Case Management, assertives Training, Kontrolltraining, Sozialberatung, Empowerment Process Organizing, Exchange Learning, Co-Counseling, Selbsthilfe, Bildungsarbeit
Modalitäten:	III. konfliktzentriert/störungsspezifisch, einsichtsorientiert, ggf. VI. medikamentengestützt	III. konflikt-/störungsspezifisch, II. erlebniszentriert/emotionsorientiert, ggf. V. netzwerk- u. VI. medikamentengestützt	II. erlebnis- u. I. übungszentriert, V. netzwerkorientiert, IV. supportiv, ggf. VI. medikamentengestützt	V. netzwerkorientiert, IV. supportiv, II. erlebnis- u. I. übungszentriert, ggf. VI. medikamentengestützt

Abbildung 5: Vier Wege der Heilung und Förderung.
aus: *Petzold, Orth, Sieper 2006, 709*

Petzold nennt sie auch „Maximen heilsamer Lebensführung" (*Petzold, Orth, Sieper* 2006, 693) und „Strategien der Entwicklung" und damit „Wege der Selbsterfahrung", welche sinngeleitetes Leben strukturieren helfen. Sie sind geeignet, heilende und fördernde Wirkungen bei Menschen zu entfalten, die von Störungen (z.B. am Arbeitsplatz), psychischen und somatoformen Erkrankungen oder von schweren psychosozialen Problemen betroffen sind (*ebd*. 694f).

Beim Coaching handelt es sich zwar nicht um Psychotherapie (siehe 3.4) und es muss klar von ihr abgegrenzt werden. Jedoch sollten der Supervisor und der Coach sie als Beobachtungsfolie im Blick haben (vgl. *Petzold, Orth, Sieper* 2006, 698).

Praxiologisch bietet insbesondere der „dritte Weg" der Heilung und Förderung vielfältige Strategien und Methoden, die den Zielen des Coaching entsprechen (siehe 3.4).

„Der Therapieerfolg ist zu einem wesentlichen Teil davon abhängig, wie gut es durch komplementäre, maßgeschneiderte Beziehungsgestaltung und durch Ressourcenaktivierung gelingt, dem Patienten positive bedürfnisbefriedigende Erfahrungen zu vermitteln" (*Grawe* 2004, 421).

Der „dritte Weg" hat eben diese Zielsetzungen, verbunden mit einer ressourcen- und potentialorientierten Methodik, die mit sozial-, netzwerk-, kreativ-, bewegungs- und sporttherapeutischen Maßnahmen in den Alltagsraum ausgreift und konkreten Transfer aus der Beratungssituation „ins Leben" betreibt.

Die Ermutigung zu Reisen und zu schöpferisch-kreativem Tun bieten „peak experiences" (*Maslow*), Flow-Erlebnisse (*Csikszentmihalyi*) und Möglichkeiten tröstender und heilender „ästhetischer Erfahrungen" und sind Maßnahmen für die Förderung von Gesundheit und Hilfestellungen zur Lebensstiländerung (siehe 2.3.3.2). In einem Interview stellt *Petzold* (1999a) die „Rezeptive Kunsttherapie" als eine Arbeitsmodalität des Integrativen Ansatzes dar. Er zeigt die vielfältigen Möglichkeiten dieser Arbeitsform – gerade auch für die Persönlichkeitsentwicklung – und beschreibt konkrete anschauliche Praxisbeispiele (*ebd*. 274ff) – womit hier der Bogen zum Konzept der Lebenskunst geschlossen wird (siehe 2.4.6.1).

Kritisch ist hier die derzeit zu beobachtende Tendenz, dass vermehrt Literatur mit einer Auflistung von Tools und erfolgsversprechenden Strategien auf den Markt kommen. Methodensammlungen können den Eindruck erwecken, man bräuchte nur ein paar „Rezepte", um als Coach arbeiten zu können. „Dem ist nicht so", wie der Herausgeber *Rauen* (2004) in seinem Vorwort zu dem Buch „Coaching-Tools" hinweist, „denn Methodenkenntnis für sich genommen ermöglicht keine Coaching-Prozesse. Dazu sind zahlreiche weitere Qualitäten vom Berater gefordert" (*ebd*. 9). Neben den erforderlichen Kompetenzen (siehe 3.5) bedarf es insbesondere auch einer bestimmten Haltung des Coachs. Das ist wohl wahr. Die Aussage zeigt aber auch auf wie mangelnde terminologische Klarheit Verwirrung stiften kann. Ist ein „Tool" eine „Methode", oder eine „Technik" oder ein „Medium"? Praxeologien (*Orth, Petzold* 2004) – und Coaching ist als eine solche zu betrachten – sollten ihre Interventionsformen und -instrumente klar klassifizieren (siehe 3.3) und begriffskritisch untersuchen. „Tools" sind „Werkzeuge", technische Geräte.[6] Ein solcher Begriff ist für die Arbeit mit Menschen nicht sonderlich geeignet, zumal er theoretisch überhaupt nicht ausgearbeitet und fundiert wurde. Für eine **Praxeologie**, d. h. eine „wissenschaftlich fundierte Theorie und Methodik von Praxis" (*Orth, Petzold* 2004), und als eine solche ist das Coaching zu sehen, ist es sinnvoller, sich an sozialwissenschaftlich eingeführten und fachlich elaborierten Begriffen zu orientieren, um einen soliden begrifflichen Apparat zu entwickeln, wie es im „Integrativen **Verfahren**" als theoretisch ausgearbeiteter „Metamatrix" (*Petzold* 2003a, 2007a) unternommen wurde. Ein **Verfahren** verfügt 1. über **Methoden** (z.B. Supervision, Coaching, Leib-Therapie etc.) als konsistente Strategien praktischen Handelns, 2. über **Techniken** (Visualisierung, Rollentausch, leerer Stuhl etc.) als Instrumente der Prozesssteuerung, über 3. **Medien** (technische, kreative etc.) als Mittel der Informationsübermittlung und -gestaltung und über weitere Instrumente (vgl. *Petzold* 1993h, 2003a), so über „**mediengestützte Techniken**" (Lebenspanorama, Identitätsbilder etc.) wie sie in diesem Buch dargestellt werden (siehe Praxisteil 5).

3.7 Haltung im Coaching

„**Konvivialität** ist die Qualität eines freundlichen, ja heiteren Miteinanders, Gemeinschaftlichkeit, die aufkommt, wenn Menschen bei einem Gastmahl oder in einem Gespräch oder einer Erzählrunde zusammensitzen, wenn sie miteinander spielen, singen, wenn Lachen und Scherzen den Raum erfüllt oder sie gemeinsam Musik hören

---

6   In Langenscheidts Muret-Sanders Großwörterbuch Englisch finden sich folgende Bedeutungen: 1. Werkzeug n, Gerät n, Instrument n: tools pl collect. Handwerkszeug; burglars tools pl Einbruchswerkzeug; gardeners tools pl Gartengerät, 2. TECH. A) (Bohr-, Schneide- etc) Werkzeug n (einer Maschine), b) Arbeits-, Drehstahl m, 3. TECH. A) Werkzeugmaschine f, b) Drehbank f, 4. a) Stempelfigur f (der Punzarbeit auf einem Bucheinband), b) (Präge)Stempel m, 5. Computer: Tool n (Programm, das innerhalb eines anderen Programms zusätzliche Aufgaben übernimmt), 6. fig. A) Handwerkszeug n, (Hilfs)Mittel n (Bücher etc), b) Rüstzeug n (Fachwissen etc), 7. fig. Contp- Werkzeug n, Handlanger m, Kreatur f (eines anderen), 8. Br. Sl. Kanone f (Revolver), 9. vulg. Schwanz m (Penis)

oder einer Erzählung lauschen. Die Qualität der Konvivialität umfasst Verbundenheit in einer Leichtigkeit des Miteinander-seins, wo jeder so sein kann und akzeptiert wird, wie er ist, und so eine Konvivialität der Verschiedenheit möglich wird" (*Petzold* 2002, 2005, 45).

Jede Methode kann zweckentfremdet und missbraucht werden (siehe den Machtaspekt in 3.8), daher ist die Haltung des Coachs von immenser Bedeutung. „Es sei daher betont, dass neben der praktischen Erfahrung und der Selbstreflexionsfähigkeit die Haltung des Coaches eine Grundlage darstellt, ohne die der Einsatz von Methoden fruchtlos bleibt" (*Rauen* 2004, 10). Theoretisches Methodenwissen ersetzt keine fundierte Coachingausbildung. Haltung kann man nicht durch ein „Mehr" an methodischer Kompetenz ersetzen.

Was aber ist mit „Haltung" genau gemeint? Wie oben erwähnt sind für eine Lebenskunst „bestimmte Haltungen" oder auch Lebenseinstellungen bedeutsam (vgl. 2.4.6.1). Menschen nehmen Haltungen ein oder an. Sie bilden das Verhältnis zur Welt, zum Leben und zu anderen Menschen und in diesem Sinne ist der Begriff Haltung auch im Beratungskontext und in der Beraterbeziehung zu sehen.

In der Psychotherapie besteht kein Zweifel an der Bedeutsamkeit der „Beziehungsqualität", die eng mit der Haltung des Therapeuten oder Beraters zusammen hängt. *Grawe* (2004) betont neben der Ressourcenorientierung die „maßgeschneiderte Beziehungsgestaltung".

„**Heilung geschieht** wesentlich in intersubjektiven Beziehungen in einem zugewandten, „konvivialen Klima" und das heißt, dass diese „klinischen" Qualitäten (von griech. Klinein, sich liebevoll zuwenden!) auch einen Fokus supervisorischer Arbeit darstellen müssen. Zurückgenommene psychoanalytische „Abstinenz" (*Freud*), „wohlwollende Neutralität" (*Kernberg*) ist nicht angesagt, sondern zugewandtes Engagement. Es geht um eine Haltung, die „Integrität" (*Petzold* 1978) und Würde, „client dignity" (*Marcel* 1967) gewährleistet, es geht um die Achtung der „Andersheit des Anderen" (*Levinas* 1963, *Petzold* 1996) und um „Respekt" (*Sennett* 2002)" (vgl. *Petzold, Müller* 2003, 30ff).

Grundlegend für jede Beratungsarbeit und jedes Coaching sind die Prozesse des „Vertrautwerdens" (vgl. 3.5). Vertrauen entsteht durch Offenheit und Zugewandtheit. Notwendig ist eine sorgsam-emphatische Haltung, die Freiraum gibt und situative Einschränkungen, mit denen Beratungssettings teilweise verbunden sind, „abpuffern", damit keine Reaktanz – kein „Sich-Wehren gegen Einschränkungen der persönlichen Freiheit" – entsteht (vgl. *Petzold* 2007, 413f). „Psychologische Freiheit" (*Rogers*) muss genauso eine Basisqualität von Beratungssettings sein wie „Takt" (*Ferenczi* 1991) eine Grundhaltung von Beratern. Affiliation setzt durchaus voraus, dass der Berater sich als Mensch zeigt und erkennen lässt, dass er den Anderen als Partner ernst nimmt und das Beratungssetting konvivialitätsfördernd gestaltet.

„Konvivialität ist die Grundlage guter naturwüchsiger Sozialbeziehungen, wie man sie in Freundeskreisen, fundierter Kollegialität, Selbsthilfegruppen findet, aber auch in professionellen Sozialbeziehungen, wie sie in Therapie, Beratung, Begleitung, Betreuung entstehen können (*Petzold 1988*)" (vgl. *Petzold* 2005, 44).

Im Integrativen Ansatz sind die Konzepte der Korrespondenz und des „Polylogs" von zentraler Bedeutung. Sie beinhalten das Korrespondieren von Subjekten, Gruppen, Institutionen und Systemen auf gleicher Ebene und gründen auf dem Koexistenz-Axiom: Alles Sein ist Mit-Sein (*Petzold* 1993a). Es geht um die Begegnung und Auseinandersetzung von Person zu Person. Dies schließt auch ein, sich vom Anderen (Coachee, Klient) „berühren" zu lassen und sich auf dessen Lebenswelt einzulassen.

Die Beziehungsgestaltungskompetenz ist aber auch von einer Methodenkompetenz abhängig. Es wird deutlich: Nicht die Haltung des Beraters allein, nicht die Beziehungsqualität allein und auch nicht die Methodik allein, sondern deren sinnvolles Zusammenwirken lassen eine Beratung erfolgreich werden. Hinzuzufügen ist noch die ethische Dimension, die bei jeder „Arbeit mit dem Menschen" bedeutsam ist (vgl. 2.4.6.3).

3.8 Ethische Aspekte

Coaching ist ein Instrument psychosozialer Beratung von Führungskräften, Entscheidungsträgern, Experten mit Spezialaufgaben und hat damit unmittelbaren Einfluß auf – oft weitreichende – Entscheidungen. Solche Beratung muss deshalb ein in besonderem Maße ethisch verantwortetes Handeln sein und die Reflexion der zugrundeliegenden Werte und Leitprinzipien (Menschenbild, Gesellschaftsverständnis, Weltbezug, Unternehmensphilosophie) zum integrierten Bestandteil des Coachingprozesses machen. Es ist so ein entscheidender Faktor, mit welcher Philosophie ein Coach seine Arbeit macht, wie er an Fragen der Wertschöpfung herangeht, welches Verständnis von „fair deal" er hat usw.. Die Untersuchungsergebnisse von *Petzold, Hildenbrand* und *Jüster* (2002) zeigen, dass bei Coaches durchaus wertegeleitete Handlungsstrategien oder auch Entscheidungshilfen bei der Lösung eigener Wertefragen erwartet werden (*ebd*. Kap. 8).

Hinzu kommt der Machtsaspekt: „Coaching übt Macht, Expertenmacht aus, kontrolliert Macht(-Gebaren)" (*Disler* 2002, 27). Durch die Inspruchnahme von

Coaching wird interne (soziale) Kontrolle und Binneneinfluss bewusst (punktuell) nach außen verschoben bzw. bewusst zugänglich gemacht. So treten Institutionen, Organisationen und Betriebe, welche Coaching ermöglichen, Macht und Einfluss an den Coach ab. Der Coach muss sich dieser Macht, die implizit im Coachingauftrag enthalten ist, bewusst sein. Die Macht muss im Sinn der Institution oder Organisation eingesetzt werden. Es ist daher nicht erstaunlich, wenn Führungskräfte den Coach kennen lernen wollen, um u.a. die Einstellung des Coachs z.B. gegenüber dem Unternehmen zu erfahren oder um die Art und Weise des Coachens zu besprechen, was ein Teil der sogenannten „Auftragsklärung" ist. Ein Einblick in die Unternehmens- und Managementphilosophie würde schließlich auch die Kompatibilität des Coachs zur Sprache bringen müssen, ohne dass der Coach seine relative organisationelle Unabhängigkeit bzw. seinen interdisziplinären Ansatz, der „multitheoretisch und multipragmatisch" (*Petzold, Rodriguez-Petzold & Sieper* 1997, 472-511) ausgerichtet ist, aufgeben darf und muss (vgl. *Disler* 2002, 27ff). Die Indirektheit vieler Interventionen (der Coach berät z.B. die Führungskraft zu Problemen mit seinem Mitarbeiter, den er nie gesehen hat) verschleiert das Machtproblem häufig (differenzierte Ausführungen zum Thema Macht siehe *Petzold* 1998a, 327-348, 2009c).

Petzold vergleicht das Persönlichkeits- und Handlungsprofil für einen Coach mit der Art der „dialogischen" Begleitung der antiken Lebenslehrer. Sie begleiteten Menschen in ihrer beruflichen Arbeit und bei der Meisterung ihrer administrativen und politischen Aufgaben in einem dialogischen Klima und vermittelten Besonnenheit, Gelassenheit, Überschaubarkeit, Klarheit und Mut, Gradlinigkeit der Ansprache (*Parrhesie*, vgl. *Foucault* 1996; *Petzold, Ebert, Sieper* 2000). Dabei wurde ein kooperierendes Reflektieren angestrebt. Die innere Ausgeglichenheit, die Ausgewogenheit des Urteils, der Mut, Entscheidungen zu treffen und zu verantworten, das sind Qualitäten, die – selbst unter großen Belastungen – eine beständige „Arbeit an sich selbst" (*Petzold* 2002a) erfordern.

Petzold zitiert *Seneca*: „Wir werden aber zunächst uns selbst in den Blick nehmen müssen, sodann die Geschäfte, die wir in Angriff nehmen, sodann die Personen, um derentwillen oder mit denen wir handeln. Vor allem ist es notwendig, sich selbst einzuschätzen", und weist darauf hin, dass die Frage der angemessenen Selbsteinschätzung zu den schwierigsten in Führungspositionen gehört. „Das wussten die Alten und suchten sich lebenserfahrene und in der Seelenführung erprobte „mentores" und deshalb, so *Petzold*, „empfehlen wir unseren Cochees immer wieder diese Autoren als anregende Lektüre". Das Lesen dieser Bücher vermittelt Wissen und eine Praxis, die „in komplexen, zunehmend globalisierten Arbeitsbereichen der „radikalisierten Moderne" (*Giddens*) wieder gefragt" zu sein scheint. Coaching auf einem hohen Niveau kann hier zu einer neuen „Kultur der Reflexivität" beitragen. Es erfordert allerdings auch ein entsprechendes Niveau des Coaches, der seinen Coachee als Partner in den differenzierten Prozessen der Selbstentwicklung begleitet, denn darum geht es letztlich auch im Coaching (vgl. *Petzold, Hildenbrand, Jüster* 2002, Kap. 8).

3.9 Qualitätsüberprüfung und Evaluation

Es gibt keine einheitliche Definition von Coaching. Daher besteht die Gefahr, dass Coaching als moderner Ersatzbegriff für jede Beratung verwendet werden kann und zum populären „Containerbegriff für alles und jedes" (*Böning*) wird. Coaching ist jedoch eine höchst anspruchsvolle Disziplin. Der Begriff sollte deshalb sorgfältig gebraucht werden. Coaching hat eine enorme Eingriffstiefe und -breite und beeinflusst sehr häufig das Verhalten und die Entscheidungen von Menschen nachhaltig. Es greift direkt oder indirekt in Arbeitsvorgänge und Projekte ein und damit in das Leben von Menschen. Damit liegt eine große Verantwortung auf Coachs, Ausbildungsinstituten und Berufs- und Fachverbänden, die sich ihren Einfluss und damit auch ihre Macht gar nicht gründlich genug deutlich machen können.

Will ein Coachee/Klient seine berufliche Situation in einem qualitativ hochwertigen Setting bearbeiten, muss der Coach über Fähigkeiten verfügen, die es dem Klienten erlauben, seine eigenen Handlungsweisen „methodisch" zu reflektieren, sein Interaktionspotential „systematisch" zu erweitern, seine Kreativität gezielt zu entwickeln und Krisen psychologisch-fachlich zu begleiten. Um diesen Anspruch zu erfüllen, bedarf es den Anschluss an beratungspsychologische Forschung und Theoriebildung und an fachlich elaborierte Methoden und Strategien spezialisierter Beratung, inhaltliche Diskurse, solide Absicherung durch Forschung und beständige modell- und konzeptkritische Arbeit an der Disziplin Coaching. Experimentielle, theoriegeleitete Curricula und ihre Evaluation zur Entwicklung fundierter und optimaler Ausbildungsformen sind dringend erforderlich.

Der Integrative Ansatz bietet eine differenzierte Definition zum Coaching an, die eingebettet ist in ein wissenschaftlich fundiertes Konzept. Die Methoden wurden/werden auf Basis wissenschaftlicher Grundlagen entwickelt und evaluiert. Die komplexe, theoriegeleitete Definition (siehe 3.3) ist inhaltlich durch die Arbeit zu mentalen Repräsentationen von Coaching von *Petzold, Hildenbrand* und *Jüster* (2002) abgesichert. Sie liefert eine Grundlage, für die die Beratungsmethodologie „Coaching" zu einer wissenschaftlich abgesicherten Praxeologie führen kann, deren Wirksamkeit allerdings durch Evaluationen und Wirksamkeitsstudien nachgewiesen werden müssen. Für die Integrative Supervision konnten gute Wirksamkeitsnachweise in komplexen Untersuchungen erbracht werden (*Petzold, Schigl* 1996; *Ebert, Oeltze, Petzold* 2002), womit aufgrund der Ähnlichkeit der Methodologie auch für das Integrative Coaching eine gute Wirkung angenommen werden kann – eine Annahme, die allerdings durch Untersuchungen belegt werden muss und eine Aufgabe für weitere Forschung darstellt.

4 Integratives Gesundheitscoaching

In diesem Kapitel wird die bisher geschilderte Theorie zusammengeführt und zu einem Konzept des „Integrativen Gesundheitscoachings" integriert. Wie in Teil 1 abschließend bemerkt, sollte ein Konzept zum Gesundheitscoaching sich von den Angeboten auf dem „bunten Gesundheitsmarkt" abheben. Es bedarf eines wissenschaftlich fundiertem Konzepts, welches seine Wirksamkeit auch nachweisen kann. Es „macht Sinn", hier auf schon evaluierte und erfolgreich nachgewiesene Konzepte und Verfahren zurückzugreifen. Ein Gesundheitscoaching nach dem Integrativen Ansatz zu entwickeln, ist daher konsequent und nachvollziehbar.

In dieser Arbeit wurde häufig das Konzept des Integrativen Ansatzes erwähnt. Es wurde der Gesundheitsbegriff im Integrativen Ansatz (siehe 2.2.4) und das Coaching im Integrativen Ansatz (siehe 3.3) vorgestellt. Dabei wurde auf Modelle und spezielle Konzepte für die Praxis hingewiesen und diese dargestellt. Das integrative Konzept berücksichtigt viele der in dieser Arbeit herausgestellten Thesen zum Gesundheitscoaching und wichtigen Aspekte von wirkungsvoller Beratung und setzt sie konkret um. Es ist also einsichtig, dass an dieser Stelle nun ein Gesundheitscoaching nach dem Integrativen Ansatz – ein Integratives Gesundheitscoaching – vorgestellt wird.

Wie kann diese Empfehlung begründet werden? Der Integrative Ansatz baut auf einer Reihe wissenschaftlich fundierter Konzepte auf, auf die man gerade in Anbetracht der beschriebenen Situation im Gesundheitssystem, die auf innovative, integrierende Gesundheitsdienste und -beratung angewiesen ist, zurückgreifen sollte und müsste.

Jede der 14 in Kapitel 1.4 aufgestellten Thesen zum Gesundheitscoaching kann mit dem Integrativen Ansatz „beantwortet" werden: Zu jeder These lassen sich wissenschaftlich fundierte und in der Praxis erprobte Konzepte aus dem Integrativen Ansatz aufzeigen, was die Empfehlung für ein Integratives Gesundheitscoaching nur bekräftigt.

4.1 Thesen für ein Integratives Gesundheitscoaching

Jede der 14 Thesen wird im Folgenden unter der Perspektive des Integrativen Ansatzes betrachtet.

These 1:
Es gibt kein einheitliches Verständnis von Gesundheitscoaching.
Die Klärung dessen, was der Gesundheitscoach selbst unter Gesundheit versteht und was der Coachee/der Klient meint, wenn er über Gesundheit spricht, ist der erste entscheidende Schritt für jedes Gesundheitscoaching.

> „Genau darum geht es aber – mit interventionsorientierter Absicht – in jeder Form der Beratung, in Supervision, Coaching, Organisationsentwicklung. Man kann nicht an die Konzeptualisierung von Beratungsmodellen und -praxeologien gehen, wenn der Kommunikations- bzw. Interaktionsbegriff nicht geklärt ist (wie immer man sich hier auch orientiert), wenn Forschungen zur sozialen Wahrnehmung nicht berücksichtigt werden, zu Affiliationsprozessen etc." (*Petzold, Hildenbrand, Jüster* 2002).

Der Integrative Ansatz umfasst ein klar definiertes Verständnis von Gesundheit (siehe 2.2.4), das die verschiedenen Perspektiven von Gesundheit und die unterschiedlichen Einflüsse aller Dimensionen und ihrer Wechselwirkungen untereinander berücksichtigt. Ebenso gibt es ein klares Coachingkonzept (siehe 3.3).

Die Grundlage für ein integratives Gesundheitscoachings besteht bereits (vgl. 1.1.1). Gesundheit meint demnach, dass die Komponenten Körper, Geist und Seele in einem ökologischen und sozialen Umfeld auf der Basis von elf Gesundheitskategorien in Balance gehalten werden. Gesundheit betont die Bedeutung individueller, sozialer, materieller und ökologischer Ressourcen gleichermaßen und ist damit die entscheidende Grundlage für Lebensqualität. Gesundheitscoaching vereint in den Begriffen „Gesundheit" und „Coaching" enthaltene Zielsetzungen (vgl. *Uffelmann, Luigs* 2007). Das an sich mag noch kein Konzept ausmachen und bedarf der weiteren Überarbeitung und Ergänzung – wesentlich aber ist, dass es ein Fundament mit klaren Begriffsdefinitionen gibt.

These 2:
Gesundheitscoaching ist unter anderem eine Maßnahme der Gesundheitsförderung.
Gesundheitscoaching ist keine Psychotherapie, aber sehr wohl kommen in ihm therapeutische Elemente vor. Wenngleich der Gesundheitscoach nicht behandeln muss – und es ohne psychotherapeutisch fundierte Ausbildung auch gar nicht darf –, sollte er wissen, was Therapie ist. Er kann seine Klienten aufklären, motivieren und zu professionellen Diensten vermitteln.

4.1 Thesen für ein Integratives Gesundheitscoaching

Von daher soll hier ein genaueres Verständnis von Integrativer Therapie vermittelt werden:

„Integrative Therapie ist 1. eine **klinische Behandlungsmethode**, 2. Instrument der **Gesundheitsförderung**, 3. Ansatz der **Persönlichkeitsentwicklung** und in all diesen Funktionen als erkenntnisgerichtete Selbsterfahrung und veränderungsgerichtete Projektarbeit eine wesentliche „Kulturtechnik". Sie ist also 4. immer auch als „**Kulturarbeit**" zu verstehen" (*Petzold, Hass et al.* 2000, 284; *Petzold* 2007c).

I. Klinische Basisdimension. Für die Integrative Therapie als Verfahren steht im Zentrum eine kurative und palliative Dimension. Sie heilt oder lindert seelische oder somatoforme (bzw. psychosomatische) Störungen und Leidenszustände mit Krankheitswert (Pathogenese-Perspektive) und hilft Patienten und Klienten bei schweren Belastungen, Konflikten und Lebensproblemen. Sie unterstützt also das Selbst in seiner „klinischen Selbsterfahrung", d.h. bei den erforderlichen Erkenntnis-, Einsichts- und Bewältigungsprozessen.

II. Salutogenetische Basisdimension. Integrative Therapie hat eine gesundheitsfördernde Dimension. Sie trägt zu einer „gesundheitsbewussten Lebensführung" und zu einem „gesundheitsaktiven Lebensstil" von Patienten, Klienten und Kunden bei, und dies keineswegs nur aus Gründen der Prävention als Verhinderung möglicher Krankheit, sondern aus der Erkenntnis, dass Gesundheit ein kostbares Gut und eine Lebensmöglichkeit ist, die mit unterschiedlicher Intensität und Qualität entwickelt werden kann (Salutogenese-Perspektive), wobei psychotherapeutische Methoden der Selbstexploration und Selbststeuerung mit der Zielsetzung „salutogenetischer Selbsterfahrung" eingesetzt werden. Diese Selbsterfahrung zielt darauf ab, Gesundheit als „positive Lebensqualität der Stärke und Frische" wahrzunehmen und zu genießen (vgl. Geleitwort).

III. Persönlichkeitsbildende Basisdimension. Integrative Therapie hat eine die Entwicklung der Persönlichkeit fördernde Dimension – für Patienten wie für gesunde Klienten und Kunden –, in der Erkenntnisse und Methoden psychotherapeutischer Verfahren eingesetzt werden (z.T. unter Bezeichnungen wie Persönlichkeitstraining, Selbsterfahrungsanalyse, Coaching, Mentoring), um in „personaler Selbsterfahrung" die eigene Lebensführung aktiv zu planen, zu gestalten und voranzubringen: d.h. bespielsweise, seine „persönliche Souveränität" (*Petzold, Orth* 1998) zu entwickeln, problematische Seiten zu meistern, für sich in angemessener Weise „Sorge zu tragen" (*Foucault* 1986), seine Potentiale zu entfalten, einen Lebensstil der Aufrichtigkeit gegenüber sich selbst und der Freimütigkeit Anderen gegenüber zu gewinnen.

IV. **Kulturschaffende Basisdimension.** Integrative Therapie hat eine kultur- und gesellschaftskritische und -entwickelnde Dimension, indem sie aktiv „Kulturarbeit" (*Freud* 1933a, 86) und kritisch und engagiert „Gesellschaftsarbeit" (im Sinne von *Paul Goodman, Michel Foucault, Ruth Cohn*) betreibt – spezifisch für und mit Patienten, aber auch mit Blick auf übergeordnete Problemstellungen. Sie will in „kultureller Selbsterfahrung", d.h. in multikulturellen, interkulturellen, transkulturellen und kulturkritischen Erfahrungen (*Petzold* 1998a, 26f, 309ff) dazu beitragen, dass nicht nur für individuelle Dynamiken Bewusstsein gewonnen wird, sondern durch Dekonstruktionen, Diskursanalysen und Metareflexionen (*ebd.* 157) auch für kollektive, zumeist unbewusste bzw. nicht-bewusste Kräfte – positive wie destruktive –, die den Menschen, die Gesellschaft, die Kultur bestimmen. Ziel ist, die Bereitschaft wachsen zu lassen, dass man sich mit diesen Diskursen der Macht, der Wahrheit und des Wissens (*Foucault* 1998) – kritisch und metakritisch in Ko-respondenzprozessen – auseinandersetzt, dass man aktiv wird und sich einzumischen wagt, wenn Unrecht geschieht, um Situationen der Destruktivität und Entfremdung zu überschreiten (Transgressions-Perspektive, vgl. *Petzold, Orth, Sieper* 2000). Nur so können Kultur und Gesellschaft in gemeinsamer Arbeit besonnen, verantwortlich und konstruktiv gestaltet werden.

Aus dieser Definition der aufgezeigten Perspektiven lassen sich für ein Gesundheitscoaching folgende Basisdimensionen herausstellen:

Der Integrative Ansatz verfolgt die Gesundheitsförderung als salutogenetische Basisdimension. Für das Gesundheitscoaching bedeutet das, dass es die dynamische Regulationskompetenz und die Resilienz fördern und stärken soll. Wie deutlich wurde, ist die dynamische Regulationskompetenz (siehe 2.2.4) maßgeblich an den Prozessen der Gesundheit „beteiligt" und alle Maßnahmen, die die Resilienz stärken sind äußerst „heilend".

Die die Persönlichkeit fördernde Basisdimension kommt im Gesundheitscoaching ebenfalls zum Tragen. Im Coachingprozess macht der Coachee „sich selbst zum Projekt", um die eigene Lebensführung aktiv zu planen, zu gestalten und voranzubringen.

Mit Rückgriff auf diese beiden Grundprinzipien wird das Integrative Gesundheitscoaching zu einer effektiven Maßnahme der Gesundheitsförderung.

These 3:
Gesundheitscoaching ist notwendig als eine Ergänzung zu den schon vorhandenen Gesundheitsdiensten.
Schon immer war der Integrative Ansatz innovativ und sah die Notwendigkeit, von ergänzenden Angeboten im Gesundheitsbereich. Die GESUNDHEITSAKADEMIE an der Europäischen Akademie für psychosoziale Gesundheit (EAG)

4.1 Thesen für ein Integratives Gesundheitscoaching

greift auf 25 Jahre gesundheitspädagogischer und -wissenschaftlicher Konzept- und Methodenentwicklung zurück – unter anderem wurde hier das Integrative Gesundheitscoaching konzipiert (vgl. 1.1.1).

Die Gesundheitsakademie wollte und will zu den vorhandenen Gesundheitsdiensten ergänzende, kreative Wege zu einem „gesundheitsbewussten" und „gesundheitsaktiven" Lebensstil eröffnen und damit einen Beitrag zur Verbesserung der persönlichen Lebensqualität von Menschen leisten. Grundlage bildet der weit gefasste Gesundheitsbegriff (vgl. 2.2.4). Gesundheit ist eine erlebte Lebensqualität („Gesundheit ist ein hohes Gut, vielleicht das höchste.") und muss auf der körperlichen, seelischen, geistigen, sozialen und ökologischen Ebene der menschlichen Existenz gepflegt, gefördert und entwickelt werden. Gesundheitsförderung im Integrativen Ansatz umfasst Prävention und geht zugleich darüber hinaus: „Menschen müssen sich vermehrt der „Salutogenese", der Entwicklung von Gesundheitskraft (health), von Wohlergehen (wellness) und vitaler Leistungsfähigkeit (fitness) zuwenden. Geistige Beweglichkeit, emotionaler Reichtum, erfüllendes Beziehungsleben – all das sind zentrale Gesundheitsfaktoren, die es in einer persönlichen „Lebenskunst" zu kultivieren gilt, denn das „macht Sinn". Die Gesundheitsakademie will neue Wege aufzeigen, wie man Gesundheit in vielen Lebensbereichen entwickeln und genießen kann („Gesundheit muss man genießen!"). Dafür wurden/werden verschiedene Angebotsbereiche und Erfahrungsschwerpunkte entwickelt (vgl. *EAG*, Präambel der Gesundheitsakademie).

These 4:
Gesundheitscoaching bedarf der Vernetzung und Kooperation mit anderen Gesundheitsdiensten.

„Die exzentrische Position ermöglicht Mehrperspektivität. Mehrperspektivität wiederum ermöglicht Synopse – die Zusammenschau von Unterschiedlichem. Synopsen legen in Folge Konnektivierungen nahe. Konnektivierung meint die Vernetzung von unterschiedlichen Wissensbeständen und ist ein kreatives Prozedere, welches ständig aufs Neue vollzogen wird, neue Interpretationen hervorbringt und neuen „Sinn" schöpft" (*Petzold, Orth* 2004).

Die Wichtigkeit der Mehrperspektivität wurde mehrfach herausgestellt. Der Integrative Ansatz versucht, die verschiedenen Perspektiven zu verbinden und zu vernetzen. Er ist interdisziplinär und sucht den interdisziplinären Diskurs, den Polylog. Er intendiert, möglichst alle Einflussfaktoren, die z.B. das Gesundheitsgeschehen mitbestimmen, in ihrem Zusammenspiel zu erfassen und die Behandlung, Beratung, Therapie, das Verfahren danach auszurichten.

„Interpersonale Gespräche zwischen Menschen in Alltagskontexten über Lebensverhältnisse, über das Tages- und Zeitgeschehen (Gedankenaustausch, Beratschlagen, Politisieren) werden dabei genauso notwendig wie interdisziplinäre Diskurse zwischen Soziologie, Philosophie, Psychologie/Sozialpsychologie, Biologie/Ethologie, Geschichts-, Rechts-, und Politikwissenschaft, Ökonomie und Ökologie usw. Nur in **Polylogen**, d. h. vielfältigen Austauschprozessen (*Petzold* 2002c) zwischen den Disziplinen, wird es gelingen, zu differentiellen und integrativen, **transdisziplinären** Erkenntnissen zu gelangen, durch die die ultrakomplexen Prozesse, die unser kollektives Leben – und damit auch das Leben jedes Einzelnen bestimmen – hinlänglich verstanden werden können. Jede Disziplin hat dazu Beiträge zu leisten: zum Gesamtverständnis des Menschen als Lebewesen, in dem sich Individualität und Kollektivität verschränken, ein Verständnis, das prozessual bleiben muss, immer wieder zu „Positionen auf Zeit" kommen kann, aber zu keinem „abschließenden Ergebnis", weil solche Positionen (*Derrida* 1986) selbst wieder als rekursives Geschehen in die Prozesse eingehen, die Kulturen, Mentalitäten, Gedankenwelten schaffen" (*Petzold* 2008b, 34).

Vernetzung heißt Komplexität und erfordert komplexe, multitheoretische Ansätze (*Sieper, Petzold* 2002).

Unter den heute im europäischen Raum bestehenden Richtungen des Integrierens ist der Integrative Ansatz die wohl älteste und eine der elaboriertesten, dies sowohl in theoretischer als auch praxeologischer Hinsicht. Als theoriegeleitete Verbindung von verschiedenen Methoden und Medien im Rahmen eines konsistenten Verfahrens (*Petzold* 1988n) hat sie seit den 70er Jahren eine originelle, klar identifizierbare Praxis. Das Integrationsparadigma steht eigentlich für Offenheit und Entwicklung und nicht für die Geschlossenheit einer „Schule". Zumal das Integrieren etwas voraussetzt, das integriert werden soll (vgl. *Schuch* 2000, 149).

„Es geht bei Integration, was vielfach missverstanden wird, nicht um Einebnen, Einverleiben, Angleichung, sondern um Herstellen von Inter- und Transqualitäten im Differenten" (*Petzold* 1996, 227).

„Der Integrative Ansatz vertritt – das ist eines seiner Alleinstellungsmerkmale – keinen Perfektionismusanspruch. Er lädt ein mit seiner Methodik einer „Metahermeneutik" ein, vorhandene Ansätze und Konzeptualisierungen kritisch zu reflektieren. Nur so können ausgearbeitete, problemangemessene, kontextadäquate und zielgruppengenaue, d.h. „ökologisch valide" Handlungs- und Interventionsstrategien unter Einbezug der Erkenntnisse der empirischen Forschung für die Arbeit mit Menschen, Patienten zukunftsfähig entwickelt werden. Diejenigen, die sich dem Integrativen Ansatz zuwenden, sollen angeregt werden, zu reflektieren, Vorhandenes zu konnektivieren – zu verbinden und zu vernetzen – und Zukünftiges durch transversales, quer durch Erkenntnis- und Wissensstände hindurchgehendes Denken also, zu entwickeln und zu gestalten" (*Petzold* 2002; vgl. *Ebert, Könnecke-Ebert* 2004, 175).

Der Integrative Ansatz vertritt also „mit methodischer Konsequenz eine Unfertigkeit", die diejenigen, die sich ihr zuwenden, zur Auseinandersetzung zwingt, zur Differenzierung und Integration ihres eigenen persönlichen Vorwissens mit den Angeboten und Konzepten. Sie regt zur Weiterarbeit an (vgl. *Schuch* 2000, 150). Jedes Gesundheitscoaching, das nach dem Integrativen Ansatz arbeitet und konzipiert ist, verpflichtet sich zu einem interdisziplinären Austausch, zu kritischen fachübergreifenden Diskursen und interinstitutionellen Kooperationen,[7] denn nur so kann jeweils auf die sich ständig ändernden Lebensbedingungen geantwortet werden und nur so können „hochwertige Beratungsangebote, die im Interesse aller liegen", realisiert werden (vgl. *Petzold* 2005, 44).

„Der „heraklitische Weg" der Integrativen Therapie, der Fluss von Integration und Kreation, verbietet die Fixierung eines starren Lehrgebäudes". Es gibt keine „endgültige" Erkenntnis, sondern das Leben ist ein fortschreitender Erkenntnisprozess (...). „Das Symbol der „Spirale der Integration" macht deutlich, wie Erkenntnisse zusammengetragen werden (...). Der Weg von den Phänomenen zu den Strukturen zu den Entwürfen zeigt, dass diese in gemeinsamer Ko-respondenz aufgefundenen Erkenntnisse connaissance und Konsens sind, der für eine Weile zu Konzepten gerinnt und zu Kooperationen führt, in denen eine erneute Verflüssigung geschehen muss" (vgl. *Petzold* 1993a, 441).

These 5:
Ziele und Inhalte des Gesundheitscoaching werden vom Klienten vorgegeben.
Die Zielformulierung und Zielbestimmung durch den Klienten ist für den Integrativen Ansatz „selbstverständlich". Für den Integrativen Ansatz ist die „client dignity" die fundierende Position, eben weil die „Würde des Patienten" antastbar ist. Sie ist in den „totalen Institutionen" des Gesundheitssystems, der „Ideologieträchtigkeit" vieler psychotherapeutischer Verfahren und der Möglichkeit riskanter bzw. iatrogener Behandlung (*Märtens, Petzold* 2000) durchaus „prekär" und gefährdet.

„Damit ist ebenfalls die Wichtigkeit des „informed consent" angesprochen, die so nicht nur eine Rechtskategorie, die Patienteninformation verfügt, oder eine behandlungstechnische Maßnahme, die „compliance" (dt. Willfährigkeit, Gefügigkeit, Folg-

---

7   Anmerkung: Die „Europäische Akademie für psychosoziale Gesundheit" und das „Fritz Perls Institut" kooperiert mit der Freien Universität Amsterdam, der Hochschule für Sozialarbeit Dresden, der Universität Leipzig, dem Zentrum für Psychosoziale Medizin der Donau-Universität Krems, dem Institut St. Denis, Paris und der Niederösterreichischen Ärztekammer St. Pölten.

samkeit) bewirken will, sondern „cooperation". Zum anderen betont es die „client welfare" und „client security" als Klientenschutz, der den Coach auf „good/best practice" verpflichtet – weshalb Evidenzbasierung durch Qualitätssicherung unverzichtbar wird. Für Therapeuten gilt es, die eigene Haltung, die eigene Geschichte mit Therapie als Patient und als Therapeut – denn viele von uns waren in beide Positionen – anzuschauen, neu zu betrachten, zu problematisieren, (…) und es muss auch Konsequenzen in der persönlichen Einstellung und im praktischen Handeln haben" (*Petzold* 2000, 390).

Soll die Würde, Wertschätzung, Intersubjektivität, Dialogik, Mündigkeit, Freiraum und Souveränität vom Klient/Coachee in der Beziehung zum Therapeut/ Coach gewahrt werden, so muss auch Partizipation an Institutionen der Macht und Möglichkeiten der Mitwirkung und Mitsprache eingeräumt werden (vgl. *Petzold* 2000, 391).

Vorrangig wird das Gesundheitscoaching von Klienten freiwillig in Anspruch genommen, aber wie in der in 1.4 aufgestellten These beschrieben, kann es auch Ziel-Ziel-Konflikte geben, da der „Auftrag" des Klienten ein anderer sein kann als der „persönliche" des Beraters (Berater zu Klient: „Übernehmen Sie Verantwortung, aber tun Sie, was ich Ihnen sage!").

Ob Entscheidungen und Zielformulierungen des Coachee/Klienten („Ich will nicht mehr rauchen", „Ich will einen gesundheitsbewussteren Lebensstil entwickeln") wirklich „frei" und „gewollt" sind, wird in den meisten Coachingprozessen nicht thematisiert. Hier geht es um den menschlichen „freien" Willen und das Wollen.

„Solche Fragen müssen reflektiert sein, und es müssten zu ihnen „Positionen" entwickelt werden, die vertretbar sind, damit ein guter struktureller Boden gegeben ist, auf dem sich Patienten entscheiden können, ein „Arbeitsbündnis" (*Greenson* 1962) einzugehen und sich zu verändern – was Symptomatiken, Probleme, einen dysfunktionalen Lebensstil, Entwicklungsaufgaben angeht – in Richtung angestrebter Therapieziele" (*Petzold, Sieper* 2008, 8f).

Die Thematisierung der Ziele in Beratungsprozessen ist kontext-, lebensalter-, lebenslage-, gender- und pathologiespezifisch zu betrachten. Deshalb kommt ihr für jeden Prozess eminente Bedeutung zu.

„Werden die Ziele dem Patienten „klar", kognitiv „präsent", können Willensintentionen eine ich-bewusste Zielorientierung erhalten. Wenn Therapeut und Klient in dieser übereinstimmen, werden kovoltive Prozesse, Veränderungsabsichten und -pläne unterstützt. Ansonsten können Ziel-Ziel-Konflikte oder Ziel-Mittel-Konflikte als gegen-

4.1 Thesen für ein Integratives Gesundheitscoaching

läufige Willensstrebungen das Therapiegeschehen massiv behindern. Hier mit der beliebten „Widerstandserklärung" zu kommen (die fast immer ein „patient blaming" einschließt), ist u.E. die schlechteste Strategie, die man wählen kann. Sie dient in der Regel der Verschleierung von Passungsproblemen und Interventionsfehlern, immunisiert Therapeuten gegenüber Kritik (auch gegenüber der kritischen Selbstanfrage: „Was mache ich falsch?") und sichert in dysfunktionaler Weise Therapeutenmacht" (*Petzold, Sieper* 2008, 546).

Petzold rät zur sorgfältigen Überprüfung der Widerstandshypothesen und der Frage nach einer begründeten Reaktanz (*Petzold, Müller* 2005), die impliziert, dass Patienten das Recht auf „Gegenwillen" haben, dass Zielkonflikte sein dürfen und fruchtbar sind und Zieldivergenzen geklärt werden müssen (vgl. *Petzold, Sieper* 2008, 547). Auf die Erarbeitung der Zielstrukturen wird deshalb im Integrativen Ansatz sehr viel Zeit verwandt und Wert gelegt (vgl. *Petzold, Leuenberger, Steffan* 1998). Generell können Ziele hierarchisch geordnet werden und zwar in Meta-, Grob- und Feinziele. Grobziele z.B. lassen sich in krankheits- und störungsbildspezifische Ziele, in kontext- (Umfeld-, Netzwerk-)bezogene Ziele, in kontinuum-(Lebenslauf-)bezogene Ziele und in persönlichkeitsbestimmte und strukturrelevante Ziele gliedern. Die Ziele stehen generell im theoretischen Hintergrund der Integrativen Therapie. Im Einzelfall werden daraus vom Klienten prioritäre Ziele ausgewählt und machbare, realistische Teilziele bestimmt (siehe *Petzold, Steffan* 2000, 214ff).

These 6:
Gesundheitscoaching braucht Zeit für die Zielbestimmung und Entscheidungsfindung.
„Vor allen Dingen sollte der Ort, wo die Beratung stattfindet, ein Ort sein, wo Zeit vorhanden ist. Denn Beratung braucht Zeit. Bis die Ziele einigermaßen klar sind, Entscheidungen „reif" werden, kann Zeit vergehen", so wurde *Petzold* (2005) schon zitiert (vgl. 3.5).

Bereits dargelegt wurde, dass zum Verstehen von Menschen mit ihrer Gesundheit, ihren Problemen, ihres Leides und ihrer Sehnsüchte eine Auseinandersetzung mit existenziellen Realitäten überaus wichtig ist (vgl. 2.4.6.1). Darüber hinaus wurde die heilende Kraft „ästhetischer Erfahrung", die sinnstifende Lebenführung und die Werteerfahrungen als wesentliche Elemente von Gesundheit beschrieben. Die reflektierte Lebenskunst setzt bei der „Sorge des Selbst um sich" an. Einer klugen, vorausschauenden Sorge, die das Selbst nicht nur auf sich, sondern ebenso auf Andere und die Gesellschaft bezieht (vgl. *Petzold* 2001k). Aus einer Außenperspektive soll das Leben neu orientiert und Kriterien für ein gutes, schönes Leben gefunden werden. Folglich sollte/müsste es im Gesundheits-

coaching auch um Themen der „guten Alltäglichkeit" zwischen Menschen, um das, was „Sinn und Lebenssinn" stiftet und um „Herzensdinge" gehen (vgl. 3.5). Es bedarf dann einer Auseinandersetzung mit Begriffen wie „Herz", „Treue", „Würde", „Trost", „Friede", „Sanftheit", „Innigkeit".
Diese Auseinandersetzungen im Sinne von Selbstreflexion und -erfahrung als eine bedeutsame Möglichkeit der Persönlichkeitsbildung brauchen Ruhe und Zeit. „Zeit für sich" – wie es die Kunden als eine wohltuende Qualität erleben – kann auch als Arbeit an sich selbst" (*Petzold* 2004i, 248) gesehen werden. Diese Arbeit an sich, „sich also selbst zum Projekt zu machen" (*Petzold* 1973a), kommt einer schöpferischen Tätigkeit gleich (vgl. 2.4.6.1) und bedarf Zeit. Wichtig bei Entscheidungen ist die Berücksichtigung volitionspsychologischer und neurowissenschaftlicher Perspektiven, wie sich aus der Integrativen Willenstheorie und der Willensforschung ersehen lässt (*Petzold, Sieper* 2007a). Oft kommen Coachees in einer gewissen Unentschlossenheit (prädezisionalen Phase), in der ihnen Klärungshilfen gegeben werden bis eine Entscheidung möglich ist (dezisionale Phase), die allerdings dann auch umgesetzt werden muss (konversive Phase) und Durchhaltekraft erfordert (persistive Phase). Dabei sind die erforderlichen Willensleistungen abhängig von der persönlichen Willenssozialisation (oder auch von Willenspathologien) und bedürfen oft einer fachlichen Unterstützung, etwa durch Coaching, wobei die Integrativen Methoden der Willensarbeit (*Petzold, Sieper* 2007d, *Petzold, Orth* 2007) eingesetzt werden können (siehe 5.3.7).

These 7:
Gesundheitscoaching muss die genderspezifische Sichtweise berücksichtigen.

> „Der Genderaspekt ist (neben dem Willensthema) eine weitere sehr vernachlässigte Frage in der Beratungstheorie. Berater müssen über Genderperspektiven eine hinreichende empathische Kompetenz haben, und zu der gehört auch, seine Grenzen in Bezug auf Genderperspektiven zu kennen" (*Petzold* 2005, 46f).

In der Integrativen Therapie waren nach *Orth* (2007) Genderfragen immer präsent: In den Seminaren zur „prozessualen Diagnostik", wie sie *Hilarion Petzold* methodisch entwickelt hat (*Petzold* 1977i), wurde immer darauf verwiesen, dass „Depressionen, Borderline-Störungen, Angststörungen bei Männern und Frauen sehr unterschiedliche Ausprägungen haben können und deshalb auch therapeutisch unterschiedlich angegangen werden müssen. Es ist eine der großen Schwächen der ICD-Diagnostik, hier keine gendersensiblen Differenzierungen zu machen". Die in der Integrativen Therapie entwickelten projektiven und „semiprojektiven" Techniken wie die „relationalen Körperbilder", „Panoramen", „Identitätsbilder" (*Petzold,*

4.1 Thesen für ein Integratives Gesundheitscoaching

Orth 1991a, 1993a, 1994a; *Petzold, Osten* 1998; *Müller, Petzold* 1998) boten und bieten alle die Möglichkeit, gender-, altersgruppen- und kultur- bzw. ethniespezifisch in der Diagnostik zu explorieren (*Petzold* 1993p, *Osten* 2002) – es wird also die Perspektive auf andere Gruppen ausgeweitet, die in und durch Therapie, durch ihre Mythen und Vorurteilsstrukturen gefährdet sind, Unrecht zu leiden, ja beschädigt zu werden, so dass in einer stigmatheoretischen (*Goffman* 1963) und diskriminierungstheoretischen Perspektive (*Markefka* 1995) der Blick geweitet wird (vgl. *Orth* 2007, 402).

"Unter einem evolutionsbiologischen und -psychologischen Blick und unter Rekurs auf die Neurobiologie (*Bischof-Köhler* 2004) erschließen sich für das **Genderthema derzeit neue Perspektiven**, die aufgenommen werden müssen. Die menschliche Neuroplastizität macht es möglich, paläobiologisch disponierte Muster weiblicher Zurücknahme, die zudem noch gesellschaftlich verstärkt wurden und werden, zu verändern. Das erfordert schon in den Sozialisationen neue, herausfordernde Aktivierungen, genderbewusste Erziehungsarbeit bei Mädchen und Jungen, genderbewusste Pädagogik mit Jugendlichen. Frauen wie Männer können mit einer über die Lebensspanne hin praktizierten Genderbewusstheit neue „Souveränität" gewinnen (*Petzold, Orth* 1997). Eine life span perspective ist notwendig, stellen Arbeitswelt oder Alter doch Menschen vor neue Herausforderungen. Souveränität ist ein Kernkonzept des Integrativen Ansatzes, das wir an die Stelle des zwiespältigen Autonomiebegriffes gesetzt haben (wo kämen wir hin, wenn jeder nach seinem „nomos", seinem eigenen Gesetz handeln würde?) und das in der differentiellen und integrativen Genderarbeit mit Männern und Frauen einen wichtigen Platz haben sollte. (...) Dafür wird es notwendig, „**Genderreflexivität**" als permanenten Prozess in Institutionen und in der professionellen Selbstreflexion (etwa in Teamarbeit, Supervision, kollegialer Intervision) zu installieren, denn in wechselndem Setting, bei unterschiedlichen Zielgruppen, Männer- und Frauenkulturen, sich änderndem Zeitgeist stellt sich das Genderthema immer wieder neu dar. „**Genderreflexivität**" (*Petzold, Ellerbrock, Orth, Sieper* 2006) eröffnet Identitätschancen, vermindert Identitätsrisiken, legt „akumulative Stigmatisierungen" (z.B. Unterschicht, Türkin, Frau, alt, vgl. *Petzold* 2003i) offen".

Systematische Theoriearbeit zur Genderfrage blieb jedoch eher schwach, obwohl 1985 ein frauentherapeutisches Buch (*Frühmann* 1985) und 1998 ein Schwerpunktband von „Gestalt und Integration" zu diesem Thema herausgegeben wurde (*Petzold* 1998h). Fragen des männlichen Genders, der Männerarbeit, blieben ziemlich unbeachtet – man findet nur wenige Arbeiten aus dem integrativen Feld (*Jung* 2001; *Spilles, Weidig* 2004).

Gahleitner, Ossola (2007) untersuchten den Genderaspekt in der Integrativen Therapie. Sie zeigten Verbesserungsmöglichkeiten auf, stellten aber insgesamt fest:

„Den einzelnen TherapeutInnen bietet der Integrative Ansatz eine brauchbare Grundlage für die Gestaltung einer gendersensiblen Praxis. Auf der Handlungsebene bleibt für den Einbezug der Genderperspektive jede Therapeutin/jeder Therapeut selbst verantwortlich. (...) Die Integrative Therapie hat sich der Integration explizit verpflichtet und praktiziert diese auch in vielerlei Hinsicht bezüglich Methoden, internationaler (länderübergreifender) Zusammenarbeit, Disziplinen (Beratung, Therapie, Supervision)" (*ebd.* 439).

These 8:
Gesundheitscoaching ist „maßgeschneiderte Beziehungsgestaltung" und sieht den Klienten als „Experten" seiner Gesundheit.
Vorbemerkung: Klar festzuhalten ist, dass es sich bei dem Gesundheitscoaching nicht um Therapie handelt. Jedoch sind die folgenden Ausführungen und die in der Grundregel beschriebenen Haltungen und Vorgehensweisen richtungsweisend und zeigen eine ethische Orientierung auf, die jede professionelle Gesundheitsberatung braucht. In einer solchen Haltung wird der Ratsuchende als ein Experte seiner Gesundheit gesehen, andererseits wird natürlich auch der Coach als Experte gesehen, sonst würde man ihn ja nicht aufsuchen. Im Integrativen Ansatz wird deshalb von der „doppelten Expertenschaft" gesprochen: der des Klienten und der des Professionellen (vgl. *Petzold* 1990i).

Als wichtigster und unerlässlicher Wirkfaktor von Psychotherapie und Beratung wird in der Literatur immer wieder die Qualität der Therapiebeziehung genannt (*Bergin, Garfield* 1994). Diese soll vertrauensvoll sein, getragen von den Merkmalen, die *Rogers* (damals als notwendig und hinreichend) erachtet hat: Wärme, bedingungslose Akzeptanz, Wertschätzung und Echtheit. In der Therapiebeziehung sollen Patienten zwischenmenschlich gute Erfahrungen machen können, die korrektiv zu ihren mitgebrachten unguten oder fehlenden Erfahrungen und zu daraus entstandenen krankheitsfördernden Beziehungsmustern sind. Ihre negativen oder defizitären Beziehungserfahrungen und entsprechende Befürchtungen sind in der Therapiebeziehung regelmäßig aktiviert. Therapeuten sollen so handeln, dass die Befürchtungen entkräftet und korrektive und alternative Erfahrungen gemacht werden können. Diese wichtigen Beziehungs- und Übertragungsaspekte hat die Integrative Therapie seit ihren Anfängen in den Mittelpunkt ihrer Theorie und Praxis gestellt: Sie ist beziehungszentriert (*Petzold* 2003a) (vgl. *Leuenberger* 2003, 26; siehe die Relationalitätstheorie, die Theorie von den Möglichkeiten der Beziehungen in 2.3.1.1).

Der Integrative Ansatz bezeichnet die therapeutische Beziehung als einen „Sonderfall" einer normalen zwischenmenschlichen Beziehung. Beziehung meint eine Abfolge von empathischen Begegnungen und schließt eine zeitliche Perspektive mit ein: Sie umfasst gemeinsame Geschichte, geteilte Gegenwart und eine gemeinsame Zukunftsperspektive (vgl. *Orth, Petzold* 1993). Bezüglich der Beziehungsgestaltung orientiert sich der Integrative Ansatz an den Konzepten von *Buber, Marcel* sowie *Levinas:*

a) Das **dialogische Prinzip** von *Buber*
meint eine Hinwendung zum Mitmenschen. Dazu gehören wechselseitige Akzeptanz, Bejahung, Bestätigung, Respekt. Es wird eine lebendige Gegenseitigkeit angestrebt. Der andere Mensch soll im Dialog wirklich gemeint sein.

b) Die **Intersubjektivität** von *Marcel*
meint empathische Begegnung, lebendige Beziehung und auch Auseinandersetzung zwischen Subjekten. Eine Verdinglichung des Anderen wird ausgeschlossen. Als leibliche Wesen (*Marcel* unterscheidet den „Körper", den ich habe und den „Leib", der ich bin) sind Menschen existentiell aufeinander bezogen. Als Menschen sind wir von Anfang an und Zeit unseres Lebens auf unsere Mitmenschen bezogen. Lernen und Entwicklung finden in sozialen Bezügen statt. Mensch wird man nur durch den Mitmenschen. Der Mensch ist Mitmensch, auf den er angewiesen ist. Der eigene Leib wie der Leib des Anderen ist unverfügbar, geheimnisvoll – darin liegt die Würde des Menschen begründet. Der Mitmensch wird in seiner Subjektivität (mit seinen Gedanken, Gefühlen, Wünschen und Absichten) wahrgenommen und wertgeschätzt. Im Falle von unterschiedlichen Ansichten oder Bedürfnissen kommt es zu intersubjektiven Auseinandersetzungen, bei denen nach gemeinsamen Problemlösungen gesucht wird.

c) Die **Alterität** von *Levinas*
meint die „Andersheit des Anderen", die respektiert und wertgeschätzt wird. Eine Nähe zum Anderen wird hergestellt, ohne ihn je ganz erreichen zu können, ohne ihn zu vereinnahmen oder sich seiner zu bemächtigen. Der Andere verhält sich nicht immer so, wie der Andere es sich vorstellt. Dieser ist dann gefordert, Antworten zu finden.

Für eine „maßgeschneiderte Beziehungsgestaltung" wurden im Integrativen Ansatz eigene Konzepte wie z.B. das Ko-respondenzmodell (*Petzold* 1991a, 19-90) entwickelt. Mit *Foucault* wird eine diskursanalytische Perspektive und mit *Derrida* eine dekonstruktivistische Perspektive vertreten, die subtile Normalisierungs-, Anpassungs- und Dependenzprozesse verhindern soll. In einem diskursiven und reflexiven Klima können Coach, Therapeut und Coachee, Klient beide als souveräne Subjekte profitieren und wird somit der personalen Würde von beiden gerecht. Das Konzept der „client dignitiy" (*Müller, Petzold* 2000) als zentrale ethische Kategorie ist gewährleistet.

Die „Grundregel" für die Integrative Therapie beinhaltet alle wesentlichen Aspekte zur Erfüllung der These. Die „Grundregel" wurde formuliert aus dem gesamten theoretischen Fundus der Integrativen Therapie, ihrer Anthropologie, Intersubjektivitätstheorie, ihrer Referenztheorien, Gesundheits-/Krankheitslehre

sowie auf dem Boden der Erfahrungen aus der integrativen Salutogenese- und Pathogenseperspektiven fokussierenden Behandlungspraxis und Supervision. „Sie wurzelt im „Ko-respondenzmodell", dem Herzstück der Integrativen Therapie (1991a, 2003a):
Eine „**Grundregel**" für die Integrative Therapie – Verpflichtung zur Transparenz und Anstoß, „riskanter Therapie", Fehlern und Ungerechtigkeiten in der Psychotherapie entgegenzuwirken:

> „Therapie findet im Zusammenfließen von zwei Qualitäten statt: einerseits eine Qualität der Konvivialität – der Therapeut/die Therapeutin bieten einen ‚gastlichen Raum', in dem PatientInnen willkommen sind und sich niederlassen, heimisch werden können, in dem Affiliationen in Dialogen, Polylogen eines „Du, Ich, Wir" möglich werden. Andererseits ist eine Qualität der Partnerschaftlichkeit erforderlich, in der beide miteinander die gemeinsame Aufgabe der Therapie in Angriff nehmen unter Bedingungen eines ‚geregelten Miteinanders', einer Grundregel, wenn man so will:

- Der Patient bringt die prinzipielle Bereitschaft mit, sich in seiner Therapie mit sich selbst, seiner Störung, ihren Hintergründen und seiner Lebenslage sowie (problembezogen) mit dem Therapeuten und seinen Anregungen partnerschaftlich auseinanderzusetzen. Das geschieht in einer Form, in der er – seinen Möglichkeiten entsprechend – seine Kompetenzen/Fähigkeiten und Performanzen/Fertigkeiten, seine Probleme und seine subjektiven Theorien einbringt, Verantwortung für das Gelingen seiner Therapie mit übernimmt und er die Integrität des Therapeuten als Gegenüber und belastungsfähigem Professional nicht verletzt.
- Der Therapeut seinerseits bringt die engagierte Bereitschaft mit, sich aus einer intersubjektiven Grundhaltung mit dem Patienten als Person, mit seiner Lebenslage und Netzwerksituation partnerschaftlich auseinanderzusetzen, mit seinem Leiden, seinen Störungen, Belastungen, aber auch mit seinen Ressourcen, Kompetenzen und Entwicklungsaufgaben, um mit ihm gemeinsam an Gesundung, Problemlösungen und Persönlichkeitsentwicklung zu arbeiten, wobei er ihm nach Kräften mit professioneller, soweit möglich forschungsgesicherter ‚best practice' Hilfe, Unterstützung und Förderung gibt.
- Therapeut und Patient erkennen die Prinzipien der „doppelten Expertenschaft" an – die des Patienten für seine Lebenssituation und die des Therapeuten für klinische Belange – des Respekts vor der „Andersheit des Anderen" und vor ihrer jeweiligen „Souveränität". Sie verpflichten und bemühen sich, auftretende Probleme im therapeutischen Prozess und in der therapeutischen Beziehung ko-respondierend und lösungsorientiert zu bearbeiten.

4.1 Thesen für ein Integratives Gesundheitscoaching 211

- Das Setting muss gewährleisten (durch gesetzliche Bestimmungen und fachverbandliche Regelungen), dass Patientenrechte, „informierte Übereinstimmung", Fachlichkeit und die Würde des Patienten gesichert sind und der Therapeut die Bereitschaft hat, seine Arbeit (die Zustimmung des Patienten vorausgesetzt, im Krisenfall unter seiner Teilnahme) durch Supervision fachlich überprüfen und unterstützen zu lassen.

- Das Therapieverfahren, die Methode muss gewährleisten, dass in größtmöglicher Flexibilität auf dem Hintergrund klinisch-philosophischer und klinisch-psychologischer Beziehungstheorie reflektierte, begründbare und prozessual veränderbare Regeln der konkreten Beziehungsgestaltung im Rahmen dieser Grundregel mit dem Patienten/der Patientin und ihren Bezugspersonen ausgehandelt und vereinbart werden, die die Basis für eine polylogisch bestimmte, sinnvolle therapeutische Arbeit bieten" (vgl. *Petzold* 2000a).

These 9:
Gesundheitscoaching soll zu Lebensstilveränderungen führen.
An dieser Stelle soll auf die „Vier Wege der Heilung und Förderung" (siehe 3.6) hingewiesen werden. *Petzold* nennt sie auch die „Maximen heilsamer Lebensführung" und „Strategien der Entwicklung" und damit „Wege der Selbsterfahrung", welche sinngeleitetes Leben strukturieren helfen. Diese sind geeignet, heilende und fördernde Wirkungen bei Menschen zu entfalten, die von Störungen (z.B. am Arbeitsplatz), psychischen und somatoformen Erkrankungen oder von schweren psychosozialen Problemen betroffen sind (*ebd.* 694f). Insbesondere wird auf den „dritten Weg der Heilung und Förderung" (siehe *Petzold, Orth, Sieper* 2006, 704) hingewiesen, der über die Erlebnis- und Ressourcenaktivierung auf die Persönlichkeitsgestaltung und Lebensstiländerung abzielt. Praxeologisch bietet er vielfältige Strategien und Methoden (insbesondere die erlebniszentriert-stimulierend und übungszentriert-funktionalen Modalitäten, siehe These 11), die den Zielen des Gesundheitscoaching entsprechen.

Der Gesundheitscoach ist nicht psychotherapeutisch tätig, sollte die Strategien aber als Beobachtungsfoki im Blick haben, um an entsprechende Fachdienste im Gesundheitswesen vermitteln zu können.

These 9 anders ausgedrückt:
Im Gesundheitscoaching soll ein neues Gesundheitsbewusstsein und Gesundheitsverhalten erlernt werden.

„Leben ist Lernen, ist Verhalten im Lebensraum und Lebenszeit. Verhalten ist Lebensäußerung, Lern- und Gestaltungsprozess in Bezogenheit." − „Lernen geschieht aufgrund, durch, an, mit, für...., es ist Verhalten, Lernverhalten, das Verhalten nachhaltig verändert" – „Lernen ist das Differenzieren, Konnektivieren und Integrieren von Wahrnehmungs-, Erfahrungs-, Wissens- und Metawissensbeständen; ...im Erfassen, Verarbeiten und kreativen Nutzen der Komplexität dieser Prozesse selbst wird es Metalernen. Lernen nutzt die multisensorische und multiexpressive leibliche Verfasstheit des Menschenwesens". – „Im menschlichen Leben geht es um Lernen und Verhalten. Verhalten und Lernen. Worum sonst?" (*Petzold* 1969; *Sieper, Petzold* 2002).

„Verhalten und Lernen hängen unmittelbar zusammen. Deshalb ist es mit dem Erwerb von Kompetenzen, von Fähigkeiten und Wissen allein nicht getan, denn Verhaltensänderungen erfordern neue Fertigkeiten, neues Können, d.h. neue Performanzen. (...) Lernen in Beratungsprozessen erfolgt auf vielfältigen Ebenen – etwa der kognitiven, um Inhalte, Wissensstoff aufzunehmen, der emotionalen, um Wertigkeiten und Wichtigkeiten zu erfassen, der volitionalen Ebene, um Entscheidungsprozesse kennen zu lernen und Durchhaltefähigkeit zu erwerben" (*Petzold* 2005, 42f).

Im Gesundheitscoaching wird auch beraten. Beratung ist ohne Lernen und ohne Lernprozesse nicht vorstellbar. Im Gesundheitscoaching werden Lernprozesse initiiert und es geht auch „um misslungene und gelingende Lernprozesse" (vgl. *Petzold, Orth, Sieper* 2006, 659).

Gesundheitscoaching muss daher ein Angebot sein, das neue Kompetenzbildungen und Performanzmöglichkeiten fördert unter Nutzung des Potentials des Menschen zu „komplexem Lernen", d.h. aber zu Veränderungsprozessen. Diese werden dann optimal ablaufen, wenn es zu Lernen als Erfahrungen von „Vitaler Evidenz" kommen kann.

„Lernen bedeutet u.a. die Bereitschaft, sich neuen, ungewöhnlichen, irritierenden, befremdlichen Erfahrungen auszusetzen, ja Selbstirritationen zuzulassen, um sich selber zu überraschen, um sich selbst zu entdecken, um die eigenen Untiefen und Tiefen auszuloten und neue Wege des Erlebens (leiblich), des Erfahrens (emotional), des Erkennens (rational) in kontextueller Bezogenheit zu beschreiben und diese Wege solchen Erlebens, Erfahrens und Erkennens selbst wieder in den Blick zu nehmen" (*Scheiblich, Petzold* 2006, 487).

So kommt es zur Selbsterfahrung, Selbsterkenntnis und Selbstentwicklung – und auch diese gilt es zu hinterfragen (vgl. *Petzold* 2002). Lernen – und das heißt immer auch Veränderung – erfolgt als ein „differentielles und ganzheitliches Lernen, das ‚persönlich bedeutsam' ist (*Bürmann* 1992)". Es ist in hohem Maße veränderungswirksam, wenn sich in ihm

4.1 Thesen für ein Integratives Gesundheitscoaching

1. leibliches Erleben,
2. emotionale Erfahrungen und
3. kognitive Einsicht in
4. zwischenmenschliche Bezogenheit zu Ereignissen von vitaler Evidenz verbinden,
5. die ein anderes Wollen – das Willensgeschehen ist dabei zentral – und Handeln ermöglicht.

Diese aufgeführten fünf Veränderungsmomente fließen und wirken zusammen in der Synergie der „Vitalen Evidenz", gerade wenn es um komplexe Veränderung von Haltungen und Verhalten, übergeordneten „Stilen der Persönlichkeit" mit ihren „persönlichen Lebensstilen" geht (vgl. *Scheiblich, Petzold* 2006, 487ff).

Wenn es bei Beratungsprozessen um das Lernen in komplexen Kontexten geht, wird eine komplexe Lerntheorie erforderlich. Neben den Lerntheorien (siehe *Sieper, Petzold* 2002) hat sich der Integrative Ansatz auch dem für einen Gesundheitscoach wichtig zu kennendem Konzept des Willens – dem Willen und dem Wollen im Zusammenhang mit der Neurobiologie und der Psychotherapie – gewidmet (siehe *Petzold, Sieper* 2008, BdI und BdII). Und auch hier wird erneut die Bedeutsamkeit des Wissens um das Konzept der „dynamischen Regulationsfähigkeit" deutlich (vgl. 2.2.4) und bestärkt die formulierte Aussage in These 2, dass Gesundheitscoaching Stärkung der dynamischen Regulationskompetenz ist oder sein sollte.

Ebenso ist (oder sollte) Gesundheitscoaching die Förderung der individuellen Mentalisierungsprozesse (siehe Konzept der „persönlichen und kollektiven mentalen Repräsentationen; in 2.3.3) im Hinblick auf Gesundheit (sein). Eine entstehende starke mentale Repräsentation von Gesundheit wird dann im Lebensstil umgesetzt.

These 10:
Gesundheitscoaching muss mehrperspektivisch sein.

„Wenn man, wie ich das vertrete, Therapie versteht als heilende und lindernde kurativ-klinische Behandlung als Gesundheitsbewusstheit, Gesundheitsverhalten und Wohlbefinden – wir sprechen von „health, fitness, wellness" – fördernde Arbeit (und das greift weiter als Prävention) – als Selbsterfahrung und Entwicklung, Persönlichkeitsbildung, Arbeit an sich selbst, seiner „Lebenskunst" und – als Kulturarbeit und Kulturkritik, dann muss man Themen immer sehen in einem breiten Kontext" (vgl. *Petzold* 1999a, 267).

„Mehrperspektivität bedeutet die gleichzeitige Betrachtung unterschiedlicher Ebenen und Phänomene. Sie zentriert einerseits in der eigenen Wahrnehmung und ist doch auch gleichzeitig exzentrisch. Mehrperspektivität ist gelebte Dialektik von Exzentrizität und Zentrierung. Diese schafft mit der engagierten Distanz und dem partiellen Engagement eine Haltung, die für jeden supervisorischen Prozess oder Coachingprozess unverzichtbar ist" (vgl. *Petzold* 2003a, 976).

Der Integrative Ansatz fokussiert grundsätzlich im Sinne seines „mehrperspektivischen Ansatzes" (*Petzold* 1988; *Jakob-Krieger et al.* 2004) in seiner Arbeit auf eine Reihe zentraler Perspektiven. Die wichtigsten – für den im Integrativen Ansatz bestehenden Gesundheitsbegriff bedeutsamen – wurden bereits aufgeführt (siehe 2.2.4). Der Integrative Ansatz verbindet die verschiedenen Perspektiven. Er intendiert, möglichst alle Einflussfaktoren, die das Krankheits- und Gesundheitsgeschehen mitbestimmen, in ihrem Zusammenspiel zu erfassen und die Behandlung danach auszurichten. Als methodenintegrativer, multimodaler Ansatz betrachtet die Integrative Therapie Patienten aus den folgenden Blickwinkeln (vgl. *Leuenberger* 2003, 7ff):

Die störungs- bzw. krankheitsspezifische Perspektive:
Diese Sichtweise erfasst und behandelt die psychischen, psychosomatischen und sozialen (interpersonalen) Symptome und Probleme, die für Patienten mit dieser Krankheit charakteristisch sind und die als Kriterien den Diagnosen nach der ICD-10 oder dem DSM-IV zugrunde liegen, z.B. Antriebslosigkeit, Verlust von Freude und Interessen und sozialer Rückzug bei Depression. In der Regel zeigen sich die Symptome einer bestimmten Störung im Zusammenspiel von Wahrnehmung, Denken, Erleben, physiologischen Prozessen und Handeln auf und entwickeln eine Eigendynamik, die sich selbst aufrecht erhält unabhängig von ursprünglichen Ursachen.

Die Perspektive individueller, intrapersonaler Probleme, Muster und Ressourcen:
Der Patient hat zumeist auch individuelle Probleme und Muster, die mit der Krankheit in Beziehung stehen, jedoch nicht unbedingt für diese typisch sind: Unverarbeitete und prägende Erfahrungen aus der Vergangenheit, psychische Belastung durch aktuelle Konflikte und Defizite, problematische Konflikt- und Stress-Bewältigungsmuster und Beziehungsmuster oder ein dysfunktionales Selbstkonzept. Diese Perspektive schaut auf den (eigenen) intrapersonalen Anteil, den Patienten mitbringen sowie auf individuelle (personale) Ressourcen wie z.B. Flexibilität, Sozialkompetenz, Veränderungsmotivation, Wissen, Können.

4.1 Thesen für ein Integratives Gesundheitscoaching 215

Die Umfeldperspektive – systemisch, interpersonal und sozialtherapeutisch:
Dieser Blickwinkel erfasst die Situation der Patienten in ihrem sozialen, ökologischen, politischen und ökonomischen Umfeld, zum Beispiel in der Partnerschaft, mit den Kindern, am Arbeitsplatz, im sozialen Netz, sowie die Wohnqualität, Freizeit und finanzielle Situation. Neben Problemen und Ressourcen erfasst sie ebenfalls bestehende Muster, nach denen der Patient sein soziales und berufliches Leben gestaltet.

Die biografische Perspektive (life span development approach):
Diese Sichtweise folgt der Life-span-development-psychology und betrachtet die Geschichte der krankheitsspezifischen Symptome, der individuellen und interpersonalen Probleme und Muster sowie die Geschichte der Ressourcen: Wie waren die Bedingungen in der Vergangenheit, die zu heutigem Ist-Zustand führten? An welchen ungesunden Beziehungsmustern wird in der Gegenwart festgehalten, weil sie in der Vergangenheit einmal lebenswichtig erschienen? Ebenfalls können vergangene unverarbeitete schädigende Erfahrungen (z.B. Traumata oder Defizite) das gegenwärtige Krankheitsgeschehen mitbestimmen.

Die Ressourcenperspektive:
Die Ressourcen und protektiven Faktoren werden eruiert. Personale, interpersonale, ökonomische und ökologische Ressourcen, alles, was das Selbstwert- und Selbstwirksamkeitserleben positiv beeinflusst (siehe das Integrative Ressourcenmodell in 2.3.2.3) wird dem Patienten bewusst und erfahrbar gemacht.

Die biologische und medizinische Perspektive:
Das Krankheitsgeschehen wird von biologischen und organmedizinischen Faktoren bestimmt, z. B. durch genetische Einflüsse, hirnorganische Faktoren (zum Beispiel durch Unfälle oder Demenzen) und Störungen der Hirnfunktionen (neurobiologische und biopsychologische Einflussfaktoren, zum Beispiel der Transmitter-Balance). Somatische Krankheiten (wie Karzinome, Herz-Kreislauferkrankungen) haben immense psychosoziale Einflüsse.

Die multiperspektivische Sicht ermöglicht in der Diagnostik und Fallkonzeption (*Osten* 1994, 2000; *Osten, Petzold* 1998) eine differenzielle Indikation, das heißt ein differenziertes Verstehen der Funktionalität der Krankheit (zum Beispiel der Krankheitsfunktion im sozialen Kontext) und ein auf den individuellen Patienten maßgeschneidertes multimodales Vorgehen in der Therapie – wie auch im Gesundheitscoaching.

These 11:
Gesundheitscoaching benötigt Methodenvielfalt.
Der Integrative Ansatz sieht mehrperspektivisch und komplex. So wird verständlich, dass „ein Bündel abzustimmender und konzentriert zur Anwendung zu bringender Maßnahmen (prozess organizing, vgl. *Petzold* 2005)" notwendig sind.
Zahlreiche methodische Ansätze sind im Integrativen Ansatz entwickelt worden, um mit Hilfe von kreativen Medien und Methoden spezifische Themen und Fragestellungen zu explorieren (siehe 5.2). Verschiedene Beratungs- und Coachingstrategien (Support, Enlargement, Enrichment und Empowerment; siehe in 3.6) mit einer Vielzahl von Methoden und Techniken (vgl. *Petzold* 1998, 307f, 275ff, 389ff) können variabel zur Anwendung kommen. Sie haben zum Ziel, Symptome zu beseitigen bzw. zu lindern, eine Optimierung der Regulationssysteme des Klienten zu erreichen und zur Lösung psychosozialer Probleme beizutragen. Oft ist das mit einer notwendigen Veränderung des Lebensstils verbunden, was mit dem Einsatz mehrerer Modalitäten einhergeht (vgl. *Petzold, Orth, Sieper* 2006, 692).

Der Integrative Ansatz hat
a. die **konfliktzentriert-aufdeckende Modalität**, in der z.B. mit Methoden aus der Gestalttherapie, dem Psychodrama und kognitiven Problemlösungsansätzen biographische und aktuelle Probleme, dissoziierte und verdrängte Konflikte, problematische Persönlichkeitsstrukturen dargestellt und behandelt werden.
b. die **konservativ-stützende, palliative Modalität**, in der Patienten Beistand, Begleitung, Entlastung, Sicherung erfahren, z.B. in Phasen kritischer Lebensereignisse oder anlässlich der Bewältigung überfordernder Lebensaufgaben (z.B. dem Umgang mit Verlusten).
c. die **erlebniszentriert-stimulierende Modalität**, in der mit kreativen Methoden und Medien sowie aktiver Imagination an einer Flexibilisierung der Persönlichkeit mit ihren Strukturgefügen gearbeitet wird.
d. die **übungszentriert-funktionale Modalität**, in der z.B. Relaxationsmethoden, körpertherapeutische Übungen, Lauftherapie, Bogenschießen, Biofeedback zur Anwendung kommen.
e. die **netzwerkaktivierende Modalität**, in der die Ressourcen sozialer Netzwerke aktiviert, defiziente oder toxische Netzwerke saniert und gute Netzwerkqualitäten gepflegt werden.
f. die **medikamentöse Modalität**. Die Fortschritte in der Entwicklung hochwirksamer, neuer Medikamente, etwa in der Behandlung von Angststörun-

4.1 Thesen für ein Integratives Gesundheitscoaching 217

gen und Depressionen, macht Kombinationsbehandlungen möglich, zur Intervention bei akuten Krisen u.U. notwendig (vgl. *Schuch* 2000, 184).

Insgesamt hat die Integrative Therapie

„tiefenpsychologische, humanistische, kognitive, behaviorale und sozialtherapeutische Methoden und Modelle mit körperorientierten und kreativtherapeutischen zu einem in Theorie und Praxis konsistenten Ansatz verbunden, der patientenorientiert praktiziert wird und in stetiger, forschungsgeleiteter Weiterentwicklung begriffen ist. Sie wird als Einzeltherapie, Paartherapie, Familientherapie und als Gruppentherapie seit 30 Jahren ambulant und stationär eingesetzt" (siehe *Leuenberg* 2003, 3).

Mit dem individuell massgeschneiderten Einsatz der Strategien und ihrer Anwendung auf die oben beschriebenen Perspektiven zielt die Integrative Therapie **im multimodalen Vorgehen auf die Realisierung der therapeutischen Wirkfaktoren ab**, wie sie durch die Psychotherapieforschung vielfach erhärtet wurden (*Bergin, Garfield*, 1994, *Grawe* 2000, *Märtens, Petzold* 1998):

- Vertrauensvolle Therapiebeziehung,
- Induktion positiver Erwartungen,
- Prozessuale Aktivierung der Probleme und der Ressourcen,
- Vermittlung von motivationsfördernden Klärungsprozessen,
- Vermittlung erfolgreicher Bewältigungserfahrungen und Bewältigungskompetenzen,
- Vermittlung korrektiver und alternativer Beziehungserfahrungen,
- Förderung von Ressourcen und von Ressourcen-Kompetenz.

Diesen Wirkprinzipien unter- und zugeordnet hat die Integrative Therapie ein eigenes Wirkfaktorenkonzept. Das Konzept ist eine Heuristik von 14 Faktoren der Heilung und Förderung (*Petzold* 2003a):

1. Einfühlendes Verstehen, Empathie
2. Emotionale Annahme und Stütze
3. Hilfen bei der realitätsgerechten praktischen Lebensbewältigung
4. Förderung emotionalen Ausdrucks und volitiver Entscheidungskraft
5. Förderung von Einsicht, Sinnerleben, Evidenzerfahrungen
6. Förderung kommunikativer Kompetenz und Beziehungsfähigkeit
7. Förderung leiblicher Bewusstheit, Selbstregulation und psychophysischer Entspannung

8. Förderung von Lernmöglichkeiten, Lernprozessen und Interessen
9. Förderung kreativer Erlebnismöglichkeiten und Gestaltungskräfte
10. Erarbeitung von positiven Zukunftsperspektiven
11. Förderung positiver persönlicher Wertebezüge
12. Förderung eines prägnanten Selbst- und Identitätserlebens und positiver selbstreferentieller Gefühle und Kognitionen, d. h. von persönlicher Souveränität
13. Förderung tragfähiger sozialer Netzwerke
14. Ermöglichen von Empowerment- und Solidaritätserfahrungen.

Die Wirkfaktoren kommen im Therapie- und Beratungsprozess situations- und problemangemessen integriert im persönlichen Stil und entsprechend der vorhandenen Methodenvielfalt des Therapeuten und Beraters zum Tragen.

These 12:
Gesundheitscoaching wird von einer Beraterpersönlichkeit durchgeführt.

> „Wenn eine gute „Passung" nicht in den initialen Beratungssitzungen erreicht werden kann, ist damit ein hoher Prädikator für ein Scheitern des Beratungsgeschehens gegeben und es ist zu empfehlen, die Beratung einem anderen Kollegen zu übertragen, weil ein „Nachbessern", etwa durch eine längere Beratungsdauer, meistens nicht gelingt" (*Petzold* 2005, 46).

Übergeordnetes Ziel zu Beginn einer Beratung/eines Gesundheitscoachings ist der Aufbau von Vertrauen und die Induktion positiver Erwartungen. Klienten sollen von Anfang an Wertschätzung, Sicherheit, Verständnis, Geduld und Vertrauen erfahren können. „Wir reagieren als Therapeuten, wie *Rogers* das gezeigt hat, im Sinne der subliminalen (unterschwelligen) positiven Wünsche und Ziele, nicht im Sinne der Befürchtungen unserer Patienten" (*Grawe* 1992) – denn positive Erwartungen sind ein zentraler Wirkfaktor (*Grawe* 2000, siehe These 11) in der Therapie sowie in der Beratung. Ziel ist ein respektvoller Umgang mit dem Klienten, wo von vornherein über die Vorgehensweise des Beraters/Coach in einer geeigneten Weise partnerschaftlich informiert wird. Damit wird unter Berücksichtigung des Verständnishorizontes des Klienten durch Transparenz, die Möglichkeit der qualifizierten Zustimmung und Mitwirkung am Vorgehen eröffnet (siehe 5.1.5).

Um diese Ansprüche an die Beziehung in den unvermeidlichen Beziehungstests erfüllen zu können, braucht der Gesundheitscoach persönliche, soziale und fachliche Identität und Handlungskompetenz. Die Kernkompetenzen eines Coachs und die Haltung, die er gegenüber den Anderen und sich selbst einnehmen sollte,

4.1 Thesen für ein Integratives Gesundheitscoaching 219

wurden bereits vorgestellt (siehe 3.5 und 3.7, vgl. Diskussion These 10 in 1.4). Bedeutsam sind ebenfalls Kompetenzen zur Arbeit mit Widerstand (Reaktanz und Vermeidungsverhalten) (*Petzold* 2003a), mit Übertragungen (Aktivierung früherer Beziehungserfahrungen und -wünsche in der Beratungsbeziehung), und den Eigenübertragungen. Dafür ist es notwendig, dass der Coach eine exzentrische Position einnehmen kann. Exzentrizität beschreibt die Fähigkeit des Menschen, von sich selbst abzusehen, zu sich selber in Distanz zu gehen, um sich und seine Situation und Lage „von Außen" zu betrachten (Selbstreflexion) und sich aus dieser „exzentrischen Positionalität" (*Plessner*) selbst zu erkennen. Mit *Böhme* (1985) kann Exzentrizität auch als abgehobener, schräger Blick auf sich selbst beschrieben werden (vgl. *Ebert, Könnecke-Ebert* 2004, 178f). „Wenn es gleichzeitig gelingt, aus unterschiedlichen, fachlichen Ebenen mit Sicht auf den individuellen Klienten und gleichzeitig seiner Gruppe, der dieser zugehört, der Ethnie, Kultur usw. aus verschiedenen historischen Blickwinkeln das Geschehen zu erfassen, entsteht Mehrperspektivität" (*Leitner* 2009, 82) – die im Gesundheitscoaching wesentlich ist (siehe These 8).

Ausdrücklich wird auf die Bedeutung der „affilialen Kompetenz und Performanz" des Gesundheitscoach hingewiesen (vgl. *Petzold, Müller* 2003). Im gesamten Prozess, aber insbesondere gerade zu Beginn des Gesundheitscoachings muss sich der Klient verstanden fühlen (ein heilendes Wirkprinzip, siehe These 11). „Es ist und bleibt ein unverzichtbares Bedürfnis der Individuen, sich von anderen im tiefen Inneren gemeint und verstanden zu fühlen, aber auch sich selbst zu verstehen. Es genügt nicht, äußerliche Handlungen vorzunehmen oder mit aufgesetztem Expertenwissen und –verhalten zu beeindrucken oder mit magischen Gesten oder Phrasen zu manipulieren" (*Leitner* 2009, 82).

Regelmäßige Supervision – als professionelle Form der Qualitätssicherung – sollte für den Berater daher eine feste Disziplin sein. Supervision fördert neue Entwicklung, transportiert neue Erkenntnisse und verhindert Erstarrung. Sie trägt zur Weiterentwicklung von Exzentrizität, Mehrperspektivität und guter Zentriertheit bei und fördert die persönliche und berufliche Souveränität des Gesundheitscoachs.

These 13:
Ein Gesundheitscoach braucht eine interdisziplinäre fundierte Ausbildung.
„Professionell zu verantwortende Beratung wird durch die Beraterpersönlichkeit, das wissenschaftlich fundierte Handlungskonzept und eine standardgemäße, d.h. wissenschaftlich fundierte Qualifikation entwickelt und gesichert" (*DGfB* 2003, 51) – was auch für das Gesundheitscoaching gelten muss.

Hurrelmann (2000) zeigt auf, dass Gesundheitsfachleute benötigt werden, die zwar eine Spezialkompetenz besitzen, zugleich aber an einem breiten Konzept von Gesundheit orientiert sind und sich in interdisziplinäre, multiprofessionelle Teams einordnen können. Er übt Kritik an den derzeitigen Ausbildungen für die Gesundheitsprofessionen und fordert eine Reformierung (vgl. *ebd.* 190ff; siehe These 11 in 1.4). Die von ihm vorgeschlagenen Ausbildungsinhalte finden sich in der Ausbildung des Gesundheitscoachings nach dem Integrativen Ansatz wieder (vgl. 1.1.1). Diese vermittelt zusätzlich die Grundlagen von professioneller Beratungs- und Coachingarbeit und hat Module der Persönlichkeitsbildung und Selbsterfahrung (Lehr-Coaching). Gerade der Wirkfaktor „Verstehen" kann „nicht ohneweiteres formal operationalisiert und entlang eines Manuals appliziert werden, sondern ist in der Regel Ergebnis reflektierter „Weltverhältnisse" durch gründlich und professionell begleitete Selbsterfahrung" (*Leitner* 2009, 82).

Die Notwendigkeit von mehrjährigen beruflichen Erfahrungen im Gesundheitswesen vor Ausbildungsbeginn ist für die Theorie-Praxis-Verschränkung, die im Integrativen Ansatz im Vordergrund steht, bedeutsam.

Für jedes (bereits oder noch entstehende) Ausbildungscurricula „Gesundheitscoaching" sollte die Qualitätssicherung durch Evaluation verpflichtend sein (vgl. *Steffan, Petzold* 2000). An der „Europäischen Akademie für psychosoziale Gesundheit", staatlich anerkannte Einrichtung der beruflichen Weiterbildung in der Trägerschaft des Fritz Perls Instituts, werden regelmäßig Ausbildungsevaluationen durchgeführt. In *Petzold, Steffan* (2000a) wird eine kompakte Übersicht über die durchgeführten Studien zur Ausbildungs- und Therapieevaluation in Integrativer Therapie seit 1974 gegeben. Die Ausbildungen werden in allen Bereichen sehr hoch bewertet – in Selbsterfahrung, Skill-, Methoden- und Theorievermittlung, Supervision. Die Evaluationsstudie im Bereich der Sozialtherapieausbildung im Bereich Sucht weist ebenfalls gute Ergebnisse auf und zeigt, dass EAG/FPI professionelle Ausbildungen auf einen hohen Standard durchführen (vgl. *Petzold, Rainals et al.* (2006). Durch die Untersuchung der psychotherapeutischen Arbeit der Absolventen und ihrem positiven Effekt lässt sich zeigen: Gute Ausbildung führt zu guter Therapiequalität. Die beschriebenen „Metazirkel der Qualitätssicherung" erweisen sich als ein hervorragendes Instrument umfassender Bemühungen um Qualität.

> „Solange Ausbildungsinstitutionen nicht die Wirksamkeit ihrer Ausbildungen durch Evaluationen auf der Ebene des Ausbildungssystems und auf der Ebene des Patientensystems mit hinlänglicher Zuverlässigkeit nachgewiesen haben, können sie in der heutigen Zeit der Qualitätssicherung keinen Anspruch auf Bonität ihres Curriculums und die Qualität ihrer Ausbildungstätigkeiten erheben" (*Petzold, Rainals et al.* 2006, 534).

4.1 Thesen für ein Integratives Gesundheitscoaching

These 14:
Gesundheitscoaching bedarf der Qualitätsüberprüfung.

„Erarbeite therapeutische Konzepte und Methoden so, dass sie an die Grundlagenwissenschaften (z.b. Psychologie, Neurobiologie, Medizin) und die Forschungsergebnisse der Psychotherapieforschung anschlussfähig sind und durch neue Forschung überprüft werden können. Entwickle Beiträge so, dass sie nicht nur der eigenen Richtung dienen, sondern für das gesamte Feld der Psychotherapie und vor allem für PatientInnen von Nutzen sind. Was wirklich grundlegend wichtig ist, muss für alle Richtungen und für PatientInnen Bedeutung haben und mit ihnen partnerschaftlich umzusetzen sein " (*Petzold* 2000h).

Die Untersuchung von Qualität durch empirische Forschung und durch Evaluationsstudien gehört zum Standard moderner Weiterbildung. Die gesetzliche Verankerung im Gesundheitsreformgesetz von 1989 und das Gesundheitsstrukturgesetz von 1994 schreibt Qualitätssicherung vor. Seit 1999 ist der Effektivitätsnachweis durch kontrollierte Studien Voraussetzung für die Anerkennung als wissenschaftliches Psychotherapieverfahren.

Für den Integrativen Ansatz ist die Frage der Effektivitätskontrolle, Qualitätssicherung und -entwicklung ein Kernanliegen und dient gleichermaßen der Theorienbildung und der Methodenoptimierung, d.h. der Praxiologie. Stets hat *Petzold* die Notwendigkeit einer Evidenzbasierung betont und Qualitätssicherung und Evaluation konsequent gefordert. Aus einer seit Anfang der 80er Jahre bestehenden Forschungstradition wurde 1994 das Forschungsinstitut an der EAG gegründet mit dem Ziel, die Effekte und die Therapiewirksamkeit von Integrativer Therapie zu zeigen und Ausbildungsqualität zu sichern (Einblick in die wissenschaftliche Forschung und Qualitätsdokumentation in der Integrativen Therapie und in die Forschungsarbeit des Institutes, siehe unter *Leuenberger* 2003, 49-60).

Leuenberger (2003) hat Studien aufgeführt, die die Wirksamkeit der Integrativen Therapie bei verschiedenen, oft gleichzeitig (komorbid) auftretenden und chronifizierten Störungsbildern belegen. In keiner Studie zeigten sich Schäden durch die Therapie. Nach den aktuellen Forschungsbefunden ist die Integrative Therapie ein Behandlungsverfahren mit geringem Behandlungsrisiko, geringen Nebenwirkungen und einer guten therapeutischen Breitenwirkung (*ebd.* 3).

Für den Gesundheitscoach selbst ist die Supervision als professionelle Form der Qualitätssicherung in der Arbeit mit dem Klienten unverzichtbar (vgl. These 12).

Nach diesen Ausführungen zu den Thesen erhält obige Empfehlung, ein Gesundheitscoaching nach dem Integrativen Ansatz zu konzeptualisieren, Bestärkung und Berechtigung. Zu allen aufgestellten Thesen, die aus den theoretischen Ausführungen und aus den Ergebnissen der Experteninterviews heraus formuliert wurden, kann der Integrative Ansatz mit wissenschaftlich fundierten Erkenntnissen und in der Praxis erprobten und evaluierten Konzepten Stellung nehmen. Fundiertes Erfahrungswissen wird deutlich, auf das das Gesundheitssystem zurückgreifen, aber zumindestens in einen Diskurs treten sollte.

Gesundheitscoaching nach dem Integrativen Ansatz als biopsychosoziale Methode ermöglicht eine professionelle wissenschaftliche fundierte Beratung für das dynamische, biopsychosoziale Geschehen Gesundheit. In einem Integrativen Gesundheitscoaching sind alle Praxisstrategien an sozialwissenschaftliche und biopsychologische Theorien und Forschungen rückgebunden. Trotz dieser wissenschaftlichen Fundiertheit hat der Ansatz aber eine hohe Praxisrelevanz, weil er in der Praxis und aus der Praxis entwickelt und erprobt wurde – wie sich im „Gesundheitscoaching in der Praxis" im folgenden Teil zeigt.

„Der Integrative Ansatz hatte stets in Diagnostik, Beratung und Behandlung einen hohen und komplexen Anspruch, weil differenzierte Menschen in komplexen Lebenslagen etwas sehr vielfältiges und kompliziertes sind" (*Osten* 2000, 280). Von daher sollte das Gesundheitscoaching „ein Integratives" sein, weil die Gesundheit von dem einzigartigen Menschen etwas sehr einmaliges ist.

5 Gesundheitscoaching in der Praxis

Nach der Darstellung der Konzepte, die dem Gesundheitscoaching zugrunde liegen, soll im folgenden Teil die praktische Umsetzung konkretisiert werden. Wie schon in den einleitenden Gedanken erwähnt, wird im Geschriebenen immer die persönliche Färbung des Autors deutlich – umso mehr in einem Praxisteil. Die hier beschriebene Umsetzung des Gesundheitscoaching in die Praxis ist nur **eine** Möglichkeit. Die vorgestellte Methodik entspricht den erworbenen Qualifikationen und den langjährigen beruflichen Erfahrungen der Autorin im psychosozialen und suchttherapeutischen Feld sowie im Bereich Supervision und Coaching.

Gesundheitscoaching ist, wie bereits deutlich formuliert, keine Psychotherapie und muss von ihr abgegrenzt werden. Jedoch kann ein langjähriger therapeutischer Erfahrungsschatz bedeutsam sein: er hilft zu erkennen, wo ein Coaching angemessen ist oder eben nicht. Die Arbeitsunfähigkeit aufgrund von psychischen Erkrankungen ist immens gestiegen (siehe 2.4.5.3). Der „Schritt" zum Coach fällt vielen (noch) leichter als das Aufsuchen eines Psychotherapeuten. Daher ist es notwendig, Symptome psychischer Erkrankungen wahrnehmen und erkennen zu können. Zunehmend tritt das Thema Sucht bei Arbeitnehmern auf – vermehrt tauchen suchtspezifische Aspekte in Coachingprozessen auf: Alkohol dient der Entspannung nach einem Arbeitstag mit Druck und belastendem Stress. Im Gesundheitscoaching im Rahmen des BGM (siehe 1.2) stellt sich die Frage, wie mit einem suchtkranken Mitarbeiter umzugehen ist. Das Wissen über das Suchtgeschehen und die Kenntnis über Behandlungswege sind hilfreich. Zügig kann auf die zuständigen Hilfssysteme hingewiesen werden und es ist möglich, erste Schritte in Richtung Veränderung aufzuzeigen.

Das Gesundheitscoaching wird freiberuflich und überwiegend im Einzelsetting angeboten. Es ist örtlich einem ambulanten Rehabilitationszentrum für muskuloskeletalen Erkrankungen eines Gesundheitszentrums angebunden. Der Leiter dieses Rehazentrums stellte fest, dass es zunehmend mehr Patienten mit einem körperlichen Leiden gibt, denen mit einer rein körperlichen Behandlung nicht zu „helfen" ist bzw. ihre Leiden sich nur bedingt verbessern. Im Sinne der vorgestellten These 3 und These 4 wurde die Notwendigkeit der Interdisziplinarität gesehen und eine Zusammenarbeit angestrebt. Somit stellt hier das Gesundheitscoaching eine Ergänzung zu den schon vorhandenen Gesundheitsdiensten dar und kooperiert mit ihnen.

5.1 Der Prozess des Gesundheitscoachings

Definitionen, Formen, Ziele und Inhalte von Coaching wurden bereits vorgestellt (siehe Teil 3.). Der Prozess vom Gesundheitscoaching entspricht dem des „klassischen" Coaching: es gibt die Kontakt- und Kontraktphase, es folgt die „Analyse" und Erarbeitung von Lösungsschritten und Handlungsoptionen sowie die entsprechende methodische Umsetzung und zum Abschluss die Phase der Zielerreichung.

An dieser Stelle wird „nur" die Kontakt- und Kontraktphase vorgestellt, in der neben Ziel- und Auftragsklärung dem Klienten inhaltlich Informationen und Orientierungshilfen zu den Angeboten auf dem „Gesundheitsmarkt" gegeben werden. Ein Foki liegt auf der Beziehungsgestaltung, auf die Ressourcen und das Anliegen des Kunden.

5.1.1 Die Kontraktarbeit

Der Schlüssel für eine effektive Coachingarbeit ist eine sorgfältige Erarbeitung eines Kontraktes. Der Kontrakt- oder Vertragsprozess meint die ständige Reflexion und den offenen Austausch über die ausgesprochenen oder schriftlichen Vereinbarungen zwischen Coach und Klient über

1. die Rahmenbedingungen (Setting, Arbeitsrahmen, Geschäftsbedingungen)
2. die Inhalte und Ziele (Klärung des Anliegens, professionelle Rollen, Methoden)
3. die Beziehungsgestaltung innerhalb des Coachings.

Der Begriff Vertrag beinhaltet, dass die Vertragsparteien Rechte und Zuständigkeiten haben und ihre (Nicht-)Handlungen sich auswirken und zu Konsequenzen führen. Beide Parteien bringen ihre jeweiligen Positionen ein und gestalten gemeinsam den Prozess im Sinne der „doppelten Expertenschaft" (siehe These 8 in 4.1).

Der Vertragsprozess ist eine gemeinsame Arbeit: Der Gesundheitscoach strukturiert gemeinsam mit dem Klient den Rahmen für den Entwicklungsprozess. Er ist verantwortlich für den Einsatz geeigneter Methoden, die gemäß dem

5.1 Der Prozess des Gesundheitscoachings

Prinzip des „informed consent" angeboten werden müssen (*Leitner* 2009). Er bietet sich als Beziehungspartner an und stellt dem Klient Feedback zur Verfügung. Der Gesundheitscoach ist herausgefordert, seine Seite wahrzunehmen und zu reflektieren sowie selbstständig seine Angebote, Vorstellungen, Diagnosen, Hypothesen, Perspektiven, Strategien und Konzepte des Coachings zu entwickeln. Der Klient ist ebenso aufgefordert, sein Anliegen, seine Rechte, seine ganzen Potentiale und seine Kompetenz einzubringen. Die Zielformulierung und -bestimmung durch den Klient ist „selbstverständlich" – wie auch die „client dignity" die fundierende Position ist, da die „Würde des Patienten" antastbar ist (vgl. These 5 in 4.1). Auf diesem Hintergrund ist es auch möglich, die Themen Macht (*Haessig* 2008, *Petzold* 2009c) sowie Gender und Diversity ausgewogen zu handhaben (*Abdul-Hussain* 2009).

Auf den Vertragsprozess wird hier nicht weiter eingegangen (siehe *Schneider* 2001, 47ff; *Mautsch*, in: *Rauen* 2004, 65ff). *Schneider* (2001) weist darauf hin, dass gerade das Gespräch über den Vertrag sowie über die Ziele und Planungen dem Klienten die Möglichkeit bieten, „die gemeinsame Arbeit auf einer Metaebene zu betrachten, auf sie Einfluss zu nehmen und zu modifizieren und dadurch die ihm zustehende Verantwortung und Zuständigkeit zu übernehmen" (*ebd.* 51). Da sich das Anliegen im Verlauf des Coachings verändern kann, sind ggf. neue Vereinbarungen zwischen Coach und Klient zu treffen Ein formuliertes Ziel: „Ich will mich körperlich wieder bewegen", kann zum Anliegen „Ich will meinen Willen stärken" werden, wenn im Coachingprozess z.B. deutlich wird, dass es Schwierigkeiten in der Umsetzung gibt oder die Durchhaltekraft des Klienten nachlässt. Das Anliegen des Klienten muss daher im gesamten Prozess „im Blick" behalten, immer wieder überprüft und ggf. neu formuliert werden.

Der Klient wird in dem Kontakt-/Erstgespräch über seinen persönlichen Einsatz (finanzieller und zeitlicher Rahmen) informiert. Gemeinsam mit dem Gesundheitscoach wird ein Vertrag – in mündlicher oder schriftlicher Form – über die Problemstellung, die Ziele und das geplante Vorgehen im Coachingprozess festgelegt. Der Abschluss des Gesprächs sollte ein Kontrakt sein, sprich eine Einigung und Zustimmung durch den Klienten bezüglich der Art, des Inhalts, der Rahmenbedingungen und des Umfangs der geplanten Leistungen und Methoden. Hierfür ist es notwendig zu wissen, welches Verständnis sowohl der Klient als auch der Gesundheitscoach von Gesundheit und vom Gesundheitscoaching hat, um herauszustellen, dass beide „das gleiche" oder beide „etwas anderes" meinen (vgl. These 1 in 1.4).

5.1.2 Verständnisklärung – was ist Gesundheit, Coaching, Gesundheitscoaching?

Die bisherige Praxiserfahrung zeigt, dass Menschen aus unterschiedlichen Motiven (im Einzelsetting) kommen bzw. sich für ein Erstgespräch zum Gesundheitscoaching melden. Aufgrund der Vernetzung mit anderen Gesundheitsdiensten kommen Personen gezielt aufgrund einer Empfehlung. Andere sind auf der Suche nach „der richtigen Hilfe": Diese haben in der Regel einen oder mehrere Ärzte aufgesucht und stellen trotz verschiedenster Behandlungsmethoden keine nachhaltige Verbesserung ihrer gesundheitlichen Situation fest; andere haben einen langen „Leidensweg" hinter sich mit den verschiedensten „Helfern" und „Heilmethoden" – letztlich kommen „alle" mit dem Ziel, dass es ihnen gesundheitlich wieder besser gehen soll.

Der Begriff Gesundheitscoaching ist für die meisten Kunden „neu" und nicht ganz klar, wobei deren Vorstellungen in etwa mit den Inhalten übereinstimmen. Einige machen deutlich, dass sie eine Psychotherapie nicht „brauchen" – dabei „klingt" durch: „So schlimm ist es noch nicht mit mir." Wenn aufgezeigt wird, dass psychotherapeutische Elemente im Gesundheitscoaching vorkommen können, gibt es jedoch keine Einwände von der Person. Ebenfalls kommen Kunden, die eine konkrete Vorstellung von oder auch bereits Erfahrungen mit Coaching haben. Deren Aussagen lassen sich umschreiben mit den Beschreibungen von *Schreyögg* (2000), die die Funktion von Coaching als eine „innovative Form der Personalentwicklung" für Menschen mit Management-Funktionen unterschiedlichster hierarchischer Ebenen sieht. Sie charakterisiert Coaching als „Psychotherapie für Berufstätige" – als eine Dialogform, bei der „Freud und Leid im Beruf" thematisiert werden (vgl. *ebd.* 4). Persönliche Themen sollen (müssen, können) nur insofern zur Sprache gebracht werden, als diese die Arbeit beeinflussen bzw. beeinträchtigen (vgl. 3.4). In diesem Sinne fördert Coaching die Auswahl und Durchführung von persönlichen Projekten im Arbeitsbereich und besonders eine Haltung, mit der sich der Gecoachte „selbst zum Projekt macht " (*Petzold* 1994a).

In der Kontaktphase geht es ebenfalls um das bestehende Konzept von Gesundheit – sowohl vom Klient als auch vom Coach. Heißt Gesundheit für den Klient, nicht krank zu sein? Welche Faktoren sind dem Klienten für und bei seiner Gesundheit wichtig? Was tut der Klient bereits für seine Gesundheit?

Bereits im „klassischen" Coaching ist das Thema Gesundheit häufig präsent, wobei es nicht unbedingt thematisiert werden muss. Häufig taucht es indirekt bei der Frage der psychischen und körperlichen Leistungsfähigkeit auf. Grundsätzlich ist der Blick auf die Gesundheit ein wesentlicher Bestandteil vieler Coachingprozes-

5.1 Der Prozess des Gesundheitscoachings

se – insbesondere, wenn das Anliegen mit beruflichen Veränderungsprozessen (wie z.B. bei Aufstieg, Karriere, Existenzgründung, Selbstständigkeit, Berentung), Stress, Grenzsituationen, Mobbing, Themen des Älterwerdens und Symptombildungen zu tun haben. Blick auf die Gesundheit heißt für *Lauterbach* (2005), dass die folgende Frage in das Standardrepertoire aufgenommen worden ist:

> „Wie schätzen Sie Ihre Gesundheit, Ihre psychophysische Fitness und Ihre Leistungsfähigkeit ein und gibt es einen Zusammenhang zwischen Ihrem Anliegen, Ihrem Ziel und diesem gesundheitlichen Aspekt?" (*ebd.* 61);

denn: „Es macht keinen Sinn, differenzierte Gespräche über die Karrierestrategien des Kunden zu führen und nahe liegende, unmittelbar damit verknüpfte gesundheitliche Risiken auszublenden".

Bevor der Gesundheitscoachingprozess beginnen kann, muss es eine gemeinsame Basis geben, von der aus man über die oder von der Gesundheit spricht. Hilfreich sind hier Anregungen und Informationen, die es dem Klienten ermöglichen, sein Konzept von Gesundheit zu erweitern und ggf. seine Einstellung zu modellieren. Der Gesundheitscoach hat die Aufgabe, dieses Feld thematisch zu erschließen, z.B. durch Informationen über Gesundheit und ihre Risiken, die je wissenschaftlich fundiert sein müssen. Das biopsychosoziale Modell kann erläutert und Aspekte der Salutogenese mit dem Kohärenzmodell können visualisiert dargestellt werden. Über das Gespräch zum bestehenden Gesundheitsverständnis werden häufig Anliegen und Veränderungswünsche sowie Motive des Kunden deutlicher. Hier wird die „Vermittlung von Theorie zur Intervention" (vgl. *Petzold, Orth* 1994, 340ff).

An dieser Stelle kann sich auch abzeichnen, dass ein Gesundheitscoaching zu dem gewählten Zeitpunkt (noch) nicht angezeigt ist. Stets hat der Gesundheitscoach alle Perspektiven zu berücksichtigen: Hat ein Gesundheitscoach eine psychosomatisch orientierte Brille auf, kann er verführt sein, sich die Magenschmerzen vom Klienten nur unter dem Aspekt des vorhandenen beruflichen Stresses „anzuschauen" und die medizinische Perspektive „übersehen". Ärztliche Untersuchungen sind notwendig zur Abklärung von einem körperlichen Leiden.

Ebenfalls darf nicht fraglos und „wahllos" Bewegung empfohlen werden. Ein Gesundheitscheck beim Arzt, die Durchführung eines körperlichen Belastungstests ist oft notwendig. Die Zusammenarbeit mit einem bewegungs-/sportmedizinischen Fachdienst wird hier wichtig. Dieser sollte in der Lage sein, dem Klienten auf der Basis der Ergebnisse ein individuelles Programm zur Verbesserung seiner aktuellen Fitness zu erstellen und eine entsprechende Begleitung bereitzustellen (vgl. *Braumann* in: *Lauterbach* 2005, 202-216).

5.1.3 Orientierung auf dem „Gesundheitsmarkt"

Häufig fehlt es Klienten an Informationen und Wissen: „Wo bekomme ich die entsprechende Hilfe und welche Unterstützung brauche ich für mein gesundheitliches ‚Problem'? Und wer ist eigentlich zuständig?"
Im Gesundheitscoaching sollte auf verschiedene Maßnahmen und methodische Zugänge zur Gesundheitsförderung bzw. auf entsprechende Angebote im Sinne des interdisziplinären Anspruchs hingewiesen werden. Die Gesundheit, Arbeitsfähigkeit und das Wohlbefinden eines Menschen ist so umfassend und komplex und bedarf immer einer mehrperspektivischen Betrachtung (siehe These 4 und 10 in 1.4 und 4.1). Die meisten Klienten haben schon Erfahrungen mit anderen Maßnahmen gemacht – von daher kann oft schon auf positive oder weniger positive Erfahrungen zurückgegriffen werden. Der „Weg zum Arzt" bei Gesundheitsfragen ist normal – auch sinnvoll und notwendig – insbesondere, um körperliche Erkrankungen ausschließen zu können bzw. sie entsprechend zu behandeln. Ebenfalls möglich sind folgende Maßnahmen entsprechend den bereits aufgeführten Modalitäten (vgl. These 11 in 4.1):

1. eine moderne Medikation (in Koordination mit einem Arzt/Psychiater)
2. eine Psychotherapie als mittelfristige Karrierebegleitung (Schwerpunkt liegt auf der Veränderung negativer Schemata, d.h. dysfunktionaler Narrative und Scripts) oder als kontinuierliche mittel- bis langfristige Therapie
3. Netzwerktherapeutische Maßnahmen mit möglichen Schwerpunkten wie:
   a) Stärkung des familialen Netzwerkes durch Familien- bzw. Paartherapie; Ermutigung, ein Haustier anzuschaffen.
   b) Reaktivierung, Neuaufbau und Pflege des amicalen sozialen Netzwerkes.
   c) Aufbau eines kollegialen sozialen Netzwerkes mit einer guten Gesprächskultur.
   d) Aufbau eines Kontaktnetzes etwa in sportiven bzw. erwachsenenbildnerischen Kontexten und Aktivitäten sozialen Engagements.
4. Leib-, Bewegungs- und Sporttherapeutische Maßnahmen mit folgenden möglichen Schwerpunkten:
   e) Running therapy (vgl. 2.4.1), Konditionsaufbau.
   f) Tonusregulation, Entspannungstraining, Atemaktivierung (vgl. 2.4.2).
   g) Beginn eines sportiven Weges (vgl. 2.4.1).
   h) Förderung eines gesundheitsbewussten und -aktiven Lebensstils (vgl. 2.3.3.2).
5. Agogische und Kreativtherapeutische Maßnahmen mit dem Ziel:

5.1 Der Prozess des Gesundheitscoachings

i) Förderung der beruflichen Reintegration, des Arbeitsverhaltens und der Belastungsfähigkeit.
j) Förderung der Bildungsmotivation und des Bildungsverhaltens.
k) Förderung der Sinneswahrnehmung und des kreativen Ausdrucks.
l) Förderung von Interessen und Freizeitgestaltung (Gesprächskreise, Hobbies, Naturerleben).
6. Metatherapeutische Maßnahmen mit emanzipatorischen Zielen:
m) Verarbeitung von Krankheitserfahrungen, d.h. Be- und Verarbeitung der Krankheitskarriere und ihrer psychosozialen Auswirkungen.
n) Reflexion der psychosozialen, ggf. ökonomischen und politischen Hintergründe und Kontexte der Erkrankung.
o) Reflexion der Erfahrungen mit Therapie und Hilfsagenturen.
p) Bewusstwerden, was im Leben zählt, gut tut und wichtig ist, um dem in Sinne persönlicher und gemeinschaftlicher „Lebenskunst" nachzugehen (vgl. *Petzold, Sieper* 2008II, 520f).

Für den Gesundheitscoach ist ein multimodales und interdisziplinäres Vorgehen wichtig, um gemeinsam mit dem Klienten ein individuelles, realisierbares „Gesundheitspaket" zu schnüren. Insbesondere sollte der Blick darauf gerichtet sein, die (noch) vorhandenen gesunden Potentiale und Ressourcen zu nutzen und die Selbstheilungskräfte zu aktivieren. Wichtig ist, dass der Klient informiert ist/wird, was es an Maßnahmen auf dem „Gesundheitsmarkt" gibt: Zum einen, was der Gesundheitscoach selbst an Methoden anbieten kann (und welche nicht) und was es darüber hinaus an anderen professionellen Angeboten gibt. Nur so kann der Klient sich bewusst gegen oder für das „Gesundheitscoaching" entscheiden. Dafür benötigt er im Vorfeld Informationen, die ihm Orientierung geben und die zu Einsicht und Sinnerleben führen – ein Faktor aus der „Heuristik der 14 Faktoren der Heilung und Förderung" (*Petzold* 2003a; vgl. These 11 in 4.1).

Ferner gehört es mit zur Aufgabe des Gesundheitscoach, gemeinsam mit dem Klient individuelle Wege zu erarbeiten, wie die erwünschten gesundheitsorientierten Veränderungen in „das Leben" zu integrieren sind. Wechselwirkungen sind zu beachten: Sollen z.B. Strategien zur Bewältigung der neuen Aufgaben als Führungskraft erarbeitet werden, die eine zeitliche Mehrbelastung bedeuten, der Klient andererseits auch beabsichtigt, „mehr Sport zu treiben", dann stellt sich die Frage, woher der Klient die Zeit „nehmen" will. Nachhaltige Wirkungen sind „eigentlich" nur über ein mehrperspektivisches Vorgehen zu erzielen, die die individuelle Ressourcenlage des Klienten berücksichtigt.

5.1.4 Die Ressourcen des Klienten

Der Gesundheitscoachingprozess ist natürlich auch abhängig von bestimmten Ressourcen des Klienten: seiner Motivation, seinem Willen, seinen finanziellen und insbesondere seiner zeitlichen Ressourcen. Wie viel Zeit, Geld, Engagement und Bereitschaft sind bei dem Klienten zur Veränderung vorhanden?

Im Erstgespräch/in der Vertragsphase gilt es folgende Aspekte transparent zu machen: Die Kosten für das Gesundheitscoaching müssen selber vom Kunden getragen werden, sofern es sich nicht um eine gesundheitsfördernde Maßnahme eines Betriebes handelt. Für einige Kunden ist die Eigenfinanzierung selbstverständlich, für andere eher befremdlich, „etwas für die Gesundheit" zu zahlen. Für einen bestimmten Kundenkreis spielt dieses keine Rolle bzw. erhöht dieser Aspekt eher die Motivation, die Ziele zu erreichen. Sie sehen das Gesundheitscoaching als ein Mittel, „sich selbst etwas Gutes zu tun" und sind so damit einverstanden, dafür etwas zahlen „zu müssen". Andere Kunden „wollen" eine gesundheitsorientierte Verhaltensänderung, besitzen aber nicht die finanziellen Ressourcen (was von einigen bedauert wird und manchmal zur Kontaktaufnahme mit ihrer Krankenkasse zwecks Verhandlung über eine Kostenerstattung führt). Andere Klienten sind nicht „gewillt", „für ihre Gesundheit" etwas zu bezahlen.

Wie ist das Zeitbudget? Die Erschließung der zeitlichen Ressourcen des Kunden ist eine wichtige Aufgabe bei der Auftragsklärung, denn:

> Der Wiederbeginn von Bewegungsaktivitäten erfordert z.B. ein Zeitbudget, das bei den meisten Kunden zunächst nicht vorhanden ist oder nicht vorhanden zu sein scheint. Gleiches gilt für den Bereich Entspannung und private Erholungszeiten. Hat der Kunde Zeit, wieder Sport zu machen? Ist der Kunde bereit, sich Zeit für einen körperlichen Gesundheitscheck, für Entspannung, Meditation etc. zu nehmen? Auf welche Dinge muss er dann verzichten und ist er bereit dazu? Welche Vorstellungen über den Zeitbedarf gibt es? In welchem Zeitfenster soll die Veränderung stattfinden? Ist das Zeitfenster realistisch?

Die Coaching-Gewohnten (bspw. Führungskräfte) kennen aus ihrem beruflichen Kontext den „Druck des Aktiv-sein-müssens"- wie *Lauterbach* (2005) erläutert: Zumeist fehlt es erfahrungsgemäß schon an (Arbeits-)Zeit, die vielfältigen beruflichen Aufgaben rechtzeitig zu erfüllen. So ist nachvollziehbar, dass man sich nicht „unbedingt" noch privat eine Verpflichtung, die ggf. „Druck macht", aufbürgt (z.B. durch zusätzliche regelmäßige Bewegungseinheiten). Arbeitnehmer mit Führungsfunktionen leben in Arbeitswelten, die Druck erzeugen und Aktivitäten erzwingen. Die meisten Tätigkeiten folgen der Logik der beruflichen Auf-

5.1 Der Prozess des Gesundheitscoachings

gaben und der Kultur des Unternehmens sowie den persönlichen, karrierebestimmenden Motiven. Die Etablierung eines gesundheitsorientierten Lebensstils (unabhängig ob mit oder ohne Unterstützung eines Gesundheitscoachs) ist zeitsensibel und steht unter einem anderen „Logo", das heißt: „Auf sich achten", „Sich Zeit nehmen", „Etwas für sich tun". Sollen die Veränderungen eine Chance haben, müssen sie so strukturiert und verbindlich sein, dass sie sich gegen die bestehende, „eingefleischte" Dynamik durchsetzen. Sie bedürfen der persönlichen Bewusstmachung, was „im Leben zählt, gut tut und wichtig ist". „Zeit für sich" als „Arbeit an sich selbst" (*Petzold* 2004i, 248) sollte als eine Qualität erlebt und zum Wohle der Gesundheit gesehen werden.

Gesundheit, Leistungsfähigkeit und Wohlbefinden nachhaltig zu erhalten, zu stärken oder wieder herzustellen ist ein komplexes Geschehen und benötigt für das Gesamtbündel der Maßnahmen den Willen des Klienten. Er muss sich entscheiden: „Hier kann und will ich an einer Lebensstiländerung mitarbeiten und hier kann und will ich Zeit investieren", um letztlich „ein Mehr" an Gesundheit, Souveränität, Lebensfreude und Lebensqualität zu gewinnen (vgl. These 5 in 1.4 und 4.1). Bis Entscheidungen „reif" sind, kann Zeit vergehen (vgl. These 6 in 1.4 und 4.1). Die „ohne Zeitdruck" entstehende Entscheidung gewährleistet einen dauerhafteren Bestand. Häufig betreffen Ergebnisse einer Entscheidung auch Netzwerkmitglieder, deren Einbezug wiederum Zeit braucht. Entscheidungsoptionen müssen „zu Hause" diskutiert werden, da die Netzwerksituationen und privaten Herausforderungen mitberücksichtigt werden müssen.

Dauerhafte Veränderungen des Gesundheitsverhaltens sind nicht leicht zu etablieren. Vorerfahrungen mit wenig attraktiven Gesundheitskonzepten erschweren bspw. eine angenehme und lustbetonte Auseinandersetzung mit der eigenen Gesundheit – Gesundheitsvorsorge hat einen „Touch" von Verzicht, Disziplin, Lustlosigkeit und hat „in den Köpfen" weniger mit Spaß zu tun. Sicherlich hat sich diese Einstellung gesellschaftlich verändert (siehe 2.3.3) und der Fitness- und Wellness-Boom hat ein Umdenken erzeugt. Trotzdem bleibt nach *Lauterbach* (2005) die Nachhaltigkeit von wirksamen individuellen Veränderungen oft schwer herzustellen (*ebd.* 93ff): Zum einen ist Disziplin für einige Wochen und Monate notwendig, bevor sich Freude an der verbesserten Fitness einstellt und sich eine Eigendynamik entwickelt, die hilft, das „neue Verhalten" weiter durchzuführen; zum anderen ist Gesundheit „kein für immer gültiger Zustand", sondern muss „stets neu erzeugt" werden.

Die Auseinandersetzung mit der eigenen Gesundheit (im Sinne von Selbstreflexion und -erfahrung als eine bedeutsame Möglichkeit der Persönlichkeitsbildung) braucht also Ruhe und Zeit. Um Gesundheit zu erzeugen und „neu" zu erfahren, bedarf es der Entscheidung des Klienten, persönliche Ressourcen (wie Zeit, Geld, Disziplin und Willenskraft) zu investieren. So wird Gesundheit zur einer wertvollen Ressource für den Klienten.

5.1.5 Maßgeschneiderte Beziehungsgestaltung

Gesundheitscoaching ist Beziehungsarbeit und diese sollte „maßgeschneidert" sein (vgl. These 8 in 1.4 und 4.1). In den initialen Beratungssitzungen soll eine gute Passung erreicht werden („die Chemie muss stimmen"), da sonst nach *Petzold* (2005) ein hoher Prädikator für ein Scheitern des Beratungsgeschehens gegeben ist (*ebd.* 46; siehe These 12 in 4.1). Zu Beginn muss ein sicherer, vertraulicher Raum geschaffen und der „Grundstein" für eine positive und vertrauensvolle Arbeits-Beziehung zwischen Coach und Klient gelegt werden.

Das „Sich vertraut machen" hat im ersten Schritt damit zu tun, in welcher Weise der Klient sich „angeschaut" fühlt, ob er „sich richtig gesehen" fühlt, ob sich ein „Innewerden" – wie es *Petersen* (1980) nennt – vollzieht. „Innewerden" hat mit der treffenden Aussage von *Antoine de Saint-Exupery* (1978) zu tun, der den Fuchs zum „*Kleinen Prinzen*" sagen lässt: „Man sieht nur mit dem Herzen gut. Das Wesentliche ist für die Augen unsichtbar."

Buber (1973) beschreibt in seinem „Dialogischen Prinzip" die drei Wahrnehmungsarten, die des Beobachtens, Betrachtens und des „Innewerdens". Das „Innewerden" meint die existentielle Begegnung. Diese Dimension von Begegnung ist aber nicht zu verwechseln mit persönlichem Interesse, mit Sympathie oder bedeutsamer gefühlsmäßigere Beziehung. Es meint, dass sich beide Personen im Dialog „ganz" wahrnehmen und „berühren" lassen – sicher in unterschiedlichen Qualitäten und immer wieder sollte der Coach eine exzentrische Position einnehmen können. „Innewerden" bedarf der Zeit (siehe These 6 in 1.4 und 4.1). „Die Menschen haben keine Zeit mehr, irgendetwas kennen zu lernen" so der Fuchs zum „*kleinen Prinzen*". Zeit ist hier nicht qualitativ zu verstehen im Sinne, dass der Coach sich „viel Zeit" für seinen Klienten nehmen muss. Vielmehr „muss" er ebenso geduldig wie schnellhörig sein, um „im richtigen Moment das richtige Mittel" anzuwenden, das passende Wort zu sprechen – und das manchmal „blitzschnell"; in der griechischen Klassik nannte man es den *Kairos*, den richtigen Augenblick. Diesen Augenblick kann der Coach aber nicht „auflauern", ebenso wenig wie die Beziehung inszenierbar oder ein echtes Gespräch machbar ist (vgl. *Petersen* 1980, 28ff). Das Vorhandensein von Achtsamkeit und „Wachheit" bei dem Coach ist hier wesentlich.

Für die vertrauensbildende Beziehungsgestaltung braucht der Klient ebenfalls positive Erwartungen bezüglich der Kompetenz des Gesundheitscoachs (vgl. 3.5), was unter anderem auf der Sachebene durch Vermittlung von Fachwissen geschieht wie durch das Erleben erster „Erfolge", z. B. die Einsicht in Heilungsmöglichkeiten, Freude in der Arbeit mit kreativen Medien, gelungene „Hausaufgaben" (Hausaufgaben sind getroffene Vereinbarungen zwischen Coach und Klient, eine bestimmte Aufgabe zwischen den jeweiligen Sitzungen zu erledigen, wie z. B. etwas zu üben oder Neues auszuprobieren. Sie gelten als ein wichtiges Instrument im Hinblick auf die festgelegten (Gesundheits-)ziele, da sie im Transfer direkt Kontrollüberzeugungen, Selbstregulation und Festigung neuer Muster (vgl. 2.3.2.1) fördern. Sie werden gemeinsam aus den Ergebnissen am Ende der Sitzungen vereinbart).

Die Fragen, die sich mit der Coaching-Beziehung als „Kernstück" jeder lebensstilverändernden und persönlichkeitsentwickelnden Maßnahme wie das Gesundheitscoaching verbinden, sind außerordentlich komplex. Alle Dimensionen aufzuzeigen und zu erfassen, ist generell und insbesondere in diesem Rahmen nicht möglich, wie bspw. die Arbeit mit und an der Übertragung, die Bestandteil des Coachingprozesses sein kann. In jeder neuen Situation und in jeder neuen Begegnung eröffnen sich neue Kontexte und neue Horizonte, die durch die jeweilige persönliche Geschichte des Klienten auftauchen und im „Hier und Jetzt" als dem Schnittpunkt von Kontext und Kontinuum jeweils neue und einmalige Gestalt gewinnen.

Wesentlich für den gesamten Prozess in der Beziehung mit den verwendeten Methoden, ist die Haltung des Coaches (siehe 3.7 und These 12 in 1.4 und 4.1). Unerlässliche Vorraussetzung für die „partnerschaftliche Zusammenarbeit ist ein konvivialer Raum, der von wechselseitigem Respekt und von Wertschätzung getragen ist" (*Petzold* 2006h). Neben der fachlich-methodischen und affilialen Kompetenz und Performanz muss der Coach über Selbstreflexionsfähigkeit verfügen, die es ihm unter anderem ermöglicht, den Klienten als den „Experten seiner selbst" und den „Experten seiner Gesundheit" zu betrachten (siehe These 8 in 1.4 und 4.1).

5.1.6 Das Anliegen des Klienten

Im Gesundheitscoaching muss das Anliegen, das Problem im Beruflichen oder Privatem, die Belastung oder Herausforderung des Klienten genau erfasst, exploriert, analysiert und „diagnostiziert" werden. Der Diagnose-Begriff ist nicht im medizinischen Sinne zu sehen – es geht nicht um das Erstellen einer Diagnose. Die Integrative Diagnostik versteht sich als eine „prozessuale" Diagnostik. Dabei geht es um das „Erfassen und Verstehen eines Menschen im Kontinuum seiner Lebensspanne (Vergangenheit, Gegenwart, Zukunft) und seinem Kontext, seiner Lebenssituation" (*Petzold* 1993, 270).

Die Hauptmerkmale der Integrativen Diagnostik (*Petzold* 1988, 1993, 2001) sind:

- Ein bestimmter Mensch soll möglichst differenziert und präzise beschrieben und verstanden werden.
- Das Leitprinzip heißt: **Von den Phänomenen zu den Strukturen zu den Entwürfen**. Die Integrative Diagnostik geht von den Phänomenen aus, d.h. von dem, was beobachtet werden kann. Von hier aus werden dahinterliegende Strukturen (Schemata, Muster des Wahrnehmens, Denkens, Fühlens, Wollens) erschlossen und die Entwürfe, die Ziele und Zukunftsperspektiven eines Menschen eruiert.
- Beim Verstehen handelt es sich um einen **hermeneutischen Prozess**. In fortwährenden Zirkeln werden die Prozesse „**Wahrnehmen – Erfassen – Verstehen – Erklären**" durchlaufen. Hermeneutik beginnt mit sinnlichen Wahrnehmungen. Diese werden im Bezug zu bisherigen Erfahrungen/ Wissensbeständen erfasst und im Austausch mit Anderen in ihren Zusammenhängen verstanden. Die Prozesse des Verstehens sind immer vorläufig und nie ganz abgeschlossen.
- Die Integrative Diagnostik ist **intersubjektiv** angelegt. Der Betroffene wird nicht zum Objekt einer Beurteilung gemacht. Er ist gleichberechtigter Partner – ein Subjekt, dessen Sichtweisen und Bedürfnisse stets mitberücksichtigt werden – „Experte seiner selbst".
- Verstehen bedeutet das **Herstellen von Sinn-Zusammenhängen**. Sinn erschließt sich erst in intensivem Austausch zwischen allen beteiligten Personen. Deshalb ist der Einbezug von Familienmitgliedern, Arbeitgebern, Kollegen, Freunden etc. in den diagnostischen Prozess hilfreich.
- Die Diagnostik „läuft" über den ganzen Coachingprozess weiter und stellt bereits **eine Intervention** dar.
- Die lebensbestimmenden Einflüsse werden sowohl **salutogenetisch wie pathogenetisch** herausgearbeitet (vgl. 2.2.4).

Die „Integrative Diagnostik" (*Petzold* 1993p, 326) fragt:
1. Was ist gesund und funktionsfähig und muss erhalten werden?

2. Was ist gestört/beeinträchtigt und muss restituiert werden? Was ist gestört/beeinträchtigt, nicht restituierbar und muss bewältigt werden?
3. Was ist defizient (nie vorhanden/nicht mehr vorhanden) und muss bereitgestellt werden? Oder, falls nicht anders möglich, was muss bewältigt werden?
4. Was ist noch nicht genutzt und könnte erschlossen und entwickelt werden?

Wesentlich ist immer eine genaue und differenzierte Beobachtung der Phänomene und eine nicht wertende Beschreibung zu geben.

Bei der Problem- und Konfliktanalyse geht es bspw. um die Reflexion
- der Form: Wie sieht das Verhalten/der Konflikt genau aus?
- der Häufigkeit: Wie häufig kommt es/er vor?
- der Intensität: Intensitätsabstufungen sind Hintergrundverhalten, funktionelles Verhalten (um etwas Bestimmtes zu erreichen), zwanghaftes Verhalten, Kontrollverlust
- der Verbreitung: Tritt das Verhalten/der Konflikt nur in bestimmten Situationen oder immer und überall auf?

Nach der Beschreibung soll/kann ein erstes Bild über die möglichen Ursachen gemacht werden. Welche Ideen und Erklärungen hat der Klient selbst über die Entstehung dieser Probleme, Konflikte, Störungen? Und im Hinblick auf die Veränderungsarbeit ist hier die Frage bedeutsam: Hat der Klient schon selbst etwas „dagegen" unternommen? Gab es schon hilfreiche Strategien und wenn ja, welche? Warum werden diese nicht mehr genutzt? Warum soll diese Problemlage zu diesem Zeitpunkt verändert werden?

Um das Anliegen des Klienten „wirklich" zu verstehen, ist die Betrachtung verschiedener Perspektiven bedeutsam. „Gesundheitscoaching muss mehrperspektivisch sein" (siehe These 10 in 1.4 und 4.1 sowie die Perspektiven für die Gesundheit in 2.2.4). Sowohl der Aspekt der Belastung (Stress, Überforderung) als auch der der Anforderungen (Entwicklungsaufgaben, Ansprüche) müssen im Gesundheitscoaching berücksichtigt werden. Der Klient muss sich in seiner Situation verstanden fühlen und gleichzeitig wahrnehmen, dass er nicht auf seine Probleme reduziert und pathologisiert wird. Aus der Ressourcenperspektive kann er seinen Selbstwert und seine Ressourcen erfahren und als Motor seiner Veränderung mobilisieren (*Grawe* 2000).

Innerhalb der Gesundheitsperspektive ist der Begriff der Ressourcen von zentraler Bedeutung (vgl. 2.3.2). Ressourcen helfen, trotz Belastungen und Problemen, die eigene Gesundheit zu erhalten und zu fördern; *Antonovsky* (1997) spricht in diesem Zusammenhang von „generalisierten Widerstandsressourcen". *Petzold* (1998a) bezeichnet Ressourcen als Mittel zur Erreichung von Zielen, Mittel zur Bewältigung von Problemsituationen, gute Quellen, die dem Einzelnen Kraft und Stütze geben (vgl. 2.3.2.3).

Ressourcen können nur dann gezielt eingesetzt werden, wenn sie dem Menschen auch bewusst sind. Hilfreich ist daher eine **Ressourcenanalyse**, die fragt: „Was steht dem Klienten an Eigen- und Fremdressourcen, z.b. an sozialen Netzwerken, physischer Konstitution, materiellen Mitteln, Bildung, Lebenserfahrung, Coping-Strategien etc., zur Verfügung?" (*Petzold* 1988n, 207). Zu Beginn des Gesundheitscoaching bei der Konkretisierung des Anliegens sollte nach Ressourcen gefragt werden (ggf. ist zuvor zu klären, was der Klient selbst unter Ressourcen versteht):

Ist der Klient überhaupt gewohnt, auf seine Ressourcen zu schauen?
Welche Ressourcen gibt es, welche gab es?
Welche gesundheitsorientierten Aktivitäten kennt er?
Welche persönlichen Ressourcen hat der Klient?
Was hat der Klient für Fähigkeiten? Welche Interessen bestehen beim Klienten?

Bei der Ressourcenanalyse ist ein biographischer Ansatz (vgl. 5.3.3.1) notwendig, insbesondere die Frage nach positiven Erfahrungen im Lebenslauf, nach Interessen und Vorlieben, nach Stärken und Kompetenzen in der Lebensgeschichte und: „Welche Potentiale sind beim Klienten vorhanden?" (vgl. 5.3.5.2).

Die Erfahrung zeigt, dass vorhandene Ressourcen „verloren gingen" und wieder entdeckt werden müssen oder aber vorhandene und „gelebte" Ressourcen gar nicht wahrgenommen und wertgeschätzt werden („Das ist doch normal, dass ich das kann"). So können bereits bei der Auftragsklärung Ressourcen wieder erfahrbar bzw. entdeckt werden – so ist schon die Zieldefinierung und Auftragsklärung eine erste Intervention.

In einer maßgeschneiderten Beziehung, in dem der Klient sein Verständnis von Gesundheit formuliert und eine Orientierung über die möglichen Maßnahmen zur Erreichung seines selbstbestimmten Ziels erhalten hat, kann die methodische Arbeit im Gesundheitscoachingprozess konstruktiv beginnen. Dabei ist die „client dignity" mit dem „informent consent" die fundierende Position (siehe These 5 in 4.1).

5.2 Die Methodik im Gesundheitscoaching

Gesundheitscoaching ist darauf gerichtet, die Persönlichkeit von dem Klienten zu unterstützen, Haltung und Verhalten zu beeinflussen, Lebens- und Problembewältigung zu ermöglichen, Heilungsprozesse zu fördern, zur Persönlichkeitsentwicklung beizutragen, Lebensqualität zu steigern sowie Gesundheit erlebbar werden zu lassen. Eine derartige Zielsetzung erfordert ein fundiertes Instrumentarium der Diagnostik zur Feststellung von Beeinträchtigungen der Persönlichkeit im Lebenskontext und ein komplexes Interventionsrepertoire.

Im Integrativen Ansatz sind zahlreiche methodische Ansätze entwickelt worden, um mit Hilfe von kreativen Medien und Methoden spezifische Themen und Fragestellungen zu explorieren (siehe 3.6). Die Beratungs- und Coachingstrategien Support, Enlargement, Enrichment und Empowerment haben zum Ziel, Symptome zu beseitigen bzw. zu lindern, eine Optimierung der Regulationssysteme des Klienten zu erreichen und zur Lösung psychosozialer Probleme beizutragen. Im Gesundheitscoaching geht es häufig um eine Veränderung des Lebensstils, für die der Einsatz mehrerer Modalitäten notwendig ist (vgl. *Petzold, Orth, Sieper* 2006, 692ff). Praxiologisch bietet gerade der „Dritte Weg der Heilung und Förderung" (vgl. 3.6) vielfältige Methoden auf. Er ist geeignet, heilende und fördernde Wirkungen bei Menschen zu entfalten, die von Störungen z.B. am Arbeitsplatz oder von psychosozialen Problemen betroffen sind. Seine ressourcen- und potentialorientierten Methodik wird unterstützt mit sozial-, netzwerk-, kreativ- sowie bewegungs- und sporttherapeutischen Maßnahmen. Die Ermutigung zu Reisen und zu schöpferisch-kreativem Tun bieten „peak experiences" (*Maslow*), Flow-Erlebnisse (*Csiksznetmihalyi*) und Möglichkeiten tröstender und heilender „ästhetischer Erfahrungen" und sind Maßnahmen für die Förderung von Gesundheit und Hilfestellungen zur Lebensstiländerung (entsprechend der Thesen 2 und 9 in 1.4). Voraussetzung bei dem Klient ist eine Neugierde auf „sich selbst und Andere" sowie das Ziel, „sich selbst zum Projekt zu machen".

5.2.1 Zum methodischen Vorgehen in der Praxis

Jede Methode kann zweckentfremdet und missbraucht werden. „Es sei daher betont, dass neben der praktischen Erfahrung und der Selbstreflexionsfähigkeit die Haltung des Coaches eine Grundlage darstellt, ohne die der Einsatz von Methoden fruchtlos bleibt" (*Rauen* 2004, 10; vgl. 3.7 und Machtaspekt in 3.8). Die Methoden entfalten ihre Wirksamkeit erst dadurch, dass sie in den „richtigen

Händen liegen" und genau und zielgerichtet eingesetzt werden. Daher gilt für die Anwendung von Methoden folgendes:

a) Die Methode muss zu dem Coach passen.
Damit eine Methode „wirkt" oder gar unerwünschte, ja schädliche Effekte (und das passiert!) verursacht, muss sie zum Coach, dessen Persönlichkeit, Einstellung und Haltung (vgl. 3.7) passen. Für jeden Coach ist es wichtig, Methoden genau auszuwählen, eventuell zu modifizieren und sich einen eigenen „Handwerkskoffer" aufzubauen. Authenzität des Coachs, Schaffung von Transparenz über die ausgewählten Methoden und eine kritische Reflexion über das „Tun" im Coachingprozess ist notwendig. Die Grundlage hierfür bietet eine fundierte Ausbildung, die „mehr" als methodische Kompetenz vermittelt.

b) Die Methode muss zum Klienten passen.
Da die Methode einen Veränderungsprozess (mit einem klar formulierten Ziel) in Gang bringen und „herausfordern" soll, muss sie sorgfältig ausgewählt werden. Es verfehlt seinen Zweck, wenn die Methode den Klienten überfordert oder unterfordert. Eine bestimmte Person „erreicht" man eher über ein Gespräch, eine andere über ein kreatives Medium und eine weitere durch ein körperorientiertes Verfahren. Und: Der Klient benötigt Informationen über die Intention, dem Ziel und dem Ablauf der Intervention. Wenn darüber keine Klarheit besteht, wird, ja sollte (!) der Klient nicht seine Einwilligung zur Anwendung einer Methode geben – und diese benötigt der Coach (ethischer Aspekt, siehe 3.8). Beim Einsatz von Methoden und „mediengestützten Techniken" ist der theoretische Hintergrund, was Indikation, beraterischen Umgang mit den entstehenden Materialien, Abgrenzung von therapeutischer Arbeit oder Zuspitzung auf therapeutische Arbeit anbelangt, von großer Bedeutung – insbesondere für den Klienten.

> „Blinder Medienaktionismus ist nicht nur unfruchtbar, sondern er birgt auch Gefahrenmomente. Die suggestive Kraft der Medien, die aufgrund ihrer „natürlichen Ladung" oft ein großes Stimulierungspotential (*Petzold* 1977c) haben, machen deshalb eine Transparenz erforderlich". Der Klient soll/muss den theoretischen Zusammenhang erfassen können, um zu verstehen, warum der Gesundheitscoach ein bestimmtes Angebot macht und auf welche Weise diese mediengestützte Arbeit heilend, supportiv oder klärend wirkt." (vgl. *Petzold, Orth* 1994, 340f).

c) Die Methode muss zu der Beziehung passen.
Die Grundlage für die Zusammenarbeit zwischen Coach und Klient ist das Arbeitsbündnis, der klare Vereinbarungen über Ziele, Wege und Rahmen des Gesundheitscoachings umfasst. Erst der formulierte Kontrakt gibt dem Coach die

5.2 Die Methodik im Gesundheitscoaching

Legimitation, bestimmte Interventionen in dem Prozess „vorzunehmen". Ferner muss die Beziehungsqualität überprüft werden: Besteht schon genügend Vertrauen und Offenheit für die Anwendung einer bestimmten Methode? Neben der Erlaubnis des Klienten (der durch seine Zustimmung bereits einen gewissen Grad an Vertrauen bestätigt) ist die innere Resonanz des Gesundheitscoachs eine Prüfinstanz für die Kompatibilität einer Methode. Das erfordert hohes Einfühlungsvermögen mit sich selbst und seinem Gegenüber, was das Vorhandensein von personaler, beruflicher und professioneller Kompetenz und Performanz bei der Beraterpersönlichkeit voraussetzt (siehe These 12 in 1.4 und 4.1).

5.2.2 Theoretische Fundierung der Methodik

„Hinter jeder Intervention in der Praxis stehen explizite oder implizite theoretische Annahmen. Theorie ist in allen Interventionen anwesend und wird bestimmt von den Annahmen des theoretischen „mainstreams", dem ein Verfahren zuzuordnen ist" (*Petzold, Orth* 1994, 340f).

Diagnostische Methoden, Techniken und Strategien im Rahmen eines Coachingverfahrens müssen durch Theorie solide abgesichert sein, andererseits aber auch aus der Anwendung in der Praxis zur Theorienbildung und zur Fundierung von Konzepten beitragen. Weiterhin sollen sie Beratern und Gesundheitscoachs beim Aufbau von Sicherheit in der praktischen Performanz und theoretischen Kompetenz dienen und soll „für unsere Klienten in ihren Bemühungen um Gesundheit, Selbstfindung, Selbstverwirklichung und Beziehungsgestaltung erkenntnisfördernd und von praktischem Nutzen sein" (vgl. *Petzold, Orth* 1994, 385).

Um die folgende Methodik „wirklich" verstehen, einordnen und anwenden zu können, wird die Persönlichkeitstheorie des Integrativen Ansatzes umrissen: Die Basis der „Integrativen Persönlichkeitslehre" (*Petzold* 1998, 370) ist in einer anthropologischen Grundformel wiederzugeben: Der Mensch ist ein Körper-Seele-Geist-Organismus, das heißt ein Leib-Subjekt, das in einem unlösbaren Verbund mit dem sozialen und ökologischen Umfeld, der Lebenswelt, steht.

„**Persönlichkeit** entfaltet sich im Zusammenwirken genetischer Dispositionen/Anlagen und Einwirkungen aus biopsychosozialökologischen Einflusssphären wie Enkulturation und Sozialisation. Das Modell der Persönlichkeit unterscheidet die Dimensionen „**Selbst**", „**Ich**" und „**Identität**". Diese sind immer prozessual zu verstehen, d. h. sie werden nicht als einmal entstandene, real statistische Größen „Instanzen" verstanden, sondern als lebendige, sich enwickelnde, prozessuale Synergien im System der Person. Neben der Veränderung und der Entwicklung erhalten „Selbst", „Ich" und „Identität" aber eine gewisse Stabilität

(Konstanz und Konsistenz) „über die Zeit". Es gibt eine Entwicklung über die Lebensspanne, in der sie die Chance zu persönlichem Wachstum und zum Gewinn „persönlicher Souveränität" gewinnen. Das **„Selbst"** wird als „Leibselbst" verstanden, gründet in der biologischen und physiologischen Realität des Menschen. Das „Selbst" ist ein Synergem aller somatomotorischen, emotionalen, motivationalen, voltiven, kognitiven und sozialkommunikativen Schemata oder Stile. Aus einer leibphilosophischen Perspektive ist das „Selbst" das „einfache Dasein" im Sinne passiver Gegebenheit vor jeder Selbsterkenntnis. Aus dem „Selbst" bildet sich im Kontext und Kontinuum das „Ich" aus. Das „Selbst" ist bei aller Veränderung etwas Überdauerndes. Seine Strukturen unterliegen längerfristigen und langsamen Veränderungsprozessen (Altern). Das „Selbst" ist nicht an Bewusstsein gebunden. Auch im Tiefschlaf, im Vollrausch oder bei Bewusstlosigkeit existiert das „Selbst". Jeder, der eine bestimmte Person kennt, wird auch, wenn diese Person schläft, als denjenigen erkennen, der er ist. D. h. auch wenn die Ich-Funktionen vollständig passiv sind und die Person selbst nichts zur Identifizierung aktiv beitragen kann, ist das „Selbst" vorhanden.

„Das **„Ich"** ist eine Funktion des „Selbst" und als „archaisches Ich" zunächst noch ein Bündel von primären „Ich-Funktionen". Das „Ich" ist „das Selbst in actu". Es ist gerichtet und besitzt die Fähigkeit zur Exzentrizität. Das „Ich" kann das „Selbst" in den Blick nehmen und sich im aktuellen Lebenskontext und biographischen Lebensvollzug reflektieren. Primäre **Ich-Funktionen** sind: Wahrnehmen, Fühlen, Wollen, Erinnern, Denken, Entscheiden, Kommunizieren, Handeln. Sekundäre Ich-Funktionen sind: Kreativität, Identitätskonstitution, innere Dialogik, bezogene Selbstreflexion, Metareflexion, soziale Kompetenz, Integrieren, Differenzieren, Planen, Ambiguitäts- und Frustrationstoleranz, Demarkation. Man kann auch tertiäre Ich-Funktionen als hochkomplexe Prozesse annehmen, wie z. B. soziales Gewissen, politische Sensibilität, philosophische Kontemplation etc.. Die Ich-Prozesse können durch Ich-Qualitäten charakterisiert werden, d. h. das „reife Ich" ist gekennzeichnet durch Vitalität/Stärke, Flexibilität, Kohärenz, Differenziertheit bzw. Rigidität, Schwäche, Desorganisiertheit etc." (vgl. *Petzold* 2007c, 1992a, 535, *Ebert, Könnecke-Ebert* 2004, 190f, *Höhemann-Kost, Siegele* 2004, 4f). Eine der wichtigsten Ich-Leistungen ist die Konstituierung von Identität.

Identität signalisiert, dass in einer Vielheit von Menschen die Besonderheit eines Einzelnen gegeben ist, der sich von vielen anderen Einzelnen unterscheidet, eben weil er eine „Identität" mit ganz besonderen Merkmalen hat, welche ihn erkennbar machen. Auf der anderen Seite ist klar, dass dieses Erkennen seiner Besonderheit auch die Vielfalt erfordert, die überhaupt erst Unterscheidbarkeit möglich macht.

5.2 Die Methodik im Gesundheitscoaching

Identitätsprozesse finden permanent statt und haben folgende Elemente:

1. Fremdzuschreibungen (auch Fremdattributionen oder Identifizierungen genannt) „Sie macht ihre Arbeit gut!".
2. Bewertung dieser eingehenden Attribution auf verschiedenen Ebenen:
   - Marking: Markierungsprozesse auf psychophysiologischem Niveau aufgrund evolutionärer Programme im limbischen System
   - Valuationen: Emotionale Bewertung auf psychischem Niveau „Das freut mich, dass Andere meine Arbeit schätzen".
3. Appraisal: Kognitive Einschätzung auf rationalem Niveau „Warum sagen die mir das jetzt, ich habe doch vorhin etwas übersehen. Das war nicht so gut, Aber insgesamt habe mich gut vorbereitet und bin mit mir zufrieden".
4. Selbstzuschreibungen (auch Selbstattributionen oder Identifikationen genannt): Aufgrund der Bewertungen wird es möglich, sich mit den Attributionen insgesamt oder partiell zu identifizieren, sie mit einer Identifikation zu belegen. Die Person bewertet sich selber und schreibt sich bestimmte Fähigkeiten und Eigenschaften zu. „Ja, so bin ich."
5. Internalisierung: In der Abgleichung mit den Attribuierungen der Anderen mit dem eigenen Bild kommt es zur dauerhaften Internalisierung, die im Langzeitspeicher archiviert werden. Die Selbstzuschreibungen gewinnen eine bestimmende Qualität und sind wesentlich mitbestimmt duch die Anderen (vgl. *Orth* 2002, 303-324, *Höhemann-Kost, Siegele* 2004, 11).

Die Integrative Identitätstheorie unterscheidet fünf Bereiche, die „Fünf Säulen der Identität" (*Petzold* 1996, 41; vgl. 2.3.2.3):

- Leiblichkeit
- Soziales Netzwerk, Beziehungen
- Arbeit, Leistung, Freizeit
- Materielle Sicherheit
- Werte.

Sie „tragen" die Identität wie die Säulen ein Dach tragen bzw. jede Säule entspricht einer Perspektive von Identität. Jede prägt in ihrem Bereich die Identität. Die Identitätsprozesse der Fremdattribution, Bewertung, Selbstattribution und Internalisierung gelten für jeden einzelnen Bereich. Jede Identitätssäule muss immer auch genderspezifisch betrachtet werden, denn Frauenidentität ist eine andere als Männeridentität.

5.2.3 Mediengestützte Techniken

Der Integrative Ansatz hat eine Reihe mediengestützter Techniken für eine „kreative Persönlichkeitsdiagnostik" (*Petzold, Orth* 1994) entwickelt, unter anderem die „Persönlichkeitsinventare" sowie die „Panoramatechnik". Im Gesundheitscoaching können spezifische Themen und Fragestellungen mit diesem integrativen Vorgehen exploriert werden. Diesen Techniken liegen die persönlichkeitstheoretischen Aussagen des Integrativen Ansatzes zugrunde samt dem Konzept persönlicher und kollektiver mentaler Repräsentationen (siehe 2.3.3) – denn auch die im Gedächtnis repräsentierten, d.h. verinnerlichten, wichtigen Bezugspersonen des vergangenen und des aktuellen Lebensfeldes als „Fremdbilder" der Persönlichkeit gehören dazu; „Sie sind in multipler Verschränkung bewusster und unbewusster sensumotorischer, emotionaler und kognitiver Stile präsent" und können die Grundstimmung und das Lebensgefühl eines Menschen sowohl in positiver als auch negativer Weise tönen und beeinflussen (– es können „innere Beistände" (*Petzold, Goffin, Oudhof* 1993) als auch „innere Feinde" (*Bach, Torbet* 1985) wirksam werden) (vgl. *ebd.* 349f).

Mit der „Persönlichkeitsdiagnostik" soll eine Einschätzung des Klienten und seiner Lebenssituation sowie seines sozialen Netzwerkes ermöglicht, sollen Probleme und Potentiale eingeschätzt und Defizite und Ressourcen ermittelt werden. So können differentielle Zielformulierungen erfolgen und die „Eingriffstiefe und -breite" der Intervention geplant werden. Im Gesundheitscoaching entstehen so Prozesse, die dem Potential, der Problem- und Ressourcenlage des Klienten angemessen sind.

5.2.3.1 Persönlichkeitsinventar: Selbstbilder

Eine ausführliche theoriegeleitete Darstellung dieser theragnostischen Technik nehmen *Petzold, Orth* (1994) vor. Die Klienten sollen „mit sich selbst" in Kontakt treten, sollen sich „mit sich selbst" unterhalten, „sich selbst" erfahren und sich „ihrer selbst" gewiss werden. Durch diese Selbst-Erfahrung soll unter anderem ein positives Selbsterleben ermöglicht werden mit dem Ziel der Stärkung des Selbstwertgefühls, was ein hohes gesundheitsförderndes und kuratives Potential hat. Selbstbilder als mediengestütze Technik werden wie folgt angeleitet:

5.2 Die Methodik im Gesundheitscoaching

> **Anleitung:**
> „Die meisten Menschen haben ein „Gefühl für sich selbst", eine mehr oder weniger klare „Selbstgewissheit". Sie sagen vielleicht: „Das ist typisch für mich", oder: „Das kann ich nur selbst machen", oder: „Das bin ich selbst". Unter „Selbst" verstehen sie dabei ihr „eigentliches Wesen", das, was ihnen ganz spezifisch eigen ist, was sie ausmacht und was sie von anderen unterscheidet. Auch wenn sie es nicht klar umschreiben können, wenn man sie nach einer eigenen Definition fragen würde, was dieses Selbst denn sei, haben sie doch ein „Gefühl für sich selbst".
> Wahrscheinlich kennen auch Sie ein solches „Selbstgefühl". Sicher kennen Sie Wertlosigkeitsgefühle, Selbstzweifel, aber auch – das ist anzunehmen – Selbstwertgefühl, Zufriedenheit mit sich selbst, Selbstvertrauen. All das hat natürlich mit den Erfahrungen in der eigenen Lebensgeschichte zu tun. Das Selbst bleibt dennoch in der Regel schwer fassbar. Es ist offenbar etwas Geheimnisvolles. Die „Suche nach Selbsterkenntnis", die „Suche nach sich selbst" sind Redewendungen, die dies vielleicht zum Ausdruck bringen. Man sucht nach dem Selbst, aber nicht nur in seinem Inneren, man sucht sich auch im anderen, in Begegnungen und Abgrenzungen und findet sich oft über den anderen selbst.
> Menschen ist es wichtig, sich selbst wohl zu fühlen, „mit sich selbst im reinen zu sein", eine gewisse „Selbst-verständlichkeit" zu haben. Aus diesem Grund setzen wir von uns in Therapie und Beratung mit „Selbstkonzepten" und mit dem Begriff des „Selbst", mit der Beziehung „Selbst und anderer" auseinander, betreiben wir Selbsterfahrung mit dem Ziel der Selbsterkenntnis, der Selbstakzeptanz, der Zufriedenheit mit sich selbst, streben wir nach Selbstverwirklichung. Um so etwas Komplexes, schwer Greifbares wie das Selbst uns zugänglicher zu machen, zu erschließen, verwenden wir immer wieder die Möglichkeiten bildnerischen Gestaltens. Sie haben hier Farben (Collagematerialien sc.) und ein großes Blatt, und ich stelle Ihnen folgende Aufgabe: Gestalten Sie ein Bild mit dem Thema „Ich selbst", oder „mein Selbst". Spüren Sie zu sich hin, versuchen Sie jetzt in diesem Moment, ein „Gefühl für sich selbst", Ihre Eigenheit im Bezug auf andere zu bekommen. Nehmen sie das zum Ausgangspunkt Ihrer Gestaltung. Nutzen Sie alle Formen, Farben, die Möglichkeiten symbolischer Darstellung, und bringen Sie alles zu Papier, was Ihnen zu diesem Thema einfällt. Überlassen Sie sich im Gestalten „sich selbst", den Regungen und Impulsen, die in Ihnen entstehen. Nehmen Sie sich Zeit für die Prozesse der Selbstsuche, Selbstfindung und Selbsterfahrung! Versuchen Sie, mit sich selbst, mit Ihrem Selbst in Kontakt zu kommen, Einfühlung für sich selbst zu entwickeln: durch Nachspüren, Nachsinnen und Nachdenken, in einem Freiraum, den Sie sich hier nehmen können!"
>
> aus: *Petzold, Orth* 1994, 358

Nach der Anleitung in der Initialphase werden in der Produktionsphase Bilder (Collagen, Skulpturen) erstellt. Danach kann ein „intermedialer Quergang" angeregt werden, „vom Ikonischen ins Narrative" (*Orth, Petzold* 1990 c):

> „Schreiben Sie nun aus der inneren Resonanz einen Text auf Ihr Bild! Beginnen Sie, wenn Sie möchten, mit einem Satz, der Ihnen spontan aufkommt. Lassen Sie dann Ihren Text folgen. Sind Sie fertig, schauen Sie noch einmal auf Bild und Text, vielleicht gibt es noch eine Resonanz auf das Ganze, die sich wieder in einen Satz fassen lässt".

aus: *Petzold, Orth* 1994, 359

Mit dieser Selbstauswertung durch den Klienten selbst beginnt die Integrationsphase. „Die Texte haben die Funktion der Klarifikation, der Selbstinterpretation, der Erläuterung, der Kanalisierung von Affekten, die in sprachlicher Form gefasst – fassbar werden. Erneut wird auch projektives Material freigesetzt". Die Bilder und Texte werden dann in erlebnisaktivierender Praxis vertiefend exploriert und bearbeitet. Möglich ist noch ein weiterer „intermedialer Quergang" in ein anderes Medium, z.B. Ton (vgl. *Petzold, Orth* 1994, 359; Veröffentlichungen mit Bildmaterial, -berichte und Auswertungen zu „Selbstbildern" in *Orth, Petzold* 1993, 122ff).

5.2.3.2 Persönlichkeitsinventar: Ich-Funktions-Diagramm

Diese Prozesstechnik wird seit Anfang der achtziger Jahre systematisch in der integrativen, karierrebezogenen Diagnostik mit „kreativen Medien" eingesetzt (*Petzold* 1982c, *Petzold, Orth* 1991a, 1993a). Das Instrument wird in der Psychotherapie von Klienten aller sozialen Schichten eingesetzt; es findet in Selbsterfahrung und Psychotherapieausbildung Verwendung (*Petzold, Orth, Sieper* 2005) und kann von daher gut im Gesundheitscoaching eingesetzt werden.

Ich-Funktionsbilder (von *Petzold* 1982c auch Ego-Charts genannt) versuchen zwar das Gesamt aller primären, sekundären und terziären Ich-Funktionen in möglichst breiter Weise aus der Sicht der Klienten zu erfassen. Bei dieser Technik wird die Arbeit aber auf die primären Ich-Funktionen (Denken, Fühlen, Wollen, Handeln etc.) zentriert. Diese werden nach einer Anleitung zu Papier gebracht, wobei Materialien aus der Entwicklungsgeschichte dieser Funktionen erschlossen werden (*Petzold* 1982c; Bildbeispiele in: *Petzold, Orth* 1994). Über das Ich als zentrale Prozessgröße (Ich ist nicht Instanz wie bei *Freud*, sondern Prozess), seine Entwicklung und sein Fungieren wird so Aufschluss gewonnen (vgl. *Petzold, Orth* 2008, 628).

5.2 Die Methodik im Gesundheitscoaching

Petzold, Orth (1994) praktizieren nach folgender

Anleitung:
„Die wachbewussten Aktivitäten eines Menschen sind mit dem Begriff des Ich verbunden: „Ich nehme wahr: sehe, höre, rieche", „ich erinnere", „ich denke", „ich fühle", „ich will", „ich handle, arbeite, gehe oder stehe", „ich kommuniziere", „ich verbinde, schaffe Synthesen". Keiner dieser Prozesse kann ohne einen bestimmten Grad an Bewusstsein ausgeführt werden oder gar in Bewusstlosigkeit. Das Funktionieren unseres Ich ist für die Bewältigung des Lebensalltags wichtig. An das Ich sind für uns unverzichtbare Funktionen oder Prozesse gebunden. Ich zähle sie jetzt einmal auf: Wahrnehmen, Erinnern, Denken, Fühlen, Wollen, Handeln, Kommunizieren, Verbinden. Ich wiederhole diese Funktionen noch einmal. ... Trotz dieser einzelnen Funktionen ist für uns das **Ich** etwas Zentrales, Ganzes, Verbindendes. Wir sprechen hier von seiner übergeordneten Funktion, Synthesen zu schaffen.

Damit Sie sich über die Arbeit des Ich in diesen verschiedenen Funktionen klarer werden können, bitte ich Sie, auf diesem Papierbogen mit Farbstiften (Collagematerialien) einmal aufzuzeichnen, niederzuschreiben, darzustellen, wie Sie die Arbeit Ihres Ich in Ihrem Alltag, Ihrem Berufs- und Familienleben erleben. Geben Sie dabei folgenden Fragen nach:

Wahrnehmen: Kann ich meiner Wahrnehmung trauen? Ist sie genau und zuverlässig, besonders in der Wahrnehmung und Einschätzung von Menschen oder Beziehungen? Wie ist meine Wahrnehmung?

Erinnern: Kann ich mich auf mein Erinnerungsvermögen verlassen? Sind die Ereignisse meiner Lebensgeschichte mir gut zugänglich oder gibt es Bereiche oder Zeiten, an die ich mich nicht erinnern kann? Weicht meine Erinnerung des Öfteren von der Erinnerung anderer Menschen, mit denen ich Lebensgeschichte teile, ab? Wie ist mein Erinnern?

Denken: Erlebe ich mein Denken als klar und zielgerichtet, zuverlässig in der Bewertung von Situationen, in der Verknüpfung von Fakten, in der Beurteilung von Problemen und in der Planung von Aufgaben? Welcher Art ist mein Denken?

Fühlen: Erlebe ich meine Gefühle als stabil? Gelingt es mir, von einem zu einem anderen Gefühl zu wechseln, z. B. von Ärger zu Versöhnlichkeit? Erlebe ich meine Stimmungen schwankend? Gehen mir manchmal „die Emotionen durch", sodass es zu unkontrollierten „Gefühlsausbrüchen" (Wut, Schmerz, Traurigkeit) kommt? Wie ist mein Gefühlsleben, mein Fühlen?

Wollen: Habe ich einen starken Willen oder würde ich mich eher als willensschwach bezeichnen? Kann ich Dinge, die ich mir vorgenommen habe, erledigen oder durchführen, oder scheitere ich immer wieder, weil es mir an Willenskraft mangelt? Welcher Art ist mein Wollen?

Handeln: Erlebe ich mein Handeln zielgerichtet und konsequent oder eher als fahrig und unkoordiniert? Gelingt es mir, meine Arbeit richtig einzuteilen und Aufgaben angemessen zu bewältigen, oder gerate ich leicht in Unsicherheit und Chaos? Wie ist mein Handeln?

> **Kommunizieren:** Erlebe ich meine Kommunikation mit Menschen als leicht und flüssig, ohne Missverständnisse und Komplikationen oder gibt es häufiger Verständigungssschwierigkeiten, Hemmungen, Blockierungen? Wie kommuniziere ich mit Menschen?
> **Synthetisieren:** Erlebe ich mein Ich als Verbindendes, Verknüpfendes, als einheitlich oder zerrissen, zusammenfügend oder zerspaltend, stabil oder labil, starr oder flexibel? Wie verbindend, synthetisierend ist mein Ich?
> Sie finden diese Fragen und eine Aufstellung der einzelnen Ich-Funktionen noch einmal auf dem Blatt, das neben dem großen Papierbogen liegt. Sie können sich also das alles, wenn Sie möchten, noch einmal durchlesen oder zwischenzeitlich zu Ihrer Orientierung noch einmal durchschauen. Nehmen Sie sich jetzt Zeit mit den einzelnen Fragestellungen, mit den Themen, die davon berührt werden, und mit den Erfahrungen, die in Ihrer Erinnerung dabei auftauchen, in Kontakt zu kommen. Beginnen Sie dann zu gestalten, indem Sie die Möglichkeiten der Farben, Formen, Symbole, Begriffe nutzen und all das, was Ihnen in den Sinn kommt, als Material einbeziehen, um Ihr **Ich**, Ihren **Ich-Prozess** besser zu verstehen".

aus: *Petzold, Orth* 1994, 364f

Die erstellten Bilder werden verbal im Gespräch aufgearbeitet, z.T. durch einen vorausgehenden „intermedialen Quergang" (*Orth, Petzold* 1990c) durch z. B. dem Schreiben eines Textes, wie das nachstehende Beispiel von *Margit* (32 J.), Ausbildungskandidatin der Integrativen Therapie (April 2007), zeigt, die ihr zuvor gemaltes Bild (siehe *Petzold, Orth* 2007, 628) schriftlich erläutert hat:

Meine Ich-Funktionen:
Mein **Wille** hat sich stark verändert während meiner Ausbildung in der Integrativen Therapie. Früher wusste ich kaum, dass ich einen Willen habe. Menschen mit einem starken Willen habe ich immer bewundert und mich selbst als eine schwache Persönlichkeit gesehen, was den Willen betrifft. Ich glaube, dass ich als Kind selten die Notwendigkeit eines starken Willens gespürt habe. Meine Eltern ließen mich meist tun, was ich wollte, und das war, wie ich glaube, sehr oft ganz verständnisvoll von ihnen und brachte ihnen kein wirklich widerspenstiges Verhalten von mir ein. Ich kann mich nicht daran erinnern, dafür gekämpft haben zu müssen, etwas zu tun, das mir nicht erlaubt war. Während der Adoleszenz gab es dann eine Zeit, in der ich ein Bedürfnis nach Opposition spürte, besonders in religiösen Fragen, aber ich löste das Problem, indem ich offene Konflikte vermied und stattdessen ein *„verborgenes Leben"* lebte, von dem meine Eltern nichts wussten. Ich gebrauchte meinen Willen nicht, um sie zu konfrontieren, sondern nur um sie kreativ zu täuschen. Während meiner Ausbildung und durch die Arbeit mit den „body charts" wurde ich zu der „Amazone", der weiblichen Kriegerin in mir. Ich realisierte, dass sie auch ein Teil von mir ist und zwar ein ganz kräftiger. Mittlerweile weiß ich, dass ich sie herbeirufen kann, wenn ich sie brauche. Dies ist besonders dann der Fall, wenn ich etwa bei der Arbeit etwas Neues zu lernen

5.2 Die Methodik im Gesundheitscoaching

habe, das ich anstrengend oder nicht so interessant finde oder wenn ich eine praktische Tätigkeit ausführen muss, die ich schwierig finde – z.B. ein neues Auto aus unserer sehr engen Garage fahren. Jetzt benutze ich meinen Willen, um mir selber zu sagen: „Du kannst das, hab etwas Geduld, eins nach dem andern, du wirst es schaffen, du bist stark, und du wirst nicht aufgeben! Wenn du es nicht auf Anhieb schaffst, bist du stark genug, es noch einmal zu versuchen – und um Hilfe zu bitten, falls du nicht in der Lage bist, es alleine zu tun". Früher hätte ich wohl aufgegeben und mir dann gesagt: „Du bist schwach, du bist unpraktisch, du verstehst nichts von technischen Dingen usw.".

Heute glaube ich, dass meiner Willenskraft keine Grenzen gesetzt sind, wenn es um Projekte geht oder Dinge, in denen ich erfolgreich sein will und die ich bewältigen will. Es erfordert Strenge von mir, aber da ist auch eine Sicherheit im Vertrauen auf meinen Willen, und deshalb erlebe ich viele Projekte nicht mehr so hart oder schwierig. Und dann werde ich davon auch nicht so müde und erschöpft.

Wenn ich nun zu meinen **Gefühlen** gehe, so sind da recht viele. Ich bin ein sensibler Mensch, und ich habe viele Emotionen wie Glücksgefühle, Traurigkeit, Wut und sanftere Gefühle wie Melancholie, Einsamkeit, aber auch Dankbarkeit oder Bewunderung. Mir wird immer wieder gesagt, ich sei ruhig und ausgeglichen und zeige meine Gefühle nicht so offen – aber ich weiß, dass da ständig ganz viele vorhanden sind. Sie bilden in mir so etwas wie einen Boden für mein Handeln.

Was das **Tun** oder **Handeln** betrifft – da bin ich eine „Macherin". Ich glaube, ich tue sehr viel, manchmal zu viel. Manchmal ist es gut für mich, mich einfach hinzusetzen und nichts zu tun, Pause zu machen – aber es ist nicht einfach für mich. Ziemlich viele Dinge, die ich tun muss, sind nicht immer so lustig, das betrifft vor allem meine Arbeit, aber ich schaffe das, indem ich meinen Willen einsetze. Es ist gut, dass manchmal andere etwas für mich tun, vielleicht könnte das noch etwas mehr werden.

Auf mein **Gedächtnis** bin ich nicht immer so stolz. Ich sollte mich besser an gewisse Dinge erinnern, z.B. Geburtstage, die Telefonnummer der Polizei, die Daten von bestimmten Ereignissen, welches Benzin ich tanken muss usw. –, aber ich finde das halt einfach nicht so interessant und erinnere mich dann nicht mehr daran. An andere Dinge wiederum, die man für weniger nützlich hält, z.B. welche Kleider andere Menschen tragen oder wenn jemand etwas gesagt hat, das mich beeindruckt hat oder wenn ich etwas Interessantes in einer Zeitschrift gelesen habe, erinnere ich mich oft noch sehr gut. Dennoch glaube ich, dass ich auch sehr nützliche Dinge gut erinnern kann, wie etwa, was in einer Therapiestunde geschehen ist. Früher habe ich versucht, mein Gedächtnis zu trainieren, indem ich Dinge aufgeschrieben und Listen erstellt habe, heute versuche ich stattdessen, abends vor dem Einschlafen den Tag und seinen Inhalt zu memorieren. Das fühlt sich viel besser an.

Über das **Denken** kann ich, glaube ich, viel verstehen und zu gewissen Gebieten lernen, wie es gebildete Menschen können. Früher war mein Wissenserwerb sehr stark mit Büchern und Literatur verbunden. Ich lerne immer noch viel auf diese Weise, aber jetzt lerne ich auch über kreative Medien oder einfach über das Reden mit anderen Menschen. Ich bin auch nicht mehr so auf das Lernen fixiert wie früher, ich lasse das Wissen mehr „zu mir kommen". Ich muss nur präsent und zentriert sein, dann weiß ich, dass ich neue Dinge lernen kann.

Das letzte Gebiet: meine **Wahrnehmung**. Ich glaube, ich nehme vieles über meine Sinne wahr. Ich denke, ich bin eine ganz gute Beobachterin und Zuhörerin. Ziemlich oft fühle ich mich überwältigt von Eindrücken, besonders bei der Arbeit. Ich habe gelernt, mich zu schützen und meine Aufmerksamkeit nicht immer überall haben zu müssen, aber das ist eine Aufgabe, die ich jeden Tag leisten muss. Ich glaube, das lässt mich sehnsüchtig werden nach mehr Zeit für mich alleine in einer ruhigen Umgebung" (aus: *Petzold, Orth* 2007, 630f).

Die entworfenen Bilder lassen auf der Ebene „subjektiver Wertungen" (appraisal, valuation) oft erkennen, dass ein Sektor dominiert – z. B. der Wille: „Ich bin ein Willensmensch!". Bei solchen semiprojektiven Darstellungen kann auch ein Element herausgegriffen werden, z. B. das Fühlen oder das Wollen. Um die Entwicklungsdynamik in den Blick zu bekommen, kann hier die noch vorgestellte „Panoramatechnik" (siehe 5.2.3.5) verwandt werden.

Über diese Methode werden persönliche „Stile" deutlich, die des Denkens, Fühlens, Handelns, Wollens, Kommunizierens – emotionale Stile, kognitive Stile und das Zusammenspiel von „dominanten Verbindungen": Denken und Handeln, Handeln und Denken, Denken und Fühlen, Fühlen und Denken, Handeln und Fühlen etc. Diese Verbindungen erweisen sich als nützliche Bewältigungsstrategien, als förderlich für „mastery motivation" (*Harter* 1978) oder „self efficacy" (*Bandura* 1982, siehe 2.3.2.1), zuweilen aber auch als einengend und hinderlich für die „performatorische Kraft" des Ichs.

Ich-Funktionsdiagramme können zu verschiedenen Zeitpunkten eines Gesundheitscoachings angefertigt werden: Als Einstieg, zur Exploration von Veränderungen bzw. um Veränderungen beim Klienten deutlich werden zu lassen oder um die Fokuswahl zu verändern. Ich-bezogene Diagnostik zeigt aber auch Grenzen für das Gesundheitscoaching auf, wenn nämlich Störungen oder Defizite zu massiv sind, um einen kurativen Zugang in den zumeist kurzfristigen, fokalisierenden Coachingprozessen zu realisieren (vgl. *Petzold, Orth* 1994, 369ff.).

5.2.3.3 Persönlichkeitsinventar: Identitätsbilder

Mit dem von *H. Petzold* (1975h, 2001p) im Rahmen seiner Identitätstheorie entwickelten Modell der **„Fünf Säulen der Identität und des Supports"** (vgl. 2.3.2.3. und 5.2.2.) kann in der praktischen Umsetzung unterschiedlich umgegangen werden. Es ist eine rein verbale, narrative Exploration möglich – in intersubjektivem, theragnostischem Wahrnehmen dessen, was sich an Bewusstem und Unbewussten zeigt, sowie welche Attributions- und Bewertungsprozesse zu beachten und ggf. durch Coaching zu verändern sind.

5.2 Die Methodik im Gesundheitscoaching

Rauen (2004) führt das Modell als ein „Coaching-Tool" auf, was es eben nicht ist. Es handelt sich um eine differenzierte diagnostische und beratungsmethodische Prozesstechnik des Coachings (*Petzold* 2001p), in der es um selbst- und fremdattributive Prozesse und ihre emotionale und kognitive Bewertung (*appraisal, valuation*, ebenda, vgl. *Flammer* 1990) im Bezug auf spezifische Identitätsbereiche geht. Ohne diesen Hintergrund ist *Rauens* Einschätzung dieser Technik als „Tool", als „ein (Selbst)-Erkundungsinstrument, das dem Klienten dabei hilft, eigene Identitätsbereiche zu erfassen und sich über Stärken wie auch Ungleichgewichte bewusst zu werden" (*Rauen* 2004, 99), unzureichend. Über ein Explorieren der Identitätsbereiche hinaus, muss es für wirksame Coachingprozesse um das Erkennen „verinnerlichter Attributionen" und etwaiger Fehlbewertungen gehen, die modifiziert werden müssen (z. B. durch „mentales Training").

Es kann z. B. in der frühen Orientierungsphase des Gesundheitscoachings angewandt werden. Als diagnostisches Hilfsmittel ist es insbesondere nützlich, wenn der Klient zunächst nur eine diffuse Beschreibung seines Anliegens gibt. Das Modell unterstützt den Klienten dabei, festzustellen, welche Bereiche seiner Identität eher stabil oder welche eher gering ausgeprägt sind.

Fragen an den Klienten sind zur
Säule „Arbeit, Leistung und Freizeit":
- Welchen Beruf übt der Klient aktuell aus?
- Welche beruflichen Tätigkeiten hat er bisher ausgeübt?
- Welche Ausbildung(en) hat der Klient absolviert/begonnen?
- Welche Kompetenzen, Performanzen und besonderen Talente hat er?
- Welche Leistungen erbringt er im Beruf, in seiner Familie?
- Wie leistungsfähig fühlt er sich?
- Hat der Klient bestimmt Hobbys, Freizeitaktivitäten?
- Wie viel Ehrgeiz steckt in ihm?
- Bekommt er ausreichend Anerkennung (und welche)?
- Hat er Erfahrungen mit Konkurrenz, Macht, Ehrgeiz?
- Wie bewertet der Klient selbst seine Leistung?
- Welche beruflichen Perspektiven hat er?
- Wie ist das Verhältnis von Arbeit und Freizeit?

Säule „Materielle Sicherheit":
- Welche finanziellen/materiellen Sicherheiten benötigt der Klient?
- Welche finanziellen/materiellen Sicherheiten hat der Klient aktuell?
- Wie ist das Verhältnis von Abhängigkeit und Selbstständigkeit?
- Welche Erwartungen hat der Klient an seine zukünftige materielle Situation?

Säule „Soziales Netzwerk":
- Welche Beziehungen pflegt der Klient (beruflich, privat)?
- Soziales Atom: Wer ist besonders wichtig (mit wem gibt es engere Beziehungen, Verfügbarkeit von Menschen in Krisen)?
- Welche Freundschaften hat und pflegt der Klient?
- Wie ist die Beziehung zur Familie und dem Partner? Zu den Kollegen?
- Gibt es tragende Freundschaften? Gibt es Personen, die ihn belasten?
- In welcher/n Rolle/n erlebt er sich?
- Wie löst er Konflikte?
- Welches Verhältnis hat der Klient generell zu seiner Umwelt?

Säule „Leiblichkeit":
- Wie gesund fühlt sich der Klient? Wie gesund ist er?
- Gibt es Beeinträchtigungen? Süchte? Wie geht er damit um?
- Wie geht er mit seinem Körper um? Beachtet er Stress und Krankheitssignale?
- Was tut der Klient für seine Gesundheit (Bewegung/Ernährung/Entspannung)?
- Welches Selbstbild hat der Klient zu seinem Körper?
- Wie ist sein psychisches Befinden?
- Wie fühlt er/sie sich als Mann/als Frau?

Säule „Werte und Normen":
- Welche Zielsetzung/Vision verfolgt er im Leben?
- Welche Werte sind ihm wichtig?
- Wie rigide/flexibel geht er mit seinen Werten um?
- Woran glaubt der Klient (z. B. politisch, religiös, gesellschaftlich)?
- Entsprechen seine Werte denen seines sozialen Umfeldes/Arbeitsplatzes?

Die Fragen sollten nicht checklistenartig gestellt werden – sie können situativ verändert, ergänzt und verkürzt werden (siehe hier auch die Instruktion zur Einführung bei *Petzold, Orth* 1994, 372). Die Fragen sollen bewusst offen gehalten werden, um den Klienten in seiner Selbstexploration anzuregen.

Da sich Identität immer aus Selbst- und Fremdattribution bestimmt (vgl. 5.2.2), kann es hilfreich sein, die fremdattributiven Identifizierungen zu erfassen. Dem Klienten kann vorgeschlagen werden, mit dem Lebenspartner, Freund, den Eltern u.a. ein „Interview" zu seiner Person zu führen oder sich ein „Feedback" aus dem beruflichen Kontext einzuholen.

Diagnostisch und für den Coachingprozess hilfreich, kann sich der kreative Zugang über das Malen der „Fünf Säulen der Identität" erweisen. Als semiprojektives Verfahren ermöglicht dieses Vorgehen sowohl Zugang zu den bewussten als auch unbewussten Anteilen. In der Literatur der Integrativen Therapie sind zahlreiche solcher Beispiele mit graphischen bzw. bildlichen Darstellungen vorgestellt (*Petzold* 1993p, 275f, 302f; *Petzold, Sieper* 1993, 288; *Petzold, Orth* 1994, 371ff). Die Weiterarbeit mit dem Bild der „Fünf Säulen" kann erlebnisaktivierend oder konflikt-zentriert aufdeckend geschehen. Doch schon das „normale Alltagsgespräch" über ein solches Bild gibt in der Regel eine Fülle von Informationen, die in ko-diagnostischem, intersubjektivem Vorgehen zwischen Coach und Klient erarbeitet und im Prozess weiter verarbeitet werden können (vgl. *Lachner* 2004, 21). Ebenfalls kann der Klient gebeten werden, seine Säulen als „Haus" zu visualisieren, das aus einem Dach und fünf Säulen besteht. Das Ergebnis sah bei einem Klienten folgendermaßen aus:

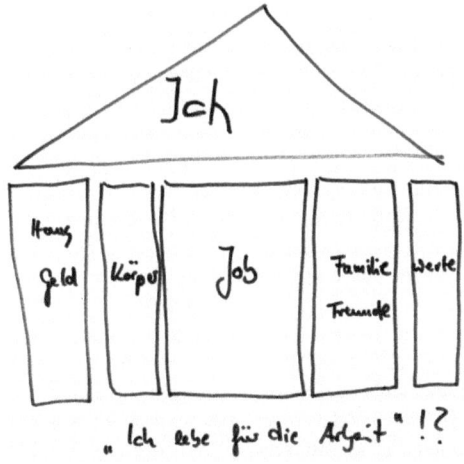

Es kommt zu Wechselwirkungen zwischen den fünf Identitätssäulen: So kann bspw. eine körperliche Behinderung nach einem Autounfall (Schädigung der „Säule Leiblichkeit") bei einer Person Auswirkungen auf die „Säule Arbeit, Leistung und Freizeit" haben, weil dadurch die Leistungs- und Belastungsfähigkeit stark beeinträchtigt wurde. Der Kontext „Arbeit und Leistung" steht im Zusammenhang mit der materiellen Sicherheit, aber auch des sozialen Netzwerkes. Wenn bei der betreffenden Person das Narrativ „Du bist nur etwas wert, wenn du etwas leistest" besteht, dann kann es die „Säule der Werte und Normen" ins Wanken bringen. Andererseits kann gerade die Werte-Säule in Krisensituationen sehr stabilisierend sein (siehe 5.3.1).

In der Regel sind nicht alle Säulen gleich „stark" und häufig ist eine „Säule des Klienten" eher vernachlässigt. Entscheidend ist, ob sich der Klient mit der

Ausprägung seiner Säulen wohl fühlt oder er bewusst neue Schwerpunkte setzen will. Dies kann der Ausgangspunkt für den weiteren Coachingprozess sein.

5.2.3.4 Persönlichkeitsinventar: „Innere Beistände – Innere Feinde"

Wichtige Bezugspersonen aus der Lebensgeschichte des Klienten können über die von *Petzold* (1985) und *Petzold, Orth* (1994) entwickelte Darstellung „Innere Beistände – Innere Feinde" exploriert werden mit folgender Anleitung:

> **Anleitung:**
> „Wichtige Menschen bleiben uns im Gedächtnis. Die Beziehungen mit Ihnen, die Erfahrungen mit ihnen sind in uns lebendig. Das wird deutlich, wenn wir an einen lieben Menschen denken und es uns dabei „warm ums Herz wird" oder wenn wir an eine belastende Beziehung denken, bei der es uns „eng in der Brust" wird, wenn die Person „vor unseren inneren Augen" auftaucht, die uns gekränkt oder verletzt hat. Wir tragen in uns aber auch Menschen, die in uns zwiespältige Gefühle auslösen, weil sie immer wieder uneindeutig waren, in manchen Bereichen zugewandt, in anderen ablehnend. Die inneren Bilder, die wir von solchen wichtigen Bezugspersonen unserer Vergangenheit und Gegenwart in uns tragen, bestimmen unser Lebensgefühl. Ihr Einfluss ist uns teilweise bewusst, teilweise nicht immer deutlich, manchmal sogar unbewusst. Um ein Bild zu gebrauchen: In unserem Inneren gibt es so etwas wie eine „Richtbank" und eine „Festbank". Auf der Richtbank sitzen alle die Menschen mit dem kritischen Blick, den hochgezogenen Augenbrauen, dem abschätzigen Zug um den Mund, Menschen, denen man es nie „recht machen" konnte. Auf der Festbank hingegen sitzen die Leute, die guter Laune sind, wohlwollend und akzeptierend, die Zuwendung, Ermutigung und Bestätigung geben, ohne dafür direkt Gegenleistungen zu verlangen, die einen gesehen haben, wie man wirklich war. Manchmal ist es so, dass es Menschen gibt, die auf beiden Bänkensitzen können, weil sie sehr schwankend oder unausgeglichen waren oder nur in bestimmten Bereichen ermutigend, in anderen aber überkritisch.
> Versuchen Sie, sich die wichtigen Bezugspersonen Ihrer Lebensgeschichte – die guten wie die negativen – einmal herzuholen, sie sich zu vergegenwärtigen, um zu spüren, wie lebendig sie noch in Ihnen sind, welches Gewicht ihre Aussagen, Meinungen, Blicke, Bewertungen heute noch haben. Versuchen Sie also die Menschen, die Ihnen „innere Beistände" waren und diejenigen, die man als „innere Feinde" oder zumindest als belastende Personen bezeichnen könnte, auf diesem Blatt darzustellen. Sie können dabei das Bild von der „Richtbank" und der „Festbank" benutzen oder eine andere Form der Darstellung wählen. Nutzen Sie die Farben, um Gefühle und Stimmungen auszudrücken. Sie können für Personen auch Symbolbilder nehmen (z. B. Pflanzen oder Tiere). Sie können weiterhin Worte oder Sätze in das Bild schreiben, die für Sie wichtig waren und die Ihnen noch im Gedächtnis sind. Haben Sie Menschen, die für Sie sowohl positiv als auch belastend gewirkt haben, so ordnen Sie die positive

5.2 Die Methodik im Gesundheitscoaching

> Seite dieser Person der „Bank der inneren Beistände" zu und die belastende Seite dieser Person der „Bank der inneren Feinde". Nehmen Sie sich Zeit, mit den inneren Bildern zu diesen Personen in Kontakt zu kommen, Ihre emotionale Resonanz auf diese Bilder zu spüren. Schauen Sie auch, welche Szenen und Begebenheiten Ihnen dabei ins Gedächtnis kommen und welche Stimmungen jeweils in Ihnen aufkommen. Sie werden auf diese Weise einen Eindruck von wichtigen Einflussgrößen in Ihrer Biographie erhalten, und wir können im auswertenden Gespräch uns diese Einflüsse noch näher ansehen, um zu schauen, wie sie zu bewerten und zu gewichten sind".
>
> aus: *Petzold, Orth* 1994, 376

Diese angefertigte Darstellung kann der Ausgangspunkt für die Mobilisierung von „inneren Ressourcen" bilden. Der Klient erkennt, welche Menschen in seiner Lebensgeschichte für ihn förderlich waren, wo sie ihm Vorbild sein können, wo er sich „innerlich an sie wenden kann". Die vom Integrativen Ansatz besonders in Krisenintervention entwickelte Technik der „inneren Beistände" (*Petzold* 1985l) wird auch für Beratungssituationen für den Gesundheitsbereich äußerst effektiv einzusetzen sein, indem eine solche Schutzperson „verankert" wird (vgl. *Petzold, Orth* 1994, 376f).

Prinzipiell ist es wichtig, um frühere Erfahrungen – verstanden als komplexe salutogene und pathogene Einflüsse (*Antonovsky* 1979, 1987, vgl. 2.2.4) auf das persönliche Leben und als miterlebte Zeitgeschichte – zu wissen. Das gilt „für einen gesunden und bewussten Lebensvollzug schlechthin. Erinnerungen an die Kinder- und Jugendzeit sollten dem persönlichen Wissen um das Gewordensein zur Verfügung stehen". Neben dem Bewusstsein für belastende und schädigende Einflüsse soll insbesondere ein Wissen um die „guten Quellen" in der eigenen Biographie gewonnen werden. „Benigne Kindheitserlebnisse, Erfahrungen der Geborgenheit, Sicherheit, Freude, des Spiels und der Feiern und Feste bestimmen unser Lebensgefühl nachhaltig". Gerade in dem Gesundheitscoaching, wo die Möglichkeiten vertiefter Konfliktbearbeitung eingegrenzt sind, kommt der Vergegenwärtigung positiver Sozialisationseinflüsse als Erschließung von persönlichen Ressourcen größte Bedeutung zu. Den „Nachwirkungen" der Erfahrungen aus der Kinder- und Jugendzeit geht der Integrative Ansatz z.B. mit dem diagnostischen Instrument „Persönlichkeitsinventar: Innere Kinder – Kinderländer" nach (entsprechende Anleitung unter *Petzold, Orth* 1994, 382). Durch diese mediengestützte Technik kann ein Zugang zu Ressourcen, Mangelerfahrungen und Fixierungen gewonnen werden. Die über Panorama- und Tagebucharbeit oder durch Einbezug von Fotos und Familienbildern erhaltenen diagnostischen Informationen können so in sinnvoller Weise ergänzt werden.

5.2.3.5 Panoramatechnik

Die Technik des Lebenspanoramas (entwickelt von *Petzold* 1975h, 1993p; *Petzold, Orth* 1993a, 1994) ist eines der bedeutendsten diagnostisch-therapeutischen Instrumente im Integrativen Ansatz. Das Lebenspanorama ist am „life span developmental approach" der klinischen Entwicklungspsychologie ausgerichtet (*Petzold, Goffin, Oudhof* 1993). Es zeigt die Entwicklung im Kontext und Kontinuum auf und lässt Narrative und Persönlichkeitsstrukturen augenfällig erkennbar werden.

Das „dreizügige Karrierepanorama" sucht die Negativeinflüsse (die negativen Erfahrungen, die den Klienten belastet und geschadet haben), die Positiveinflüsse (die guten Erfahrungen, die die persönliche Entwicklung gefördert haben) und die Defiziterfahrungen (die fehlenden Erfahrungen, die der Klient für seine Entwicklung notwendig gebraucht hätte) in ihrer Interaktion zu erfassen (*Petzold* 1993p). Damit werden in einer Prozesstechnik kritische Lebensereignisse, Mangelerfahrungen, pathogene und salutogene Einflüsse in Einmaligkeit und Wiederholungen zugänglich und höchst wichtige Daten generiert, deren „Erfasssen im Überblick" für den Klienten wesentlich sind. Eine Hinführung für den Klienten findet sich – bereits in Anwendung auf eine spezielle Form als „Gesundheits- und Krankheitspanorama" – bei *Petzold, Orth* 1993a, 150f. Weitere Beispiele inklusive therapeutischem Bildmaterial finden sich z.B. bei *Petzold* 1993p, 274, 309ff sowie *Petzold, Gouffin, Oudhuf* 1993, 203f, 224ff.

Panoramatechniken können themenspezifisch zugepasst werden. In diesen wird eine bedeutsame Dimension des Lebens im zeitlichen Gesamtverlauf herausgearbeitet, bspw. im „Arbeitspanorama" (vgl. 5.3.4.2), im „Panorama der Freundschaftserfahrungen", im „Willens-Panorama" oder für die fünfte „Säule der Identität" im „Wertepanorama" (vgl. 5.3.1.4). Mit einem Panorama kann so die Biographie-Arbeit (siehe 5.3.3.1) unterstützt, können erstarrte Narrative und Wertsetzungen aufgeweicht und neue Sinnfindung durch veränderte Lebensdeutung erreicht werden.

Die Bearbeitung eines Panoramas kann im „Alltagsgespräch" erfolgen, in erlebnisaktivierender Auswertung oder konfliktzentriert-aufdeckendem Durcharbeiten (bei bestehender Ausbildung des Coachs). Sie erfolgt immer vom „Ganzen zum Detail":

Wie wirkt das Bild auf den Klienten als Ganzes? Welche Atmosphären gehen von dem Bild aus und welche Stimmungen lässt es in dem Betrachter hochkommen?

Die Betrachtungsperspektive ist „proaktiv": „Wie soll es anders werden? Was wollen Sie und werden Sie verändern?".

„Die Arbeit mit dem Lebenspanorama leitet dazu an, nicht nur augenblicksbezogen nach innen zu schauen, sondern sich im Lebensganzen verstehen zu lernen, den persönlichen Standort im sozialen und biografischen Kontext zu begreifen und dabei die eigenen Möglichkeiten der Lebensgestaltung zu entdecken. Sie ist ein Versuch, durch Integration von Lebensszenen der Selbstentfremdung entgegenzuwirken und das Finden von Identität zu ermöglichen" (*Lückel* 2001, 209).

5.3 Themenschwerpunkte im Gesundheitscoaching

Berufliche wie private Einschränkungen in der Leistungs- und Arbeitsfähigkeit sind häufig Anlass für ein Gesundheitscoaching. Schwerpunktmäßig geht es um den Umgang mit persönlichen Belastungssituationen und dem Anliegen, ein gesundheitsförderndes Verhalten und Denken zu entwickeln. Ratsuchende leiden an Orientierungslosigkeit, Lebensunsicherheit und existentiellen Ängsten, haben Fragen um Schicksale und Leiden, die das Erleben von Sinnlosigkeit und Fragen nach der Last von Verantwortung aufkommen lassen. In einer immer schneller werdenden technisierten Welt wünschen sie sich einen „Ort, um zur Ruhe zu kommen" und einen „Raum für sich", wo sie Zeit für ihre Fragen haben. Die persönlichen Themen sind natürlich immer individuell und nicht vergleichbar, da jeder sein eigenes „Geworden-sein" hat. Einige Themen „tauchen" in der Praxis aber doch vermehrter auf, auch wenn sie so nicht zu Beginn als Anliegen formuliert, sondern im Prozess deutlich werden.

Die hier vorgestellten Themen werden im Einzelsetting bearbeitet (ansonsten wird auf ein anderes Setting hingewiesen).

5.3.1 Das Thema „Werte" und „Sinnfindung" im Gesundheitscoaching

Werte- und Sinnerfahrung, Lebenszufriedenheit und Gesundheit stehen in einem engen Zusammenhang (vgl. 2.4.6). Die Reflexion des Wertesystems und der Sinnorientierung ist im Gesundheitscoaching wichtig, wenn beim Klienten neue Entscheidungen anstehen: bei einer erforderlichen beruflichen Neuorientierung bei Erkrankungen, bei Umbruchsituationen, bei schweren Lebenskrisen und -schicksalen sowie bei einer Veränderung des Lebensstils, die notwendig ist, um längerfristig gesund, leistungs- und arbeitsfähig zu bleiben.

Arbeit mit Werten und Sinnorientierung hat salutogenetische Apekte: Solches Vorgehen ermöglicht das Aufweichen eines starren, der persönlichen Situation nicht mehr angepasster

Das persönliche Wertesystem eines kranken Menschen kann ein bedeutsamer Faktor für dessen Genesung sein (vgl. *Ostermann* 2003). Die Reflexion der Werte hilft, die eigene Biographie zu verstehen, stützt das Selbstwertgefühl und stärkt die eigene Identität. Gute persönliche Wertbezüge sind ein stabilisierender Faktor in Krisen. Sie helfen, für sich selber (Lebens-) Aufgaben und Sinn zu finden und ermöglichen Verantwortungs-Fähigkeit. Selbstverantwortung ist u.a. die Basis dafür, dass ein Mensch selbst (wieder) Gestalter des eigenen Lebens wird.

Frankl (1977) hat stets auf die Freiheit des Menschen einerseits und die Übernahme zur Verantwortung des Menschen andererseits hingewiesen. *Frankl* (1977) schreibt in seinem Buch „Trotzdem Ja zum Leben sagen": „Wir müssen lernen und die verzweifelnden Menschen lehren, dass es eigentlich nie und nimmer darauf ankommt, was wir vom Leben noch zu erwarten haben, vielmehr lediglich darauf, was das Leben von uns erwartet!" Es geht darum, „dass wir nicht mehr einfach nach dem Sinn des Lebens fragen, sondern dass wir uns selbst als die Befragten erleben". Denn Leben heißt letztlich „Verantwortung tragen für die rechte Beantwortung der Lebensfragen, für die Erfüllung der Aufgaben, die jedem einzelnen das Leben stellt, für die Erfüllung der Forderung der Stunde"(*ebd.* 124f). Diese Übernahme von Selbst-Verantwortung steht im Zusammenhang mit der Selbstsorge – der Sorge um sich selbst. Bei der aktiv gelebten Lebenskunst – als „einer Sorge um sich" (vgl. *Petzold* 1999a, 288) – begreift der Mensch sein Leben als ein Kunstwerk und erkennt, dass er sein Leben selbstverantwortlich künstlerisch gestalten kann (vgl. 2.4.6.1). Der Integrative Ansatz tritt ein für eine „engagierte Verantwortung": „Verantwortung impliziert die fundamentale Bereitschaft, ‚engagiert' zu antworten, einzutreten, wo immer Integrität bedroht ist. Engagierte Verantwortung existiert immer nur als Praxis von Verantwortung für meinen gesamten Lebenszusammenhang" (*Petzold* 1991a, 28).

Dieser kleine Exkurs zum Wert „Verantwortung" geschieht, da es in jeder Praxis des Gesundheitscoachings auch um die Übernahme von Verantwortung geht: Viel zu häufig wird gerade im Gesundheitssystem dem Einzelnen die Verantwortung abgenommen („Der Therapeut, der weiß, was für den Patienten gut ist") oder aber es wird erwartet, dass die Verantwortung abgenommen wird („Herr Doktor, sagen Sie mir, was ich tun soll") (vgl. 3.8 sowie These 5 in 1.4 und 4.1). In diesem Zusammenhang soll ebenfalls auf die „Frage nach dem Gewissen" (siehe *Mahler* 2009) hingewiesen werden – nicht selten „reden" Helfer im Gesundheitswesen dem Patienten „ins Gewissen", „denn er muss doch schließlich etwas für seine Gesundheit tun". Häufig kommt es nicht zu einer aktiven Bereitschaft, „Sorge für sich zu tragen", weil die Sinnhaftigkeit nicht erkannt wurde. Erst wenn der Klient den Sinn in einer gesundheitsorientierten Veränderung erkennt und er erfährt und erlebt, dass er dadurch Verbesserungen in seiner Leistungsfähigkeit und Lebensfreude erzielt, dann hat der Prozess des Gesundheitscoaching auch ein Chance auf „Erfolg" mit Nachhaltigkeit.

> „Solange ich ein Symptom bekämpfe, wird es schlimmer; wenn ich die Verantwortung dafür übernehme, was ich mir selbst damit antue, (...) wie ich meine Krankheit hervorbringe, wie ich mein ganzes Dasein gestalte. In dem Augenblick, in dem ich mit mir selbst in Berührung komme, beginnt das Wachstum, die Integration, die Sammlung"(Perls 1969, 79).

5.3.1.1 Wertethema – eine Notwendigkeit für den Gesundheitscoach

Für einen verantwortungsbewussten Umgang mit dem Klienten zu den Themenfeldern „Werte und Sinnfindung" wird die Notwendigkeit des Gesundheitscoachs unterstrichen, sich regelmässig mit seinen Werten – insbesondere mit denen, die ihn in seinem beruflichen Handeln leiten auseinanderzusetzen (vgl. 2.4.6.3; These 12 in 1.4). Selbst wenn die Werte nicht explizit im Coachingprozess angesprochen werden, so muss diese „Vorarbeit" vom Gesundheitscoach geleistet werden denn sowohl die Wertsetzungen des Klienten als auch des Coachs prägen den gesamten Prozess und haben Auswirkungen. Die Frage nach dem Umgang mit den Werten des Anderen spitzt sich für den Coach bei den Zielen zu: „Will ich den Anderen gemäß meiner oder gemäß seiner Werte führen?". Häufig beeinflussen auch unbewusst „unsichtbare Dritte" diese Diskussion, was z.B. zu Ziel-Ziel-Konflikten oder Interessen- und Motivationskonflikten führen kann (vgl. These 5 in 1.4).Wegen des Vertrauensvorschusses, den Klienten ihrem Coach in der Regel entgegen bringen, haben diese mit ihren Wertungen und den damit verbundenen Deutungen einen enormen Einfluss auf den Klienten. Deshalb wird erneut die wertschätzende Haltung gegenüber dem Anderen als notwendige Basis für einen gelingenden Prozess hervorgehoben. Hierfür bietet der Integrative Ansatz einen guten ethischen Rahmen: Es geht um eine Ethik der „Mitbetroffenheit" und der „engagierten Verantwortung" in der „Sorge um die Integrität von Menschen, Gruppen, Lebensräumen". Die Leitprinzipien für eine „maßgeschneiderte Beziehung" wurden bereits vorgestellt (vgl. These 8 in 4.1). Hier meint die Wertschätzung des Anderen nicht, dessen Werte ohne Hinterfragung stehen zu lassen. Ein Hinterfragen oder auch Konfrontieren kann geradezu indiziert sein. Neben den persönlichen Wertsetzungen des Coaches spielen hier sicher auch die Wertsetzungen der jeweiligen Coachingrichtung mit hinein. Dies lässt dennoch die (kritische) Achtung vor dem solche Positionen vertretenden Menschen offen! (vgl. *Lachner* 2004, 9ff).

5.3.1.2 Die Säule der Werte

Die Werte haben eine übergeordnete Rolle: sie spielen bei menschlichen Entscheidungen und Handlungen immer mit und lassen den Menschen „etwas" tun oder nicht tun. Persönliche Wertvorstellungen haben Einfluß auf die Art und Weise, wie der Kontakt zu den Mitmenschen, wie die private und berufliche Situation und wie das eigene Leben gestaltet wird. Sie bekräftigen und stärken innere Glaubenssätze und spielen eine entscheidende Rolle bei einer Veränderung von dem Lebensstil. Werte bilden so etwas wie ein interner Maßstab zur Beurteilung (der Bedeutung) von bestimmten Zusammenhängen. So liefern Werte dem Individuum nicht nur einen Plan für persönliches Handeln, sondern machen es den Menschen auch möglich, in Gruppen zu leben. Werte und Normen strukturieren das kulturelle und gesellschaftliche Zusammenleben und schaffen damit Orientierung im Umgang miteinander und definieren Erwartungen voneinander. Ein Wertesystem sagt dem Einzelnen nicht nur, was er tun sollte, sondern auch, was andere wahrscheinlich tun werden (vgl. 2.4.6.3). „Soziales Leben wäre unmöglich ohne Werte"(*Yalom* 2000, 546). Eine der „Fünf Säulen der Identität" (vgl. 5.2.2) ist die Säule der Werte und Normen. Die Übereinstimmung mit sich und den eigenen Wertvorstellungen macht die eigene Identität aus. Mit der Wertesäule verbinden sich Fragen wie: „Wie will ich sein?" – „Wofür stehe ich ein?" – „Woran glaube ich?" (vgl. *Rahm et al.* 1995, 156). Die Säule befasst sich also mit dem, was jemand für richtig hält, wovon er überzeugt ist, wofür er eintreten will und wovon er glaubt, dass es auch für andere Menschen wichtig ist. Hierher gehören religiöse oder politische Überzeugungen, die persönliche Lebensphilosophie sowie Grundprinzipien, an denen sich jemand ausrichtet (vgl. *Petzold* 1993p, 276). Beim Beobachtungsfeld Wertebereich im Leitfaden zur „Integrativen Diagnostik" (*Petzold* 1993p) werden „Sinn, Ziele, Werte, Normen, Einstellungen zu: Leben, Tod, Liebe, Wahrheit, Mitmenschlichkeit, Hoffnung, Religion und Weltanschauung" genannt (*ebd.* 327). Die persönlichen Bewertungsstile gehören ebenfalls dazu, d. h.: Wie geht ein Mensch mit den ihm entgegengebrachten Fremdattributionen um? Wie bewertet er diese? Diese Bewertungen wiederum wirken sich auf seinen Lebensstil aus (vgl. 2.3.3.1), so prägt das Erreichen der Werte „Materiellen Reichtum erlangen, Karriere machen, Einfluss haben" als Lebensziel die Art der Lebensgestaltung.

Eine enge Verbindung besteht zwischen der Säule Werte und der Säule soziales Netzwerk (vgl. *Petzold* 1983f, 435). Einerseits werden Wertehaltungen gesellschaftlich vermittelt und in nahezu sämtlichen Situationen ist der Mensch mit seinen Werten von seinem sozialen Umfeld geprägt: entweder indem er dessen Werte vertritt oder auch, indem er sie bewusst ablehnt, was aber auch eine Abhängigkeit von der Wertehaltung seines sozialen Kontextes bedeutet. Die meisten Menschen leben gleichzeitig in unterschiedlichen sozialen Welten mit zum Teil verschiedenen Wertesetzungen. Findet sich ein Mensch an einem Ort oder bei einem Anderen mit „seinen" Werten wieder, wird er sich besonders verbunden und getragen fühlen. Passen die persönlichen Wertvorstellungen bspw. nicht mit den Werten des Unternehmens, für das eine Person arbeitet, zusammen, kann dies bei diesem Arbeitnehmer zu Verunsicherungen und Unzufriedenheiten führen, welche sich bis zur inneren Kündigung auswirken kann (vgl. 2.4.5.2).

Lachner (2004) betrachtet die Werte-Säule im Hinblick auf das Modell „multipler Schädigungen" der klinischen Krankheitslehre des Integrativen Ansatzes (*ebd.* 19f). Die verschiedenen Arten pathogener Stimulierungen werden differenziert in Defizite, Traumata, Störungen und Konflikte (vgl. *Petzold* 1996a, 353-362).

Defizite entstehen bspw. aufgrund mangelnder oder einseitiger Stimulierungen. Hier ist vor allem an Beeinträchtigungen bei der Entwicklung der eigenen Werte als fünfter Säule der Identität zu denken. Mangelnde Werteerziehung, aber auch eine starre und rigide Werteerziehung können sich für den Einzelnen wie auch für das Umfeld schädigend auswirken. Eine einseitige Werteprägung beim erwachsenen Menschen ist z.B. gegeben, wenn ein flexibles Pendeln zwischen sich ergänzenden Werten nicht zugelassen werden kann. Beispiele von sich ergänzenden und in positiver Spannung stehenden Werten sind z.B. Sparsamkeit und Großzügigkeit, Ehrlichkeit und Verschwiegenheit, Vorsicht und Mut (siehe das „Werte-Quadrat" in 5.3.1.6).

Defizite bei der Werte-Säule können auch durch den beschleunigten gesellschaftlichen Wertewandel mit bewirkt werden (*Lachner* 2004, 20). Konflikte können auftreten, wenn in der Lebensgeschichte die Dialektik zwischen selbst bejahten Werten und gesellschaftlich gesetzten Normen mit der entsprechenden Erwartung der Normenerfüllung problematisch ist, sei es

„in Form der Unausgewogenheit, der Dominanz einer Seite bzw. der Unterentwicklung oder Hemmung der jeweils anderen; sei es in Form des Bruches oder der Spaltung, in der beide Seiten zu Alternativen werden, denen der Kontakt und die Vermittlung des jeweils anderen fehlt ...; sei es in Form der fehlenden oder unzulänglich ausgeprägten Polarität und damit einem Mangel an Struktur, der sich in Unklarheit, Vermischung, Verwechslung, Verwirrung äußern kann" (*Schuch* 1988, 120).

Menschen, die mit Menschen „arbeiten" – sei es als Lehrer, Erzieher, Therapeut, Pfleger, Gesundheitscoach etc. – kennen die Erfahrung, dass die von ihnen nach außen vertretenen Werte selbst nicht (immer) gelebt werden oder sie gar im privaten Kontext gegen sie leben. „Kleinere" Störungen im Alltag können aber auch pathogene Folgen haben; z. B. wenn sich Eltern in ihren erzieherischen Forderungen gegenüber den Kindern regelmäßig selbst widersprechen oder wenn sie Bewegung erwarten („Du fährst mit dem Fahrrad, weil es gesünder ist") und sich selbst (gar) nicht daran halten („Bei mir ist es etwas anderes...!") und das Auto nutzen (vgl. *Lachner* 2004, 20f).

Die Säule der Werte hat eine hohe Bedeutung: Über starke Werteorientierung können andere beschädigte oder zerstörte Säulen der Identität abgemildert oder kompensiert werden. In der Regel gilt gerade für schwere Krisen:

> „Die Säule der Werte kann, sofern sie kräftig gebaut und entwickelt wurde, für das Identitätserleben immense Tragkraft gewinnen. Die Säule der Werte kann die Identität noch tragen, wenn andere Säulen gestürzt oder geborsten sind. Bei Verlust leiblicher Integrität, gesellschaftlicher Ächtung, Entzug von Arbeit und materiellen Sicherheiten vermag sie noch Stütze zu geben, wenn sonst nichts mehr Bestand hat. Dies erweist sich häufig in Krankheit, Verfolgung, Diskriminierung, Armut, Alter und Sterben" (*Heinl, Petzold* 1983, 181).

Im Gesundheitscoaching kann bspw. der Klient „halt-gebende" Werte eruieren, um sie in Krisenzeiten präsent zu haben. Ebenfalls kann es sehr **wert**-voll sein, wenn die Gesundheit als ein Wert bzw. der „Wert Gesundheit" ausdrücklich betrachtet wird. Häufig ist die Gesundheit selbstverständlich „da" oder wird erst zum Wert, wenn Krankheit eingetreten ist. Gesundheit ist aber ein „Wert an sich" und benötigt eine **wert**-schätzende Beachtung.

5.3.1.3 Gesundheit als Wert

Werte wirken sich auf Entscheidungen und Einstellungen aus, die die eigene Gesundheit betreffen. Dabei spielt eine Rolle, ob Gesundheit für den Klienten ein „Wert an sich" ist oder ob Gesundheit als etwas „Normales" bewertet wird. Wie schon bei dem Begriff „Be **wert** ungen" (und wir bewerten ständig) zu erkennen, tauchen hier Werte in ihrer kognitiven (appraisal) und ihrer emotionalen (valuation) Dimension auf (*Petzold* 2003a).

Wenn also Gesundheit als „ein Wert an sich" gesehen wird und nicht als etwas „was einfach da" ist, sondern als etwas, was der Mensch „genießen sollte",

5.3 Themenschwerpunkte im Gesundheitscoaching

dann hat das Auswirkungen auf das Denken und Handeln eines Menschen. Für diesen Menschen ist Gesundheit so etwas wie ein „kostbares Gut" – und mit Kostbarkeiten muss man „gut umgehen". Dieser Mensch weiß, wozu er gesund bleiben will, und ist bereit, etwas für die Aufrechterhaltung dieses Wertes zu tun und dafür auf das Erleben anderer Werte zu verzichten. Gesundheit wird dann zu einer positiven Lebensqualität („der Vitalität, Frische und Leistungsfähigkeit"; siehe Geleitwort), die dieser Mensch zu schätzen weiß, erleben und genießen kann und über die er sich freuen kann und sicher auch dankbar ist. So wird Gesundheit zu einer Ressource – weit über die körperliche und seelische Gesundheit hinaus.

Wenn ein Mensch diese Position einnimmt, dann wird er auch selbstverständlicher präventiv handeln und Gesundheits-Prävention kann zur Freude werden. Gesundheits-Prävention, die mit dem „Zeigefinger droht" und mit dem „Du musst Dich bewegen, sonst...." argumentiert, macht weniger Lust und motiviert nicht nachhaltig. Natürlich ist es ein „treibendes" Motiv z.B. gesundheitsbewusst zu essen und Sport zu machen, weil „Ich Angst habe, krank zu werden". Motivierender ist es jedoch, wenn „Ich laufen gehe, weil es mir Spaß macht und ich etwas für mich und meine Gesundheit tue".

An dieser Stelle kann an den Entfremdungsgedanken von *Petzold* (1981k) angeknüpft werden. Die philosophisch-anthropologische Gesundheits- und Krankheitslehre des Integrativen Ansatzes (siehe 2.2.4) basiert auf der Annahme multipler Entfremdung und Verdinglichung als Auslöser von Krankheiten: So entfremdet sich der Mensch vom Leib, von der Lebenszeit, vom Mitmenschen, von der Arbeit, von der Lebenswelt und von der Natur. In diesem Modell spielt die Frage der Werte eine bedeutende Rolle. So können z.B. alle rigiden Wertsetzungen im Bereich der Sexualethik zur Entfremdung vom eigenen Leib speziell zu einer Unterentwicklung oder Verkümmerung der Lebendigkeit der Erotik, aber auch der männlichen bzw. weiblichen Ausstrahlung an sich führen. Ebenfalls können gesellschaftliche Wert-Vorstellungen oder Wert-Vorgaben von Schönheit eine Entfremdung vom eigenen Leib nach sich ziehen, wie bspw. die aktuelle, kontroverse Diskussion um die „Mager-Models" in der Modebranche zeigt. Diese Entfremdungsphänomene entstehen insbesondere auch da, wo sich ein Mensch durch seine Wertsetzungen von Leib, Mitmenschen, von seiner Lebenszeit, Lebenswelt, der Arbeit oder der Natur entfremdet (vgl. *Lachner* 2004, 19ff). Anders (provokanter) ausgedrückt: Gesundheits-Präventionsprogramme würden nicht gebraucht, wenn der Mensch sich nicht entfremden würde.

Gelingt es einem Menschen, Gesundheit als Wert zu sehen und dementsprechend zu leben, wird dieser Mensch einen Sinn darin finden, „etwas für die Gesundheit zu tun".

5.3.1.4 Methoden integrativen Vorgehens in der Arbeit mit Werten

Die methodische Arbeit mit den „Fünf Säulen der Identität" wurde bereits vorgestellt (vgl. 5.2.3.3). Eine ausschließliche oder intensive Betrachtung der Identitätssäule der „Werte und Normen" ist möglich.

a) *Fragen zur Reflexion* können sein:
- Welchen sozialen, politischen, religiösen Werten fühlen Sie sich verbunden?
- Entsprechen Ihre Werte denen Ihres sozialen Umfeldes?
- Welche (Alltags- und Lebens-) Ziele verfolgen Sie? Welche Werte stecken hinter diesen Zielen?
- Wie rigide, streng oder flexibel gehen Sie mit Ihren Werten um?
- Gibt es Rollen- und Normenkonflikte?
- Gibt es Werthaltungen, die Ihr Leben erschweren oder erleichtern (wie z.B. Perfektionismus, Leistungsorientierung)?

b) Quantitative Differenzierungsarbeit ist möglich:
Entsprechend der Leitfragen der „Integrativen Diagnostik" (*Petzold* 1993p; vgl. 5.1.6) formuliert *Lachner* (2004) folgende Orientierungsfragen zur Säule Werte, um differenzierter mit den „Werten/Sinnfragen" des Klienten zu arbeiten (*ebd.* 24f):

- Führen die Wertsetzungen zu einer Anästhesierung der eigenen Gefühle und Bedürfnisse?
- Sind die entstandenen Narrative noch stützende hilfreiche Lebensdeutungen oder der Realität unangemessen und behindern den Lebensfluss?
- Fördern die Wertsetzungen „multiple Entfremdungen" (leibfeindliche Haltungen, Leistungsorientierung bis zur Entfremdung von der eigenen Zeit etc.)?
- Welche Verbindungen gibt es zwischen der Säule Werte und der Säule Soziales Netz? Hat dieser Mensch mit den eigenen Wertvorstellungen eine gute Einbettung in seinem sozialen Kontext und damit Solidaritätserfahrungen?
- Gibt es Konflikte zwischen den eigenen Wertsetzungen und den Außenerwartungen? Besteht genügend Möglichkeit für eine „emanzipierte Identität"?
- Ist die Säule Werte stark genug, um auch durch Schwierigkeiten durchzutragen?
- Welches Spektrum an Sinndeutungen steht diesem Menschen zur Verfügung?
- Wie rigide, streng, flexibel, achtlos geht der Mensch mit seinen Werten um?

c) Ein weiterer Zugang mit diesem Modell ergibt sich aus einem *Fragebogen (FE-SI)*, den *Kames* (1992) zur Erfassung der „Fünf Säulen der Identität" entwickelt hat. Mit Blick auf die Säule Werte nennt *Kames* folgende Items (negativ gepolte sind mit einem Minuszeichen versehen):

„Auf dieser Welt gibt es Dinge, an denen ich mich wirklich orientieren kann.
Schöne Dinge betrachte ich nur am Rande. (-)
Für meine Überzeugungen kann ich einstehen.
Mir fällt es schwer, wichtige Entscheidungen zu treffen. (-)
Ich weiß, was im Leben erstrebenswert ist.
Meine Ideale sind mir eine Last. (-)
Ich habe den Eindruck, manchmal versagt zu haben. (-)
Ich weiß nicht, worauf ich im Leben bauen kann. (-)
Grundsätze und Prinzipien engen mein Leben eher ein als es zu bereichern. (-)
Für mein Leben sehe ich keine Ziele mehr. (-)" (*ebd*. 382).

5.3.1.5 Die Verwirklichung von Einstellungswerten

Die Logotherapie (siehe 2.4.6.2) distanziert sich von der „in der Psychologie verbreiteten ‚Opferideologie'" und der „Neigung, psychologische Entschuldigungen durch Abhängigkeitserklärungen des Menschen zu erteilen" (*Lukas* 2002, 30). Vieles tritt zwar schicksalhaft in das Leben ein, doch hat der Mensch immer noch die Freiheit zu entscheiden, was er daraus machen will. *Frankl* (1987), Begründer der Logotherapie, betont die geistige Freiheit und damit meint er „nicht eine Freiheit von etwas, sondern eine Freiheit zu etwas" (*ebd*. 14). Als Überlebender von vier Konzentrationslagern weiß *Frankl* „um die Freiheit des Menschen, sich über all seine Bedingtheit hinaus zu schwingen und selbst den ärgsten und härtesten Bedingungen und Umständen entgegenzutreten (…), kraft dessen, was ich die Trotzmacht des Geistes zu nennen pflege" (*ebd*. 45f). Es besteht „die Freiheit, zu allen gegebenen Einflüssen nochmals Stellung zu nehmen, sie zu bejahen oder zu verneinen, ihnen zu folgen oder zu widerstehen" (*Frankl* 1985, 159). Es ist die Frage der „Haltung und Einstellung", die es Menschen ermöglicht, „menschliches Leid in eine menschliche Leistung umzuwandeln". *Frankl* spricht hier von der Verwirklichung von Einstellungswerten. Fragen, wie: „Was ist trotz oder gerade Ihres Schicksals möglich?" und „Welche Werte leben Sie jetzt trotz oder gerade wegen Ihres Schicksals wieder oder mehr?" unterstützen den Prozess der Werte-Wahrnehmung.

Darüber hinaus kann nach *Frankl* über die Verwirklichung von Einstellungswerten eine Auseinandersetzung mit den „scheinbar negativen Seiten der Existenz" erfolgen sowie Sinngestalten nicht nur im „Wirklichen sondern auch im

Möglichen" entdeckt werden (*Frankl* 1972, 26). Ein Verstehen der eigenen Lebensgeschichte wird möglich und hilft Sinn für das eigene Leben zu finden (siehe auch Biographiearbeit in 5.3.3.1).

Im logotherapeutischen Gespräch werden die Fragen im „sokratischen Stil" gestellt: „Was wäre, wenn...? Was könnte sein...? Was sollte sein...?". Dadurch werden Werteverwirklichungchancen in das Blickfeld genommen und ermöglicht dem Klienten, Sinn zu finden und zu erleben, was zu einer Lebensstiländerung führen kann (vgl. 5.3.2.2).

5.3.1.6 Die Reflexion des persönlichen Wertesystems

Ein „positives, gefestigtes Wertesystem" ist ein Faktor von Gesundheit bzw. ein heilender Faktor (siehe These 11 in 4.1).

Zur Findung des persönlichen Wertesystems sind alle Methoden und Techniken einsetzbar, die ein Bewusstsein („Awareness") wecken, welche Werte und Sinnorientierungen vorhanden sind und mit der eigenen Person kongruent und von ihr bejaht werden. Es geht um eine Sensibilisierung für die eigenen Wünsche, Gefühle und Bedürfnisse, denn in diesen werden die für die eigene Person „stimmigen" Werte deutlich. Diese können bspw. über leib-/bewegungszentrierte Modalitäten ebenso erarbeitet werden wie mittels kreativer Medien oder Rollenspiel.

Ostermann (2003) sowie *Lachner* (2004) stellen Interventionen vor, die einen Zugang zum persönlichen Wertesystem ermöglichen und geben exkursartig Anregungen, die andere Ansätze hier für ein integriertes Vorgehen im Bereich „Werte und Sinnfindung" bieten können:

a) *Erstellung eines Wertepanoramas*
Die Panoramatechnik wurde bereits erläutert (siehe 5.2.3.5). Das Wertepanorama konzentriert sich auf den Bereich der Werteorientierung (weltanschaulich, religiös, Sinn konstituierend etc.). Aufschlussreich ist die Reflexion darüber, welche Werte sich bislang über das Leben hinweg gehalten haben (selbst wenn sich der Grad ihrer Bedeutung verändert, bestimmte Aspekte eines Wertes mehr in den Vordergrund oder auch zurück treten) und zu ergründen, wann und unter welchen Lebensumständen Werte und Sinnentwürfe „weg gebrochen", welche Werte neu zu welchem Zeitpunkt und in welcher Situation hervorgetreten sind.

b) *Bildung einer Wertehierarchie*
Dem Klienten wird eine „Werte-Liste" ausgehändigt. Diese Liste wird mit ihm gemeinsam besprochen und ggf. mit Werten, die dem Klienten auf der Liste fehlen, ergänzt.

5.3 Themenschwerpunkte im Gesundheitscoaching

Werte:	
Freiheit	Liebe
Aufregung	Sicherheit
Gesundheit	Leidenschaft
Ehrlichkeit	Integrität
Dinge bewegen	Intelligenz
Der Beste sein	Spaß
Glück	Mut
Persönlichkeitsentwicklung	Lernen
Kreativität	Karriere machen
Macht	Attraktivität
Stärke	Komfort
Offenheit	Familienbindung
Respekt	Perfektion
Verstand	Vollständigkeit
Planung	Unterstützung
Herausforderung	Ehrgeiz
Engagement	Schönheit
Reichtum	Aussehen
Erholung	Prestige
Humor	Unabhängigkeit
Vertrauen	Selbstverwirklichung
Kommunikation	Akzeptanz
Selbstdarstellung	Gefühlsbindung
Anerkennung	Helfen
Wettbewerb	Geistige Bindung
Abenteuer	Spiritualität
Gerechtigkeit	Treue
Weisheit	Dankbarkeit
_____	_____
_____	_____

Ostermann 2009

Aus dieser Liste von Werten soll der Klient die acht wichtigsten Werte auswählen. „Welche Werte würden Sie auswählen, wenn Sie nur acht Werte auswählen könnten?" lautet die Reflexionsfrage an den Klient. Diese acht Werte werden dann vom Klienten in eine Rangreihe gebracht, definiert und auf der Verhaltensebene konkretisiert. Durch die Wahrnehmung von Bedürfnissen, der mit den

Werten verbundenen Konsequenzen und dem Erkennen der positiven Absichten hinter den Werten kann die tiefere Wertehierarchie erschlossen werden. Hierbei kann die Frage nach den Ausnahmen hilfreich sein: „Welchen Wert leben Sie nicht, obwohl Sie es könnten?" und „Was müsste passieren, dass Sie es dennoch täten?". Durch die Frage der Ausnahme werden höherrangige Werte identifiziert.

Ergänzend kann eine Einschätzung vom Klient angegeben werden, wie er bestimmte Werte prozentual im beruflichen und wie im privaten Kontext lebt, wie das wöchentliche Zeitbudget dafür ist und wie die konkreten Inhalte aussehen, wenn er diese Werte „lebt". Durch subjektive Skalierung auf der Werteebene erkennt der Klient bspw. wie er bestimmte Dinge, die ihm wichtig sind, vernachlässigt. Ist die Diskrepanz zwischen echten eigenen Werten und tatsächlich gelebter Wertehierarchie zu groß, entsteht mangelnde Identifikation mit dem alltäglichen Umfeld. Die Entschlüsselung der inneren Werte und Normen kann zu einer Modifikation des äußeren Handelns führen.

Um die persönlich wichtigen Werte stärker zu leben, ist eine Reflexion der Einstellungen und des Verhaltens des Klienten hilfreich. Der Coach unterstützt den Prozess durch folgende Fragen (vgl. *Von Elverfeldt* 2004, 294f):

> Was ist Ihr persönlicher Nutzen davon, dass Sie bisher nicht alle Ihre Werte ausreichend leben?
> Welchen Preis zahlen Sie dafür?
> Was könnten Sie konkret ab morgen tun oder veranlassen, um den Wert x mehr in Ihr Leben zu integrieren?
> Woran merken Sie, wenn Sie den Wert x gerade leben bzw. nicht leben?
> Woran spüren Sie das? Welche Bilder sehen Sie?
> Gibt es Situationen, in denen Sie diesen Wert bereits stärker gelebt haben?
> Woran lag das? Wie ließe sich dies übertragen auf den gewünschten Kontext?
> Wie könnten Sie dazu beitragen, den Wert x in Ihrem Leben noch weniger zu leben?
> Was für Konsequenzen hätte dies?
>
> Angenommen, wir sehen uns in drei Monaten wieder, und Sie leben diesen Wert x fast zu 100%. Woran würden Sie das merken? Was würde Ihrer Umgebung auffallen? Wie würde es Ihnen dabei gehen? Was für Konsequenzen hätte dieses kurz- und langfristig für Sie?

c) *Erstellung eines Wertequadrats*
Das Wertequadrat stammt von *Helwig* (1967) und wird von *Schulz von Thun* (1996) als Methode in der Kommunikationspsychologie genutzt. Seine allgemeine Struktur hat schon *Aristoteles* in ähnlicher Form vor Augen gehabt und sie enthält eine Anleitung zum dialektischen Denken. Die Prämisse lautet: Um den dialek-

5.3 Themenschwerpunkte im Gesundheitscoaching

tisch strukturierten Daseinsforderungen zu entsprechen, kann jeder Wert (jede Tugend, jedes Leitprinzip, jedes Persönlichkeitsmerkmal) nur dann zu einer konstruktiven Wirkung gelangen, wenn er sich in „ausgehaltener Spannung" bzw. in Balance zu einem positiven Gegenwert befindet. Ohne diese Balance „verkommt" ein Wert zu seiner „Entartungsform" (*Helwig*) – oder zu seiner „entwertenden Übertreibung", z.B. verkommt Sparsamkeit (1) ohne ihren positiven Gegenwert Großzügigkeit (2) zum Geiz (3), umgekehrt verkommt auch Großzügigkeit ohne Sparsamkeit zur Verschwendung (4). Die hierbei regelmäßig entstehenden vier Begriffe lassen sich zu einem Wertequadrat anordnen, wobei jeweils die beiden positiven Gegenwerte (1 und 2) oben und die entsprechenden „Unwerte" (3 und 4) unten zu stehen kommen.

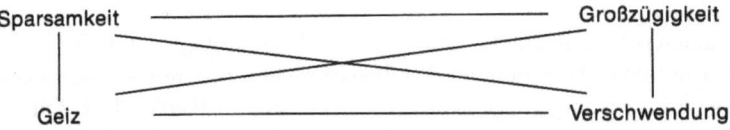

Abb. 5: Allgemeine Struktur eines Wertequadrates am Beispiel «Sparsamkeit»

aus: *Schulz von Thun* 1996, 39

Das Wertequadrat kann bei der Diagnostik helfen. Der Gesundheitscoach kann sich orientieren, wo sich der Klient aktuell mit seinen bevorzugten (Wert-)Haltungen z.B. bei dem Vertrauen befindet: zwischen Vertrauen (1), naiver Vertrauensseligkeit (2) und Vorsicht (3), paranoidem Misstrauen (4). Allein die Besprechung des Wertequadrats kann Bewusstseins- und in der Folge Änderungsprozesse bewirken. Somit hat das Wertequadrat zugleich in sich die Eigenschaft eines „Entwicklungsquadrates" (vgl. *Schulz von Thun* 1996, 47ff).

Ferner schärft das Wertequadrat zum einen den Blick dafür, dass sich in dem „beklagten Fehler" nicht etwas „Schlechtes" („Krankhaftes, Gestörtes") manifestieren muss, das es auszumerzen gilt. Vielmehr lässt sich darin immer ein positiver Kern entdecken, dessen Vorhandensein zu schätzen ist und allein dessen Überdosierung („des Guten zuviel") problematisch erscheint. Damit ist die Entwicklungsrichtung vorgezeichnet: nicht etwa (3) nach (4), sondern von (3) nach (2) unter Beibehaltung von (1).

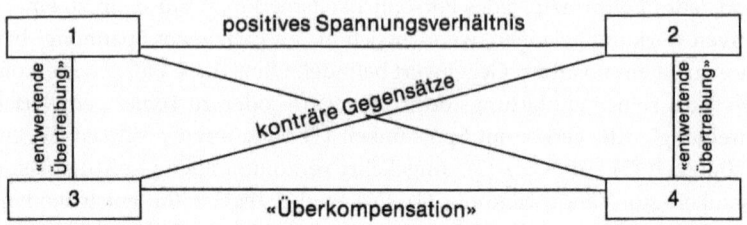

Abb. 6: Das Netz von Beziehungen zwischen den 4 Polen des Wertequadrates

aus: *Schulz von Thun* 1996, 39

Zum anderen ist mit diesem Quadrat die Überzeugung verbunden, dass jeder Mensch mit einer bestimmten erkennbaren Eigenschaft immer auch über einen „schlummernden" Gegenpol verfügt, den er in sich wecken und zur Entwicklung bringen kann. Die Methodik zielt darauf, zu einer einseitig gelebten Haltung zunächst den positiven Gegenwert zu finden, diesen Gegenpol zu „wecken", zu einer guten Entwicklung zu verhelfen und schließlich auf eine situationsangemessene Balance zwischen beiden hinzuarbeiten. Neben dieser Balance können Entwicklungsziele gefunden werden, indem dort, wo „gute Werte" übertrieben werden, mittels der Diagonalen im Quadrat der konträre Gegenwert angestrebt wird. D.h. Selbstverwirklichung kann bspw. zu selbstsüchtiger Egozentrik und Bindung zur Abhängigkeit werden. Das Werte- und Entwicklungsquadrat zielt letztlich auf eine „dynamische Balance: je nach Situation kann das Pendel extrem hin- und herschlagen (es gibt Augenblicke, in denen radikale Aufsässigkeit das Gebot der Stunde ist!) – entscheidend ist, dass als innere Möglichkeit beide Haltungen zur Verfügung stehen" (*Schulz von Thun* 1994, 44).

Das eigene Wertesystem ist immer eine Größe, die geprägt ist durch Kontext und Kontinuum und die sich auch mit Veränderung des sozialen Netzes, der gesellschaftlich-politischen Gesamtstimmung und des eigenen Lebensalters wandelt. Die Arbeit für ein tragfähiges Wertesystem ist deshalb auch ein Aspekt von Biographiearbeit: die Bedeutung der eigenen Werte und Sinnorientierungen sollen hier im Zusammenhang der eigenen Lebensgeschichte verstanden werden (siehe 5.3.3.1).

5.3.2 Das Thema „Lebensstil" im Gesundheitscoaching

Im Gesundheitscoaching geht es um Verhaltensänderungen im privaten wie beruflichen Kontext und um Änderungen des Lebensstils (siehe These 9 in 1.4 und 4.1). Bedeutsam sind in diesem Zusammenhang die persönlichen Narrative des Klienten, dessen strukturgebenden Handlungsfolien und dessen Annahmen und Normen „über sich und die Welt", sowie dessen Antwort auf die Frage nach dem Sinn: „Welchen Sinn hat diese notwendige, von anderen empfohlene oder selbst-gewollte Lebensstiländerung? Wozu soll dieser neue Lebensstil gut sein?".

Die Sinnfrage ist immer präsent, wenn das „Wozu" der eigenen Gesundheitsorientierung beantwortet werden muss: „Auf welches Ziel hin, für wen, für welche Lebensaufgabe macht es einen Sinn, in meine eigene Gesunderhaltung zu investieren?". Eine konkrete Antwort ist die Voraussetzung auf das „Wie" und damit für eine dauerhafte Entwicklung eines entsprechenden Lebensstils (vgl. *Lauterbach* 2005, 48).

5.3.2.1 Die Arbeit mit Narrativen bei Lebensstilveränderung

Im Konzept der Narration in der Integrativen Therapie tritt der Mensch als „Autor seines Lebensdramas" auf. Noch während der Mensch etwas erlebt, modelliert er schon die Erinnerung, um das Erlebte seinen bisherigen Erfahrungen anzupassen. Er ist darauf angewiesen, sich immer neue Eckpfeiler der Orientierung in den Fluss des Geschehens zu setzen. Narrative haben zunächst eine positive Bedeutung, denn sie gewährleisten „eine gewisse Konsistenz" und bewirken für den Menschen „bei dessen Wandlungen durch die Zeit hin und im Hinblick auf die Veränderungen des Kontextes eine gewisse Stabilität". Narrationen sind die Verbindung zwischen Vergangenheit und Zukunft. Das Selbstbild und das Weltbild des Menschen gehen in sie ein: „Ich hatte und habe immer Erfolg" oder „Ich bin ein Gewinner". Sie sind funktionale Skripts und stützende Lebensmuster, die eine Biographie konstituieren und für die persönliche Identität unverzichtbar sind. „Maligne Narrative" dagegen sind starre, linear fortschreitende Lebensmuster: Der „Lebensfluss stockt", „man dreht sich im Kreis", aus der Vielfalt der Ereignisse und Beziehungen kehrt immer dieselbe Szene wieder und der Lebensstil ist eingeschränkt (vgl. *Petzold* 1991a). Ein negatives Narrativ beruht auf einer verengten Perspektive und es verengt die Zukunftsperspektive. Es führt oft dazu, dass sich dieser „Glaube" erfüllt: Wenn jemand glaubt, dass er den Stress bspw. ohne Beruhigungspille nicht „bewältigt", wird er dieses höchstwahrscheinlich nur mit der Pille schaffen. Neue Verhaltensweisen werden langfristig nur dann erfolgreich gelernt und praktiziert werden können, wenn sie zu den persönlichen „Handlungs- und Lebensmustern" passen.

Im Gesundheitscoaching kann eine Reflexion hilfreich sein, ob der Klient sich selbst als Hauptdarsteller und Autor seines Lebens empfindet und inwieweit er es tatsächlich ist oder sein kann. Oder erlebt er sich als „Opfer" oder „Kapitän ohne Schiff"? (vgl. Kontrollüberzeugung in 2.3.1). Wie viele Entwicklungsmöglichkeiten, wie viel Eigenverantwortung, Initiative und Zukunftsperspektive hat er oder will er?

Methodisch bietet sich die Panoramatechnik (siehe 5.2.4) an: sie hilft, die bestehenden Narrationen zu entdecken und in ihrem jeweiligen Entstehungskontext einordnen zu lernen. Ebenfalls hilfreich ist für die Veränderungsarbeit von Narrationen und Glaubenssätzen das Konzept der Logischen Ebenen von *Dilts*. Neben der Betrachtung des Verhaltens in dem Kontext und den Fähigkeiten geht es ebenfalls um die Reflexion der Werte, die einen bestimmten „Glauben" determinieren – also die Frage: „Warum tun Sie das? Welcher Glaubenssatz steht dahinter? Was motiviert Sie?" – und die Frage nach der eigenen Identität („Wenn Sie aufgrund dieser Motivation, dieses Wertes handeln, wer sind Sie dann?") und der Spiritualität („Was gibt Ihnen Sinn bei dem, was Sie bei dem, was Sie als XY tun, fühlen, handeln und glauben?") (*Dilts* 1995, in: *Ostermann* 2003, 33f). Die Überprüfung der Motive, die zu einem bestimmten Handeln und Verhalten „verleiten", lassen den Klienten reflektieren und entscheiden, ob er so handelt, weil er „schon immer so" gehandelt hat oder aber weil er wirklich zu dem aktuellen Zeitpunkt so handeln will.

5.3.2.2 Die Frage nach dem Sinn bei Lebensstilveränderung

„Es gibt Sinn, aber es gibt nicht den Sinn, sondern es gibt vielfältigen Sinn, den wir immer wieder ergreifen, immer wieder schöpfen, erschaffen müssen, und der vielleicht bei meinem Nachbarn oder bei einem Freund schon ein ganz anderer ist, ganz andere Qualität hat als bei mir. Wir müssten uns – daran geht kein Weg vorbei – darüber verständigen, was wir unter Sinn verstehen, und in sofern kann das Thema nur diskursiv, ko-respondierend angegangen werden, d.h. in Begegnungen und Auseinandersetzungen" (*Petzold* 2000, 30).

Sinnmöglichkeiten müssen in Coachingprozessen erarbeitet werden, denn es geht auch um Fragen der Sinnhaftigkeit der persönlichen Lebensführung: „In welchen Lebensbereichen erleben Sie Sinn? Wann und in welchen Situationen Ihres Le-

5.3 Themenschwerpunkte im Gesundheitscoaching

bens erleben Sie Sinnhaftigkeit? Empfinden Sie Ihr Leben als sinnvoll?", ebenso im Blick auf die berufliche Tätigkeit: „Welche Aufgaben und Tätigkeiten verrichten Sie mit einem Gefühl von Sinnhaftigkeit? Macht Ihre Arbeit für Sie persönlich Sinn?". Für die Gesundung ist es u. a. von Bedeutung, ob jemand eine schicksalshafte Situation im Privat- oder Arbeitsleben in einen Sinnzusammenhang für sein Leben bringen kann. Es fällt dann leichter, sie und deren belastenden Auswirkungen als Teil der eigenen Biographie zu begreifen und in das Kontinuum des eigenen Daseins zu integrieren (vgl. *Petzold* 2000a), um „sich im Lebenszusammenhang, im Kontext und Kontinuum verstehen zu lernen". Denn nach *Frankl* ist der Sinn „der Schrittmacher des Seins" und Sinn geht jedem einzelnen Schritt voraus oder es wird kein einziger weiterer sinnvoller Schritt mehr getan (vgl. *Lukas* 1989, 241). An dieser Stelle zeigt sich die Motivation, an der persönlichen Lebenssituation etwas ändern zu **wollen**.

Der „Erste Weg der Heilung und Förderung" (siehe 3.6, Abb. 5) beinhaltet die Bewusstseinsarbeit: Primäres Ziel ist die Stärkung der Bewusstheit des Klienten über Einsicht, Sinnfindung und kognitive Regulation. Anhand von Lebenskontext- und kontinuumsbezogenen Instrumenten wie z.B. Karrierediagrammen, Lebenslaufpanoramen und Lebensberichten sollen Strukturen in der Lebensgeschichte verdeutlicht, sich wiederholende Verhaltensmuster, die sichernden, aber auch behindernden Charakter haben, durch die Einsicht in die Zusammenhänge erkennbar werden. „Bisher unklare, quälende Gefühle und Symptome" (*Rahm et al.* 1993) bekommen einen Sinn und führen einen Schritt weiter in Richtung eines besseren Verständnisses für sich selbst. Durch Methoden wie der Narrativen Praxis, Beziehungsarbeit, der Metareflexion oder des Rollenspiels können vergangene belastende Szenen erneut durchlebt werden, um diese schließlich bewusster, mit einem veränderten Maß an Exzentrizität, wahrzunehmen. Der Prozess strukturiert sich entsprechend der tiefenhermeneutischen Spirale des Integrativen Ansatzes: des Wahrnehmens, Erfassens, Verstehens und Erklärens (vgl. *Petzold* 2007, 97). Es geht um eine Erweiterung des Gesichtsfeldes des Klienten, damit er selbst – zuvor nicht wahrgenommene – sinnvolle Möglichkeiten erkennt. Veränderungen des kognitiven Stils und Lebensstils sollen durch korrigierende kognitive Einsicht erfolgen und letztlich zu einer proaktiven, sinnstiftenden Lebensplanung führen.

Sinn kann nicht gegeben werden. Sinn muss gefunden werden. Die **Frage nach dem „Wozu"** kann behilflich sein, für den Klienten „sinnhafte Werte" zu entschleiern und so auch neue Wege und Lösungen zu finden. Der Klient „muss" von der Sinnhaftigkeit einer Lebensstiländerung überzeugt sein. Hierzu ist es notwendig, dass er **weiß „wozu"** sie „gut ist". Anders ausgedrückt, es geht um das „Wozu": „Wozu wollen Sie gesund werden? Wozu wollen Sie aufhören zu rauchen etc.? Wozu lohnt es sich, eine Lebensstilveränderung vorzunehmen?" oder: „Wozu lohnt es sich für Sie (so) weiter zu leben?", „Wonach richten Sie Ihr Leben jetzt aus, wo Sie nicht mehr arbeitsfähig sind?". Der Klient kann unterstützt werden bei der Suche nach einer ihn erfüllenden Vision vom eigenen Leben – etwas, wofür es sich langfristig lohnt, Verhaltensänderungen vorzunehmen und ggf. auf „liebgewonnene" Gewohnheiten zu verzichten. Der Klient muss seine persönlichen Wertehierarchien hinterfragen, die seinen bisherigen Lebensstil geformt haben und zukünftig formen sollen und sich auch fragen: „Was bin ich bereit, dafür zu investieren? und: Auf was bin ich bereit, zu verzichten?".

Hierbei kann der Gesundheitscoach Anregungen geben, Möglichkeiten aufzeigen, um das gesamte „Potential" des Klienten herauszufordern. Hierbei geht es weniger um ein „Aufdecken", sondern vielmehr um ein „Entdecken", was an gesunden Kräften im Klienten steckt. Damit wird der Gesundheitscoach zum Beobachter der „Auseinandersetzung des Klienten mit sich selbst", der Exzentrizität gewährleistet und als Feedbackinstanz fungiert (siehe 3.5).

5.3.3 Das Thema „Persönlichkeit" im Gesundheitscoaching

Im Gesundheitscoaching geht es für den Klienten vordergründig um „sich selbst", um seine Persönlichkeit, um sein „So-sein" und sein „Geworden-sein" in seiner Biografie. Häufig wird das Anliegen als die „Sorge um mich selbst" und „Sorge um die eigene Gesundheit" formuliert. Durch beständiges Gestalten des eigenen Lebens wird das Selbst verändert. Bei dieser „Arbeit an sich" geht es darum, sich selber führen zu lernen und sich nicht von etwas oder jemandem bestimmen zu lassen. Die Pflege der Sorge ist so auch eine Frage der persönlichen Souveränität (vgl. *Petzold, Orth* 1998; Selbst-Sorge unter 2.4.6.1).

Entsprechend der „persönlichkeitsbildenden Dimension" des Integrativen Ansatzes (siehe These 2 in 4.1) geht es unter anderem darum, „persönliche Souveränität" zu entwickeln, problematische Seiten zu meistern, für sich in angemessener Weise „Sorge zu tragen" (*Foucault* 1986), sein Potential zu entfalten, einen Lebensstil der Aufrichtigkeit gegenüber sich selbst und der Freimütigkeit Anderer gegenüber zu gewinnen. Gesundheitscoaching soll den Klienten also darin unterstützen, die „eigene Biographie zu verstehen", was darauf abzielt, zu „mehr" Souveränität zu gelangen und zu einer souveränen Persönlichkeit zu werden.

Die Frage nach der „eigenen Persönlichkeit" taucht auf: „Wer bin ich eigentlich?" und „Wie kann ich wissen, wer ich bin?". Die Position von *Petzold, Sieper* (2008II) für die Beantwortung dieser Frage lautet (*ebd.* 525):

„Wissen über mich selbst, über „mein Selbst", gewinne ich, wenn ich mich bemühe, mich in meinen verschiedenen Seiten (*Bakhtin*) und mit meinem kulturellen Hintergrund mehr und mehr kennen- und verstehen zu lernen, wenn ich mein Denken, Fühlen, Wollen und Handeln mit Anderen in der Welt *differentiell* zu erfassen suche. (...). Und wenn ich bewußt an der Gestaltung dieses „Bildes meiner Selbst" als einer „gestaltbaren Identität" arbeite, wenn ich *„an mir arbeite"*, dadurch dass ich *„mich selbst zum Projekt mache"* (Petzold 1973a), mein „Selbst als Künstler und Kunstwerk", Prozesse initiert, in denen es sich erfahren kann, bewußt entschiedene, d.h. gewollte Entwicklungen vorantreiben kann, dann gewinne ich in diesen Prozessen ein *„Metawissen"* über mich selbst. Ich gewinne an persönlicher *Souveränität* (als mit Anderen ausgehandelter) und (...) insgesamt wächst mit meiner Bewußheit (...) meine Verantwortlichkeit: meinen Mitmenschen gegenüber, der Lebenswelt gegenüber, mir selbst gegenüber" (vgl. *Petzold* 2001p).

Vor der Persönlichkeitsarbeit sollten sich Gesundheitscoach und Klient darüber verständigen, welches Modell sie beide von Persönlichkeit haben. Die Integrative Persönlichkeitslehre wurde kurz erläutert (vgl. 5.2.2).

5.3.3.1 Biographiearbeit

Biographiearbeit ist eine „Chance, sich das eigene Leben, zumindest aber bestimmte Lebensabschnitte, von denen man sich entfremdet hat, wieder anzueignen oder überhaupt erst aufzufinden" (*Petzold, Lückel* 1985, 482) und eine Chance, sich selbst in seinem Leben besser verstehen zu lernen. Biographiearbeit – das sei gleich zu Beginn erwähnt – meint hier kein psychotherapeutisches Vorgehen. Sie ist zu verstehen als eine Lebensdeutung im Fluss durch Umwerten von Wertsetzungen und Umwerten von Lebensszenen. Durch re-owning abgespaltener persönlichkeitsrelevanter Szenen (heißt „ein Sich-wieder-zu-eigen-machen dessen, was ggf. verdrängt wurde") soll es zu einer lebensdienlichen eigenen Lebens-Deutung und zu einer stabilen, souveränen Persönlichkeit kommen.

Natürlich können belastende Lebensszenen nicht verändert werden, jedoch mit einer „neuen" Einstellung (z. B. über die Verwirklichung von Einstellungswerten, vgl. 5.3.1.5) betrachtet und bewertet werden. Die Lebensszene kann umge-**wert**-et werden. *Iljine*, der diese Technik der „Umwertung der Lebensszene" auf dem Hintergrund seiner Sicht von der Formbarkeit des Bewusstseins praktizierte, verband damit den schlichten Impuls: „Was würden Sie anders machen, wenn Sie die Situation verändern könnten?".

Es geht hierbei nicht um Nivellierung und Bagatellisierung des Geschehenen, sondern da „wo keine materiellen Fakten mehr gesetzt werden können, setzen wir Fakten durch unsere Gedanken. Wir spielen das Geschehen neu, so wie wir es jetzt wollen, bejahen und für richtig halten" (*Iljine* 1963, in: *Petzold, Lückel* 1985, 486). Für die damalige Lebensszene übernimmt die betreffende Person Verantwortung. Der Gesundheitscoach übernimmt dabei eine Haltung im Sinne: „Es zählt Ihre Position heute, es zählt Ihre Haltung zu den Lebensszenen hier und jetzt. Es geht um die Umwertung der Lebensszene durch Ihre jetzige Lebenssicht". So wird das historisch nicht mehr Korrigierbare durch die neue emotionale Bewertung und Einstellung korrigiert. Hierbei geht es zunächst sicher auch um die Versöhnung mit der Vergangenheit, doch letztlich hat es eine eminent gegenwarts- und zukunftsgestaltende Dimension (vgl. *Lachner* 2004, 22f).

Mit Hilfe der **Panoramatechnik** (vgl. 5.2.3.5) kann der Klient sein eigenes Leben betrachten:

> „Ich erkenne im Nacherleben der einzelnen Phasen, was ich jeweils selbst aus meiner Zukunft gemacht habe, was aus mir gemacht worden ist und was ich habe machen lassen – und ich erkenne immer wieder den Bezug des Details zum Ganzen und vor allem: Ich realisiere an jedem Punkt, in jeder Phase und im Blick aufs Ganze meines Lebenspanoramas: ‚Das ist mein Leben!' "(*Lückel* 2001, 210).

Biographien – „nicht nur, was mein Leben schreibt, sondern wie ich mein Leben schreibe – sind nie objektiv. Ich interpretiere mein Leben. In meiner Lebenserzählung bekommen die Ereignisse ihre Bedeutung. Und in dieser Deutung wird das eine sinnvoll, das andere sinnlos, das dritte irrsinnig" (*Lachner* 2004, 23).

Die Lebensgeschichte eines Menschen ist also keine objektive Größe, weshalb ein Außenstehender letztlich nicht einfach erkennen kann, ob ein Leben bisher nun schön oder furchtbar, gelungen oder misslungen ist. Wenn ein Klient Aspekte seiner Lebensgeschichte erzählt, ist das immer schon gedeutete Lebensgeschichte, was für den Gesundheitscoach wichtig zu sehen ist.

Aus dieser Deutung des eigenen Lebens heraus entstehen Narrative – Sichtweisen über „sich" und die Welt: „Ich werde nur gesehen, wenn ich etwas leiste" oder „Ich bin ein Verlierer" (vgl. 5.3.2.1).

Der Nutzen einer „erfolgreichen" Biographiearbeit ist die Stärkung der eigenen Identität und des Selbst-Wertes: „Wer lernt, die eigene Biographie zu verstehen, sie anzunehmen, sich mit ihr zu versöhnen (welch großes Wort!), wird auch zu sich selbst stehen lernen. Meine Geschichte gehört zu mir. Ich verstehe mein Gewordensein, meine gelungenen und misslungenen eigenen Beiträge zum eigenen Gewordensein, die von außen auf mich zugekommenen Chancen und Belastungen. Wenn ich auf die, die ich war und die ich geworden bin, liebevoll blicken kann, so fördert dies eine positive Identität, ein gesundes Selbstwertgefühl und verbunden damit auch eine realistische Überzeugung von der eigenen Selbstwirksamkeit" (*Lachner* 2004, 34) – wichtige protektive Faktoren (vgl. 2.3.1).

5.3.3.2 Persönliche Souveränität

Das Konzept der „persönlichen Souveränität" (*Petzold* 1992a, 2007, 226-235) des Integrativen Ansatzes schließt Konzepte wie „Selbstwertgefühl, Selbstsicherheit, Selbstbewusstsein" oder „locus of control, self efficacy" (*Schwarzer* 1992, *Bandura* 1982), „competence, mastery" (*Flammer* 1990, *Petzold et. al* 1993) ein und nimmt auf die dazugehörigen Selbstkonzepttheorien Bezug.

Der Begriff der Souveränität wurde bewusst gewählt: souverän (von lateinisch darüberstehend, überlegen) meint einerseits Übersicht über seinen Lebensraum zu haben, also die zentrale Qualität der „Exzentrizität" (*Plessner* 1970), andererseits die Qualität umfassender Freiheit, die ein Mensch im Verlauf seiner persönlichen Entwicklung gewinnt. Souveränität wird vom Subjekt zugleich erlebt, erschaffen und engagiert gesichert. Sie verdichtet sich als Erleben gleichsam an einem „inneren Ort" persönlicher Sicherheit und Freiheit. Eine wesentliche Aufgabe des Coachs (siehe 3.4) liegt gerade darin, diesen „inneren Ort der persönlichen Souveränität" zu entwickeln, da „aus ihm außergewöhnliche Kreativität, Selbstsicherheit, Standfestigkeit, Führungsqualitäten, Dialogfähigkeit, Besonnenheit und Integrität erwachsen. Qualitäten, die Persönlichkeiten kennzeichnen und in komplexen und verantwortungsvollen Arbeitsbereichen gebraucht werden" (*Petzold* 1998, 284).

Petzold (1997p) hat ein spezifisches Interventionsinstrument erarbeitet, um den „inneren Ort und den äußeren Raum persönlicher Souveränität" klarer erfahrbar zu machen und als Ressource zu erschließen. Die „ISP-Map" (Inner Place of Sovereignty) kann für die Diagnostik und für Empowerment-Strategien im Coaching sowie für die Selbstdiagnostik und das Selbstcoaching äußerst nützliche Perspektiven und Hilfen bieten. Wie häufig bei Mapping-Ansätzen beinhaltet die Instruktion auch eine theoretische Einführung in das Konzept:

IPS-Map*-Instruktion
„Menschen, die sich wohlfühlen, die sich in ihrer Arbeit und ihrem sozialen Zusammenhang sicher und kompetent erleben, die Dinge, die sie tun, selbstverständlich und aus „innerer Freiheit" tun, befinden sich in einer Lebenslage, die man mit dem Begriff „**Souveränität**" Kennzeichnen kann. Im Unterschied zu einer solchen „**souveränen Lage**" sprechen wir von „**persönlicher Souveränität**" erst dann, wenn es einem Menschen gelingt, auch in schwierigen Situationen, unter äußerem Druck oder bei Belastungen sei-

ne innere Ausgewogenheit zu behalten und in Freiheit mit Ruhe, Gelassenheit, Überzeugungskraft zu reagieren. Er strahlt dann eine Souveränität aus, die aus seinem innersten Wesenskern zu kommen scheint und die keinen Überlegenheitsgestus braucht, weil um ihn eine Atmosphäre entsteht, die von einer „natürlichen Autorität" charakterisiert ist. Spricht man mit solchen Menschen über deren „persönliche Souveränität", so berichten sie von einer „inneren Gewissheit", von einer Kraft, kreativem Elan, einer Freude an sich selbst, die sie „tief innen" in sich spüren. Die meisten Menschen kennen Momente, in denen sie sich in einer „souveränen Lage" erleben. Manche kennen auch Perioden, in denen sie das Gefühl „persönlicher Souveränität" hatten, aber es gibt nicht allzu viele Menschen, die diese Qualität als stabile Persönlichkeitseigenschaft ausgebildet haben. Es erfordert Investition, systematische Selbstentwicklung und ein förderndes soziales Netzwerk, die richtigen Menschen, von denen man Wertschätzung, konstruktive Kritik, Qualitäten einer **„fundierten Kollegialität"** erfährt, Kollegialität, die von Aufrichtigkeit, Herzlichkeit, wechselseitigem Respekt und Integrität getragen ist.

Mit dieser kurzen Einführung in das Konzept der **„persönlichen Souveränität"** wollen wir beginnen, uns den **„inneren Ort der Souveränität"** anzunähern. Denken Sie einfach an Situationen in Ihrem Leben, wo Sie sich in einer „souveränen Lage" befunden haben. Versuchen Sie, sich diese Situation so konkret wie möglich ins Gedächtnis zu holen. Die Umstände, die Zeit, die Personen, die Aufgabe ... Sind es mehrere Situationen, so lassen Sie diese an sich vorüberziehen, bis Ihnen eine besonders deutlich und klar wird. Versuchen Sie, in sich hinein zu spüren, nachzuspüren, wo Sie Ihre Kraft, Ihre Sicherheit im leiblichen Selbstempfinden besonders klar spüren. Das kann im Brustraum sein, im Bau, im Kopf, in den Händen, eigentlich an jedem Ort Ihres Körpers. Zuweilen handelt es sich auch um eine „Atmosphäre" allgemeinen Wohlbefindens, die den ganzen Körper erfüllt ... Wenn Sie mit einem solchen konkreten Ort in Kontakt sind, legen Sie Ihre Hand auf diese Stelle ... Wenn Sie von einer Atmosphäre oder Stimmung erfüllt sind, so lassen Sie sich noch tiefer in sie hinein sinken ... Beginnen Sie dann, mit den Farben auf dem Ihnen vorliegenden Blatt Ihr Erleben zu gestalten. Wählen Sie eine Farbe aus, die Ihr Erleben des **„inneren Ortes der Souveränität"** oder die Atmosphäre einer souveränen Lage besonders deutlich zum Ausdruck bringt, und fangen Sie an, mit Formen, Farben und Symbolen ein „Bild Ihrer Souveränität" zu gestalten. Verwenden Sie für die Darstellung den auf Ihrem DIN-A-1-Blatt eingezeichneten Rahmen. Ihnen stehen jetzt 45 (bis 90) Minuten zur Verfügung, sodass Sie sich Zeit nehmen können, immer wieder zu sich hin zu spüren und aus Ihrer „inneren Resonanz" heraus Ihr Bild zu entwickeln".

aus: *Petzold* 2007, 232

Je nach Kontext und (Zeit-)Ressourcen des Klienten werden unterschiedliche Zeithorizonte gegeben. Wenn absehbar ist, dass sich die „Produktionsphase" dem Ende nähert, so kann noch folgende ergänzende Instruktion gegeben werden:

5.3 Themenschwerpunkte im Gesundheitscoaching

> „Wenn Sie nun den „inneren Ort der Souveränität" dargestellt haben, können Sie jetzt im äußeren Rahmen, der bis jetzt weiß geblieben ist, all das hinein malen, was für den „äußeren Raum Ihrer Souveränität" kennzeichnend ist, Ihren persönlichen Freiraum des Handelns, der Darstellung und des Praktizierens ihrer Kompetenz. Sie können auf diesem Rahmen all das malen, was Sie für Ihre persönliche Souveränität als nützlich und förderlich erfahren haben, was Sie wünschen oder brauchen" (*H.G. Petzold*).

aus: *Petzold* 2007, 233

Die Auswertung des Bildes kann in verschiedener Weise geschehen[8]:
a) Man lässt zu den Bildern einen *erläuternden Kommentar schreiben*. Ein solcher Kommentar regt die „interpretative Kompetenz" des Autors des Bildes an. Die im Bild schon erfassten Atmosphären und ggf. unbewussten Dynamiken werden in Sprache gebracht, erfahren eine Tiefung, lassen Zusammenhänge und sogar einen „profunden Sinn" erkennen. Ein Transfer der gewonnenen Erkenntnisse in die persönliche Lebenswirklichkeit wird möglich, was „persönliche Souveränität" bekräftigt (vgl. *Petzold* 2007, 233).

b) Der Coach bearbeitet das Bild *erlebnisaktivierend* mit dem Klienten. Bei der Auswertung kommt die Expertise und professionelle Erfahrung des Coach zum Tragen. Erlebnisaktivierende Techniken z. B. aus der Gestalttherapie, Psychodrama oder Imaginationsarbeit, können dazu beitragen, weitere Erlebnisdimensionen zu erschließen, offene Fragen anzugehen, auf unterschiedliche Ebenen zu reflektieren und Konzepte des Klienten zu durchdenken. Der Coach kann den Prozess durch Zwischenreflexionen und exemplarische Theorievermittlung (z. B. Minilectures) fördern, wenn er „Theorie als Intervention" (*Petzold, Orth* 1994a) einsetzt.

c) Der Coach mit therapeutischer Kompetenz bearbeitet das Bild „*konfliktzentriert-aufdeckend*".

Diese Vorgehensweise bedarf der Indikation, der entsprechenden Ausbildung und Erfahrung des Coachs, eines geeigneten Kontextes und natürlich der Zustimmung des Klienten. Die IPS-Maps können in dieser eingesetzten Modalität eine große Tiefung haben und ermöglichen eine intensive, salutogene und persönlichkeitsentwickelnde Selbsterfahrung als profunde Auslotung der eigenen

---

8 Angefertigte Bilder zum Ort der Souveränität aus Seminaren am FPI mit Doris Ostermann finden sich unter www.vs-verlag.de (rufen Sie auf der Seite das OnlinePLUS zum Buch auf)

Tiefendimension, „denn Menschen kennen sich natürlich hier nur in bestimmten Grenzen". „Der Ort der persönlicher Souveränität" kann durch solche Arbeit gekräftigt und heilend, sofern er durch belastende biographische Erfahrungen oder Defizite beschädigt oder schwach ausgebildet wurde, aufgebaut werden.

Insgesamt ist in der Arbeit mit den IPS-Maps wichtig, dass die Qualität der Bearbeitung selbst Raum für persönliche Souveränität ermöglicht. Die dargestellten Inhalte geben Anknüpfungspunkte für ein Coaching zur Entwicklung einer guten, durchtragenden „persönlichen Souveränität". Es werden Stärken, aber auch Schwächen und Defizite deutlich, auf die sich der Coachingprozess richten kann. Beim Thema „Souveränität" ist es wichtig, dass der Klient versteht: **Es geht darum, dass ein Mensch zu sich selbst kommt** (vgl. *Petzold* 2007, 234f).

5.3.4 Das Thema „Arbeit" im Gesundheitscoaching

Der Strukturwandel der Arbeit hat die Arbeitssituation vieler Beschäftigten drastisch verändert (vgl. 2.4.5). „Arbeit wird als zu anstrengend erlebt" (*NOZ* 2007) und „immer stärker schlagen Arbeitnehmern in Deutschland Zukunftsangst, Überforderung und Leistungsdruck auf die Seele" (*NOZ* 2005). Stress am Arbeitsplatz hat deutlich zugenommen; dieser „Dauerstress ist häufig die Ursache krankheitsbedingter Fehlzeiten und Frühberentungen" (*Gündel* 2007) und es treten verstärkt psychische Störungen am Arbeitsplatz mit Phänomenen wie dem Burnout und der Erschöpfungsdepression auf (vgl. 2.4.5.3). Von daher ist die „Betriebliche Gesundheitsförderung" ein hochaktuelles Thema und in diesem Rahmen ist das Gesundheitscoaching bereits ein Angebot (vgl. 1.2). Hinzu kommt, dass „Gesundheitsförderung im Job" eine „Gesundheitsförderung für das Leben" ist (vgl. *Unger, Kleinschmid* 2006, 159).

5.3.4.1 Arbeit, Leistung und Freizeit als Säule der Identität

Bei Problemen aus der Arbeitssozialisation ist es notwendig, die komplexen Zusammenhänge mit dem Klienten erlebnisnah zu explorieren, d.h. die szenischen Kontexte und ihre emotionalen Besetzungen in den Blick zu nehmen. Hierfür bietet sich methodisch wirkungsvoll das „Fünf-Säulen-Modell" an.

Nach dem Malen/Skizieren der Fünf Säulen der Identität (vgl. 5.2.3.3) können z. B. die von *Petzold, Orth* (1994) beschriebenen Charakteristiken für die Säule „Arbeit, Leistung und Freizeit" näher reflektiert werden:

5.3 Themenschwerpunkte im Gesundheitscoaching

- Leistungen, die im Arbeitsbereich erbracht werden.
- Arbeitszufriedenheit.
- Erfolgserlebnisse.
- Freude an der eigenen Leistung.
- Entfremdende Arbeit.
- Arbeitsbelastung.
- Überfordernde Leistungsansprüche.
- Erfüllte Leistungsansprüche.
- Fehlende Leistungsansprüche.
- Bereich der Freizeit

Überdies ist eine Reflexion über die beruflichen Rollen und Leistungen, in denen der Klient gesehen, wertgeschätzt oder aber auch negativ beurteilt wird, möglich.

Petzold (1998, 373) bemerkt, dass wachsende Komplexität und Kontingenz zu einem relativ „ungesteuerten Treiben oder Getriebensein" führen, eine „Jagd nach materiellen Ressourcen" entsteht und sich Identitätsprozesse auf die Säule Arbeit, Leistung und materielle Sicherheiten limitieren. Eine Reflexion dazu kann angeregt werden:

Trifft dieser Aspekt für den Klient zu? Fühlt sich der Klient getrieben? Was hat das für gewünschte/ungewünschte Auswirkungen für den Klienten? Welche Säule wird weniger gelebt? Entspricht das dem bewussten Willen des Klienten?

Das Fünf-Säulen-Modell kann insbesondere auch bei Klienten eingesetzt werden, die von Symptomen des „Burnouts" berichten bzw. die sich von der Arbeit „ausgebrannt" fühlen. Durch die Darstellung der Säulen wird dem Klienten oft bewusst, was er nicht mehr „lebt" und wie er sich bspw. durch die „Überbewertung" der Säule Arbeit (vgl. Wertequadrat in 5.3.1.6) wichtige Aspekte des Lebens und der Lebensfreude beschneidet. Durch die Betrachtung der anderen Identitätssäulen kann ein Klient daran arbeiten, seine spezifischen Chancen zu entdecken, auszuschöpfen und gesundheitsfördernde Gestaltungsräume zu nutzen, denn damit gewinnt er Identitätsvielfalt und lässt sich nicht nur über die Säule Arbeit definieren.

5.3.4.2 Arbeit im Kontext des Lebenskontinuums

„Die Arbeit als einer der zentralen Bereiche des menschlichen Lebens, der der Erhaltung der physischen Existenz einerseits und dem Gewinn von Identität andererseits dient, ist in besonderer Weise mit gesellschaftlichen Normen und Sanktionen verbunden und nimmt im Sozialisationsgeschehen einen hohen Stellenwert ein. Hinter den Ermahnungen, Geboten, den Vorbildhandlungen der Eltern in bezug auf die Arbeit, steht das Gewicht jahrhundertealter Traditionen" (*Heinl, Petzold, Fallenstein* 1983, 358f).

Das Arbeitspanorama ist eine diagnostische Variante der Panorama-Technik (*Petzold* 1969c), durch die für den Klienten eine Überschau über seine „Geschichte der Arbeit"/„Arbeit im Kontext des Lebenskontinuums" möglich wird. „In der bildnerischen Darstellung aller erinnerbaren Erfahrungen mit Arbeit werden ihm gleichsam in einer „Synopse" die Einflüsse seines sozialen Feldes und seine Reaktionen auf diese Einflüsse, die zur Ausbildung bestimmter Haltungen und Einstellungen geführt haben, erkennbar und verstehbar. Im Bild artikulieren sich neben den bewusst erinnerten Inhalten über das Medium Malen die Diskurse des Unbewussten" (*Heinl, Petzold, Fallenstein* 1983, 356). Das Arbeitspanorama kann einen Zugang zu den individuellen Störfaktoren der beruflichen Biographie vermitteln, was ebenso dem Klienten Dimensionen der Reflexion auf den gesamtgesellschaftlichen und historischen Hintergrund bietet. Der Klient kann über die Gestaltung und anschließende Betrachtung des Panoramas erfassen, welches Verhältnis er zur Arbeit hat und wie und in welcher Weise seine „heutige" Einstellung zur Arbeit von seinen Erfahrungen mit Arbeit in seiner Lebensgeschichte geprägt ist. Das Arbeitspanorama stellt hierfür mit seiner Breite ein geeignetes Untersuchungsinstrument dar:

Gibt es „Quer-Effekte" z. B. zwischen den Berufserfahrungen und Erziehungsstilen der Eltern und/oder zwischen dem elterlichen Erziehungsverhalten und der Bildungs- und Arbeitssituation der Elternteile? Wie ist die Abhängigkeit der häuslichen/familiären Atmosphäre von der Situation am Arbeitsplatz des Vaters oder der Mutter? „All das sind Dimensionen, die eine differentielle Bestandsaufnahme des Sozialisationsmilieus notwendig machen, eine „Kartierung", die durch den Bezug einzelner Elemente zueinander, durch erkennbar werdende Verweisungshorizonte das miterschließbar werden lässt, was in den – notwendigerweise begrenzten – verbalen Explorationen nicht erfasst wird" (*Heinl, Petzold, Fallenstein* 1983, 366). In einer solchen „Kartierung" werden die subjektiv bedeutungsvollen Fakten vom Klienten selbst niedergelegt.

Arbeitspanoramen stellen mit den entstandenen Szenen und szenischen Details eine Fülle von Materialien bereit – in der Produktionsphase oder in der nachträglichen Aufarbeitung und Reflexion. Es ist ein Charakteristikum der Methode, dass durch sie scheinbar unwichtige, längst vergessene, aber bei genauerem Hinsehen doch bestimmende Details erkennbar werden. Es erweist sich als flexible und vielseitige Interventionstechnik, um das Thema „Arbeit" bei einem Klienten erlebnisnah und wirkungsvoll im Gesundheitscoaching anzugehen.

5.3 Themenschwerpunkte im Gesundheitscoaching

Zur Praxis der Durchführung

Den Klienten wird der Sinn und das Ziel sowie der theoretische Hintergrund der Arbeit mit dem Panorama erläutert und die Durchführung erklärt. Durch ein kurzes brain storming kann in das Thema Arbeit eingeführt werden: „Was fällt Ihnen zu Ihrer Arbeit ein? Was assoziieren Sie mit dem Begriff Arbeit?".

Die Ideen können/sollen Erinnerungen wachrufen. Der Coach kann gezielt fehlende Stimulationsfelder aufzeigen und Begriffe hinzufügen („Verrichten Sie Ihre Arbeit mit Lust oder Last? Kennen Sie Konkurrenz und Macht im beruflichen Kontext? Macht Ihnen Arbeit Druck und gibt sie Sicherheit?" etc.). Anhand der Assoziationen werden schon Tendenzen in der Einstellung des Klienten zur Arbeit deutlich. Nach dieser Vorbereitung erfolgt folgende Instruktion:

> „Jeder sucht sich einen Platz im Raum, an dem er für sich sein kann. Lege dein Blatt und deine Stifte vor dich hin. Schließe die Augen und versuche, in Kontakt mit dir selbst zu kommen. Schau auf den Weg deiner Arbeit, deines Berufes, den du bisher gegangen bist. Beginne mit deinem Arbeitsplatz von heute. Stell dir einen Arbeitsalltag vor, vielleicht gestern oder vorgestern oder irgendeinen in der letzten Zeit. Versuche, deine Gefühle zuzulassen, deine Gedanken, Erwartungen, Befürchtungen, wenn du am Morgen aufstehst und an die Arbeit denkst. Du verlässt das Haus, nimmst den Weg zum Arbeitsplatz. Du betrittst das Gebäude, öffnest die Tür zu den Räumen, begegnest den Menschen, mit denen du arbeitest. Versuche, die Atmosphäre im Raum zu spüren. – Wenn du ein klares Bild vor deinen inneren Augen hast, die lebendige Situation in dir, dann geh den Weg deiner Arbeit und deines Berufes Jahr um Jahr zurück: durch die Ausbildung, das Studium oder die Lehre, die Prüfungen. Achte auf die Menschen, denen du begegnest und die Orte, an denen du lebst, die Erlebnisse und Ereignisse, die deinen Weg bestimmen, Vorstellungen, Gedanken, Ziele, Wünsche, Hoffnungen, Enttäuschungen, Misserfolge und Erfolge, alles, was sich damit verknüpft ... Gehe den Weg weiter zurück: Schulabschluss, Schulzeit, Lehrer, Mitschüler, das Schulgebäude, den Weg dorthin. Lass die Gefühle zu diesen Bildern zu. Lust und Unlust, Tadel und Lob, Spiel und Arbeit. Schau weiter auf deine Familie und dein Umfeld. Sieh den Menschen bei der Arbeit zu, wie sie arbeiten, Vater, Mutter, Großeltern, Nachbarn, höre auf das, was sie zur Arbeit sagen, was sie verschweigen und wie sie das tun. Schau in ihre Gesichter und auf den Ausdruck ihres Körpers. Hör auf die Laute, die ihre Arbeit begleiten, auf die Worte, die sie dir sagen und die Botschaft, die sie vermitteln. Gehe so weit zurück in deine Kindheit bis zu dem Augenblick, in dem du erstmals erkennst: das ist Arbeit.
>
> Wenn du dort angekommen bist, dann öffne die Augen und nimm eine Farbe, die dir gefällt. Male deinen Weg mit allen Höhen und Tiefen, versuche, das ganze Panorama in den Blick zu bekommen, benutze die Möglichkeiten der Farben und male die Szenen, die deine Einstellung zur Arbeit und deine berufliche Entwicklung geprägt haben. Wenn du willst, kannst du über den heutigen Tag hinaus in die Zukunft gehen und sehen, was dir dein Arbeitsweg noch bringen wird ... Nimm dir dazu so viel Zeit

wie du brauchst. Wenn du mit Deinem Bild fertig bist, setze dich ruhig davor und lass es auf dich wirken."

aus: *Heinl, Petzold, Fallenstein* 1983, 374

Die **Aufarbeitung** kann auf unterschiedliche Weise erfolgen:
Das erstellte Panoramabild[9] hat insgesamt eine Aussage und es bewirkt eine Resonanz – sowohl beim Coach als auch beim Klienten. Die Aufarbeitung kann im „Alltagsgespräch" erfolgen, in erlebnisaktivierender Auswertung oder konfliktzentriert-aufdeckendem Durcharbeiten. Sie erfolgt immer vom „Ganzen zum Detail". Der Klient wählt (ein Detail) aus, was er weiter bearbeiten möchte. Dieses „Detail" kann vergrößert auf ein neues Blatt Papier gestaltet und so genauer betrachtet werden.

Wenn Bilder nicht figürlich dargestellt sind und sich in Form und Farbe ausdrücken, lässt sich der Inhalt auf ihren Erlebnisgehalt und ihrem Hintergrund erschießen über:

- die Einfälle zur Farbe: „Was sagt Ihnen das Blau?" (Assoziationstechnik),
- das Einlassen auf die Farbe: „Was sagt die Farbe rot?" (Identifikationstechnik),
- die Ansprache auf die Farbe: „Sprich zur Farbe" (Dialogtechnik).

Ein wichtiger Aspekt ist:
Die Erstellung des Arbeitspanoramas ist selber eine Arbeit. Die zeichnerische Darstellung ist ein schöpferischer Akt, in dem Imagination, Spuren konkreter Erfahrungen, unbewusste Impulse und rationale Reflexion zusammenfließen. Sie zeigen sich in der Art, die selbst eine Aussage zum Thema macht: Das Bild kann „verbissen" gestaltet werden, es kann überladen, weiträumig, eng oder großzügig, kräftig in den Farben, bunt oder eher einfarbig sein. Der Prozess der Gestaltung selbst und die Modalitäten der Aufarbeitung ermöglichen das Erfassen der themenspezifischen Kontext-Kontinuum-Dimension und ihrer Hintergründe in anderen Lebensbereichen.

Fragen dazu könnten lauten: „Können Sie sich an Vorgaben halten? Wie hoch ist Ihr eigener Anspruch bei dieser (Mal-)Arbeit? Müssen Sie perfekt sein?" und „Die Art und Weise, wie Sie das Panorama erstellt haben, ist das auch die Art und Weise, wie Sie an Ihre beruflichen Aufgaben herangehen?".

---

9   Erstellte Arbeitspanoramen aus einem Supervisionsausbildungsseminar mit Doris Ostermann finden sich unter www.vs-verlag.de (rufen Sie auf der Seite das Online-PLUS zum Buch auf).

5.3 Themenschwerpunkte im Gesundheitscoaching

In dem Zwang z. B. eine Arbeit exakt auszuführen, verbergen sich die Strukturen anderer Themen (z. B. Erziehung, Sexualität, Freizeit). Im Arbeitspanorama zeigt sich nicht nur eine Situation zwanghaften Arbeitens oder hoffnungsloser Überforderung, sondern die Ereignisse werden in ihrer Wiederholung sichtbar. Ebenfalls werden Zuschreibungen von außen deutlich: „Das ist typisch für seine Arbeit" und geben Raum für Identifizierungen: „Das ist meine Arbeit, so habe ich immer gearbeitet". Der Klient kann Stellung beziehen, ob er so arbeiten „muss" und auch „will" oder ob er zukünftig anders arbeiten will. Damit wird ein Moment von Freiheit gewonnen, eine Distanz gegenüber biographischen Zwängen und kollektiven Fremdverfügungen, die die Chance zu Veränderungen birgt (vgl. *Heinl, Petzold* 1983, 179ff).

Perspektiven aus der Verwendung:
In den Darstellungen werden **geschlechtsspezifische Differenzen bzw. die Einflüsse spezifischer Sozialisationsfelder** deutlich: in den achtziger Jahren zeigten sich hier bspw. bei bestimmten Teilnehmern deutlich die im jüdisch-christlichen Denken wurzelnde Polarität von Arbeit und Muße. Die Arbeit wurde als Mühe (1. Mose 3,17) gesehen, der Feiertag wurde geheiligt. Bestehende Konzepte wie „standesgemäße" und „niederer" Arbeit zeigten sich: „Das ist keine Arbeit für dich", oder: „Den ganzen Tag hinterm Schreibtisch sitzen, das ist doch keine Arbeit" (vgl. *Heinl, Petzold, Fallenstein* 1983, 360f). In der aktuellen Zeit rücken andere Aspekte in den Vordergrund, wie z. B. „überhaupt" einen Arbeitsplatz zu bekommen und auch „zu sichern", die Anforderungen am Arbeitsplatz „gesund" zu meistern (vgl. 2.4.5.1).sowie tauchen Fragen nach der Vereinbarkeit von Beruf und Familie (und konkret: „Darf, muss und soll eine junge Mutter arbeiten?") und der konkreten Umsetzung. Das Arbeitspanorama lässt die **Einflüsse von Erziehung und Sozialisation** für die Ausprägung von Arbeitsstilen und Bewertungen von Arbeit erkennbar werden. Jedoch führen die identifikatorischen Akte nicht in linearen Ursache-Wirkungsfolgen zur Ausprägung eines Arbeitsstils. So kann ein Kind zunächst in der Identifikation zur Mutter gerne bei der Hausarbeit helfen wollen, diesen Impuls aber verlieren und aufgeben, wenn es herausfindet, dass die Mutter selbst diese Arbeit nicht schätzt oder andere Familienmitglieder sich negativ über diese Tätigkeit äußern. Das Kind findet sukzessiv heraus, was in ihrer Familie als Arbeit bzw. als „wertvolle" Arbeit gilt. Die Atmosphären dieser frühen „Arbeits-Szenen", ihre Bewertung mit Attributionen („Diese Arbeit ist gut oder schlecht, nützlich oder sinnlos") prägen sich ein. Ebenfalls erfährt der Klient in seinem Aufwachsen etwas über die der Arbeit zugemessenen Wichtigkeit: „Papa ist müde, er hat gearbeitet, er kann nicht mit dir spielen." Aussagen wie: „Papa muss arbeiten, sonst können wir die Wohnungsmiete nicht bezahlen",

sprechen die existentielle Bedeutung der Arbeit an: Arbeit hat eine lebenssichernde Funktion aber auch einen lebensbedrohlichen Aspekt, wenn nämlich Arbeit verloren geht. Da in einer Familie mit mehreren Erwachsenen unterschiedliche Arbeitstätigkeiten ausgeführt werden, können durchaus unterschiedliche oder auch konfligierende Haltungen zur Arbeit entwickelt werden. Festgefügte gesellschaftliche Rollenmuster werden ebenfalls nicht mehr konsistent tradiert; „man denke an Kriegs- und Notzeiten, in denen die Frauen alle Arbeit getan haben, denn die Männer waren „nicht da". Oder durch staatliche Veränderungen in der Gesetzgebung kann es Rollenverschiebungen und -erweiterungen geben: der Mann kann/soll/darf eine „Elternzeit" nehmen, „Hausmann" werden und die „Arbeit im Haus und die Betreuung des Kindes" übernehmen.

In vielen Arbeitspanoramen kommt der Schule – als „Arbeitsstätte" des Kindes – neben den „häuslichen Pflichten" und dem Spiel als „früheste Form kindlicher Arbeit" eine besondere Bedeutung zu. Dieses ist jedoch abhängig von dem Stellenwert, dem Bildung und schulisches Lernen im Elternhaus zugemessen wird. Eine Reflektion mit dem Klienten auf sein „Spielen", durch das z.b. Konzentration, Sach- und Materialkenntnis gewonnen wird, kann Erkenntnisse bringen: Durfte der Klient als Kind nicht spielen, weil spielen „unnütz und laut" ist? Oder: Förderten die Eltern das Spiel, weil sie es als sinnvoll erachteten? Gab es beim Spielen Vorgaben von den Eltern oder durfte das Kind kreativ spielen? Wie, wann und unter welchen Vorraussetzungen durfte gespielt werden? In den Spielszenen werden Phänomene sichtbar, die sich auf späteres Lern- und Arbeitsverhalten auswirken können. Ebenfalls haben die Beziehungen zu Lehrern und Mitschülern, zwischen Schule und Elternhaus und die Erfahrungen von Erfolg und Misserfolg, von Kooperation und Konkurrenz zwischen den Schülern (und Geschwistern) Einfluß auf spätere Haltungen zur Arbeit und auf die Motivationen als „Programmierungen" für Erfolg und Misserfolg (vgl. *Heinl, Petzold, Fallenstein* 1983, 394ff).

Das Arbeitspanorama kann verschiedenste **Zusammenhänge offenlegen**. In ihm scheint nicht nur ein individuelles Schicksal auf, sondern das Schicksal verschiedener Familienmitglieder, deren Erfahrungen sich in der „Familienatmosphäre" zeigen. Sie drücken sich auch in den verbalen und nonverbalen Äußerungen/Botschaften aus, die sich im Gedächtnis des jungen Klienten eingeprägt haben. Diese Zusammenhänge können im Coachingprozess reflektiert werden:

„Welche Auswirkungen haben diese Botschaften auf Sie und Ihre Einstellung zur Arbeit? Gibt es unauflösliche Widersprüche, die zu Konflikten führen? Arbeiten Sie eher entspannt oder eher verbissen? Wird die Arbeit gerecht verteilt – wird Pflicht und Neigung berücksichtigt? Welche Art von Arbeit liegt Ihnen? Wer macht die unangenehme, wer die angenehme Arbeit bei Ihnen Zuhause?"

Die in derartigen Fragen verbundenen szenischen Zusammenhänge enthalten einen Sinn, der zu Konsequenzen in der Persönlichkeit führt: dazu, ob ein Mensch die Arbeitshaltung seiner Eltern reproduziert oder in der Gegenreaktion kontrastiert (und damit noch gebunden bleibt) oder ob es ihm gelingt, seine eigene Form der Arbeit zu finden, die ihm Zufriedenheit, Sinn und letztlich „mehr" Gesundheit gibt.

5.3.4.3 Arbeitsbelastung und Stress

Bei vielen Anliegen, die Klienten in einen (Gesundheits-)Coachingprozess führen, geht es um den Umgang mit belastenden Anforderungen und „druck auslösenden" Situationen, die sich nicht nur aber insbesondere aus der wandelnden Arbeitswelt und den sich veränderten Rahmenbedingungen am Arbeitsplatz ergeben (vgl. *Ostermann* 2007).

Das Thema Stress und der Umgang mit belastendem Stress ist vielschichtig und komplex. Es ist wichtig zu wissen, dass es nicht **den** Stress gibt. Stress ist immer etwas sehr individuelles und muss im Gesamtkontext der stresserlebenden Person und dessen Persönlichkeit betrachtet werden. Was für die eine Person eine Belastung darstellt, ist für den Anderen eine Herausforderung. Oder anders ausgedrückt: „Stress entsteht letztlich im Kopf. Beim Stau auf der Autobahn beißt daher der eine ins Lenkrad, und der andere nutzt die Zeit, um Mozarts Requiem oder ein Hörbuch zu genießen" (*Lauterbach* 2005, 165).

Die Stressbehandlungsansätze sind fast ausschließlich an der Praxis orientiert und haben nicht unbedingt viel mit den Theorien gemeinsam, wie *Peseschkian* (2003) feststellt:

> „Unter dem Begriff „Stress-Management-Programm" oder Stressbewältigung werden, meist in Form von Seminaren oder Selbsthilfebüchern, Techniken, praktische Tipps und Lebenseinstellungen vermittelt, die meist kurzeitig recht wirksam sind. Inhaltlich geht es um verschiedene Aspekte einer besseren Arbeits- und Zeitorganisation, Entspannungsübungen, gesunde Ernährung, körperliche Fitness und Akzeptanz eigener Grenzen. Der unter Stress leidende Mensch sieht sich einer kaum überschaubaren Vielfalt von Antistressprogrammen, Kursen, Stress-Management-Techniken und Selbsthilfebüchern gegenüber (was auch wiederum zu Stress führen kann!). Eine genaue Betrachtung dieser Ansätze zeigt, dass sie sich vor allem mit der Verringerung des (beruflichen) Stresses im Sinne eines „symptomorientierten Ansatzes" und einer besseren Organisation (Management) der Zeit und der zu erledigenden Aufgaben beschäftigen" (*ebd.* 178f).

Der Integrative Ansatz andererseits versteht Stress als Prozess in der Subjekt-Kontext-Kontinuum-Interaktion in der Folge von Überforderung. In der komplexen Definition von *Petzold* (1968a, vgl. 2.3.1.2) sind physiologische, emotionale, kognitive, soziale und ökologische Aspekte sowie insbesondere die ressourcenorientierte Perspektive einbezogen. Der Umgang mit Anforderungen an einen Menschen steht immer in Wechselwirkungen mit dessen Einstellungen, Werten, Narrativen und Bewertungen der Situation sowie mit den verfügbaren und wahrgenommen Ressourcen der Bewältigung, den Copingstrategien und den bisherigen Erfahrungen im Umgang mit Stress.

Neben der stressabbauenden Wirkung von Sport, Bewegung (siehe 2.4.1) und Entspannung (siehe 2.4.2) sensibilisieren diese den Zugang zu eigenen körperlichen Prozessen und dem Stresserleben auf der physiologischen Ebene. Zudem unterstützen alle Methoden und Strategien, die darauf abzielen, dass eine Person sich selber, sein Verhalten, Denken und Fühlen besser „kennen und verstehen lernt" und sich seiner persönlichen Einstellungen, Werte und Ressourcen bewusst wird, eine Stressprophylaxe sowie einen souveräneren Umgang mit belastenden Situationen.

Durch die Anwendung der Panoramatechnik z. B. kann ein unmittelbarer Zugang zu „Lebensstilen" (*Adler*), „Scripts" (*Berne*) und zu bestimmten „Szenen" (*Petzold*) gewonnen bzw. können „szenische Fixierungen" deutlich werden, die aufgrund eigener Erfahrungen oder die durch die Übernahme elterlicher „Narrative", „Skripts" übernommen wurden. Das Arbeitspanorama zeigt dem Klienten, ob er bspw. gelernt hat, seine Kräfte einzuteilen oder ob er sich ständig übernimmt, weil er entsprechenden Vorbildern oder Anforderungen ausgesetzt war, und ob er gelernt hat, „sich selbst und seine Leistungsfähigkeit" einzuschätzen. Strukturen der Überforderung in ihrem wiederholenden Zwang können aufgedeckt und damit Veränderungen zugänglich gemacht werden. Ebenfalls resultieren Stressreaktionen aus einer Diskrepanz zwischen dem persönlich bedeutsamen Wertesystem und der tatsächlich gelebten Werthierarchie sowie können Werte „unbewusst" das Denken, die logischen Folgerungen und emotionale Befindlichkeiten des Klienten steuern.

Die Reflexion des persönlichen Wertesystems als auch die Erstellung eines Panoramas führt zu einer Bewusstmachung der automatisierten Einstellungen und verinnerlichten Narrativen in Zusammenhang mit den Belastungen. Diese Einstellungen werden thematisiert und in Bezug auf deren Wirksamkeit im Hinblick auf eine Stressreduktion kritisch reflektiert. Sofern diese Bewertungsmuster nicht dazu beitragen, dass die Belastung sich reduziert, werden mit dem Klienten neue Einstellungen und Handlungspläne entwickelt und in realen beruflichen und privaten Belastungssituationen „ausprobiert". Zeigen diese „neue Wege" eine positive Wirkung und tragen dazu bei, den Stress zu verringern, beginnt das Training: durch das regelmäßige Anwenden der neuen Handlungsschritte erfolgt eine kognitive, dann eine gefühlsmäßige Einsicht, bis die neu erlernten Muster sich automatisieren und sich die „alten von neuen" (Werte-) Einstellungen ablösen. Hier kommt es zu Lernerfahrungen von „vitaler Evidenz" (vgl. These 9 in 4.1). Entscheidend bei diesen Veränderungen ist nicht nur eine gründliche Analyse, sondern insbesondere das kontinuierliche und regelmäßige Einüben der neu gelernten Verhaltensweisen. Die gemachten Erfahrungen des Klienten werden mit dem Gesundheitscoach im Prozess reflektiert und ggf. Verhaltensmodifikationen vereinbart und Korrekturen vorgenommen. Dieses Üben und Trainieren ist gleichzusetzen mit einem sportlichen Training zum Einüben neuer Bewegungsabläufe etwa beim Golfabschlag. Nur wenn diese Bewegungsabläufe einige hundert oder tausend Male geübt werden, lernt das Gehirn die notwendige visuellmotorische Koordination und die Schläge können automatisiert selbst im Turnier abgerufen werden (vgl. *Schedlowski* 2005, 235f).

Kognitive Techniken (aus der Verhaltenstherapie) sind effektive Werkzeuge im Rahmen des Stressmanagements, allerdings ist die zeitliche Planung hier essentiell. „Die Stressworkshops als einmalige Wochenendseminare, (…) gehen nicht über kurzfristige Wellness-Effekte hinaus und werden keine nachhaltigen Veränderungen und Erleichterungen beim Klienten bewirken" (*ebd.* 236). Vor dem Hintergrund der Erkenntnisse der Neurobiologie und Verhaltenswissenschaften können nur auf Nachhaltigkeit konkret angelegte, längerfristige Programme einen souveränen Umgang mit Belastungen nachhaltig vermitteln und einüben. Gesundheitscoaching braucht entsprechend der These 6 (in 1.4 und 4.1) nicht nur Zeit für die Zielbestimmung, Gesundheitscoaching bietet auch die Zeit, um die Ziele des Klienten, wie der Umgang mit Stress, in Begleitung des Coachs umzusetzen.

5.3.5 Das Thema „Ressourcen" und „Potentiale" im Gesundheitscoaching

Gesundheitscoaching zielt auf „Empowerment" des Einzelnen, als Strategie, die es Menschen ermöglicht, ihr Leben selbst in die Hand zu nehmen und ihr Verhalten zu ändern durch Vermittlung der Fähigkeiten und des Selbstvertrauens zu mehr Selbstbestimmung über seine Gesundheit" (siehe These 3 in 1.4). Bedeutsam dafür ist ein ressourcen- und potentialorientiertes Arbeiten, welches Menschen hilft, „die große Stärke in ihnen selber, in ihrer Familie und ihrem sozialen

Netz zu entdecken" (*Saleebey* 1992, 8). Die Aufgabe des Gesundheitscoachs ist es, solche gesundheitsfördernde innere Prozesse und die (Wieder-)Aktivierung von Ressourcen (vgl. 2.3.2.1 und 5.1.6) anzuregen und den Klienten zu unterstützen, Blockaden seines persönlichen Wachstums zu überwinden. Ohne eine Potential- und Ressourcenerhebung kann ein Gesundheitscoaching nicht nachhaltig effektiv und erfolgreich sein. Bei der Durchführung von Interventionen gibt es immer einen „Primat von Zielen", von denen die Methoden, Techniken und Medien abhängen. Die Ziele (vgl. 5.3.6) aber werden durch das Erkennen und Bewerten von Ressourcen, Potentialen und Problemen von Menschen in Situationen gewonnen, die damit auch die Inhalte des Gesundheitscoaching bestimmen. (vgl. *Petzold, Orth* 1994, 345f). Sprich: ein Ziel kann erst formuliert werden, wenn eine Problem-, Potential- und Ressourcenanalyse stattgefunden hat.

Gesundheitscoaching ist gekennzeichnet durch die Vorrangigkeit von Entwicklungs- und Wachstumsorientierung vor Problem- und Defizitfixierung sowie durch die Vorrangigkeit von Ressourcenorientierung, also der Sensibilität und Förderung der vorhandenen Ressourcen vor der Implementierung fremder Bewältigungsstrategien.

Die Arbeit mit und an der Persönlichkeit und die Förderung der „persönlichen Souveränität" (vgl. 5.3.3) im Sinne der potentialorientierten Ausrichtung des Integrativen Ansatzes ist auf die „Realisierung von Möglichkeiten" und „auf das Wecken der Neugierde auf die Welt, auf den Anderen, auf sich selbst gerichtet (Neugierde-Antrieb). Sie zielt auf das Kennenlernen, Entwickeln und Verwirklichen der eigenen Persönlichkeit. Das erfordert ein Wissen um die eigenen bewussten und unbewussten Probleme, Ressourcen und Potentiale (**PRP**, *Petzold* 1997p), die eigene Belastungs-, Bewältigungs- und Tragfähigkeit (resilience), die persönliche Innovations- und Gestaltungsfähigkeit (Gestaltungs-Antrieb)" und „zur **Problemorientierung** (die Ausrichtung auf Defizite und Konflikte), die unverzichtbar bleibt, muss die **Ressourcenorientierung** kommen, der Blick auf vorhandene Mittel und Quellen für die „Entwicklungsaufgaben" (*Havighurst* 1948). Darüber hinaus muss eine **Potentialorientierung** erfolgen" (*Petzold* 2009c).

5.3.5.1 Ressourcenberatung im Integrativen Ansatz

Ressourcenorientierung (siehe *Grawe* 1999 in 2.3.2.2) bedeutet, den Fokus der Aufmerksamkeit auf das zu lenken, was dem Klienten dabei hilft, „seine Kraftquellen wirksam gebrauchen" zu können. Innerhalb eines Ressourcenkontextes wird der Klient darin unterstützt,

5.3 Themenschwerpunkte im Gesundheitscoaching 289

„seine Lebensquellen sowie Selbsthilfe- und Selbstheilungskräfte
- anzuerkennen und zu entdecken
- leiblich und sinnesspezifisch zu erleben und zu erfahren
- zu entfalten und auszubauen
- zu festigen und aufrechtzuerhalten
- zu schützen und zu pflegen
- geschickt einzusetzen und zu nutzen
- bei Beeinträchtigungen und Krisen beizubehalten oder/und danach wieder zu entwickeln und zu aktivieren" (vgl. Hesse 2000, 94).

Ressourcen wurden bereits als gute Quellen definiert, aus denen Kreativität schöpft, die Belastungen abpuffern und die eine Grundlage für Potentiale bieten (*Petzold* 1998a, siehe 2.3.2.3). Darüber hinaus sind Ressourcen

„Mittel bzw. Hilfsmittel zur Erledigung oder Bewältigung von Anforderungen und Aufgaben. Ihr Fehlen ist eine Beschränkung. Sie werden in zielorientierten Handlungen eingesetzt" (*Petzold* 1968a, 42).

Hierunter fällt z. B. das Lösen eines persönlichen Problems, einer Beziehungsproblematik, die Gestaltung einer Idee, der eigenen Lebenspläne und -entwürfe, eines Firmenprojekts, aber auch das Umgehen mit Erkrankungen, Belastungen, Stress oder die Gewährleistung des eigenen Lebensunterhaltes, die Sicherung der Existenz der Firma, die Bewältigung eines Umsatzeinbruchs. Und:

„Nutzbare Ressourcen sind alle im Ressourcenreservoir eines Systems (Person, Gruppe, Organisation) vorhandenen materiellen Bestände (Geld, Maschinen) und mentalen Bestände (Kenntnisse, Wissensvorräte), welche in interne (z. B. Kontrollüberzeugungen, Kompetenzen/Fähigkeiten, Performanzen/Fertigkeiten) und externe (z. B. Informationen von Kollegen, Freunden, Sozialagenturen) differenziert werden. Sie können als Eigenressourcen im Zugriff des Systems stehen oder als Fremdressource von anderen Systemen bereitgestellt werden. Ressourcengebrauch setzt voraus, dass Ressourcen vom System wahrgenommen werden (perception), basal klassifiziert werden (marking) und aufgrund funktionaler emotiver Bewertungsprozesse (valuation) und kognitiver Einschätzungsprozesse (appraisal) als verfügbare Ressourcen eingestuft werden, sodass sie zugänglich und mobilisierbar sind (ressourcing), Erwartungen schaffen und faktisch in möglichst optimaler Weise genutzt werden (acting)" (*Petzold* 2007, 297).

Und:

„Als Ressourcen werden alle Mittel gesehen, durch die Systeme sich lebens- und funktionsfähig erhalten (operating), Probleme bewältigen (coping), ihre Kontexte gestalten (creating) und sich selbst im Kontextbezug entwickeln können (development)" (*Petzold* 2007, 307).

Ressourcen sind für Menschen in professionellen Kontexten von großer, manchmal von vitaler Bedeutung („Valenz"). Im Coachingbereich wird mit folgenden heuristischen Basiskategorien von Ressourcen für das Ressourcenassessment und -beratung gearbeitet:

- Personale Ressourcen (Gesundheit, Vitalität, persönliche Souveränität, Intelligenz, Bildung, Willenskraft etc.)
- Soziale Ressourcen (Familie, Freunde, Kollegen, Beziehungen etc.)
- Materielle Ressourcen (Haus- und Grundstückbesitz, Geld, Wertpapiere etc.)
- Professionelle Ressourcen (berufliche Position, formelles Portfolio, fachliches Wissen, Berufserfahrung, Mitarbeiterkompetenz, Geschäftsbeziehungen etc.).

Um die Ressourcenvalenz einzuschätzen, muss bei jeder der aufgeführten Basiskategorie die Ressource je nach Kontext und nach seinen Bedingungen ausdifferenziert und konkret benannt werden (vgl. *Petzold* 2007, 309f).

Ressourcenberatung ist im Integrativen Ansatz ein theoriegeleitetes Konzept, das systematisch helfen soll, die Ressourcen des Individuums unter Bewusstseinsarbeit in den Mittelpunkt zu rücken, um sie dann durch Kompetenzverbesserung und Performanzsteigerung sinnvoll in den jeweiligen Lebenswelten und -räumen (Arbeitsplatz, Familie, Freizeit etc.) einsetzen zu können (vgl. These 11 in 4.1).

Auf dem Hintergrund des Integrativen Ressourcenmodells nach *Petzold* (1998a, 1997p, vgl. 2.3.2.3) wird das **Instrument der „Ressourcenkarten"** dargestellt. *Petzold* (2007) stellt diese Vorgehensweise differenziert für Schulungen zum Thema „Human Resources" sowie für die Arbeit in Teams, Gruppen im Seminarkontext vor (*ebd.* 307-319) und ist kompatibel für Seminare im Rahmen des Betrieblichen Gesundheitsmanagements (siehe 1.2):

In einem Vortrag/Impulsreferat wird das Ressourcenkonzept mit den „Ressourcen-Definitionen" vorgestellt. Infolge werden Arbeitsgruppen gebildet, in denen Diskussionen über die vorhandenen Ressourcen der Firma, der Abteilung und ggf. auch der eigenen Person stattfinden sowie über deren Valenz, über den Umgang mit den materiellen bzw. technischen Ressourcen (sachliche Ausstattung, Maschinen etc.) und den Stilen und Strategien der Ressourcennutzung (resourcing, acting). Hier wird insbesondere auf die „differentiellen Nutzungsstrategien" hingewiesen: Die Betonung liegt hier auf die „optimale statt auf maximale" Nutzung, weil eben lebendige Systeme in zyklischen Rhythmen arbeiten, Ruhepausen brauchen und nicht wie technische Ressourcen auf kontinuierliche Maximalleistungen eingestellt werden können. Insbesondere für die Ressource „Gesundheit" gilt das

5.3 Themenschwerpunkte im Gesundheitscoaching

Prinzip der Optimierung" statt der Maximierung". Wo der Akzent solcher Arbeitsgruppen liegt, hängt vom Kontext und der Intention des Seminars ab und kann durch „Ankerfragen" und die Inhalte des Impulsreferates gesteuert werden. „Ankerfragen" für ein Seminar im Rahmen des BGM können sein: Werden Mitarbeiterkompetenzen explizit als Ressourcen verstanden und bewertet? Werden gesundheitsförderliche Strategien und Stile der Ressourcennutzung berücksichtigt? Gibt es eine Ressourcenpflege und wenn ja, wie sieht diese aus?

Im Seminarkontext können nach einer Plenarauswertung der Arbeitsgruppen, Ressourcenkarten erstellt werden: entweder „persönliche Ressourcenkarten", die die personalen Ressourcen im beruflichen Kontext erfassen oder „kontextbezogene Ressourcenkarten", welche ein Assessement der Ressourcen eines speziellen Kontextes, z. B. einer Abteilung oder eines Teams erheben. Bei den kontextbezogenen Charts ist zu entscheiden, ob man Einzel- oder Gruppenarbeiten anfertigen lässt. Für die Produktionsphase wird die Einstimmung nach der **„Konflux-Methode"** (*Petzold* 2007) vorgenommen.

„Es geht im Konflux darum, mit Individuen und Gruppen „Felder des Erlebens und Experimentierens" aufzusuchen oder zu schaffen, Gruppenkonstellationen, Themenstellungen, Situationen, die einen Aufforderungscharakter für kreatives Handeln haben, und dazu beitragen, eigene Grenzen zu überwinden, damit es zu kreativen Konnektivierungen kommen kann. „Wahrnehmen, Spüren, Fühlen, Denken und Tun sollen im „conflux" zusammenwirken". Das Konflux-Modell ermöglicht einer (Arbeits-)Gruppe zu erfahren, wie sich kokreative Prozesse sowie auch persönliche Kompetenz entwickeln kann (als Seminar für die Zielgruppe „Manager in Leitungsfunktion, selbstständige Unternehmer" vorgestellt in *Petzold* (2007, 223)).

Um die Einstimmung für die Ressourcenkarten verständlicher zu machen, wird in verkürzter Fassung ein Konflux-Prozess beschrieben, der auf das wissenschaftlich fundierte Handlungskonzept im Integrativen Ansatz entsprechend der These 13 hinweist: „Der Gesundheitscoach braucht eine interdisziplinär fundierte Ausbildung." Es handelt sich also nicht einfach um ein „Tool":

1. Der erste Schritt beim Konflux-Prozess ist die **Disponierung**: für eine kreative Arbeit ist eine „gespannte Gelöstheit" und „wache Wahrnehmung" wichtig – man muss für sie „leiblich disponiert" sein. Erreicht wird diese durch Wahrnehmungs-, Anregungs- und Entspannungsübungen (siehe „Integrative Bewegungstherapie", *Petzold* 1974k). Disponierung wird bei der Suche nach Handlungsmöglichkeiten (affordance) und neuen Lösungen gebraucht.
2. **Affizierung**: Kreative Arbeit ist emotionale Arbeit. In einem kokreativen Klima sind Menschen „freudig erregt", fasziniert, stecken sich wechselseitig an mit Neugier. Ideen werden für einander „affordances". Es geht um positive Affizierungen: man

entwickelt positive Erwartungshaltungen, bewusst „setzt man eine interessierte Mimik auf", gefolgt von der Mimik des Staunens, dann des Lächelns. Aus der empirischen Emotionspsychologie weiß man, dass dadurch Physiologien ausgelöst werden. Diese Affektmimik „macht uns an" und sie wirkt koaffektiv, sie „steckt an". Im Prozess entwickelt sich eine kokreative inspirierende Atmosphäre", die den Raum erfüllt, „jeden ergreift" und Begeisterung für die (Zusammen-)arbeit (in der Qualität einer „fundierten Kollegialität") ermöglichen.

3. **Konnektivierung**: Im „Konflux" muss die kokreative Gruppe „in Gang kommen". Unbefangenheit, gelöstes Miteinander „ohne Zensur" wird notwendig, damit die positive „emotionale Ansteckung" sich ausbreiten kann und ein koreflexives „inspirierendes" Klima aufkommt, in dem spontane Äußerungen genauso möglich sind wie „systematische Suchbewegungen" in schwer durchschaubaren, komplexen Geflechten von Informationen. Gemeinsame Spaziergänge sowie spielerische Gruppeninteraktion fördern die Konnektivierung.

4. **Fokussierung**: Die Aufgaben und Probleme werden eingekreist und prägnant gemacht. Man bleibt in der Disponiertheit, im Bewegt-sein – „der Fluss der Bewegung regt den Fluss der Gedanken" an. Man bleibt in der Affiziertheit, schaut sich im Gespräch an und lässt sich von der Gedankenarbeit des Anderen anstecken.

5. **Intensivierung**: Neben der verbalen Ebene werden Imaginationen, bildliche Vorstellungen und Gestaltungen miteinbezogen. Collagematerialien, Farben, Rollenspiele, Chartings werden eingesetzt, um noch mehr Ideen, Assoziationen, weitere Perspektiven und ungewöhnliche Ansichten und damit neue Wahrnehmungs- und Handlungsmöglichkeiten zu gewinnen.

6. **Elaboration**: Konflux-Arbeit hat keine festen zeitlichen Regeln. Der Zeitablauf, die „Fließgeschwindigkeit" und „Fließdichte" wird von der Dynamik der Gruppe und der einzelnen Teilnehmer bestimmt. Optimierung des Zeitverhaltens gehört zu den Themen in Konflux-Prozessen. Nach Fokussierungen und Intensivierungen werden immer wieder Phasen der Elaboration erforderlich, in denen Ergebnisse zusammengefasst, wiederholt durchgegangen werden. So werden Konzepte prägnant gemacht, die eine Plattform für den nächsten kokreativen Anlauf bieten (vgl. *Petzold* 2007, 220f).

Die Einstimmung für die Ressourcenkarten erfolgt abhängig von Kontext und Zielgruppe in folgender oder sprachlich modifizierter Form:

> „Wir disponieren (1) auf eine entspannte innere Haltung,....auf Ruhe, Gelassenheit...eine gelöste Stimmung, aus der Sie ein Gefühl von Neugierde aufkommen lassen...Wenn Sie dieses Gefühl deutlich spüren, sich von ihm angeregt, affiziert (2) fühlen, nehmen Sie wieder die Diskussion über das Ressourcenthema auf. Tragen Sie wichtige Perspektiven, Beobachtungen, Überlegungen zusammen und zeichnen Sie die Materialien auf den Papierbögen auf."
>
> In der Gestaltungsphase erfolgen durch den verbalen Austausch und die bildnerischen Aktivitäten zu Themen und Fragestellungen Konnektivierungen (3). Verbindungen, die sehr vielfältig sind und zu Fokussierungen (4) führen.

5.3 Themenschwerpunkte im Gesundheitscoaching

„Wenn Sie sehr viel an Material haben, versuchen Sie den einen oder anderen wichtigen Fokus herauszugreifen. Sie können sich z. B. entscheiden, auf materielle oder mentale Ressourcen zu fokussieren oder auf nutzbare, aber nicht genutzte Ressourcen (...) und gehen Sie dann das Thema noch einmal intensiver (5) an. Ergebnisse, die Sie als hinlänglich elaboriert (6) ansehen, werden dann im Plenum diskutiert."

Die Phase der Elaboration ist immer auf Transferschritte in die Praxis gerichtet, hier also auf die Optimierung der Ressourcenlage, des Wissens um die Bestände des Ressourcenreservoirs und die faktische Verbesserung der Strategien und Stile der Ressourcennutzung. Diese Erkenntnisse sollen dem Betrieb und den Mitarbeitern zunutze kommen. In Seminarsituationen oder in speziellen „Ressourcenberatungen" kann durch das Erstellen von Ressourcenkarten als Arbeiten einzelner Personen durch das Auslegen aller einzelnen Charts ein „Ressourcenfeld" geschaffen werden. Alle Beteiligten sehen die in den Charts deutlich werdenden Einzelperspektiven und erhalten einen Überblick über die Ressourcenlage ihrer Abteilung oder ihres Teams. Dieses ermöglicht eine Synopse und schafft eine breite Gesprächsbasis für die Optimierung des Ressourcenmanagements.

„Persönliche Ressourcenkarten" können im Prozess eines Gesundheitscoachings angefertigt werden (Beispiele unter *Petzold* 2007, 314-319). Eine Einstimmung wird über eine kurze Erläuterung des Ressourcenkonzepts gegeben, ohne zunächst auf die Ressourcenkategorien hinzuweisen. So können die „subjektiven Theorien" (*Flick* 1991) des Klienten über Ressourcen erfasst und an den erstellten Karten die persönlich vorgenommenen Kategorisierungen und Gewichtungen ersehen und Widersprüchlichkeiten und Ausblendungen sichtbar werden. In der sich anschließenden Bearbeitung können systematische Differenzierungen vorgenommen sowie Detailkarten zu bestimmten Ressourcenkategorien erstellt werden, um spezifische Probleme, wie z. B. das Fehlen von bestimmten „verfügbaren Ressourcen" zu bearbeiten.

Abschließend: Der Gesundheitscoach ist gut beraten, sich mit den Konzepten der Ressourcentheorie auseinanderzusetzen sowie sich Methoden für das Ressourcenmanagement anzueignen. Für das Verständnis von Planungs- und Handlungsprozessen und deren optimalen und dysfunktionalen Verlauf im Kontext von Gesundheit bieten sie ausgezeichnete Explikationsfolien. Beim Gesundheitscoaching spielt ein effektives „Ressourcing" (vgl. 3.6) sowie eine optimale Ressourcennutzung und Umsetzung von Plänen in zielführende Handlungen eine herausragende Rolle. So kann das „Ressourcing" zu „mehr Gesundheit" führen und Gesundheit zur erlebbaren Ressource werden.

5.3.5.2 Potentialorientierung im Integrativen Ansatz

Dem Begriff „Potential" liegt das lateinische *potentia,* Wirkmacht zu Grunde (vgl. *potesse, posse, possum, potui:* 1. können, imstande sein; 2. es fertig bringen; 3. Einfluss haben; 4. können, verstehen; weiterhin *potestas:* 1. Kraft, Macht, Wirksamkeit; 2. politische Macht, Herrschaft). Potentialorientierung ist damit mit dem Empowerment-Thema unlösbar verbunden. Das Engagement von Helfern im Gesundheitsbereich sollte zu einem gewichtigen Teil „potentialorientiert" sein, weil dadurch „Hilfe zur Selbsthilfe" und „Empowerment zu Selbstempowerment" gefördert wird.

Über ein „normatives Empowerment" kann die „persönliche Souveränität" von Menschen (vgl. 5.3.3.2) gestärkt und wieder aufgebaut werden, wo sie beschädigt wurde (vgl. *Petzold, Sieper* 2008II, 523). Mit dem „normativen Empowerment" setzt man auf das reflexive, ethische und emanzipatorische Potential von Menschen und arbeitet damit „potentialorientiert" (*Sieper* 2008), was im Integrativen Ansatz neben dem „problemorientierten" und dem „ressourcenorientierten" Vorgehen ein Charakteristikum in seiner Konzeptualisierung und Praxis ist (*Petzold* 1997p, 2008m).

> „**Potentiale** sind Möglichkeiten meiner Persönlichkeit, die ich bislang noch nicht erkannt und aktualisiert habe oder zwar sah, aber nicht als ‚*Entwicklungschance*' nutzen konnte: vielleicht aus Mangel an Mut (assertiveness), aufgrund decouragierter Neugierde oder dem Fehlen eines ‚potential space' (*Winnicott*), ggf. auch wegen einer Blindheit gegenüber vorhandenen Umweltchancen, vielleicht auch durch Unerfahrenheit, wirkmächtig Chancen zu ergreifen und sie aus solcher Macht poietisch zu gestalten. Potentiale sind also ungenutzte Möglichkeitsräume in der eigenen Person und in ihrem Kontext/Kontinuum, Räume, die der Erschließung harren und zu einem Engagement für sich selbst, zur Investition in sich selbst und in Andere genutzt werden sollten, in dem ich die Entfaltung meiner Potentiale und damit ‚*mich selbst zum Projekt mache*'" (*Petzold* 1999q).

Im Gesundheitscoaching geht es unter anderem auch um die menschliche Fähigkeit, pathogene Faktoren ausreichend wirksam zu kontrollieren (vgl. *Egger* 2007, 504; 2.2.3). Daher gilt es für jeden gesundheitsorientierten Menschen seine gesamten bewusst und unbewussten, genutzt und ungenutzten Fähigkeiten und Fertigkeiten zu kennen und sie „heilend" einsetzen zu können. Daher greift eine Potentialanalyse, die allein auf die vorhandenen Kompetenzen und Performanzen einer Person fokussiert, zu kurz. Aufschlussreich ist es nach den Wünschen, den Träumen und den Leidenschaften des Klienten zu fragen – im Sinne von *Johann*

5.3 Themenschwerpunkte im Gesundheitscoaching 295

W. von Goethe, der sagte: „Unsere Wünsche sind die Vorboten der Fähigkeiten, die in uns liegen".
Hilfreich kann hier „ein Blick auf sich selbst" als Kind oder als Jugendlicher sein:

> Versetzen Sie sich in Ihre Kindheit und Jugendzeit zurück und denken Sie an jene Zeiten, in denen Sie unbeschwert spielten oder träumten. Zeiten, in denen Sie tun konnten, wozu Sie Lust hatten. Nehmen Sie ein Blatt Papier und versuchen Sie folgende Fragen zu beantworten:
>
> Was hat Sie als Kind besonders fasziniert?
> Was hat Ihnen als Kind besonders viel Spaß gemacht?
> Was konnten Sie als Kind besonders gut?
> Was taten Sie gerne, ganz egal wie „dumm" und unwichtig Ihnen diese Träume und Taten heute noch vorkommen mögen?
> Welche geheimen Spiele und Phantasien gab es in früheren Jahren?
> Welchen Traumberuf hatten Sie als Kind? Warum?
> Wie wünschten Sie zu sein? Was wünschten Sie zu tun?
> Was würden Sie von Herzen gerne einmal ausprobieren?
> Was würden Sie tun, wenn Sie genügend Mut hätten, um es auszuprobieren?

Die Fragen sollen den Klienten anregen, sich unabhängig von den vorhandenen Gegebenheiten im „Jetzt", Möglichkeiten des „Seins und Tuns" für die persönliche Zukunft vorzustellen. Daraus werden konkrete Entwürfe mit konkreten Schritten für die Zukunft entwickelt.

Potentialanalysen finden sich häufig im „klassischen" beruflichen Coaching und ist als Potentialcoaching eine spezielle Form des Coaching (vgl. 3.2). Potentialanalyse bezeichnet hier die strukturiere Untersuchung des Vorhandenseins bestimmter Eigenschaften (Fähigkeiten). Potentialanalysen liefern strukturierte Informationen zu Fragen nach der Fähigkeit von Mitarbeitern, Ereignissen, Mitteln und Organisationen. Sie ist dabei auf die Zukunft ausgerichtet und beantwortet die Frage: Welche Potentiale sind heute schon für morgen vorhanden?

Ein Unternehmen kann durch Vergleiche (Benchmarking) das eigene Potential (Produktivität, Marktstellung) überprüfen. Ein Markt kann für den Eintritt mit einem bestimmten Produkt auf sein Potential analysiert werden. Prozesse können durch strukturierte Analysen auf ihr Optimierungspotential überprüft werden. Die Kaufkraft einer bestimmten Bevölkerungsschicht könnte die Fragestellung für eine Potentialanalyse darstellen. Im betrieblichen Personalmanagement zielen Potentialanalysen auf die Feststellung und Entwicklung der Kompetenzen der einzelnen Mitarbeiter. Dies ist die Grundlage für einen dem Potential entsprechenden Einsatz im Unternehmen. Die Potentialanalyse soll u. a. Wissen, Fähigkeiten, Motivation und Persönlichkeitsmerkmale der Mitarbeiter erfassen. Aus den Ergebnissen wird ein Potentialprofil erstellt und den betrieblichen Anforderungen gegenübergestellt. In einer folgenden Potentialentwicklung werden die festgestellten „Schwächen" des Mitarbeiters abgebaut und die Stärken gezielt gefördert. Die Potentialanalyse ist ein wichtiges Instrument zur Personalbindung, da Unter- oder Überforderung eines Mitarbeiters zu Demotivation, zur psychischen Belastung und zur Schädigung der eigenen Gesundheit führen kann (vgl. 2.4.5.2). Zum Potential des Mitarbeiters gehören Merkmale wie z. B. Methoden-, Sozial- und Fachkompetenz. Zumeist dienen verschiedene Tests und Testverfahren zur Datenlieferung, auf deren Grundlage diese Analysen vorgenommen werden. (Hierzu eine kritische Anmerkung: Es ist fraglich, ob bspw. das so wichtige kreative Potential eines Mitarbeiters „wirklich" über einen Test zu explorieren ist. Daher sollte es nicht nur bei einem Test bleiben! Und: Vor der Nutzung von Potentialanalysen ist die Überprüfung wichtig, ob sie wissenschaftlich fundiert und valide abgesichert sind).

Festzuhalten ist, dass sowohl im privaten als auch im beruflichen Kontext die Potentialorientierung, -analyse und -entfaltung Menschen unterstützt, sich zu dem „zu machen", wie sie sein wollen. Das ist **ein** Schritt, der zu „mehr" Zufriedenheit, Authentizität und Gesundheit führt. Der Blick auf die Potentiale im Gesundheitscoaching ist daher lohnend und hilfreich. *Hüther* (2009) spricht sogar von der Notwendigkeit der Potentialentwicklung:

> „In Zeiten globaler Krisen ist Umdenken gefragt: In Wirtschaft und Gesellschaft wird nach neuen Werte gefragt. Der Mensch, der sich im Laufe der Evolution zu einem Ressourcennutzer entwickelte, muss sich umorientieren. Denn erstmals stehen wir an einem Punkt, an dem Ressourcen nicht länger unbegrenzt zur Verfügung stehen. Wir befinden uns im Übergang von der Ressourcennutzungskultur zu einer Kultur der Potentialentwicklung. Statt Wettbewerbsdenken und Egozentrismus zählen heute Fähigkeiten wie Kreativität, Kooperation und soziale Resonanz".

5.3.6 Das Thema „Ziele" im Gesundheitscoaching

Gesundheitscoaching heißt immer auch Arbeit mit Zielen:

> Welches Ziel im Hinblick auf die Förderung und Verbesserung der Gesundheit hat der Klient? Welche Ziele verfolgt der Klient am Arbeitsplatz, im Privaten und generell

im Leben? Und: Passen diese Ziele mit den Gesundheitszielen zusammen? Widersprechen sie sich? Kann ein Klient Karriere machen (mit dem Wissen „noch mehr" Zeit im Büro zu verbringen) und kann er gleichzeitig formulierte Gesundheitsziele erreichen?

Ein Ziel vor Augen zu haben gibt neuen Antrieb. (Sich) ein Ziel zu setzen, bedeutet, ein angestrebtes Resultat zu definieren. Über den Weg ist dabei aber noch nichts gesagt. Das Ziel gibt die Richtung vor, aber keine Instrumente. Ein Ziel kann neue Handlungsfelder eröffnen und dazu bewegen, aus alten Mustern „auszubrechen". Aus der psychologischen Zielsetzungstheorie ist bekannt, dass Ziele, die bedeutsamsten motivationspsychologischen Wirkgrössen für Leistung sind (*Kohnke* 2002, 38). Dabei führen herausfordernde und präzise, spezifische Ziele zu besseren Ergebnissen als allgemeine, vage Ziele („Ich gebe mein Bestes!"). Unverbindliche Vorsätze sind keine Ziele.

Ziele sind in Beratungsprozessen kontext-, lebensalter-, lebenslage-, genderund pathologiespezifisch zu betrachten. Generell ordnet man Ziele hierarchisch nach Meta-, Grob- und Feinzielen. Grobziele lassen sich gliedern in krankheits- und störungsbildspezifische, in kontext- (Umfeld-, Netzwerk-)bezogene, in kontinuum-(Lebenslauf-)bezogene, in persönlichkeitsbestimmte und strukturrelevante Ziele.

Um hier Strukturierungshilfen zu gewinnen, sind Theorien zu therapeutischen Zielen (*Ambühl, Strauß* 1998) und methodische Zugehensweisen erforderlich, wie sie im Integrativen Ansatz entwickelt wurden (*Petzold, Leuenberger, Steffan* 1998).

Dazu gehört auch die kreativ-mediale Prozesstechnik der „Zielkartierung" (*Petzold* 1975). Dem Klienten werden Zielaxonomien erklärt: übergeordnete Globalziele („Ich möchte eine selbstsichere Persönlichkeit werden"), wichtige Grobziele („Ich will meine Wahrnehmungs- und Ausdrucksfähigkeit verbessern"), differentielle Feinziele („Ich will bewusst mehr Freundlichkeit zeigen, Entschlossenheit üben, mich behaupten, Nein-sagen üben usw.").

Für die Zielkartierung in einem Gesundheitscoaching wird folgende Instruktion gegeben:

> „Wir haben über die Ziele bereits gesprochen: **zentrale Ziele** für die Arbeit hier im Coaching, die besonderes Gewicht haben und mit besonderem Engagement und Willenseinsatz angestrebt werden sollten. **Fernziele**, die in mehreren Schritten oder Etappen angegangen werden müssen; **Nahziele**, die bald erreicht werden können; Ziele, die Ihnen persönlich wichtig sind und andere, für die Sie eher eine Außenanforderung verspüren; Ziele, die Ihnen schwer und die Ihnen leicht zu erreichen scheinen. Bitte versuchen Sie, mit den Farben einmal Ihre Vorstellungen von Ihren Zielen darzustel-

len, wie Sie sie jetzt, nach unseren Gesprächen vor Augen haben. Versuchen Sie, Gewichtungen zu setzen und Zusammenhänge herzustellen. Ziele können vielfältige Vernetzungen haben und Ziele können ganz unterschiedlich für einzelne Menschen sein. Nutzen Sie die Farben und Formen, um Ihre Gedanken und auch Ihre Gefühle und Willensentschlüsse auf das Papier zu bringen. Sie können die Ziele ins Bild schreiben oder durch Nummerierungen kennzeichnen!" (vgl. *Petzold* 1975, 305 in: *Petzold, Orth* 2008, 634).

Der Klient beginnt mit Farben und ergänzend durch Symbole und Zeichnungen, ein „Chart" solcher Ziele zu erstellen. Auf dieser Grundlage werden in Korespondenz und unterstützendem Diskurs mit dem Coach die Nah- und Fernziele des Klienten vereinbart, die im Gesundheitscoaching angesteuert und umgesetzt werden sollen. Das „Chart" wird dann den (Fort-)Schritten im Prozess entsprechend ergänzt, modifiziert und dient somit auch der Zielüberprüfung.

Beispielhaft wird hier der verfasste Text von *Hans* zur Zielkatierung aufgeführt (aus *Petzold, Osten* 1998, 140): *Hans*, 38 Jahre, Versicherungskaufmann, Angststörung, vegetative Beschwerden, berufliche Überbelastungen. Die Zielkartierung wurde in einer integrativen gruppentherapeutischen Behandlung angefertigt, nachdem das Thema „Ziele" ausführlich Gegenstand der Gruppenarbeit war.

„Meine Ziele habe ich immer sehr hoch gesteckt, oft zu hoch, so dass ich oft daran gescheitert bin. Das *will* ich jetzt anders machen (aber „der Weg zur Hölle ..."). Mein oberstes Ziel, gesund (1) und wieder arbeitsfähig (2) zu werden, die Ängste wegzukriegen, wieder gut drauf zu sein, wie früher! Das ist mit dem Gelb, Orange und Rotgold dargestellt. Das Netz der Ziele ist aber in dieser Zone noch sehr unklar, mit losen Enden. Die schwarzen Linien und Zielknotenpunkte sind mir klar, aber da gibt's noch ein zweites Netz und Knoten, die erkenne ich noch nicht so richtig [weiße Linien und Punkte]. Ich weiß, dass meine Basis in der Kindheit nicht so gut war [schwarz]. In der Jugend wird es besser [braun], auch nicht gut, riesig nie. Ich darf mich, nein, *ich will mich* davon nicht mehr so runterziehen lassen (3). Es gab auch gute Freunde [gelb und rotgold]. Das *will* ich aktivieren, das ist ein wichtiges Ziel (4), auch neue Freunde (5) und wieder 'ne Freundin (6, Sex). Allein ist nicht so toll! Dazu muss ich aber raus aus dem Bau, unter die Leute (7) und dafür muss ich an die Angst (8), die überfällt mich so plötzlich blutrot, dass ich Angst vor der Angst habe, da muss ich auch ran (9) und an die Depressionslöcher [violett], in die ich dann falle. Das mit dem Lauftraining (10) schmeckt mir nicht, muss wohl... Die Arbeit [grün und hellgrün] und meine Weiterbildung [blau] sind mir ganz wichtig. Da *will* ich ein bisschen langsamer machen (11), soll ja Spaß machen (12), Lerndruck ist nicht nötig (13). Wenn ich so drauf gucke, sind wohl viele kleine Schritte nötig und noch viele kleine Ziele bei den großen Zielen, aber ich bin da ganz zuversichtlich" (*ebd.* in: *Petzold, Orth* 2008, 634f).

5.3 Themenschwerpunkte im Gesundheitscoaching

Im Gesundheitscoaching werden die Ziele vom Klient festgelegt (siehe These 5 in 1.4 und 4.1) und mit dem Coach im Dialog vereinbart. Um die Ziele zu erreichen, muss gewährleistet sein, dass die Ziele von beiden verstanden, die Prioritäten bei den Zielen stimmig und für den Klienten passend und dass keine Zielkonflikte vorhanden sind. Vor der Zielformulierung ist zu überprüfen, ob die notwendigen Mittel und Ressourcen bei dem Klienten aber auch Coach vorhanden sind. Ebenfalls gilt es zu reflektieren, welche (gewünschten und ungewünschten) Konsequenzen die Zielerreichung für den Klienten und seine Umwelt hat. Das Erreichen von Zielen ist zugleich an Anreize gekoppelt, die sich aus der Betrachtung und Analyse der Motivstruktur und der Wertvorstellungen des Klienten ableiten lassen. Das Ziel und die Schritte auf dem Weg zum Ziel-Erfolg sollten als attraktiv und wertvoll erachtet werden. Nur so kann der Klient die Ziele auch „wirklich" wollen. Bei der obigen Zielkatierung von *Hans* sind die Wollensaufgaben in Kursive hervorgehoben und zeigt, dass es beim Erreichen von Zielen immer auch um den Willen und das Wollen geht. Ein Sprichwort heißt: „Wo ein Wille ist, ist auch ein Weg." Für das Erreichen von Zielen heißt es konkret: „Der Weg zum Ziel ist vorhanden, wenn der Wille vorhanden ist!"

5.3.7 Das Thema „Wille" im Gesundheitscoaching

Selten kommen Klienten in ein (Gesundheits-)Coaching mit dem konkreten expliziten Anliegen, dass sie ihren Willen schulen, trainieren, stärken wollen. Die Praxis zeigt jedoch, dass eine Thematisierung und kritische Betrachtung des „Willens und Wollens" zumeist notwendig, ja fast unabdingbar ist. Warum?

Von Beginn des Prozesses muss und sollte der Wille „da" sein: der Wille zur Mitarbeit des Klienten ist bei allen beraterischen, medizinischen und gesundheitlichen Prozessen und eben auch beim Gesundheitscoaching notwendig. „Ohne Wille will **es** eben nicht gehen", was auch immer **es** ist!

Für die Erreichung der im Gesundheitscoaching erarbeiteten Ziele, wie z. B. Veränderungen des Lebensstils oder Stärkung der Durchsetzungskraft, sind Willensleistungen erforderlich. Diese sind von der persönlichen Willenssozialisation (oder auch von Willenspathologien) abhängig und bedürfen oft einer fachlichen Unterstützung. Erfahrungsgemäß ist der Wunsch zur Veränderung vorhanden („Ich will abnehmen", „Ich will regelmäßig joggen gehen") und der Klient will auch „wirklich", aber dieser Wille ist doch „schwach und brüchig". Ebenfalls kann es Ziel-Ziel-Konflikte geben (vgl. These 4 in 4.1). Ob Entscheidungen des Klienten („Ich will nicht mehr rauchen") wirklich „frei" und „gewollt" sind, wird in der Regel nicht thematisiert (oder will es doch eher der Partner?). Hier geht es um den menschlichen „freien" Willen. Bei Entscheidungs- und Leistungsproblemen spielt der Wille eine Rolle (siehe These 5 in 1.4 und 4.1), wie auch bei Zielerreichungen (im obigen vorgestellten Beispiel benutzt der Klient *Hans* viermal den Begriff „Ich will"; ohne Willensarbeit scheint *Hans* seine Ziele eher nicht zu erreichen). Wie kann ein Mensch also Wollen wollen?

Einen getroffenen und gewollten Vorsatz, eine Verhaltensweise zu verändern oder aufzugeben, ist nicht leicht. „Wollen" und sollen z. B. konsumierende Verhaltensweisen verändert werden, bedarf es einer Willensstärke, trotz konkurrierender Intentionen und „Verlockungen" konsequent und „standhaft" zu bleiben.

„Ein duftender Braten, eine gemütliche Kneipe, ein geldausspuckender Geldautomat, eine verlockende Frau oder attraktiver Mann haben schon so manchen ‚volotionsschwach' werden lassen, die sich vorgenommen hatten, weniger zu essen, nicht mehr zu trinken, nicht zu spielen oder treu zu sein" (*Grawe* 2000, 63).

„Gute" Vorsätze müssen ständig aktiviert und gepflegt werden, um sich gegen die gewohnten Verhaltensweisen zu behaupten. Aus einer motivationsorientierten muss eine volitionsorientierte Bewusstseinslage werden. Eine konkrete Absicht muss entstehen, die willentlich verfolgt und in Handlung umgesetzt werden kann. Aus der Intention muss die Volition, das zur Umsetzung aktivierte Willenspotential, entstehen (vgl. *Lauterbach* 2005, 95). Hierbei müssen volotionspsychologische und neurowissenschaftliche Perspektiven berücksichtigt werden, wie sich aus der Integrativen Willenstheorie und der Willensforschung ersehen lässt (*Petzold, Sieper* 2007a) und deren Bedeutsamkeit für das Gesundheitscoaching bereits verdeutlicht wurde (siehe These 5 in 4.1).

Bei der Umsetzung von Zielen kann der Gesundheitscoach begleitend und unterstützend tätig werden. „Denn in der Implementierung, in der Umsetzung, in der Performanz, kommt es sehr oft zu Fragen des „Durch-halten-müssens". Und die Durchhaltevermögen der Menschen sind sehr unterschiedlich" (*Petzold* 2005, 45). In solchen Phasen versucht der Coach die Motivation zu unterstützen, den Willen zu bekräftigen und die Ausdauerfähigkeit zu stützen.

Wenig motivierend und förderlich ist es, wenn dem Klienten „fehlende Disziplin" zugeschrieben wird bzw. wenn ihm unterstellt (manchmal sogar vorgeworfen) wird, keinen Willen zu haben oder doch gar nicht zu wollen. (Zitat eines Klienten, der Gewicht verlieren **wollte**: „Da sagte mir mein Arzt, dass ich einfach zu bequem sei und ich offenbar lieber dick sein will. Das hat mich ziemlich frustriert"). Die im Suchtbereich Tätigen, deren Arbeit insbesondere eine Arbeit mit dem Willen ist (siehe *Velt* und *Hüther* in *Petzold, Sieper* 2008II), wissen, wie frustrierend es für einen Patienten ist, der „rückfällig" wurde, wenn Menschen aus seinem Umfeld ihm zurückmelden: „Du willst ja gar nicht!". Nicht selten erleben Klienten derartige Kränkungen durch „ihre professionellen" Helfer.

Selbstverständlich ist es möglich, dass ein zuvor motivierter Klient nicht „mehr will", weil er wahrnimmt und erlebt, dass eine Verhaltensänderung „harte Arbeit" ist und auch mit (innerer) Anstrengung verbunden ist. Da eine Veränderung in einem Lebensbereich Auswirkungen auf andere Lebensbereiche hat oder haben kann und diese das Gewohnte „durcheinander bringt", kann das zu Ambivalenzen beim Klienten führen. Wird jedoch ein Klient über Veränderungsprozesse und deren Wechselwirkungen informiert, besteht die Chance bzw. entsteht Motivation, vielleicht sogar „Lust", sich mit seinem eigenen Willen auseinander zu setzen.

Einfluss hat aber auch die Art der (Ziel)-Formulierung: Die Autorin stellt fest, dass Klienten das Ziel „Arbeit an der Entwicklung und Handhabung des eigenen Willens zur Verwirklichung der eigenen Souveränität und zur strategischen Selbstführung" (wie es der Integrative Ansatz formuliert, *Petzold, Sieper* 2008, 523) eher verfolgen „wollen" als das Ziel „einen starken Willen zu bekommen" (was ja impliziert, dass man einen schwachen Willen hat). Sicherlich ist z. B. eine Führungskraft mit Burn-out-Symptomen (vgl. 2.4.5.3) auch durch seine Belastungen und Probleme (teilweise) geschwächt und hat an Durchhalte- und Willenskraft (die er als Führungskraft „eigentlich" jahrelang hatte) verloren. Dieses als Willensschwäche zu formulieren, kann zu Reaktanz führen, was nicht heißen soll, das Willensthema nicht zu thematisieren. Auch hier gilt die Beachtung der Mehrperspektivität (entsprechend der These 10 in 1.4), wie bspw. die Berücksichtigung der Perspektive der Sprache, denn: Die Macht der Worte ist stark.

5.3.7.1 Praktische Aspekte der Arbeit mit dem Willen

Spezifische Arbeit mit dem Willen erfordert einen „diagnostisch-anamnestischen Zugang" (*Osten* 2002; *Petzold, Osten* 1998). Dieser wird gewonnen durch erlebnisaktivierende, kreative Verfahren „semiprojektiver Diagnostik" (*Petzold, Orth* 1993a). Drei Möglichkeiten der praktischen Willens-Arbeit aus dem Integrativen Ansatz werden dargestellt.

1. Der Wille als Ich-Funktion
Für die Willensdiagnostik kann das Ich-Funktionsdiagramm Anwendung finden. Durch dessen Erstellung (vgl. 5.3.2.3) werden im Gesamten der dargestellten Ich-

Funktionen die Größe und symbolische Gestaltung des Willenssegments gut erkennbar. Der „eigene Wille kann verbal im Gespräch aufgearbeitet werden, was durch einen vorausgehenden „intermedialen Quergang" (*Orth, Petzold* 1990c), wie dem Schreiben eines Textes, vorbereitet wird.

Im bereits vorgestellten Beispiel (siehe 5.3.2.3) erläutert *Margit* (32 J.), Ausbildungskandidatin der Integrativen Therapie, die Veränderung ihres Willens: Als Kind habe sie die Notwendigkeit eines starken Willens nicht gespürt. Mittlerweile benutze sie ihren Willen, um sich selbst zu sagen: „Du (...) wirst es schaffen, du bist stark, und du wirst nicht aufgeben! Wenn du es nicht auf Anhieb schaffst, bist du stark genug, es noch einmal zu versuchen und um Hilfe zu bitten, falls du nicht in der Lage bist, es alleine zu tun." Früher hätte sie eher aufgegeben und sich dann gesagt: „Du bist schwach". Sie glaube, dass ihrer Willenskraft keine Grenzen gesetzt sind, wenn sie erfolgreich sein und etwas bewältigen will. Diese Erkenntnisse könnten im Coachingprozess vertiefend reflektiert und stabilisiert werden, um *Margit* die Kraft des eigenen Willens als Ressource erlebbar zu machen.

2. Das Willenspanorama

Petzold, Sieper (2008II) beschreiben das Willenspanorama:

> „Das Willenspanorama ist eine Bildgeschichte, die unter dem Thema steht: „Eine Bildgeschichte meines Willens: Wer/was hat meinen Willen gefördert, behindert, beschädigt: wann, wie, wodurch?". Von den frühesten Erinnerungen an dokumentieren die Klienten in diesem semiprojektiven Medium auf einem Packpapier- oder Flip-Chart-Bogen ihre Erinnerungen, Eindrücke, Meinungen, Wertungen. Sehr plastisch kommen dabei durch die „Dreizügigkeit" wirksame Aspekte der Willenssozialisation durch relevante Bezugspersonen des Kindes/Jugendlichen in den Blick.
>
> **Förderndes**: Anregung, Freiraumgeben, Aufgaben selbst machen lassen, positives Beispiel, Ermutigung, Hilfen und Unterstützung bei Zielfindung und Zielrealisierung, Lob, Wertschätzung.
>
> Oder **Defizite**: es findet sich die Abwesenheit von dem oben Genannten. Das Kind/der Jugendliche wird allein gelassen, sich überlassen, hat keine Imitationsmodelle, keine Hilfen.
>
> Oder **Negativfaktoren**: Kritik, Entwertung, Strafe, schlechtes Beispiel, Verhinderung von Eigenaktivität, negative „selbsterfüllende Prophezeihungen", Double Binds usw.
>
> Wiederum bieten Formen, Farben, Gestaltungsmerkmale Aufschluss über nichtbewusste Dimensionen, „Beiklänge", Seitenbotschaften, die bei der verbalen Bearbeitung dieser Panoramabilder dem Klienten „plötzlich" bewusst werden. Deutungen sind in der Regel nicht notwendig, weil aus dem „Kontext", z. B. aus Elementen, die sich wiederholen, Zusammenhänge aus sich heraus klar werden (*Petzold* 1988p), die nur durch eine solche „Synopse" ins Auge springen: „Die hat mich ja nie was zu Ende

machen lassen, mir immer die Sachen aus der Hand genommen!" (Klientin über ihre Mutter). „Offenbar hat der mich zu allen Examen getreten, immer steht der da mit im Bild" (Klientin über ihren älteren Bruder).

Man kann zu den Bildern auch zur Auswertung einen „Selbstbericht" schreiben lassen mit einem „Kommentar zur Bildgeschichte meines Willens". Der Wechsel in das andere Medium, vom Bild in die Sprache wirkt wieder in vieler Hinsicht selbstexplikativ. Den Klienten wird (für viele das erste Mal) der eigene Wille bewusst. „Er bekommt ein Gesicht", „Ich lerne diese Seite von mir kennen!", „Mir wird klar, dass ich nie selbständig entschieden habe, das will ich jetzt aber anders!", „Also ich spreche jetzt mit meinem Willen und der tut jetzt, was ich sage!" usw." (ebd. 535f).

3. Das „Narrative willensdiagnostische Interview" (NWI)

Das „Narrative willensdiagnostische Interview" (NWI) ist ein halbstrukturiertes Interview. In einem Gespräch zwischen dem Coach und dem Klienten wird der Wille, seine Zieldimensionen und das Zielrealisierungsverhalten exploriert und insbesondere wird auf den Bereich der Entscheidungsfähigkeit und der Durchhaltekraft fokussiert. Die Leitfragen führen zu kleinen „narrativen Sequenzen", in denen biographische Szenen und Atmosphären in das Bewusstsein kommen. Wesentlich ist die narrative Qualität, weil damit lebensgeschichtliche und für den aktuellen Lebenskontext spezifische Fakten in intersubjektiver Weise zugänglich werden (d.h. sowohl für den Coach als auch für den Klienten aufschlussreich werden, weil beide „Kodiagnostiker" sind). Folgende Fragen und Bereiche werden angesprochen, in deren Hintergrund persönlichkeitstheoretische, entwicklungs- und volitionspsychologische Überlegungen stehen (siehe *Petzold, Sieper* 2008II, 508-512):

I. Subjektive Theorien des Klienten
a. Was verstehen Sie unter dem Begriff „Willen"?
b. Wie würden Sie Ihren eigenen Willen beschreiben?
c. Haben Sie eher einen starken oder einen schwachen Willen? Wie äußert sich das?
d. Ist Ihr Wille in allen Bereich gleich stark/schwach? Was sind besondere Bereiche?
e. Wie wurde in Ihrer Kindheit mit Ihren Willensäußerungen umgegangen?
f. Wessen Wille zählte in der Familie?
g. Was geschah, wenn Sie dem nicht Folge leisteten?
h. Wie hoch waren die Anforderungen in Ihrer Kindheit/Jugend an Ihren Willen?
i. Wie viel „eigenen Willen" durften Sie als Kind/Jugendlicher haben?
j. Durften Sie etwas „für sich" wollen?

II. *Willensverhalten: Entscheidungen*
a. Fällt es Ihnen leicht oder schwer, Entscheidungen zu fällen? Wie lange geht das schon?
b. In welchen Bereichen ist es leicht, in welchen schwer?
c. Beschreiben Sie Ihr Entscheidungsverhalten (Ihre Entscheidungsfreudigkeit, Ihre Entscheidungsschwierigkeiten).
d. Ist Ihnen Ihr Verhalten aus der Lebensgeschichte bekannt?
e. Welche Anforderungen wurden an Ihr Entscheidungsverhalten in Ihrer Kindheit/Jugend gestellt?
f. Was geschah, wenn Sie mit Entscheidungen nicht zurecht kamen?
g. Was/wer fördert Sie heute in Ihrem Entscheidungsverhalten, was/wer behindert Sie?
h. Was würden Sie gerne an Ihrem Entscheidungsverhalten verändern?
i. Haben Sie eine Idee, was Ihre Veränderungswünsche fördern könnte?
j. Können Sie heute besser etwas für Andere wollen, anstreben, erreichen als für sich selbst oder gibt es da keine Unterschiede?

III. *Willensverhalten: Umsetzen und Durchhalten*
a. Können Sie getroffene Entscheidungen gut/schlecht umsetzen? Wie lange geht das schon?
b. In welchen Bereichen geht das gut, in welchen weniger gut?
c. Beschreiben Sie Ihr Umsetzungsverhalten
d. Ist Ihnen davon etwas aus Ihrer Lebensgeschichte her bekannt?
e. Welche Anforderungen wurden an Ihr Umsetzungs- und Durchhalteverhalten in Ihrer Kindheit/Jugend gestellt?
f. Was geschah, wenn Sie mit dem Umsetzen oder mit dem Durchhalten Probleme hatten?
g. Was/wer fördert Sie heute in Ihrem Umsetzungsverhalten oder hindert Sie dabei?
h. Wie steht es mit Ihrem Durchhaltevermögen, wenn Sie die Entscheidung getroffen und mit Ihrer Umsetzung begonnen haben?
i. Was fördert Ihr Durchhaltevermögen, was hindert oder schwächt es?
j. Was würden Sie bei Umsetzen und Durchhalten verändern?
k. Haben Sie eine Idee, was dabei hilfreich sein könnte?
l. Fällt es heute Ihnen leichter etwas für Andere umzusetzen und durchzuhalten als für sich selbst oder gibt es da keine Unterschiede?

5.3 Themenschwerpunkte im Gesundheitscoaching

IV. Willensverhalten: Feinstrukturen

a. Reagieren Sie auf Ereignisse und Anforderungen eher unmittelbar, spontan, reaktiv oder überlegen Sie erst einmal und wägen ab?
b. Fällt es Ihnen leicht/schwer spontane Reaktionen zurückzunehmen und sich zu kontrollieren, um dann besonnen zu handeln?
c. Denken Sie über Folgen nach und planen Sie Aktionen sorgsam mit Blick auf die Zukunft, indem Sie Ziele festlegen? Wie konkret tun Sie das?
d. Gelingt es Ihnen, Ihre Ziele konsequent zu verfolgen und klar im Blick zu behalten, ohne sich ablenken zu lassen?
e. Greifen Sie bei neuen Zielen und neuen Wegen leicht auf alte Lösungswege zurück, weil die bequemer sind oder bleiben Sie beim Neuen?
f. Haben Sie die Möglichkeit, von Zielen Abstand zu nehmen und Sie erneut zu Überdenken, also flexibel zu bleiben?
g. Können Sie mehrere Ziele zugleich verfolgen? Wie gut oder wie schlecht?
h. Gelingt es Ihnen, Frustrationen auszuhalten, wenn Schwierigkeiten bei der Zielrealisierung auftauchen, und dennoch „am Ball" zu bleiben?
i. Gelingt es Ihnen, leicht/schwer aus einem laufenden Prozess der Zielverwirklichung schon neue, weiterführende Ziele auszumachen?

aus: *Petzold, Sieper* 2008II, 537f

Aus den Antworten ergeben sich Aufschlüsse über performative Stärken, Schwächen und Dysregulationen des Klienten. Beispielhaft greift *Petzold, Sieper* (2008II) die Frage IVg auf:

„Mit der Frage: „Können Sie mehrere Ziele zugleich verfolgen?" kann z. B. geklärt werden, ob eine externe Überforderung durch übermäßige Zielvielfalt ausgeschlossen werden kann oder ob ein volitiver Stil der Zieldiffusion und Verwirrtheit vorliegt: die Ziele kommen ständig durcheinander, können nicht geordnet werden. Das ist der Hintergrund so mancher schweren Arbeits- und Leistungsstörung. Eine automatische Organisation dominanter Ziele im Sinne der funktionalen Hierarchisierung ist dem Klienten nicht möglich.
Die Zusatzfrage: „Wie lange geht das schon?" gibt Aufschluss über eventuelle „kritische Lebensereignisse" (*Filipp* 1990), die einen Einbruch in die Willensperformanz zur Folge hatten und lässt etwaige Chronifizierungen erkennen" (*ebd.* 539).

Auf dieser Basis werden dann willenstherapeutische Zielsetzungen, Strategien und Maßnahmen zur kognitiven und emotionalen Strukturierung gegeben (z. B. Imaginationsübungen, mentales Training wie bspw. Lösung von Modellaufgaben, schematische Komplexitätsreduktion, sporttherapeutische Maßnahmen.

Die kurz beschriebenen willensdiagnostischen Instrumente ergänzen sich und machen deutlich, dass der „**Wille**" alle wesentlichen Bereiche der Persönlichkeit in ihrem Verhalten berührt und deshalb ein wesentlicher Aspekt im Gesundheitscoaching sein kann oder sogar ist.

5.4 Schlussbemerkung

Die dargestellten Überlegungen zur Praxis des Gesundheitscoachings und dessen methodische Vorgehensweise sind weder als vollständig noch als hierarchische Reihenfolge zu betrachten. Sie sollen vielmehr zentrale Aspekte beleuchten und zeigen ein Beispiel auf. Einzelne Themenkomplexe sind nur angerissen und einige Themenkomplexe wurden aus Platzgründen weggelassen. Es ist hoffentlich deutlich geworden, dass im Integrativen Gesundheitscoaching, wie insgesamt im Integrativen Ansatz des Coachings und der Supervision, alle Praxisstrategien an sozialwissenschaftliche und biopsychologische Theorien und Forschungen rückgebunden sind. Das unterscheidet diesen Ansatz von vielen anderen Coaching-Formen, die oftmals eher „handgestrickte" Konzepte ohne Forschungsbezug verwenden. Trotz dieser wissenschaftlichen Fundiertheit hat der Ansatz aber eine hohe Praxisrelevanz, weil er in der Praxis und aus der Praxis entwickelt und erprobt wurde. Damit haben KundInnen und KlientInnen ein „Produkt", das höchsten Qualitätsansprüchen genügt.

Die Gesundheit des Menschen muss in seiner körperlichen, seelischen, gesellschaftlichen, kulturellen, geschichtlichen und geistigen Dimension betrachtet werden entsprechend des biopsychosozialen Modells (*Egger* 2007, *Petzold* 2001a). Die vorgestellten Methoden aus dem Integrativen Ansatz berücksichtigen diese Perspektiven und haben sich in Evaluationsstudien bewährt (siehe These 14 in 4.1). Prinzipiell sind natürlich auch andere Methoden anwendbar, sinnvoll und kompatibel. Es gibt zu jedem vorgestellten Schwerpunktthema viele andere, hilfreiche Vorgehensweisen aus anderen Schulen und Richtungen und zu jeder Thematik eine Anzahl lesenswerter Bücher. Es lohnt sich für den Gesundheitscoach immer neugierig und offen für „Neues" zu sein, wenn es sogar nicht eine Notwendigkeit für dessen Professionalität ist.

Jeder Mensch hat eine Fülle von Fähigkeiten, Möglichkeiten und Chancen, die von ihm entwickelt, entfaltet und aktiviert werden können. Jeder Einzelne muss daher seinen eigenen Weg zu seiner persönlichen Souveränität und seiner persönlichen Gesundheit finden. Dieses heißt in der Konsequenz, dass jeder Mensch gefordert ist, sein selbst gestaltetes Leben bewusst zu reflektieren, Zu-

5.4 Schlussbemerkung

sammenhänge zu erkennen, eigene Fähigkeiten einschätzen zu lernen und Wege zu erproben, mit Konflikten und Aufgaben in gesunder Weise umzugehen. Damit ist die Eigenverantwortung und die aktive Selbstsorge gefordet. Der Mensch kann sich an (professionelle) „Helfer, Begleiter, und Unterstützer" wenden, muss es aber nicht. Der Andere, ob Freund, Kollege, Partner oder ob Arzt, Therapeut, Gesundheitscoach, kann ihm mit seinem Wissen und seiner Erfahrung allgemeine Hinweise geben und ihm beim Finden seiner individuellen Antwort begleiten.

Der Andere in der Rolle des Helfendens sollte um die Selbstverantwortung und die Selbstheilungskräfte jedes Einzelnen wissen, denn: „Man hilft den Menschen nicht, wenn man für sie tut, was sie selbst tun können" (*Abraham Lincoln*).

Nachwort

Die in der Arbeit beschriebenen Aspekte und Einflussfaktoren von Gesundheit, das wissenschaftlich fundierte Integrative Coachingkonzept und die Ergebnisse von geführten Interviews mit Experten aus dem Gesundheitsbereich zeigen die hohen Anforderungen an ein Konzept von Gesundheitscoaching im bestehenden, sich stets verändernden Gesundheitssystems auf. 14 Thesen wurden formuliert, die ein Gesundheitscoaching mit professionellem Anspruch erfüllen sollten. Im Mittelpunkt steht das biopsychosoziale Modell, wonach Gesundheit und Krankheit als ein dynamisches Geschehen verstanden wird. So muss die persönliche Gesundheit stets neu „geschaffen" werden. „Um Gesundheit zu coachen", ist daher eine differenzierte mehrperspektivische Betrachtung und ein multitheoretischer Diskurs sowie eine multipraxeologische und methodenplurale Form notwendig. Der Integrative Ansatz bietet hier Hilfe bzw. hat zu den jeweiligen Thesen „Antworten" für die Praxis.

Dieser Ansatz, wie er in dieser Arbeit vorgestellt wurde, leistet mit seinen anthropologischen Prämissen, seiner Vielschichtigkeit der Theorie- und Methodenansätze und seiner Mehrperspektivität einen fruchtbaren und bereichernden Beitrag für ein professionelles Gesundheitscoaching. Er unterstützt den Menschen in seiner ganzheitlichen Entwicklung seiner persönlichen Potentiale, in der Erhaltung seines Wohlergehens, seiner Arbeits- und Lebenszufriedenheit und seiner Gesundheit.

Ein Integratives Gesundheitscoaching als eine biopsychosoziale Methode bietet dem Klienten Möglichkeiten für persönliche Entwicklungs- und Veränderungsprozesse und damit für die Entwicklung von „persönlicher Souveränität" und einem gesundheitsfördernden Lebensstil. Es bietet dem Gesundheitscoach wissenschaftlich fundierte und evaluierte Konzepte, die zur verantwortlichen und qualifizierten Ausübung seiner Tätigkeit beiträgt.

Das Tun und Wirken im Gesundheitscoaching bedarf (wie „jedes Konzept") der stetigen Reflexion, Weiterbildung und -entwicklung. So sollte sich auch jeder Gesundheitscoach dem „Lebenslangen Lernen" verpflichtet fühlen. Lebenslanges Lernen impliziert vom Wortlaut her vielleicht die Assoziation von permanentem Zwang, ist aber eher zu verstehen als positive Chance im Beruf sowie im persönlichen Leben Erfüllung und Bereicherung zu erfahren. Eine Chance, die selbst vor großen Herausforderungen steht, denn:

> „Menschen jeden Alters sind täglich gefordert, sich dem technischen, aber auch kulturellen und demographischen Wandel stellen zu müssen und auch zu wollen. Die Zeiten, in denen man seinem ursprünglichen Ausbildungsberuf ein Leben lang bis zur Pensionierung treu geblieben ist, sind definitiv passé" (*Gruber* 2007, 1).

In diesem Sinne hofft die Autorin, dass mit dem vorliegenden Buch ein Beitrag zur Integration eines relativ neuen Praxisfeldes im Gesundheitsbereich geleistet werden kann. Es sollte zu einer Diskussion mit den im Gesundheitsbereich tätigen Menschen führen und diese anregen, sich immer wieder neu mit dem Thema Gesundheit auseinanderzusetzen. Im Gesundheitsbereich gibt es einen „Reichtum an vielfältigen Erfahrungen und Wissensständen. Diese müssen in interdisziplinären Gesprächen, in der Korrespondenz, in Polylogen miteinander geklärt werden, und ich hoffe, dass sie dabei zu viel produktiven Konsens und auch produktiven Dissens kommen, denn im Dissens liegt der Fortschritt" (*Petzold* 2005, 48).

Literaturverzeichnis

Abdul-Hussain, S. (2008): Genderkompetente Integrative Supervision. Masterarbeit in Supervision und Coaching im Postgradualen Universitätslehrgang Supervision und Coaching, Department für Psychosoziale Medizin und Psychotherapie an der Donau-Universität Krems. Wien.
Abdul-Hussain, S. (in Vorbereitung): Genderkompetente Integrative Supervision. Wiesbaden: VS Verlag.
Achenbach, G.B. (2000): Das kleine Buch der inneren Ruhe. Freiburg: Herder spektrum.
Adler, N. E., Snibbe, A. C. (2003): The role of psychosocial processes in explaining the gradient between socioeconomic status and health. Current Directions in Psychological Science, 12, 119-123.
Allen, N.J.; Meyer, J.P. (1990): The Measurement and Antecedents of Affective, Continuance and Normative Commitment to the Organisation, Journal of Occupational Psychology, 63, 1-18.
Althaus, D., Magdalinski, N. et al. (2004): Müde, erschöpft, leer – krank? Was tun, wenn Mitarbeiter ausbrennen oder depressiv werden?" Foliensatz, Deutsches Bündnis gegen Depression. Bei www.buendnis-depression.de.
Amann, G., Wipplinger, R. (1998) (Hrsg.): Gesundheitsförderung. Ein multidimensionales Tätigkeitsfeld. Tübingen: dgvt.
Antonovsky, A. (1987): Unravelling the mystery of health: how people manage stress and stay well. San Francisco: Jossey-Bass.
Antonovsky, A. (1993): Gesundheitsforschung versus Krankheitsforschung. In: *Franke, A., M. Broda* (Hg.): Psychosomatische Gesundheit. Versuch einer Abkehr vom Pathogenese-Konzept. Tübingen: dgvt. 3-14.
Antonovsky, A. (1997): Salutogenese. Zur Entmystifizierung der Gesundheit. Tübingen: dgvt.
Ardell, D. B. (1976): High Level Wellness: An Alternative to Doctors, Drugs and Disease. Emmaus, PA: Rodale.
Ardell, D. B. (2000): Wellness in the Headlines. A (Very) Brief History of the Wellness Concept. http://www.seekwellness.com/wellness/reports/2000-12-29.htm
Atteslander, P. (1995): Methoden der empirischen Sozialforschung. Berlin, New York: De Gruyter.
Babitsch, B. (2005): Soziale Ungleichheit, Geschlecht und Gesundheit. Bern: Verlag Hans Huber
Bachmann, R.,Zaheer, A. (2006): Handbook of Trust Research. Cheltenham: Edward Elgar.
Bakhtin, M.M. (2008): Chronotopos. Frankfurt a. Main: Suhrkamp.

Baltes, P.B. (1987): Theoretical propositions of life-span development psychology: On the dynamics between growth and decline, *Developmental Psychology* 23, 611-626.

Baltes, P.B., Baltes, M.M. (1989): Successful aging: Research and theory, New York: Cambridge University Press.

Bamberger, C. M. (2006): Besser leben – länger leben, München: Droemer Knaur.

Bandura, A. (1977): Self-efficacy. *Psychological Review* 84, 191-215.

Bandura, A. (1982): Self-efficacy mechanism in human agency. *American Psychologist* 37, 125-139.

Badura, A., Hehlmann, T. (2003): Betriebliche Gesundheitspolitik. Der Weg zur gesunden Organisation. Berlin, Heidelberg: Springer.

Badura, A., Walter, U. (2008): Betriebliches Gesundheitsmanagement. Lohnende Investition in die Gesundheit der Mitarbeiter. *Deutsches Ärzteblatt* 105 (3): A90-2, 79-81.

BARMER (2007): Gesundheitsreport 2007. Bei www.barmer-unternehmen.de.

Baudis, R. (1997) (Hrsg.): Nach Gesundheit in der Krankheit suchen – Neue Wege in der Sucht- und Drogentherapie. Rudersberg: Verl.

Bauer, U., Bittlingmayer, U. H., Richter, M. (2008): Health inequalities. Determinanten und Mechanismen gesundheitlicher Ungleichheit. Wiesbaden: VS Verlag für Sozialwissenschaften.

Benz, E. (1929): Das Todesproblem in der stoischen Philosophie, Stuttgart: Kohlhammer.

Becker, L. C. (1998): A New Stoicism: Princeton: Princeton Univ. Press.

BKK (2007): Betriebliche Gesundheitsvorsorge. BGM als Erfolgsfaktor bei E.ON Ruhrgas. *Service* 3, 12-13.

Becker, P., Minsel, B. (1986): Psychologie der seelischen Gesundheit. Bd. 2: Persönlichkeitspsychologische Grundlagen, Bedingungsanalysen und Förderungsmöglichkeiten. Göttingen: Hogrefe.

Belschner, W., Gräser, S., Mastall, E. (1998): Wohnen – Gesundheitsförderung im Alltag ermöglichen. In: *Amann, Wipplinger* (1998) 307-327.

Bengel, J., Strittmatter, R., Willmann, H. (1998): Was erhält Menschen gesund? Antonovskys Modell der Salutogenese – Diskussionsstand und Stellenwert. Köln: Bundeszentrale für gesundheitliche Aufklärung.

Benkert, M. (2005): Stressdepression. Die neue Volkskrankheit und was man dagegen tun kann. München: C.H. Beck.

Bergin, A., Garfield, S. (1994): Handbook of Psychotherapy and Behavior Change. 4th edition, New York: Wiley.

Birbaumer, N., Schmidt, R. (1991): Biologische Psychologie. Berlin: Springer.

Bischof-Köhler, D. (2004): Von Natur aus anders. Stuttgart: Kohlhammer.

Blaxter, M. (1990): Health and lifestyles. London: Tavistock/Routledge.

Blech, K. (2003): Die Krankheitserfinder. Wie wir zu Patienten gemacht werden. Frankfurt am Main: Fischer.

Boeing, H., Walter, D. (2003): Machen wir uns selbst krank? Ernährung. In: *Schwartz, Badura, Busse, et al.* (2003) 151-156.

Bogner, A., Littig, B., Menz, W. (2002): Das Experteninterview. Theorie, Methode, Anwendung. Opladen: Leske & Buderich.

Literaturverzeichnis

Borchert, L. (2008): Soziale Ungleichheit und Gesundheitsrisiken älterer Menschen. Eine empirische Längsschnittanalyse unter Berücksichtigung von Morbidität, Pflegebedürftigkeit und Mortalität. Augsburg: Maro Verlag.

Borokowski, N. (2005): Organizational Behavior and Health Care. Sudbury; Jones and Bartlett.

Bowling, A. (1992): Measuring Health: a review of qualitiy of life measurement scales. Open University Press, Milton Keynes. In: *Naidoo, J., Wills, J.* (2003) 136.

Bös, K., Brehm, W. (2003): Machen wir uns selbst krank? Bewegung. In: *Schwartz, Badura, Busse, et al.* (2003) 156-161.

Böning, U. (1989): Coaching. Zur Rezeption eines neuen Führungsinstruments in der Praxis. In: *Personalführung*, 1149-1151.

Brehm, W., Pahmeier, I., Tieman, M. (1996): Gesundheitsförderung durch sportliche Aktivierung. Qualitätsmerkmale, Programme, Qualitätssicherung. *Sportwissenschaft* 26, 301-329.

Brinkmann, M. (2004): Die geheime Anthropologie des Michel Foucault, in: *v. H. Pongratz, M. Wimmer, W. Nieke, J. Masschelein.* Nach Foucault. Diskurs- und machtanalytische Perspektiven in der Pädagogik. Wiesbaden: VS Verlag für Sozialwissenschaften, S. 70-96.

Brühlmann-Jecklin, E., Petzold, H.G. (2004): Die Konzepte ‚social network' und ‚social world' und ihre Bedeutung für Theorie und Praxis der Supervision im Integrativen Modell. Bei www. FPI-Publikationen.de/materialien.htm – Supervision: Theorie – Praxis – Forschung. Eine interdisziplinäre Internet-Zeitschrift – 5/2005 und in Gestalt 51(Schweiz) 37-49.

Buber, M. (1973): Das dialogische Prinzip. Heidelberg: Schneider.

Buer, F. (2004): Stoische Gelassenheit oder leidenschaftliches Engagement? Was sollen wir raten in unruhigen Zeiten? In: *Organisationsberatung – Supervision – Coaching*, Heft 2, 187-191.

Bunting, M. (2004): Willing Slaves: How the Overwork Culture is Ruling Our Lives, New York: HarperCollins.

Burisch, M. (2005): Das Burnout-Syndrom. Theorie der inneren Erschöpfung. Berlin: Springer.

Burzan, N. (2004): Soziale Ungleichheit. Eine Einführung in die zentralen Theorien, Wiesbaden: VS Verlag für Sozialwissenschaften.

BZgA (2003) (Hrsg.): Leitbegriffe der Gesundheitsförderung. Köln.

BZgA (2007): Bei www.bzga-ernährung.de/984.0.html.

Canguilhelm, G. (1943): Essai sur quelques problèmes concernant le normal et le pathologique. Neuausgabe als "Le Normal et le Pathologique", ergänzt durch "Nouvelles Réflexions concernant le normal et le pathologique" 1966; 9 Aufl. Paris: PUF/Quadrige 2005; dtsch. (1974): Das Normale und das Pathologische, München: Hanser.

Canguilhem, G. (2000): Écrits sur la médecine, Paris: Éd. du Seuil.

Canguilhem, G. (2004): Gesundheit – eine Frage der Philosophie. Berlin: Merve; Orig. (1990): La santé, concept vulgaire et question philosophique, Pin-Balma: Sables.

Castonguay, L., Goldfried, M. (1997): Die Zeit ist reif für eine Psychotherapie-Integration. In: *Integrative Therapie* 3, 243-272.

Cicero (1998): De senectute. Über als Alter. Übers. *Harald Merklin.* Stuttgart: Reclam.

Cooper, L. C., Hote, H. (2000): Destructive conflict and bullying at work, London: British Occupational Health Research Foundation.

DAK (2002): Gesundheitsreport. In: Unger, Kleinschmidt (2006) 13.

DAK (2005): Gesundheitsreport. In: Unger, Kleinschmidt (2006) 13.

DBGVC (2004): Definition von Coaching. Bei www.dbvc.de.

Defert, D., Ewald, F. (2001): Michel Foucault Schriften – Dits et Ecrits. Band I. 1954-1969, Frankfurt: Suhrkamp.

Dilts, R. (1993): Die Veränderung von Glaubenssystemen. Paderborn: Junfermann.

Disler, T. (2002): Akzeptanz und Effizienz von Supervision und Coaching und Qualitätsmanagement durch Supervision und Coaching. Eine Vergleichsstudie zwischen verschiedenen professionellen Arbeitsfeldern. Diplomarbeit. Vrije Universiteit Amsterdam. Faculteit der Bewegingswetenschappen. Postgradualer Studiengang Supervision.

DGfB (2003): Deutsche Gesellschaft für Beratung. Psychosoziales Beratungsverständnis der Arbeitsgemeinschaft Beratungswesen. In: *DGIK – Deutsche Gesellschaft für Integrative Therapie, Gestalttherapie und Kreativitätsförderung.* Mitgliederrundbrief 2/2005, 49-53.

Doyal, L. (1984): More than parts. In: Naidoo, Wills (2003) 10f.

Döring, N. (2003): Sozialpsychologie des Internet. Die Bedeutung des Internet für Kommunikationsprozess, Identitäten, soziale Beziehungen und Gruppen. In: Weber (2006) 174ff.

Dörner, K. (2002): In der Fortschrittsfalle. Deutsches Ärzteblatt 99 (38), 2462-2466.

Dosse, F. (1997): Paul Ricœur: Les Sens d'une Vie. Paris: La Découverte.

Dunn, H.L. (1961). High-Level Wellness. Arlington, VA: Beatty Press.

Dunn, H.L. (1977): What High Level Wellness Means. Health Values 1, 9-16.

Ebert, W., Oeltze, J., Petzold, H.G. (2002): Die Wirksamkeit der Integrativen Supervision – eine quantitative und qualitative Evaluationsstudie zur Qualitätsentwicklung im EAG – Qualitätssicherungssystem. Düsseldorf/Hückeswagen: Europäische Akademie für psychosoziale Gesundheit.

Ebert, W., Könnecke-Ebert, B. (2004): Einführung in die Integrative Beratung und Therapie mit Suchtkranken. In: Petzold, Schay, Ebert (2004) 173-220.

Eichhorst, W., Thode, E. (2007): Vereinbarkeit von Familie und Beruf: Wie konsistent sind die Reformen? IZA Discussion Paper No. 4294. Available at SSRN: http://ssrn.com/abstract=1434628

Eidenschink, K. (2006): Jenseits von Beliebigkeiten. Integratives Coaching. In: *Manager-Seminare. Know-how.* 10, Nr.103. 4-9.

Egger, J. (2007): Theorie der Körper-Seele-Einheit: das erweiterte biopsychosoziale Krankheitsmodell – zu einem wissenschaftlich begründeten ganzheitlichen Verständnis von Krankheit. *Integrative Therapie* 3, 499-523.

Ellis, A. (1973): Humanistic Psychotherapy. The rational-emotive approach. New York: McGraw-Hill.

Ellis, A. (1993): Grundlagen der Rational-Emotiven Verhaltenstherapie. München: Pfeiffer

Ellis, A., Schwartz, D., Jacobi, P. (2004). „Coach dich". Würzburg: hemmer/wüst.

Epiktet (1998): Discourses. Book I, übers. R. F. Dobbin, Oxford: Clarendon Press.

Epiktet (1994): Epiktet, Teles, Musonius: Ausgewählte Schriften, übers. R. Nickel, Zürich: Artemis & Winkler.

Epiktet (2006): Anleitung zum glücklichen Leben. Encheiridion, übers. R. Nickel, Düsseldorf: Artemis & Winkler

Esser, A., Wolmerath, M. (2003): Mobbing – Der Ratgeber für Betroffene und ihre Interessensvertretung. Frankfurt: Bund Verlag (5).

Fellsches, J. (1996): Leben können. Von Tugendtheorie zur Lebenskunst. Essen: Die blaue Eule.

Flade, A. (1987): Wohnen psychologisch betrachtet. Bern: Huber.

Flammer, A. (1990): Erfahrung der eigenen Wirksamkeit. Einführung in die Psychologie der Kontrollmeinung. Bern: Huber.

Foucault, M. (1986): Die Sorge um sich. Sexualität und Wahrheit III. Frankfurt a. M.: Suhrkamp.

Foucault, M. (1996): Diskurs und Wahrheit: Die Berkely Vorlesungen. Berlin: Merve.

Fokus (2008): Das moderne Nachrichtenmagazin. Titel: Gesundheit gegen Cash. Was die Kasse nicht zahlt, bietet der Arzt als Extra an. Nr. 21. 19.Mai 2008.

Forschner, M. (1995): Die stoische Ethik. 2. Aufl. Darmstadt: Wissenschaftliche Buchgesellschaft

Foucault, M. (1963): Naissance de la clinique, Paris: Presses Universitaires de France.

Foucault, M. (1998): Foucault, ausgewählt und vorgestellt von Mazumdar, P., München: Diederichs.

Foucault, M. (2007): Ästhetik der Existenz. Schriften zur Lebenskunst, Frankfurt: Suihrkamp.

Frankl, V. (1972): Psychotherapie für den Laien. Rundfunkvorträge über Seelenheilkunde. Freiburg: Herder.

Frankl, V. (1977): Das Leiden am sinnlosen Leben. Psychotherapie für heute. Freiburg: Herder.

Frankl, V. (1985): Der Mensch vor der Frage nach dem Sinn. München: Herder.

Frankl,V.(1987): Ärztliche Seelsorge. Grundlagen der Logotherapie und Existenzanalyse. Frankfurt am Main: Fischer.

Frick, J. (2006): Interview mit dem Psychologieprofessor, Päd. Hochschule Zürich. *Gesund leben. Das Magazin für Körper, Geist und Seele* 5, 102-107.

Frühmann, R. (1985): Frauen und Therapie. Paderborn: Junfermann.

Gahleitner, S., Ossola, E. (2007): Genderaspekte in der Integrativen Therapie: Auf dem Weg zu einer geschlechtssensiblen Therapie und Beratung Berlin. In: *Sieper, Orth, Schuch* (2007) 406- 447.

Gallo, L. C., Matthews, K. A. (2003): Understanding the association between socioeconomic status and physical health: Do negative emotions play a role? *Psychological Bulletin*, 129, 10-51.

Gavrilov, L. A., Gavrilova, N. S. (1991): The Biology of Life Span: A Quantitative Approach. New York: Harwood Academic Publisher.

Geßner, A. (2000): Coaching-Modelle zur Diffusion einer sozialen Innovation in der Personalentwicklung. Frankfurt am Main: Lang.

Gündel, H. (2007): Stress als Wirtschaftsfaktor. *Neue Osnabrücker Zeitung* vom 26.03.2007, 7.

Grawe, K. (1995): Grundriss einer allgemeinen Psychotherapie. *Psychotherapeut Springer* 40,130-145.

Grawe, K., Grawe-Gerber, M. (1999): Ressourcenaktivierung. Ein primäres Wirkprinzip in der Psychotherapie. *Psychotherapeut Springer* 44, 63-73.
Grawe, K. (2000): Psychologische Therapie. 2. Aufl. Bern: Hogrefe.
Grawe, K. (2004): Neuropsychotherapie. Göttingen.
Greve, W., Krampen, G. (1991): Gesundheitsbezogene Kontrollüberzeugungen und Gesundheitsverhalten. In: *Haisch, J., Zeitler, H.* (Hg.): Gesundheitspsychologie. Heidelberg: Asanger. 223-241.
Grande, G. (2003): Zwei Seiten sozialer Beziehungen: Mobbing und soziale Unterstützung. In: *Badura, Hehlmann* (2003) 129-139.
Großer, M. (2003): Outdoor für Indoors: Mit harten Methoden zu weichen Zielen. Augsburg: Ziel Verlag.
Gruber, G. (2007): Vorwort. Lebenslanges Lernen. Das Magazin für Wissen und Weiterbildung der Donau-Universität Krems. *Upgrade* 01,1.
Grünewald, S. (2006): Deutschland auf der Couch. Eine Gesellschaft zwischen Stillstand und Leidenschaft. Frankfurt am Main: Campus.
Hadot, P. (1969): Seneca und die griechisch-römische Tradition der Seelenleitung. Berlin: de Gruyter.
Hadot, P. (1991): Philosophie als Lebensform. Geistige Übungen in der Antike. Berlin: Gatza.
Hadot, P. (1995): Philosophy as a Way of Life: Spiritual Exercises from Socrates to Foucault, Malden: Blackwell.
Hadot, P. (1997): Die innere Burg. Anleitung zu einer Lektüre Marc Aurels. Frankfurt: Eichborn.
Hadot, P. (1999): Wege zur Weisheit oder Was lehrt uns die antike Philosophie? Frankfurt/Main: Eichborn Verlag.
Hadot, P. (2001): La philosophie comme manière de vivre. Entretiens avec Jeannine Carlier et Arnold I. Davidson. Paris: Albin Michel.
Hafen, B.Q., Karren, K.J., Frandsen, K.J., Smith, N.L. (1996): Mind, body health, Boston: Allyn and Bacon.
Hafen, M. (2007): Mythologie der Gesundheit – zur Integration von Salutogenese und Pathogenese. Heidelberg: Carl Auer-Systeme-Verlag.
Hämmig, O. (2008) Beruf und Privatleben vereinbaren – eine grosse Chance für alle Beteiligten. In: io new management, 7/8, 12-16.
Hämmig, O., Bauer, G. (2009): Work-life imbalance and mental health among male and female employees in Switzerland. *International Journal of Public Health*, 54, 88-95.
Harter, S. (1978): Effectance motivation reconsidered: towards a development model. In: *Human Development* 21, 34-68.
Haubl, R., Voß, G. (2009): Psychosoziale Kosten turbulenter Veränderungen. Arbeit und Leben in Organisationen 2008. *Positionen – Beiträge zur Beratung in der Arbeitswelt*. Heft 1.
Hartz, P. (1996): Das atmende Unternehmen. Frankfurt am Main: Campus.
Hass, W., Petzold, H.G. (1999): Die Bedeutung der Forschung über soziale Netzwerke, Netzwerktherapie und soziale Unterstützung für die Psychotherapie – diagnostische und therapeutische Perspektiven. In: *Petzold, Märtens* (1999a) (Hrsg.): Wege zu effektiven

Psychotherapien. Psychotherapieforschung und Praxis. Band 1: Modelle, Konzepte, Settings. Opladen: Leske + Budrich, 193-272.

Havighurst, R.J. (1948): Developmental tasks and education, New York: David McKay.

Havighurst, R.J. (1963): Dominant concerns in the life, in: *Schenk-Danzinger, L., Thomae, H.,* Gegenwartsprobleme der Entwicklungspsychologie, Göttingen: Hogrefe S. 27-37.

Hegi, C. (2004): Lebenskunst als Thema in der Psychotherapie. Eine integrative Perspektive. *Integrative Therapie* 3, 237-266.

Heinl, H., Petzold, H.G. (1980): Gestalttherapeutische Fokaldiagnose und Fokalintervention in der Behandlung von Störungen in der Arbeitswelt. *Integrative Therapie* 1, 20-57.

Herbrich, I., Tesch-Römer, C. (2007): Sozioökonomischer Status und Gesundheit in der zweiten Lebenshälfte – Entwicklungspsychologische Perspektiven. Berlin: Deutsches Zentrum für Altersfragen. http://www.dgeg-online.de/veranstaltungen/FT_Sek_3_4_2007/Herbich_Tesch_R.pdf.

Hertel, L. (2003): Der große Wellness-Guide. Deutscher Wellness-Verband. Hergiswil: Verlag: Vehling.

Hesse, J. (2000): Möglichkeiten entdecken, Ressourcen erkunden, Lösungswege entdecken. In: *Hargens, J., W. Eberling* (Hrsg.): Einfach kurz und gut Teil 2. Ressourcen erkennen und nutzen. Dortmund: Borgmann (2000) 77-115.

Hobert, E. (1992): Stoische Philosophie. Tradition und Aktualität. Ein Lehr- und Arbeitsbuch. Frankfurt: Diesterweg.

Hoel, H., Giga, S. I. (2006): Destructive Interpersonal Conflict in the Workplace: The Effectiveness of Management Interventions. Manchester: Manchester Business School. The University of Manchester. British Occupational Health Research Foundation (BOHRF). http://www.bohrf.org.uk/downloads/bullyrpt.pdf

Holahan, C.K., Holahan, C.J., Belk, S. (1984): Adjustment in aging: The role of life stress, hassles and self-efficacy. *Health Psychology* 3, 315-328.

Höhler, G. (1979): Die Anspruchsgesellschaft. Über die Inflation sozialer Werte. Düsseldorf, Wien: Goldmann.

Holliday, R. (2009): The extreme arrogance of anti-aging medicine". *Biogerontology* 2, 223–228.

Hollman, W., Strüder, H. K., Diehl, J. (2010): Hochaltrigkeit und körperliche Aktivität, in: *Petzold, H. G., Horn, E., Müller, L.* Hochaltrigkeit. Wiesbaden: VS Verlag (2010, in Vorber.).

Horton, R. (1995): Georges Canguilem Philosopher of disease, *Journal of the Royal Society of Medicine* 88, 316-319.

Hurrelmann, K. (1994): Sozialisation und Gesundheit: Somatische, psychische und soziale Risikofaktoren im Lebenslauf (3.Aufl). München: Juventa.

Hurrelmann, K. (2000): Gesundheitssoziologie. Eine Einführung in sozialwissenschaftliche Theorien von Krankheitsprävention und Gesundheitsförderung. München: Juventa.

Hüther, G. (2004): Die Macht der inneren Bilder. Wie Visionen das Gehirn, den Menschen und die Welt verändern. Göttingen: Vandenhoeck & Ruprecht.

Hüther, G. (2009): Den Übergang meistern – Von der Ressourcenausnutzung zur Potentialentwicklung. Vortrag beim Forum Humanum, Wiesloch. Mühlheim: Auditorium.

Illmarinen, J., Tempel, J. (2002): Arbeitsfähigkeit 2010. Was können wir tun, damit Sie gesund bleiben? Hamburg: VSV-Verlag.

Irvine, W. (2008): A Guide to the Good Life: The Ancient Art of Stoic Joy. Oxford: Oxford University Press

Jakob-Krieger, C. et al. (2004): Mehrperspektivität – ein Metakonzept der Integrativen Supervision. Zur Grammatik – dem Regelwerk – der mehrperspektivischen, integrativen Hermeneutik für die Praxis. Bei www.FPI-Publikationen.de/materialien.htm

Jäncke, L. (2006): Das Gehirn: «use it or lose it». Universität Zürich News. http://www.uzh.ch/news/articles/2006/1822.html

Jäncke, L. (2009): The plastic brain. *Neurol. Neurosci.* 5, 521-38.

Jonas, P. (1998): Arbeitslosigkeit aus der Sicht der integrativen Therapie. *Gestalt & Integration* 2. 189-221.

Jork, K., Peseschkian, N. (2003): Salutogenese und Positive Psychotherapie. Gesund werden – gesund bleiben. Bern: Verlag Hans Huber.

Jung, M. (2001): Reine Männersache, Krisen und Chancen – das starke Geschlecht im Umbruch. Lahnstein.

Jurczyk, K. (2005): Work-Life-Balance und geschlechtergerechte Arbeitsteilung. In: *Seifert, H.* (Hrsg.): Flexible Zeiten in der Arbeitswelt, Frankfurt: Campus.

Kaluza, G. (1996): Gelassen und sicher im Stress. Psychologisches Programm zur Gesundheitsförderung. Berlin, Heidelberg: Springer-Verlag.

Kames, H. (1992): Ein Fragebogen zur Erfassung der „Fünf Säulen der Identität" (FESI). *Integrative Therapie* 18/4, 363-386.

Kastner, H. (2004): Gesundheitsmanagement als Teil der Organisations- und Personalentwicklung. Tagungsbericht zum INQA-Personalforum „Erfolgsfaktor Gesundheit" am 11.11.2004 in Berlin. Bei www.inqua.de.

Kaul, C. (2005): Gesundheit, Fitness und Lebensbalance als Thema zwischen Personalentwicklung und betriebsärztlichem Dienst bei Volkswagen. In: *Lauterbach* (2005) 217-226.

Keller, D. (2007): Konzept und Konstrukt des Selbstwertes und seine Relevanz für die Psychotherapie.: Materialien *aus der Europäischen Akademie für psychosoziale Gesundheit, POLYLOGE-* 15/2007, bei www. FPI-Publikationen.de/materialien.htm –

Klages, H. (1985): Wertorientierungen im Wandel. Frankfurt, New York: Campus.

Knatz, B. Dodier, B. (2003): Hilfe aus dem Netz. Theorie und Praxis der Beratung per E-Mail. München: Pfeiffer bei Klett-Cotta.

Knoll, M. (1997): Sporttreiben und Gesundheit. Schorndorf: Hofmann.

Kobasa, S. (1979): Stressful life events, personality and health: An inquiry into Hardiness. *Journal of Personalitiy and social Psychology* 37, 1-11.

Kolip, P., Hurrelmann, K. (1994): Was ist Gesundheit? Indikatoren für körperliches, psychisches und soziales Wohlbefinden. In: *Kolip, P.* (Hg.): Lebenslust und Wohlbefinden: Beiträge zur geschlechtsspezifischen Jugendgesundheitsforschung, Weinheim: Juventa. 25-32.

Kolip, P. (2003): Ressourcen für Gesundheit – Potenziale und ihre Ausschöpfung. In: *Kolip, P.* (Hg.): Gesundheitswesen. Stuttgart: Georg Thieme Verlag.155-162.

Koitzus, H. (2003): Das Anti-Burnout-Erfolgsprogramm. Gesundheit, Glück und Glaube. In: *Unger, Kleinschmidt* (2006) 14-16.

Kolip, P. (2003): Frauen und Männer. In: *Schwartz, Bandura, Busse et al.* (2003) 642-653.

Kolip, P. (1995): Ernährung und Körperzufriedenheit: Der Einfluss von Alter und Geschlecht auf Körperzufriedenheit und Ernährungsverhalten im Jugendalter. *Zeitschrift für Gesundheitspsychologie* 3, 97-113.

König, S., König, A. (2005): Outdoor-Teamtrainings. Praktische Erlebnispädagogik. Von der Gruppe zum Hochleistungsteam. Augsburg: Ziel Verlag.

Kosfeld, M., Heinrichs, M., Zak, P.J., Fischbacher, U., Fehr, E. (2005): Oxytocin – a biological basis for trust. *Nature*, 2, 673–672.

Kraske, M. (2007): Ausbrennen mit Leib und Seele. Gesund leben. Das Magazin für Körper, Geist und Seele 1, 16-21.

Künemund, H. Schroeter, K. R. (2008): Soziale Ungleichheiten und kulturelle Unterschiede in Lebenslauf und Alter. Fakten, Prognosen und Visionen. Wiesbaden: VS Verlag für Sozialwissenschaften.

Kühn, R., Petzold, H.G. (1991): Psychotherapie und Philosophie, Paderborn: Junfermann.

Kuhl, D. Sommer, (2004): Betriebliche Gesundheitsförderung: Wiesbaden: Gabler.

Lachner, G. (2004): Die Rolle der Werte für ein integriertes therapeutisches Vorgehen – Überlegungen zur Wertetheorie der Integrativen Therapie und ihrer praktischen Umsetzung. Bei www. FPI-Publikationen.de/materialien.htm – *POLYLOGE: Materialien aus der Europäischen Akademie für psychosoziale Gesundheit* 12/2004.

Lachner, G. (2007): Ethik und Werte in der Integrativen Therapie. In: *Sieper, Orth, Schuch* (2007) 299-338.

Lamnek, S. (1995): Qualitative Sozialforschung. Bd. 2.Weinheim: Beltz.

Lapidus, R. S., Roberts, J. A., Chonko, B. (1997): Stressors, leadership substitutes, and relations with supervision among industrial salespeople. *Industrial Marketing Management*, 3, 255-269.

Lauterbach, M. (2003): Coaching: Eine Dienstleistung zwischen Modeerscheinung und professioneller Kunst – Zur Qualität im Coaching. In: *Martens-Schmid, K.* (Hg.): Coaching als Beratungssystem. Heidelberg: Economica.

Lauterbach, M. (2005): Gesundheitscoaching. Strategien und Methoden für Fitness und Lebensbalancen im Beruf. Heidelberg: Carl-Auer.

Lauterbach (2007): Angebot der Weiterbildung. Bei www.gesundheitscoaching.com.

Lazarus, R. (1966): Psychological stress and the coping process. New York: Mc-Graw.

Lazarus, R. (1984): Stress, appraisal and coping. New York: Springer.

Lecourt, D. (2008): Georges Canguilhem, Paris: PUF, Que sais je?

Lee, P., Reinagel Miller, M. (2005): The Life Extension Revolution: The New Science of Growing Older Without Aging. New York: Bantam.

Leitner, A., Petzold, H.G. (2009): Sigmund Freud heute. Der Vater der Psychoanalyse im Blick der Wissenschaft und der psychotherapeutischen Schulen. Wien: Edition Donau-Universität – Krammer Verlag Wien.

Leitner, A. (2009): Von der COMPLIANCE zur ADHERENCE, von INFORMED CONSENT zu respektvollem INFORMED DECISION MAKING. Integrative Therapie 1(Im Druck).

Leuenberger, A. (2003): Integrative Therapie. Ein methodenintegratives mulitmodales Psychotherapieverfahren. *Schweizer Verein für Gestalttherapie und Integrative Therapie.*

Lévinas, E. (1983): La trace de l' autre, Paris 1963. dtsch. Die Spur des anderen. Freiburg: Alber.
Lèvinas, E. (1989): Humanismus des anderen Menschen. Hamburg.
Levinas, E. (1998): Die Spur der Anderen. Untersuchungen zur Phämenologie und Sozialphilosophie. Studienausgabe. Freiburg: Alber.
Leymann, H. (1993): Mobbing – Psychoterror am Arbeitsplatz und wie man sich dagegen wehren kann. Hamburg/Reinbek: Rowohlt.
Leymann, H. (1995): Der neue Mobbing-Bericht. Hamburg/Reinbek: Rowohlt.
Lippke, S. (2002): Wellness. In: R. Schwarzer, M. Jerusalem & H. Weber (Hrsg.): Gesundheitspsychologie von A bis Z. Göttingen: Hogrefe, S.630-633.
Long, A.A. (2002): Epictetus. A Stoic and Socratic Guide to Life. Oxford: Clarendon Press.
Luhmann, N. (1978): Vertrauen, ein Mechanismus zur Reduktion sozialer Komplexität, Stuttgart: Enke.
Lukas, E. (1986): Von der Trotzmacht des Geistes. Menschenbild und Methoden der Logotherapie. Freiburg im Breisgau: Herder.
Lukas, E. (2002): Lehrbuch der Logotherapie. Menschenbild und Methoden. München, Wien.
Lurija, A. R. (1993): Romatische Wissenschaft. Reinbek: Rowohlt (Orig. Moskau 1986).
Lückel, K. (2001): Begegnung mit Sterbenden. „Gestaltseelsorge" in der Begleitung sterbender Menschen. Gütersloh.
Lohaus, A. (1993): Gesundheitsförderung und Krankheitsprävention im Kindes- und Jugendalter. Göttingen: Hogrefe.
Loos, W. (1997): Coaching für Manager – Unter vier Augen. In: Fatzer, K., Loos, W. (Hg.), Qualität und Leistung von Beratung. Köln: EHP.
Lorenz, R. (2004): Salutogenese: Grundwissen für Psychologen, Mediziner, Gesundheits- und Pflegewissenschaftler. Mit einem Geleitwort von H. Petzold München: Ernst Reinhardt. S. 8-12. 2te durchgesehene Aufl. 2005.
Lown, B. (2004): Die verlorene Kunst des Heilens. Anleitung zum Umdenken. Stuttgart: Suhrkamp.
Mac Suibhne, S. (2009): Wrestle to be the man philosophy wished to make you: Marcus Aurelius, reflective practitioner. *Reflective Practice* 4, 429-43.
Mackenbach, J. P. (2007): Health inequalities: Europe in profile. An independent expert report commissioned by the UK presidency of the EU, London 2006. Rotterdam: Erasmus.
Mahler, R. (2009): Gewissen und Gewissensbildung in der Psychotherapie. Wiesbaden: VS Verlag.
Marc Aurel (2001): Selbstbetrachtungen. Übers. W. Capelle Stuttgart: Kröner.
Marinoff, L. (2001): Más Platón y menos prozac. Barcelona: Ediciones B. Orig. Plato not Prozac. New York: Harper Collins Publ. 1999.
Markefka, M. *(1995):* Vorurteile Minderheiten Diskriminierung. Ein Beitrag zum Verständnis sozialer Gegensätze. Neuwied: Luchterhand.
Marková, I.,Gillespie, A. (2007): Trust and distrust: Socio-cultural perspectives. Greenwich, CT: Information Age Publishing, Inc.

Masten, A. (2001): Resilienz in der Entwicklung: Wunder des Alltags. In: *Röper, G., Von Hagen, C., Noam, G.* (Hg.): Entwicklung und Risiko. Perspektiven einer klinischen Entwicklungspsychologie. Stuttgart: Kohlhammer. 192-219.

Maslow, A. (1970): Motivation and personality. New York: Harper and Row.

Mattern, J. (2008): Zwischen kultureller Symbolik und allgemeiner Wahrheit: Paul Ricoeur interkulturell gelesen, Nordhausen: Bautz.,

Matuska, K., Christiansen, C. H. (2009): Life Balance. Multidisciplinary Theories and Research. Thorofare, NJ: Slack Incorporated.

Matyssek, A. (2003): Chefsache: Gesundes Team – gesunde Bilanz. Ein Leitfaden zur gesundheitsgerechten Mitarbeiterführung. Wiesbaden: Universum.

Märtens, M., Petzold, H.G. (1998): Wer und was wirkt wie in der Psychotherapie. Mythos „Wirkfaktoren" oder hilfreiches Konstrukt?. *Integrative Therapie* 1, 98-110.

Maurach, G. (2005): Seneca. Leben und Werk.4. Aufl. Darmstadt: Wissenschaftl. Buchgesellschaft.

McEwen, B. Lasley, E. N. (2002): The End of Stress as We Know It. Washington, D.C.: Joseph Henry.

Mei, S. van der,, Petzold, H.G., Bosscher, R. (1997): Runningtherapie, Stress, Depression – ein übungszentrierter Ansatz in der Integrativen leib- und bewegungsorientierten Psychotherapie. *Integrative Therapie* 3, 374-428.

Meschkutat B., M. Stackelbeck, G. Langenhoff (2002): Der Mobbing-Report. Sozialforschungsstelle Dortmund; zu beziehen über Bundesanstalt für Arbeitsschutz und Arbeitsmedizin. Dortmund/Berlin 2003.

Meuser, M., Nagel, U. (2003): Experteninterview. In: *Bohnsack, R., Meuser, M.* (Hg.). Hauptbegriffe Qualitativer Sozialforschung. Ein Wörterbuch. Opladen: Leske & Budrich, 203-273.

Mielck, A. (2005): Soziale Ungleichheit und Gesundheit. Einführung in die aktuelle Diskussion. Bern: Verlag Hans Huber.

Misztal, B. (1996): Trust in Modern Societies: The Search for the Bases of Social Order, Cambridge, Mass.: Polity Press.

Mittag, O. (1996): Mach' ich mich krank? Lebensstil und Gesundheit. Bern: Huber.

Mittag, O. (1998): Gesundheitliche Schutzfaktoren. In: *Amann, Wipplinger* (1998) 177-192.

Mathers, C., Loncan, D. (2005): Updated projections of global morality and burden of disease. In: *Unger, Kleinschmidt* (2006) 14.

Moser, J., Petzold, H.G. (2003/2007): Supervison und Ethik – Theorien, Konzepte, Praxis. Düsseldorf/Hückeswagen. Bei www. FPI-Publikationen.de/materialien.htm – *SUPERVISION: Theorie – Praxis – Forschung. Eine interdisziplinäre Internet-Zeitschrift* – 03/2007

Mowday, R. T., Porter, L. W., Steers, R. M. (1982): Employee-organization linkages: The psychology of commitment, absenteeism, and turnover. New York: Academic Press.

Müller, W. (2002): Outdoor Training für Fach- und Führungskräfte. Saarbrücken: VDM Verlag Dr. Müller.

Naidoo, J., Wills, J. (2003): Lehrbuch der Gesundheitsförderung. Umfassend und anschaulich mit vielen Beispielen und Projekten aus der Praxis der Gesundheitsförderung. Herausgegeben von der Bundeszentrale für gesundheitliche Aufklärung in Köln.

Nefiodow, L. (2002): Interview „Heilsamer Boden" Internet. *Brand eins* 5. Bei http: www.brandeins./09.05.2005.

Neilson, E. A. (1988): Health Values: Achieving high level wellness – Origin, philosophy, purpose. *Health Values*, 3, 3-5.

Novotny, H. (1993): Eigenzeit. Entstehung und Strukturierung eines Zeitgefühls. Frankfurt a. M.: Suhrkamp.

NOZ-Neue Osnabrücker Zeitung (2005): Immer mehr psychische Kranke. Folge von Zukunftsangst. 13.04.2005. 38.Jg. Nr.91.

NOZ-Neue Osnabrücker Zeitung (2007): Arbeit oft zu anstrengend. 41 Prozent der Europäer fühlen sich überfordert. 27.03.2007. 40.Jg. Nr.73.6.

NOZ-Neue Osnabrücker Zeitung (2007a): Viele Sport-Muffel. Studie: Zu wenig Bewegung. 24.10.2007. 40.Jg. Nr. 292.8.

NOZ-Neue Osnabrücker Zeitung (2007b): 13 Millionen leiden unter Verkehrslärm. Belastung wächst. 24.04.2007. 40.Jg. Nr.95.1.

NOZ-Neue Osnabrücker Zeitung (2008): Mehr als jeder zweite zu dick. 30.01.2008. 41.Jg. Nr. 25.1.

NOZ-Neue Osnabrücker Zeitung (2008a): Lebensmittel werden zum Zankapfel – Ernährung zu wenig gesundheitsbewusst. 31.01.2008. 41.Jg. Nr. 26.1.

NOZ-Neue Osnabrücker Zeitung (2008b): Stress macht krank. EU-Studie: Fast jeder vierte Beschäftigte leidet unter Arbeitsbedingungen. 05.02.2008. 41.Jg. Nr. 30.1.

NOZ-Neue Osnabrücker Zeitung (2009): Jeder dritte Deutsche leidet unter Dauerstress. 15.05.2009. 42.Jg. Nr. 112.1.

Nyberg, A. (2008): Managerial leadership is associated with self-reported sickness absence and sickness presenteeism among Swedish men and women. *Scandinavian Journal of Public Health*, 8, 803-811.

Ochs, M. (2006): Soziale Netzwerke in der stationären Entwöhnungsbehandlung alkohol- und medikamentenabhängiger Männer und in der Angehörigenarbeit. In: *Petzold, Schay, Scheiblich* (2006) 451- 475.

OECD (2007): Babies and Bosses – Reconciling Work and Family Life. Paris: OECD-Publikation.

Orth, I., Petzold, H.G. (1993): Beziehungsmodalitäten – ein integrativer Ansatz für Therapie, Beratung und Pädagogik. In: *Petzold, Sieper* (1993) 117-124.

Orth, I., Petzold, H.G., (1995): Gruppenprozessanalyse – ein heuristisches Modell für Integrative Arbeit in und mit Gruppen. *Integrative Therapie* 2, 197-212.

Orth, I., Petzold, H.G. (2000): Integrative Therapie: Das „biopsychosoziale" Modell kritischer Humantherapie. *Integrative Therapie* 2/3, 131-144.

Orth, I., Petzold, H.G. (2004): Theoriearbeit, Praxeologie und „Therapeutische Grundregel" Zum transversalen Theoriegebrauch, kreativen Medien und methodischer und „sinnlicher Reflexivität" in der Integrativen Therapie mit suchtkranken Menschen. In: *Petzold, H.G., Schay, P., Ebert, W.* (2004a): Integrative Suchttherapie. Wiesbaden: Verlag für Sozialwissenschaften. S. 297-342 und in: *POLYLOGE: Materialien aus der Europäischen Akademie für psychosoziale Gesundheit* – 04/2004.

Orth, I. (2007): Einführung: Genderperspektiven In: *Sieper, Orth, Schuch* (2007) 401-405.

Osten, P. (1994): Die Anamnese in der Integrativen Therapie. Integrative Therapie 4, 392-430.
Osten, P. (2000): Die Anamnese in der Psychotherapie – ein Integratives Konzept. München: Reinhardt.
Osten, P., Petzold, H.G. (1998): Diagnostik und mehrperspektivische Prozessanalyse in der Integrativen Therapie. In: *Laireiter, A.* (Hg.): Diagnostik in der Psychotherapie. Wien: Springer.
Ostermann, D. (2003): Salutogenetische Aspekte in der Suchttherapie – Die Bedeutung der Sinnfrage sowie der Reflexion und Neuorientierung der Werte im Genesungsprozess von Suchtkranken. Bei www.FPI-Publikationen.de/materialien.htm – *POLYLOGE: Materialien aus der Europäischen Akademie für psychosoziale Gesundheit.*
Ostermann, D. (2007): Ein Unternehmensberater in einer Suchtberatung!? – „Neue" Arbeitsanforderungen in sozialen Organisationen erfordern Veränderungen in der Profession Supervision. Bei www. FPI-Publikationen.de/materialien.htm – *POLYLOGE: Materialien aus der Europäischen Akademie für psychosoziale Gesundheit. Supervision 04/2007.*
Ostermann, D. (2008): Gesundheitscoaching – als biopsychosoziale Methode. Die integrative Perspektive. Masterarbeit in Supervision und Coaching im Postgradualen Universitätslehrgang, Department für Psychosoziale Medizin und Psychotherapie an der Donau-Universität Krems. Wien.
Pahmeier, I. (1998): Die Bedeutung des Sports für die Gesundheitsförderung. In: *Amann, Wipplinger* (1998) 329-364.
Parsons, T. (1972): Definitions of health and illness in the light of American values and social structure. In: *Naidoo, Wills* (2003)17.
Perls, F. (1996): Gestalt-Therapie in Aktion. Stuttgart
Peseschkian, H. (2003): Psychodynamisch orientiere Stresstherapie mit innovativen Techniken. In: *Jork* (2003) 177-188.
Petersen, P. (1980): Übertragen und Begegnen im therapeutischen Dialog. In: *Petzold* (1980f) 13-36.
Petzold, H.G. (1968a): Überforderungserlebnis und nostalgische Reaktion bei ausländischen Arbeitern in der Autoindustrie in der BRD und in Frankreich. Genese, Diagnose, Therapie, These de Licence, Paris.
Petzold, H.G. (1969b): L' analyse progressive en psychodrame analytique, Inst. St. Denis, Semin. Psychol. Prof. Vladimir Iljine, mimeogr.; auszugsweise dtsch. in: 1988, (in: Bd. I, 2 1988n [S. 455- 491], (1996a [S. 455-491]).
Petzold, H.G. (1969c): Les Quatre Pas. Concept d'une communauté thérapeutique. Inst. St. Denis, Semin. Psychol. Prof. Vladimir Iljine Paris, mimeogr.; teilweise dtsch. in: (1974l).
Petzold, H.G. (1971): „Philosophie Clinique, Thérapeutique philosophique, Philopraxie", Antrittsvorlesung anläßlich der Berufung zum Professor für „Psychologie Pastorale" am Institut St. Denis, Etablissement d'Enseignement Supérieur Libre des Sciences Théologiques et Philosophiques, Paris.
Petzold, H.G. (1972b): Situationsanalyse und intensiviertes Rollenspiel in der Industrie. In: *Petzold* (1972a) 358-372.
Petzold, H.G. (1973a): Gestalttherapie und Psychodrama. Kassel: Nicol.
Petzold, H.G. (1974j) (Hrsg.): Psychotherapie und Körperdynamik. Paderborn: Junfermann, 3. Aufl. 1979.

Petzold, H.G. (1974k): Integrative Bewegungstherapie. In: *Petzold, H.G.* (1974j): Psychotherapie und Körperdynamik. Paderborn: Junfermann. 285-404.

Petzold, H.G. (1980a): Integrative Arbeit mit einem Sterbenden. *Integrative Therapie* 2/3, 181-193; engl. Gestalt Therapy with the dying patient. *Death Education* 6 (1982) 246-264.

Petzold, H.G. (1980f): Die Rolle des Therapeuten und die therapeutische Beziehung, Junfermann, Paderborn.

Petzold, H.G. (1980g): Die Rolle des Therapeuten und die therapeutische Beziehung in der integrativen Therapie. In: *Petzold* (1980f) 223-290.

Petzold, H.G. (1981k): Vorsorge – ein Feigenblatt der Inhumanität – Prävention, Zukunftsbewußtsein und Entfremdung. *Zeitschrift für Humanistische Psychologie* 3/4, 82-90. auch in *Gestalt-Bulletin* 2/3 (1980) 94-105.

Petzold, H.G. (1984c): Integrative Therapie – der Gestaltansatz in der Begleitung und psychotherapeutischen Betreuung sterbender Menschen. In: *Spiegel-Rösing, I., Petzold, H.G.*, 1984 (Hrsg.). Die Begleitung Sterbender – Theorie und Praxis der Thanatotherapie. Ein Handbuch. Junfermann, Paderborn. S. 431-501.

Petzold, H.G. (1985l): Über innere Feinde und innere Beistände. In: *Bach, G., Torbet, W.*, Ich liebe mich – ich hasse mich, Reinbe: Rowohlt, S. 11-15.

Petzold, H.G. (1987d): Kunsttherapie und Arbeit mit kreativen Medien – Wege gegen die "multiple Entfremdung" in einer verdinglichenden Welt. In: *Richter, K.* (Hrsg.), Psychotherapie und soziale Kulturarbeit – eine unheilige Allianz? *Schriftenreihe des Instituts für Bildung und Kultur*, Bd. 9, Remscheid, 38-95.

Petzold, H.G. (1988n): Integrative Bewegungs- und Leibtherapie. Ausgewählte Werke Bd. I,1 und I,2. Paderborn 3. überarb. Aufl.1996a.

Petzold, H.G. (1989): Die „vier Wege der Heilung" in der Integrativen Therapie. *Integrative Therapie* 1/1989.

Petzold, H.G. (1990o): Konzept und Praxis von Mehrperspektivität in der Integrativen Supervision, dargestellt an Fallbeispielen für Einzel- und Teambegleitung. *Gestalt und Integration* 2, 7-37.erw. Bd. II,3 (1993a) 1291-1336 und (2003a) 947-976.

Petzold, H.G. (1990i): Selbsthilfe und Professionelle – Gesundheit und Krankheit, Überlegungen zu einem „erweiterten Gesundheitsbegriff". Vortrag auf der Arbeitstagung „Zukunftsperspektiven der Selbsthilfe", 8.-10. Juni 1990, Dokumentation, Düsseldorf, auch in: *Petzold, H.G., Schobert, R.* (1991): Selbsthilfe und Psychosomatik. Paderborn: Junfermann. 17-28.

Petzold, H.G. (1991a): Integrative Therapie. Ausgewählte Werke Bd. II, 1: Klinische Philosophie. Paderborn: Junfermann.

Petzold, H.G. (1991e): Das Ko-respondenzmodell als Grundlage der Integrativen Therapie und Agogik. In: *Petzold* (1991a) 19-90.

Petzold, H.G. (1992a): Integrative Therapie. Ausgewählte Werke Bd. II, 2: Klinische Theorie. Paderborn: Junfermann.

Petzold, H.G. (1992b): Konzepte zu einer integrativen Emotionstheorie und zur emotionalen Differenzierungsarbeit als Thymopraktik, Bd. II, 2 (1992a) 789-870.

Petzold, H.G. (1993): Krisen der Helfer. Überforderung, zeitextendierte Belastung und Burnout. In: *Schnyder, U., Sauvant, Ch.* Krisenintervention in der Psychiatrie. Bern: Huber. 157-196.

Petzold, H.G. (1993a): Integrative Therapie, Modelle, Theorien und Methoden für eine schulenübergreifende Psychotherapie. Band I Klinische Philosophie. Paderborn: Junfermann.

Petzold, H.G. (1993p): Integrative fokale Kurzzeittherapie (IFK) und Fokaldiagnositk – Prinzipien, Methoden, Techniken. In: *Petzold, H.G., Sieper, J.* (1993a): Integration und Kreation, 2 Bde, Paderborn: Junfermann; repr. In: Bd. II, 3 (2003) 985-1050.

Petzold, H.G. (1994a): Integratives und Differentielles Coaching – eine innovative Methodologie optimierungszentrierter Beratung. Vortrag auf der Zweiten Europäischen Tagung für Supervision „Coaching", Bozen, Meran. veranstaltet von der Europäischen Akademie für Psychosoziale Gesundheit.

Petzold, H.G. (1994e): Psychotherapie mit alten Menschen – Die "social network perspective" als Grundlage integrativer Intervention. Vortrag auf der Fachtagung "Behinderung im Alter" am 22.-23.11.1993 in Köln. In: *Berghaus, H., Sievert, U.* (Hrsg.): Behinderung im Alter. Köln. 68-117.

Petzold, H.G. (1994c): Metapraxis: Die „Ursachen hinter den Ursachen" oder das „doppelte Warum" – Skizzen zum Konzept „multipler Entfremdung" und einer „anthropologischen Krankheitslehre" gegen eine individualisierende Psychotherapie. In: *Hermer, M.* (1995) (Hrsg.): Die Gesellschaft der Patienten. Tübingen: dgvt-Verlag. 143-174.

Petzold, H.G. (1995a): Weggeleit und Schutzschild. Arbeit mit protektiven Prozessen und soziökologischen Modellierungen in einer entwicklungsorientierten Kindertherapie. In: *Metzmacher, B. Petzold, H., Zaepfel, H.* (1996) (Hg.): Bd. I.. 169-280.

Petzold, H.G. (1995g): Die Wiederentdeckung des Gefühls. Emotionen in der Psychotherapie und der menschlichen Entwicklung. Paderborn: Junfermann.

Petzold, H.G. (1996k): Der "Andere" – das Fremde und das Selbst. Tentative, grundsätzliche und persönliche Überlegungen für die Psychotherapie anläßlich des Todes von Emmanuel Levinas (1906-1996). *Integrative Therapie* 2-3, 319-349.

Petzold, H.G. (1997p): Das Ressourcenkonzept in der sozialinterventiven Praxeologie und Systemberatung. *Integrative Therapie* 4, 435-471.

Petzold, H.G. (1998a): Integrative Supervision, Meta-Consulting & Organisationsentwicklung. Modelle und Methoden reflexiver Praxis. Ein Handbuch. Paderborn: Junfermann.

Petzold, H.G. (1998h) (Hrsg.): Identität und Genderfragen in Psychotherapie, Soziotherapie und Gesundheitsförderung. Bd.1 und 2. Sonderausgabe von *Gestalt und Integration*. Düsseldorf: FPI-Publikationen.

Petzold, H.G. (1999b): Psychotherapie in der Lebensspanne. *Gestalt* (Schweiz)34, 43-46.

Petzold, H.G. (1999h): Psychotherapieschäden, „riskante Therapie", iatrogene Behandlungen. In: *Petzold, H.G., Orth, I.* (Hg.): Die Mythen der Psychotherapie. Ideologien, Machtstrukturen und Wege kritischer Praxis. Paderborn: Junfermann. 393-400.

Petzold, H.G. (1999q): Das Selbst als Künstler und als Kunstwerk – rezeptive Kunsttherapie und die heilende Kraft "ästetischer Erfahrung". Ein Interview. *Integrative Therapie* 3/2004, 267-299.

Petzold, H.G. (2000d): „Client Dignity" konkret – PatientInnen und TherapeutInnen als Partner in „kritischer Kulturarbeit" – eine Initiative. *Integrative Therapie* 2/3, 388-395.

Petzold, H.G. (2000h): Wissenschaftsbegriff, Erkenntnistheorie und Theorienbildung der „Integrativen Therapie" und ihrer biopsychosozialen Praxis für „komplexe Lebenslagen" (Chartacolloqium VI). Düsseldorf, Hückeswagen.

Petzold, H.G. (2000g): Integrative Traumatherapie: Integrierende und Differentielle Regulation (IDR-T) für posttraumatische Belastungsstörungen – „quenching" the trauma physiology. *Integrative Therapie* 2/3, 367-387.

Petzold, H.G. (2001m): Trauma und „Überwindung" – Menschenrechte, Integrative Traumtherapie und die „philosophische Therapeutik" der Hominität. *Integrative Therapie* 4, 344-412.

Petzold, H.G. (2001p): „Transversale Identität und Identitätsarbeit". Die Integrative Identitätstheorie als Grundlage für eine entwicklungspsychologische und sozialisationstheoretisch begründete Persönlichkeitstheorie und Psychotherapie. Düsseldorf, Hückeswagen. Bei www. FPI-Publikationen.de/materialien.htm – *POLYLOGE: Materialien aus der Europäischen Akademie für psychosoziale Gesundheit* – 10/2001.

Petzold, H.G. (2001k): Sinnfindung über die Lebensspanne: Collagierte Gedanken über Sinn, Sinnlosigkeit, Abersinn – integrative und differentielle Perspektiven zu transversalem, polylogischem Sinn. Aus dem Postgradualprogramm „Integrative Therapie und Supervision".

Petzold. H.G. (2002): Die Dialogzentrierung in der Psychotherapie überschreiten. Perspektiven „Integrativer Therapie" und „klinischer Philosophie". Düsseldorf, Hückeswagen. Bei www. FPI-Publikationen.de/materialien.htm – *POLYLOGE: Materialien aus der Europäischen Akademie für psychosoziale Gesundheit* – 04/2002.

Petzold, H. G. (2002a): Das Trauma überwinden. Paderborn: Junfermann.

Petzold, H.G. (2002g): Coaching als „soziale Repräsentation" – sozialpsychologische Reflexionen Untersuchungsergebnisse zu einer modernen Beratungsform. Düsseldorf/Hückeswagen, FPI-Publikationen. www.FPI-Publikationen.de/materialien.htm: in *SUPERVISION: Theorie – Praxis – Forschung. Eine interdisziplinäre Internet-Zeitschrift* – 02/2002 und bei www. FPI-Publikationen.de/materialien.htm – *POLYLOGE*: Materialien *aus der Europäischen Akademie für psychosoziale Gesundheit* – 05/2002

Petzold, H.G. (2003b): Integrative Beratung, differentielle Konflikttheorie und „komplexe soziale Repräsentationen", *Supervision: Theorie – Praxis – Forschung, einer interdisziplinäre Internet-Zeitschrift,* Düsseldorf, Amsterdam.

Petzold, H.G. (2003a): Integrative Therapie. Neuauflage, 3 Bde. Paderborn: Junfermann.

Petzold, H.G. (2003j): Der Hospizgedanke – ein Weg zur Verwirklichung von Hominität und Humanität ... nicht nur am Lebensende. Bei www. FPI-Publikationen.de/materialien.htm. *POLYLOGE: Materialien aus der Europäischen Akademie für psychosoziale Gesundheit* – 07/2003; auch in *Petzold, H.G.* (2005a): Mit alten Menschen arbeiten. Bd. 2: Psychotherapie – Lebenshilfe – Integrationsarbeit. Stuttgart: Pfeiffer bei Klett-Cotta, S. 347-353.

Petzold, H.G. (2004i): Wege zum Selbst – Körpertherapie – Kampfkunst – Lebenskunst. Hrsg. *Integrative Therapie* Schwerpunktheft 1-2.

Petzold, H.G. (2004l): INTEGRATIVE TRAUMATHERAPIE UND „TROSTARBEIT" – ein nicht-exponierender, leibtherapeutischer und lebenssinnorientierter Ansatz risikobewusster Behandlung. Bei: www. FPI-Publikationen.de/materialien.htm – *POLyLOGE: Materialien aus der Europäischen Akademie für psychosoziale Gesundheit* – 03/2004. Gekürzt in: Remmel, A., Kernberg, O., Vollmoeller, W., Strauß, B. (2006): Handbuch Körper und Persönlichkeit: Entwicklungspsychologie, Neurobiologie und Therapie von Persönlichkeitsstörungen. Stuttgart/New York: Schattauer. S. 427-475.

Petzold, H.G. (2005f): Beratung als „komplexer Lernprozess" und kooperative Handlungspraxis in differentiellen Feldern. *DGIK – Deutsche Gesellschaft für Integrative Therapie, Gestalttherapie und Kreativitätsförderung.* Mitgliederrundbrief 2/2005, 41-48.

Petzold, H.G. (2005p): „Vernetzendes Denken". Die Bedeutung der Philosophie des Differenz- und Integrationsdenkens für die Integrative Therapie, In memoriam Paul Ricœur 27. 2. 1913 – 20. 5. 2005 – *Integrative Therapie* 4 (2005) 398-412 und in: *Psychotherapie Forum* 14 (2006) 108-111.

Petzold, H.G. (2006h): Aggressionsnarrative, Ideologie und Friedensarbeit. Integrative Perspektiven. In: Staemmler, F., Merten, R. (2006): Aggression, Zivilcourage. Köln: Edition Humanistische Psychologie 39-72 und in: *DGIK Mitgliederrundbrief* 1 (2006) 75-99.

Petzold, H.G. (2006j): Ökosophie, Ökophilie, Ökopsychosomatik. Materialien zu ökologischem Stress- und Heilungspotential. Bei www.FPI-Publikationen.de/ materialien.htm – *POLYLOGE: Materialien aus der Europäischen Akademie für psychosoziale Gesundheit.*

Petzold, H.G. (2007): Integrative Supervision, Meta-Consulting & Organisationsentwicklung. Ein Handbuch für Modelle und Methoden reflexiver Praxis. 2., überarbeitete und erweiterte Auflage. Wiesbaden: Verlag für Sozialwissenschaften.

Petzold, H.G. (2007c): Integrative Therapie Kompakt. Definitionen und Kondensate von Kernkonzepten der Integrativen Therapie. Materialien zu „Klinischer Wissenschaft" und „Sprachtheorie". Updating von 2005ö. Bei www.FPI-Publikationen.de/ materialien.htm – POLYLOGE: Materialien aus der Europäischen Akademie für Psychosoziale Gesundheit – Jg. /2007.

Petzold, H.G. (2008b): „Mentalisierung" an den Schnittflächen von Leiblichkeit, Gehirn, Sozialität: „Biopsychosoziale Kulturprozesse". Geschichtsbewusste Reflexionsarbeit zu „dunklen Zeiten" und zu „proaktivem Friedensstreben" – ein Essay POLYLOGE: Materialien aus der Europäischen Akademie für psychosoziale Gesundheit – Ausgabe Jg. 2008b.

Petzold, H.G. (2008f): Multi- und Interdisziplinarität, Metahermeneutik und „dichte Beschreibungen" für eine Ethik und Praxis „melioristischer Humantherapie und Kulturarbeit" – Transversale Erkenntnisprozesse der Integrativen Therapie. POLYLOGE 22/2009, http://www.fpi-publikationen.de/polyloge.

Petzold H.G (2008i): Der Wille für ein gelingendes Hochbetagtsein. In. *Polyloge* 26/2008. http://www.fpi-publikation.de/polyloge/alle-ausgaben/26-2008-petzold-h-g-der-wille-fuer-ein-gelingendes-hochbetagtsein.html

Petzold, H.G. (2009c): „Macht", „Supervisionsmacht" und potentialoriertiertes Engagement" – Überlegungen zu vermiedenen Themen im Feld der Supervision und Therapie verbunden mit einem Plädoyer für eine Kultur „transversaler und säkular-melioristischer Verantwortung". Internetzeitschrift Bei www.FPI-Publikationen.de/ materialien.htm – *POLYSIGE: Materialien aus der Europäischen Akademie für psychosoziale Gesundheit.*

Petzold, H.G. (2009f): „Gewissensarbeit und Psychotherapie". Perspektiven der Integrativen Therapie zu „kritischem Bewusstsein", „komplexer Achtsamkeit" und „melioristischer Praxis". Bei www.FPI-publikationen.de/materialien.htm – *POLYLOGE: Materialien aus der Europäischen Akademie für psychosoziale Gesundheit* – Jg. 2009 und *Integrative Theapie* 4/2009.

Petzold, H. G. (2009h): Mentalisierung und die Arbeit mit der „Familie im Kopf". Die „repräsentationale Familie" ein Basiskonzept integrativ-systemischer Entwicklungstherapie für die familientherapeutische und sozialpädagogische Praxis, Bei www.FPI-publikationen.de/materialien.htm – *POLYLOGE: Materialien aus der Europäischen Akademie für psychosoziale Gesundheit* – Jg. 2009. *Integrative Therapie* Heft 1-2, 2010.

Petzold, H.G., Ebert, W., Sieper, J. (2000): Kritische Diskurse und supervisorische Kultur. Supervision: Konzeptionen, Begriffe, Qualität. Probleme in der supervisorischen „Feldentwicklung" – transdisziplinäre, parrhesiastische und integrative Perspektiven. Düsseldorf, Hückeswagen: FPI/EAG.

Petzold, H.G., Goffin, J., Oudhof, J. (1991): Protektive Faktoren – eine positive Betrachtungsweise in der klinischen Entwicklungspsychologie. Faculty of Human Movement Sciences. In: *Petzold, Sieper* (1993) 173-266.

Petzold, H.G., Goffin, J., Oudhof, J. (1993): Protektive Faktoren und Prozesse – die „positive" Perspektive in der longitudinalen, klinischen Entwicklungspsychologie und ihre Umsetzung in die Praxis der Integrativen Therapie. In: *Petzold, Sieper* (1993) 173-266.

Petzold, H.G., Hass, W., Märtens, M. (1998): Qualitätssicherung durch Evaluation in der Psychotherapieausbildung. Ein Beitrag aus dem Bereich der Integrativen Therapie. In: *Laireiter, A., Vogel, H.* (Hrsg.): Qualitätssicherung in der Psychotherapie. Ein Werkstattbuch. Tübingen: DGVT-Verlag.

Petzold, H.G., Hass, W., Märtens, M., Steffan, A. (2000): Wirksamkeit Integrativer Therapie in der Praxis – Ergebnisse einer Evaluationsstudie im ambulanten Setting. *Integrative Therapie* 2/3, 277-355.

Petzold, H.G., Hildenbrand, C., Jüster, M. (2002): Coaching als „soziale Repräsentation" – sozialpsychologische Reflexionen und Untersuchungsergebnisse zu einer modernen Beratungsform. *Supervision: Theorie – Praxis – Forschung* 2 (Updating 2004). Bei www.fpi-publikationen.de/supervision.

Petzold, H.G., Heinl, H. (1983) (Hrsg.): Psychotherapie und Arbeitswelt. Paderborn: Junfermann.

Petzold, H.G., Heinl, H., Fallenstein, A. (1983): Das Arbeitspanorama. In: Petzold, Heinl (1983) 356-408.

Petzold, H.G., Jakob-Krieger, C., Schay, P., Dreger, B. (2004): Mehrperspektivität – ein Metakonzept der Integrativen Supervision. Zur „Grammatik" – dem Regelwerk – der mehrperspektivischen, integrativen Hermeneutik für die Praxis. Bei www.fpi-publikationen.de/supervision.

Petzold, H.G., Lemke, J., Rodriguez-Petzold, F. (1994b): Die Ausbildung von Lehrsupervisoren. Überlegungen zur Feldentwicklung, Zielsetzung und didaktischen Konzeption aus Integrativer Perspektive. *Gestalt und Integration* 2 (1994) 298-349.

Petzold, H.G., Leuenberger, A., Steffan, A. (1998): Ziele in der Integrativen Therapie. In: *Petzold* (1998) 142-188.
Petzold, H.G., Lückel, K. (1985): Die Methode der Lebensbilanz und des Lebenspanoramas in der Arbeit mit alten Menschen, Kranken und Sterbenden. In: *Petzold, H.G.* (1985a) (Hrsg.): Mit alten Menschen arbeiten. München 467-499.
Petzold, H.G., Michailowa, N. (2008a): Alexander Lurija – Neurowissenschaft und Psychotherapie. Integrative und biopsychosoziale Modelle. Wien: Krammer.
Petzold, H.G., Müller, L. (2004b): „Alter Wein in neuen Schläuchen?" Moderne Alternsforschung, „Philosophische Therapeutik" und „Lebenskunst" in einer „gerontothrophen" Gesellschaft. Überlegungen mit Cicero über die „kompetenten Alten" für die „Arbeit mit alten Menschen. In: *Petzold, H.G.* (2004a): Mit alten Menschen arbeiten. Erweiterte und überarbeitete Neuausgabe von 1985a in zwei Bänden. Bd. I: Konzepte und Methoden sozialgerontologischer Praxis. München: Pfeiffer, Klett-Cotta, S. 17-85.
Petzold, H.G., Müller, M. (2003): Affiliation, Reaktanz, Übertragung, Beziehung – Modalitäten der Relationalität in der Supervison. Bei www.FPI-Publikationen.de/materialien.htm – *Supervision: Theorie – Praxis – Forschung. Eine interdisziplinäre Internet-Zeitschrift.*
Petzold, H.G., Müller, L. (2004): Integrative Kinder- und Jugendlichenpsychotherapie – Protektive Faktoren und Resilienzen in der diagnostischen und therapeutischen Praxis. *Psychotherapie Forum* 4, 185-196.
Petzold, H.G., Orth, I. (1994): Kreative Persönlichkeitsdiagnostik durch „mediengestützte Techniken" in der Integrativen Therapie und Beratung. *Integrative Therapie* 4, 340-391.
Petzold, H.G., Orth, I. (1998): Wege zu „fundierter Kollegialität" – innerer Ort und äußerer Raum der Souveränität. In: *Slembeck, E., Geissner, H.* (1998): Feedback. Das Selbstbild im Spiegel der Fremdbilder. St. Ingbert: Röhrig Universitätsverlag. 107-126.
Petzold, H. G., Orth, I. (1999): Die Mythen der Psychotherapie. Ideologien, Machtstrukturen und Wege kritischer Praxis. Paderborn: Junfermann.
Petzold, H. G., Orth, I. (2008): Der schiefe Turm fällt nicht ... wenn ich das will! – Kunst, Wille, Freiheit. Kreativ-therapeutische Instrumente in der Integrativen Therapie mit dem Willen. In: *Petzold, Sieper* (2008,II) 593-693.
Petzold, H.G., Orth, I., Sieper, J. (2000a): Transgressionen I – das Prinzip narrativierender Selbst- und Konzeptentwicklung durch „Überschreitung" in der Integrativen Therapie – Hommage an Nietzsche. *Integrative Therapie* 2/3, 231-277.
Petzold, H.G., Orth, I. (2005a): Sinn, Sinnerfahrung, Lebenssinn in Psychologie und Psychotherapie. 2 Bände. Bielefeld: Edition Sirius beim Aisthesis Verlag.
Petzold, H. G., Orth, I., Orth-Petzold, S. (2009): Integrative Leib- und Bewegungstherapie – ein humanökologischer Ansatz. Das „erweiterte biopsychosoziale Modell" und seine erlebnisaktivierenden Praxismodalitäten: therapeutisches Laufen, Landschaftstherapie, „Green Exercises". Bei www.FPI-publikationen.de/materialien.htm – *POLYLOGE: Materialien aus der Europäischen Akademie für psychosoziale Gesundheit* – 10/2009.
Petzold, H.G., Orth, I., Sieper, J. (2006): Erkenntnistheoretische, entwicklungspsychologische, neurobiologische und agogische Positionen der „Integrativen Therapie" als „Entwicklungstherapie". In: *Petzold, H.G., Schay, P., Scheiblich, W.* (2006): Integrative Suchtarbeit. Wiesbaden: Verlag für Sozialwissenschaften. 627-713.

Petzold, H.G., Orth, I., Sieper, J. (2006): Erkenntnistheoretische, entwicklungspsychologische, neurobiologische und agogische Positionen der "Integrativen Therapie" als "Entwicklungstherapie" – Grundlagen für Selbsterfahrung in therapeutischer Weiterbildung, Supervision und Therapie. In: *Petzold, Schay, Scheiblich* (2006) 627-713.

Petzold, H.G., Rainals, J., Sieper, J., Leitner, A. (2006): Qualitätssicherung und Evaluationskultur in der Ausbildung von Suchttherapeuten. Eine Evaluation der VDR-anerkannten Ausbildung an EAG/FPI. In: *Petzold, Schay, Scheiblich* (2006) 533-588.

Petzold, H.G., Rodriguez-Petzold, F., Sieper, J. (1997): Supervisorische Kultur und Transversalität. Grundkonzepte Integrativer Supervision Teil II. *Integrative Therapie* 4, 472-511.

Petzold, H.G., Schay, P., Ebert, W. (2004) (Hrsg.): Integrative Suchttherapie. Theorie, Methoden, Praxis, Forschung. Wiesbaden: VS Verlag.

Petzold, H.G., Schay, P., Scheiblich, W. (2006) (Hrsg.): Integrative Suchtarbeit. Innovative Modelle, Praxisstrategien und Evaluation. Wiesbaden: VS Verlag.

Petzold, H.G., Schigl, B. (1996): Evaluation eines Supervisionslehrgangs für Altenarbeit, Forschungsbericht des Österreichischen Bundesministeriums für Wissenschaft und Forschung, hrsg. v. Dr.-Karl-Kummer-Institut für Sozialpolitik und Sozialreform. Wien.

Petzold, H.G., Schuch, W. (1991): Grundzüge des Krankheitsbegriffs im Entwurf der Integrativen Therapie. In: Pritz, A., Petzold, H.G. (Hg.): Der Krankheitsbegriff in der modernen Psychotherapie. Paderborn: Junfermann. 371-486.

Petzold, H.G., Sieper, J. (1993) (Hrsg.): Integration und Kreation. 2 Bde. Paderborn 2.Aufl. 1996. Paderborn: Junfermann.

Petzold, H.G., Sieper, J. (2003): Der Wille und das Wollen, Volition und Dovolition – Überlegungen, Konzepte und Perspektiven aus der Sicht der Integrativen Therapie. Bei www. FPI-Publikationen.de/materialien.htm – *POLYLOGE: Internetzeitschrift für „Integrative Therapie"*. Materialien aus der Europäischen Akademie für psychosoziale Gesundheit. Ausgabe 4/2003.

Petzold, H.G., Sieper, J. (2007a/2008): Der Wille, die Neurowissenschaften und die Psychotherapie. 2 Bde. Bielefeld: Aisthesis, Sirius.

Petzold, H.G., Sieper, J. (2008) (Hrsg.): Der Wille, Die Neurobiologie und die Psychotherapie. Band I und Band II. Bielefeld: Edition Sirius.

Petzold, H.G., Steffan, A. (2000): Gesundheit, Krankheit, Diagnose- und Therapieverständnis in der „Integrativen Therapie" (Charta Colloquium I). *Integrative Therapie* 2/3, 202-230.

Petzold, H.G., Steffan, A. (2000a): Ausbildungsevaluation und Qualitätssicherung in der Integrativen Therapie – das EAG-Qualitätssicherungssystem. *Integrative Therapie* 2/3, 355-366.

Petzold, H.G., Wolf, H., Landgrebe, B., Josic, Z. (2000) (Hrsg.): Das Trauma überwinden, Integrative Modelle der Traumatherapie, Sonderausgabe der Zeitschrift Integrative Therapie. Paderborn: Junfermann.

Petzold, H.G., Wolff, U., Landgrebe, B., Josić, Z., Steffan, A. (2000): Integrative Traumatherapie – Modelle und Konzepte für die Behandlung von Patienten mit „posttraumatischer Belastungsstörung". In: van der Kolk, B., McFarlane, A., Weisaeth, L.: Traumatic Stress. Erweiterte deutsche Ausgabe. Paderborn: Junfermann. 445-579.

Pfaff, H., Bentz, J. (2003): Qualitative und quantitative Methoden der Datengewinnung. In: *Schwartz, Badura, Busse, et al.* (2003) 419-435.

Pohlenz, M. (1970): Die Stoa. Geschichte einer geistigen Bewegung. 2 Bde. 4. Aufl. Göttingen: Vandenhoeck & Ruprecht.

Rahm, D. (1979): Gestaltberatung. Grundlagen integrativer Beratungsarbeit. Paderborn: Junfermann.

Rahm, D., Otte, H., Bosse, S., Ruhe-Hollenbach, H. (1993): Einführung in die Integrative Therapie. Grundlagen und Praxis. Paderborn: Junfermann.

Rampe, M. (2004): Der R-Faktor. Das Geheimnis unserer inneren Stärke. Knaur-Verlag.

Rauen, C. (2004) (Hrsg.): Coaching-Tools. Erfolgreiche Coaches präsentieren 60 Interventionstechniken aus Ihrer Coaching-Praxis. Bonn: manager-Seminare Verlag.

Rauen, C. (2005) (Hrsg.): Handbuch Coaching. Göttingen, Bern: Hogrefe.

Renneberg, B., Hammelstein, P. (2006): Gesundheitspsychologie. Lehrbuch. Berlin: Springer-Verlag.

Retzer, A. (2002): Passagen. Systemische Erkundungen. Stuttgart: Klett-Cotta.

Richter, M. (2007): Warum die gesellschaftlichen Verhältnisse krank machen. Politik und Zeitgeschichte. Nr. 42 / 15.10.2007. http://www.bundestag.de/dasparlament/2007/42/Beilage/001.html#2

Richter, M., Hurrelmann, K. (2006): Gesundheitliche Ungleichheit. Grundlagen, Probleme, Perspektiven, Wiesbaden: VS Verlag für Sozialwissenschaften.

Ricoeur, P. (2007): Der Unterschied zwischen dem Normalen und dem Pathologischen als Quelle des Respekts. In: *Sieper, J., Orth, I., Schuch, H.W.* (2007) (Hrsg.): Neue Wege Integrativer Therapie. Klinische Wissenschaft, Humantherapie, Kulturarbeit – Polyloge – 40 Jahre Integrative Therapie, 25 Jahre EAG – Festschrift für Hilarion G. Petzold. Bielefeld: Edition Sirius, Aisthesis Verlag, 259 -269.

Rizzolatti, G., Fogassi, L., Gallese, V. (2000): Mirror neurons: Intentionality detectors? In: *Int. Journal Psychology* 35, 205-205.

Rösing, I. (2003): Ist die Burnout-Forschung ausgebrannt?. Analyse und Kritik der internationalen Burnout-Forschung, Heidelberg.

Roter, D. Hall, J. (1997): Patient-provider Communication. In: *Hurrelmann* (2000) 127-129.

Saint-Exupery, A. de (1978): Der kleine Prinz. Düsseldorf: Rauch.

Sautet, M. (1997): Ein Café für Sokrates. Philosophie für jedermann, München: Winkler.

Schad, N., Michl, W. (2002): Outdoor-Training. Personal- und Organisationsentwicklung zwischen Flipchart und Bergseil. Neuwied Luchterhand Verlag.

Schay, P., Petzold, H.G., Jakob-Krieger, C., Wagner, M. (2006): Lauftherapie als übungs- und erlebniszentrierte Behandlungsmethode der Integrativen Therapie in der medizinischen Rehabilitation Drogenabhängiger – Theorie, Praxis, Forschung. In: *Petzold, Schay, Scheiblich,* (2006) 159-204.

Schedlowski, M. (2005): Stress, Stressreaktionen und Belastungsbewältigung. In: *Lauterbach* (2005) 227-237.

Scheiblich, W., Petzold, H.G. (2006): Probleme und Erfolge stationärer Behandlung drogenabhängiger Menschen im Verbundsystem. In: *Petzold, Schay, Scheiblich* (Hg.) 478-532.

Scheffler, S. (2009): Patientenverhalten von Frau und Mann als soziales Konstrukt, Strukturmerkmal und Verhaltensset – Ergebnisse der Geschlechterforschung und ihre Bedeutung für beraterische Interventionssysteme. In: *Integrative Therapie*, Volume 35, No.1, 37-50.

Schiffer, E. (2001): Wie Gesundheit entsteht. Salutogenese: Schatzsuche statt Fehlerfahndung. Weinheim: Beltz.

Schlicht, W., Brand, R. (2007): Körperliche Aktivität, Sport und Gesundheit – Eine interdisziplinäre Einführung, Weinheim: Beltz.

Schmid, W. (1998): Philosophie der Lebenskunst. Frankfurt a. M.: Suhrkamp.

Schmid, W. (1999): Von der Kunst heiter und gelassen zu sein. In: *Duttweiler, G.* (Hg.): Philosophie der Lebenskunst: Die Praxis das guten Lebens.

Schmid, W. (2004): Mit sich selbst befreundet sein. Von der Lebenskunst im Umgang mit sich selbst. Frankfurt: Suhrkamp.

Schmitt, R., Homm, S. (2008): Handbuch Anti-Aging & Prävention, Marburg: Verlag im Kilian

Schneider, J. (2001): Supervision. Supervidieren & beraten lernen. Praxiserfahrene Modelle zur Gestaltung von Beratungs- und Supervisionsprozessen. Paderborn: Junfermann.

Schneider, N. F. (2007): Work-Life-Balance — Neue Herausforderungen für eine zukunftsorientierte Personalpolitik aus soziologischer Perspektive. Wiesbaden: VS Verlag für Sozialwissenschaften.

Schreyögg, A. (1991): Supervision – ein integratives Modell. Paderborn: Junfermann.

Schreyögg, A. (1993): Supervision, der lange Weg in die Wirtschaft. *Wirtschaft und Weiterbildung* 6, 60-62.

Schreyögg, A. (1994): Coaching und seine potentiellen Funktionen. In: *Pühl, H.* (Hg.): Handbuch der Supervision 2. Berlin: Edition Marhold. 173-178.

Schreyögg, A. (1995): Coaching. Frankfurt: Campus.

Schreyögg, A. (1995): Coaching. Eine Einführung für Praxis und Ausbildung. Hamburg: Hoffmann und Campe.

Schreyögg, A. (2000): Coaching als innovative Maßnahme der Personalentwicklung. In: *OSC* 1, 4.

Schreyögg, A. (2002): Konfliktcoaching. Frankfurt: Campus.

Schuch, W. (2000): Grundzüge eines Konzeptes und Modells „Integrativer Psychotherapie". *Integrative Therapie* 2/3, 145 -202.

Schulz von Thun, F. (1996): Miteinander Reden 2, Stile, Werte und Persönlichkeitsentwicklung. Hamburg: Rowohlt.

Schwartz, F., Badura, B., Busse, R. u.a. (2003) (Hrsg.): Das Public Health Buch. Gesundheit und Gesundheitswesen. München-Jena: Urban & Fischer.

Schwarzer, R. (2004): Psychologie des Gesundheitsverhaltens. Eine Einführung in die Gesundheitspsychologie. 3. Aufl. Göttingen: Hogrefe.

Seedhouse, D. (1986): Health: the foundations for achievement. In: *Naidoo, Wills* (2003) 20ff.

Seiffge-Krenke, I. (2008): Gesundheit als aktiver Gestaltungsprozess im menschlichen Lebenslauf. In: *R. Oerter & L. Montada* (Hrsg.), Entwicklungspsychologie, 6. vollst. überarbeitete Aufl. Weinheim: Beltz , S. 822-836.

Literaturverzeichnis 333

Seneca, L. A. (1993): Philosophische Schriften [Nachdruck von 1924]. Übers. *O. Apel.* Leipzig: Meiner

Sennett, R. (2000): Der flexible Mensch. Die Kultur des neuen Kapitalismus. In: *Unger, Kleinschmidt* (2006) 72f.

Sennett, R. (2002): Respekt im Zeitalter der Ungleichheit. Berlin.

Seligman, M. (1979): Erlernte Hilflosigkeit. München: Urban & Schwarzenberg.

Seligman, M. (2002): Der Glücks-Faktor. Warum Optimisten länger leben. Bergisch Gladbach: Verlagsgruppe Lübbe.

Selye, H. (1950): The physiology and pathology of exposure and stress. Montreal: Acta.

Siegrist, J. (2005): Symmetry in social exchange und health. In: *Unger, Kleinschmidt* (2006) 23f.

Sieper, J. (2006): „Transversale Integration": Ein Kernkonzept der Integrativen Therapie – Einladung zu ko-respondierendem Diskurs. *Integrative Therapie,* Heft 3/4 (2006) 393-467 und erg. in: *Sieper, Orth, Schuch* (2007) 393-467.

Sieper, J. (2007b): Integrative Therapie als „Life Span Developmental Therapy" und "klinische Entwicklungspsychologie der Bezogenheit" mit Säuglingen, Kindern, Adoleszenten, Erwachsenen und alten Menschen, *Gestalt & Integration,* Teil I 60, 14-21, Teil II 61 (2008) 11-21.

Sieper, J. (2008): Kulturelle Evolution und Psychotherapie – Potentialorientiertes Vorgehen. *Integrative Therapie* 4, 349-352.

Sieper, J. (2009): Warum die „Sorge um Integrität" uns wichtig ist in der IT. In: *Bösel, B.* (2009): Was heißt Integration? Eine philosophische Meditation zu einigen Grundbegriffen im Integrativen Ansatz der Therapie und Beratung von Hilarion G. Petzold. . Bei www. FPI-Publikationen.de/materialien.htm – *POLYLOGE: Materialien aus der Europäischen Akademie für Psychosoziale Gesundheit –* 7/2009.

Sieper, J., Petzold, H.G. (2001): Der Begriff des „Komplexen Lernens" – Dimensionen eines „behavioralen Paradigmas" in der Integrativen Therapie: Lernen und Performanzorientierung, Behaviour drama, Inaminationstechniken und Transfertraining. (FPI-Publikaitonen: Materialien aus der Europäischen Akademie für psychosoziale Gesundheit – 10/2002). Düsseldorf.

Sieper, J., Petzold, H.G. (2002): „Komplexes Lernen" in der Integrativen Therapie – Seine neurowissenschaftlichen, psychologischen und behavioralen Dimensionen. POLYLOGE: Materialien aus der Europäischen Akademie für psychosoziale Gesundheit – 10/2002.

Sieper, J., Orth, I., Schuch, W. (2007) (Hrsg.): Neue Wege Integrativer Therapie. Klinische Wissenschaft, Humantherapie, Kulturarbeit – Polyloge – 40 Jahre Integrative Therapie, 25 Jahre EAG – Festschrift für Hilarion G. Petzold. Bielefeld: Edition Sirius, Aisthesis Verlag.

Simon, N. (2008): Per Mausklick schlanker werden. Der neue Abnehm Coach des stern macht das Leben leichter. *Stern* Nr. 21.138.

Sørensen, V. (1984): Seneca. Ein Humanist an Neros Hof. München: Beck.

Sonntag, S. (1988): AIDS and its metaphors. In: *Naidoo, Wills* (2003) 11.

Sprenger, B. (2005): Im Kerne getroffen. Attacken aufs Selbstwertgefühl und wie wir unsere Balance wieder finden. In: *Unger, Kleinschmidt* (2006) 125-127.

Spilles, G., Weidig, U. (2004): Überlegungen zu männerspezifischen Behandlungsansätzen in der Suchtkrankenhilfe am Beispiel der Ambulanten Rehabilitation Sucht (ARS) unter besonderer Berücksichtigung des Modells der Integrativen Therapie. Hückeswagen: Gradierungsarbeit an der Europäischen Akademie für psychosoziale Gesundheit.

Sprünken, M. (2001): Leitungskräfte von Tageseinrichtungen für Kinder – Erweiterung von Kompetenz und Performanz durch Supervision. Diplomarbeit an der Universität Amsterdam. Aufbaustudiengang Supervision.

Stephens, W. O. (2007): Stoic Ethics: Epictetus and Happiness as Freedom, London: Continuum.

Steptoe, A., Wardle, J. (1998): Der European Health and Behaviour Survey: Die Entwicklung einer internationalen Studie in der Gesundheitspsychologie. In: *Amann, Wipplinger* (1998) 73-107.

Stewart, A., Ward, T., Purvis, M. (2004): Promoting mental health in the workplace. In: *Unger, Kleinschmidt* (2006) 159.

Strittmatter, R. (1995): Alltagswissen über Gesundheit und gesundheitliche Protektivfaktoren. Frankfurt: Lang.

Strunz, U. (2001): Forever young. Das Muskelbuch. München. Gräfe & Unzer.

Strunz, U. (2003): Forever young. Das Erfolgsprogramm. Müchen: dtv.

Travis, J. W. Ryan, R. (1981): The Wellness Workbook, Berkeley: Ten Speed Press, 1981, repr. Berkeley: Celestial Arts, 2004.

Travis, J. W., Callander, M. (1990): Wellness For Helping Professionals: Creating Compassionate Cultures,. Princeton, NJ: Wellness Associates Publications.

Uffelmann, P., Luigs, A. (2007): Gesundheitscoaching. Bei www.competto.de.

Unger, H., Kleinschmidt, C. (2006): Bevor der Job krank macht. Wie uns die heutige Arbeitswelt in die seelische Erschöpfung treibt – und was man dagegen tun kann. München: Kösel.

Universität Duisburg-Essen (2008): Mind/Body Medicine: Innovation und Evidenz. Bei www.mindbodymedicine.de.

Vaitl, D., Petermann, F. (1993) (Hrsg.): Handbuch der Entspannungsverfahren. Weinheim: Psychologie Verlags Union.

Van Well, F. (2000): Psychologische Beratung im Internet. In: *Knatz, Dodier* (2003) 13-17.

Veyne, P. (1993): Weisheit und Altruismus. Eine Einführung in die Philosophie Senecas. Frankfurt: Fischer.

Vogel, E. (2004): Ausgewählte Aspekte zur Geschlechtsdifferenzierung in der ambulanten Suchtbehandlung und -beratung. In: *Petzold, Schay, Ebert* (2004) 51-78.

Volk, H. (1996): Coaching dient der Persönlichkeitsentwicklung. *Management*, 81-82.

Von Elverfeldt, F. (2004): Selbststeuerung über Werte. In: *Rauen* (2004) 292-295.

Waibel, M. (2004): Ressourcen. Konzeptionelle Ansätze und Theorien. DGIK. Mitgliederrundbrief 2/2004, 13-29.

Waibel, M. (2004a): Konzepte des Sozialen Netzwerkes, des sozialen Rückhalts sowie des sozioemotionalen Rückhalts für die Praxis der Integrativen Supervision. In: Supervision: Theorie – Praxis – Forschung. Ausgabe 011/2004. Bei www.fpi-publikationen.de/super vision.

Waibel, J., Petzold, H.G. (2007): Mobbing und Integrative Supervision.Materialien, Modelle, Perspektiven und eine Befragung zu Mobbingberatung und Supervision. *Supervision. Theorie – Praxis – Forschung –* Ausgabe Jg. 2007.

Waibel, M., Petzold, H.G. (2008): Integrative Ausdauertherapie als störungsspezifischer Ansatz bei depressiven Erkrankungen. In: *Waibel, M., Jacob-Krieger, C.* (2008): Integrative Bewegungstherapie. Stuttgart: Schattauer.

Weber, C. (2008): Psychologie: Meditation und Achtsamkeitsstrategie gegen Burn-out und Stress. *Fokus* 20, 10.05.2008, 74-84.

Weber, T. (2006) (Hrsg.): Handbuch Telefonseelsorge. Göttingen: Vandenhoeck & Ruprecht.

Weinkauf, W. (2001): Die Philosophie der Stoa. Ausgewählte Texte. Stuttgart: Reclam.

Werner, E., Smidi, R. (1982): Vulnerable but Invincible: A Study of Resilient Children. New York: McGraw-Hill.

WHO (1946): Constitution. WHO. Geneva.

WHO (1984): Health promotion: a discussion document on the concept and principles. In: *Naidoo, Wills* (2003) 23.

WHO (1986): Ottawa Charta zur Gesundheitsförderung. In: *Trojan, A., Stumm, B.* (1992) (Hrsg.):Gesundheit fördern statt kontrollieren. Frankfurt: Fischer. 84-92.

WHO (1997): 4th International conference on health promotion. New players for a new era. In: *Naidoo, Wills* (2003) 24.

Wienemann, E. (2005): Betriebliches Gesundheitsmanagement und die Rolle der Führungskraft. In: *Lauterbach* (2005) 238-246.

Wilm, S. (2003): Der Patient, sein Allgemeinarzt und ihre salutogenetische Beziehung. In: *Jork, Peseschkian* (2003) 42-57.

Williams, R. (1983): Concepts of health: an analysis of lay logic. In: *Naidoo, Wills* (2003) 17.

Witheridge, L. (2008): How to deal with bullying at work. London: Mind.

Yalom, I. (2000): Existentielle Psychotherapie (Aus d. Amerikan. übers. von *Gremmler-Fuhr, M., Fuhr, R.*), 3. Aufl. Köln: Ed. Humanist. Psychologie.

Zak, P. J. (2008): The Neurobiology of Trust. *Scientific American*, 208, 88-95.

Zauner-Dungl, A. (2008): Komplementärmedizin. Bewährtes mit Modernem verknüpfen. *Upgrade* 4, Das Magazin für Wissen und Weiterbildung der Donau-Universität Krems. Wissenschaft des Lebens, 41-43.

Beratung – Supervision – Coaching

Falko von Ameln / Josef Kramer / Heike Stark
Organisationsberatung beobachtet
Hidden Agendas und Blinde Flecke
2009. 344 S. Br. EUR 34,90
ISBN 978-3-531-15893-8

Das Buch beschreibt latente Funktionen und Hidden Agendas, die Beratungsprozesse entscheidend prägen und im Beratungsalltag viel zu wenig Beachtung finden. Eine wichtige Orientierungshilfe für Berater, Entscheider in Organisationen oder von Veränderungsprozessen Betroffene.

Astrid Schreyögg
Coaching für die neu ernannte Führungskraft
2008. 284 S. mit 5 Abb. u. 2 Tab. (Coaching und Supervision) Br. EUR 49,90
ISBN 978-3-531-15876-1

In diesem Buch widmet sich die Autorin einem Anlass, der im Arbeitsleben jeder Führungskraft mindestens einmal eine Rolle spielt: dem Wechsel in eine neue Führungsposition. Das Buch liefert wissenschaftliche Grundlagen, konzeptionelles und methodisches Rüstzeug sowie handfeste Praxisanweisungen.

Bernd Birgmeier (Hrsg.)
Coachingwissen
Denn sie wissen nicht, was sie tun?
2009. 420 S. Br. ca. EUR 39,90
ISBN 978-3-531-16306-2

Das Buch stellt die Frage nach der aktuellen Wissensbasis und theoretischen Grundlage, auf der die Arbeit von Coachs basiert. Warum und wann ist Coaching erfolgreich? Mit welcher Begründung werden gewisse Methoden und Techniken eingesetzt? Welche Coaching-Grundlagendisziplinen spielen im Coaching eine Rolle, auf welche Wissensbestände wird zurückgegriffen? Führende Coaching-Experten aus Deutschland, Österreich und der Schweiz nehmen Stellung zur theoretischen und wissenschaftlichen Grundlegung von Coaching.

Doris Ostermann
Gesundheitscoaching
2009. ca. 300 S. (Integrative Modelle in Psychotherapie, Supervision und Beratung) Br. ca. EUR 34,90
ISBN 978-3-531-16694-0

Das Buch liefert eine umfassende Einführung in das Gesundheitscoaching. Besondere Aufmerksamkeit liegt dabei auf dem Integrativen Gesundheitscoaching, welches sowohl in der Theorie als auch in der praktischen Anwendung ausführlich dargestellt wird.

Erhältlich im Buchhandel oder beim Verlag.
Änderungen vorbehalten. Stand: Juli 2009.

www.vs-verlag.de

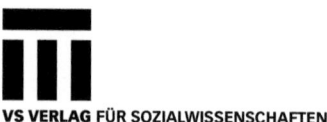

VS VERLAG FÜR SOZIALWISSENSCHAFTEN

Abraham-Lincoln-Straße 46
65189 Wiesbaden
Tel. 0611.7878-722
Fax 0611.7878-400

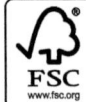

MIX
Papier aus verantwortungsvollen Quellen
Paper from responsible sources
FSC® C105338

If you have any concerns about our products,
you can contact us on
ProductSafety@springernature.com

In case Publisher is established outside the EU,
the EU authorized representative is:
**Springer Nature Customer Service Center GmbH
Europaplatz 3, 69115 Heidelberg, Germany**

Printed by Libri Plureos GmbH
in Hamburg, Germany